常见消化系统疾病中西医诊疗

主　编　孙士江　赵宝玉　杨　倩　杜艳茹

副主编　何　芳　徐伟超　崔建从　孙润雪　孙中强

编　委（按姓氏笔画排序）

马晓菲　王玉曼　任　杰　刘小发　刘志华

刘晓雨　杜　宁　杜明民　李在行　李京璠

李润泽　辛者欣　张晓利　郎晓猛　赵　源

姜　茜　黄崇欣　康　欣　韩世超

U0194180

全国百佳图书出版单位

中国中医药出版社

·北　京·

图书在版编目（CIP）数据

常见消化系统疾病中西医诊疗 / 孙士江等主编 . —北京：
中国中医药出版社，2023.10
ISBN 978-7-5132-8133-1

Ⅰ . ①常…　Ⅱ . ①孙…　Ⅲ . ①消化系统疾病 – 中西医结合 – 诊疗
Ⅳ . ① R57

中国国家版本馆 CIP 数据核字（2023）第 073201 号

中国中医药出版社出版

北京经济技术开发区科创十三街 31 号院二区 8 号楼
邮政编码　100176
传真　010-64405721
北京联兴盛业印刷股份有限公司印刷
各地新华书店经销

开本 787×1092　1/16　印张 25.25　字数 518 千字
2023 年 10 月第 1 版　2023 年 10 月第 1 次印刷
书号　ISBN 978 – 7 – 5132 – 8133 – 1

定价　119.00 元
网址　www.cptcm.com

服 务 热 线　010-64405510
购 书 热 线　010-89535836
维 权 打 假　010-64405753

微信服务号　zgzyycbs
微商城网址　https://kdt.im/LIdUGr
官 方 微 博　http://e.weibo.com/cptcm
天猫旗舰店网址　https://zgzyycbs.tmall.com

如有印装质量问题请与本社出版部联系（010-64405510）

前　言

进入 21 世纪以来，在多学科发展与交叉的大背景下，消化系统疾病在发病、诊断、治疗、预防等方面取得了很大成就，消化内科成为内科学中一门日臻完善的分支学科。消化系统疾病的机制研究日新月异，鉴别诊断错综复杂，内外科、中西医对话广泛。因此，消化科医师必须具备坚实的诊断基础和开阔的治疗眼界，着眼于诊治的大局观，将整体与局部相结合、中医与西医相结合。

基于以上原因，我们立足三个要点，即全面、整合、可参考，着手编写一部中西医诊疗消化系统疾病专著。全面，即内容涵盖中医与西医、诊断与治疗，医生在临床遇到的消化系统疾病能在书中找到答案。整合，本书紧跟国内外指南与专家共识，并结合第三届国医大师、河北省中医院李佃贵教授研究团队的最新理论与治疗研究成果编写而成。可参考，本书附篇为河北省中医院优势病种诊疗方案，可供借鉴解决临床实际问题。

《常见消化系统疾病中西医诊疗》是我们在国家中医临床研究基地项目中关于消化系统疾病诊疗的一些认识与思考、经验与体会。本书共分三个部分，从多角度、多层次探讨中西医结合诊疗消化系统疾病，有助于广大读者了解和掌握，为消化内科医师、全科医师、研究生、规培生提供学习和工作的参考，进一步提高临床疗效。希望本书的出版，可以起到抛砖引玉的作用。

本书在编写过程中，得到了国内外诸多专家、学者的指导和关怀，对编写体例和内容提出了一些专业的意见和建议，对提高本书质量有很大帮助，我们在此一并致以衷心的感谢！

我们虽然做了大量工作，但编写这样一部中西医诊疗消化系统疾病专著实属一次有益的探索和尝试。由于缺少编写经验，作者水平、能力有限，不善之处，诚恳希望各位读者给予批评、指教，以便再版时加以补充和修改。

编　者

2023 年 5 月

目 录

附篇：河北省中医院优势病种诊疗方案

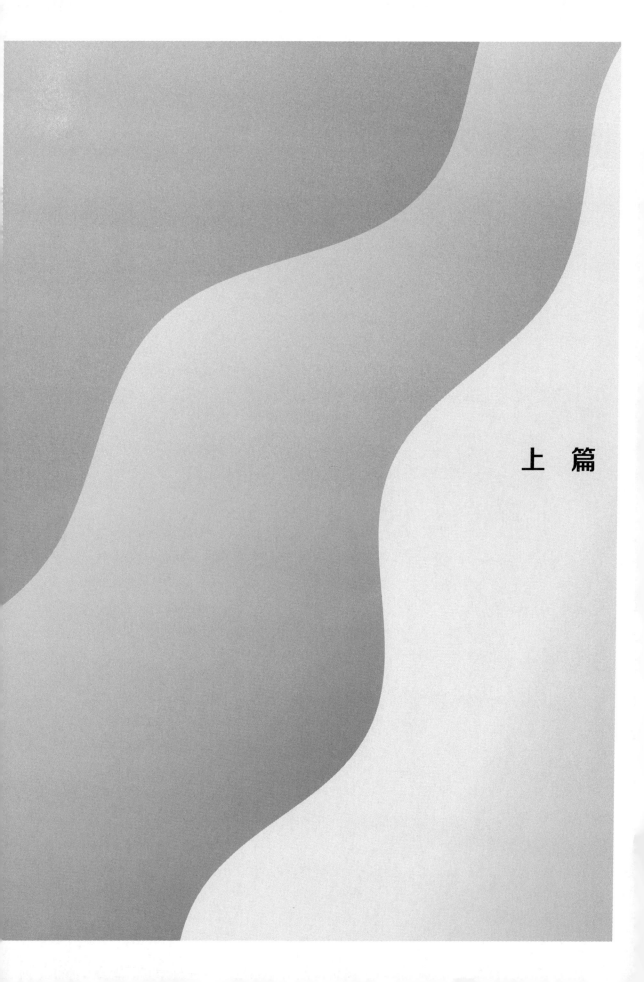

上 篇

绪　论

一、消化系统解剖

消化系统由消化道和消化腺两大部分组成。消化道包括口腔、咽、食管、胃、小肠（十二指肠、空肠、回肠）和大肠（盲肠、结肠、直肠、肛管）等。临床上常把口腔到十二指肠屈氏韧带以上的部分称为上消化道，屈氏韧带以下至肛管的部分称为下消化道。消化腺包括小消化腺和大消化腺两种。小消化腺散在于消化道各部的管壁内，大消化腺包括三对唾液腺（腮腺、下颌下腺、舌下腺）、肝和胰。我们主要对与消化系统疾病有关的组成部分进行介绍。

（一）唾液腺

唾液腺又称涎腺，是外分泌腺，其分泌物均流入口腔，形成唾液。人类有三对大唾液腺，即腮腺、下颌下腺和舌下腺。

1. 腮腺

腮腺是大唾液腺中最大的一对消化腺，位于两侧耳垂前下方和颌后窝内。其分泌液主要为浆液。外形呈楔形，腺体分浅叶和深叶。腮腺的表面有皮肤及皮下脂肪覆盖；深面与咬肌、下颌支及咽侧壁相邻；后面紧贴胸锁乳突肌、茎突舌肌和二腹肌后腹；上极达颧弓，居外耳道和颞下颌关节之间；下极到下颌角下缘。腮腺深、浅两叶之间在下颌支后缘以峡部相连。包裹在腮腺外的腮腺鞘，是颈深筋膜浅层的延续，分浅、深两层。浅层覆盖在腮腺表面，特别致密；深层覆盖在腮腺上方和深面咽旁区，较薄弱，多不完整。

2. 下颌下腺

下颌下腺呈扁椭圆形，分泌液主要为浆液，含有少量黏液；位于两侧颌下三角内，在下颌舌骨肌、下颌体与二腹肌前腹之间。腺体外部由颈深筋膜浅层形成的鞘包裹。下颌下腺分为浅部和深部，浅部有三个面：外侧面紧邻下颌骨体内面和翼内肌下部；下面被颈阔肌和颈深筋膜浅层覆盖，并有面神经下颌缘支和面静脉在其表面走行；内侧面的前部与下颌舌骨肌相邻，后部借茎突舌肌、茎突舌骨韧带和舌咽神经与咽侧壁相隔。下颌下腺的深部绕过下颌舌骨肌后缘至其上面，在下颌舌骨肌与舌骨舌肌之间进入舌下间腺，前行至舌下腺后端。面动脉在下颌下腺后端上部的深沟向下前行，绕过下颌骨下缘至面部。腺体的内下方有舌下神经，舌下神经上方、舌骨大角稍上方有颈外动脉的分支舌动脉及其伴行的静脉。

3. 舌下腺

舌下腺是大唾液腺中最小的一对消化腺，为混合性腺。舌下腺呈扁平菱形，位于舌下区，在口底黏膜舌下襞的深面、下颌舌骨肌的上方。舌下腺分为内、外两面和前、后两端。外侧面附着于下颌体的舌下腺凹；内侧面与颏舌肌相邻，该肌与舌下腺之间有舌神经和下颌下腺管经过；前端在中线与对侧舌下腺相遇；后端与下颌下腺深部相邻。

舌下腺管具有两种排泄管，即舌下腺小管和舌下腺大管。舌下腺小管有 8～20 条，短而细，排列在腺的上缘，直接开口于舌下襞黏膜表面，有的可汇入舌下腺大管或下颌下腺管。舌下腺大管经下颌下腺管外侧，与下颌下腺管共同开口于舌下阜或单独开口于舌下阜。

（二）咽

咽为一前后略扁、上宽下窄的黏膜肌性管道，位于颈椎前方，上起自颅底，下至第 6 颈椎下缘平面与食管相接，长约 12cm。

咽的前方分别与鼻腔、口腔和喉腔相通。以硬腭及舌骨延线为界，咽可分为鼻咽、口咽和喉咽三部分。与消化系统疾病有关的主要是口咽。口腔向后方的延续部，介于软腭与会厌上缘平面之间，通常所说的咽部即指此区。咽后壁平对第 2、3 颈椎体，黏膜下有散在的淋巴滤泡。向前经咽峡与口腔相通。

（三）食管

食管是长约 25cm 的肌性管道。从门齿到食管入口处长度距离为 15cm，到贲门约 40cm。食管有三个生理狭窄，不影响进食，但却是食管癌的好发部位。它们分别位于：①食管的起端，即咽与食管的交接处。②左支气管跨越食管的部位，相当于胸骨角或第 4、5 胸椎之间的水平，是食管内异物易存留处。③食管通过膈肌的裂孔处。咽与食管的交接处，环行肌增厚，构成上食管括约肌，吞咽时迅速弛缓，之后立即收缩；而膈裂区，有一段长 3～5cm 的高压带，虽无类似括约肌的结构，但在功能上有括约肌作用，故称为下食管括约肌。其静止压力比胃底部压力高，有阻止胃内容物反流的作用。当吞咽引起的食管蠕动传到此高压带时，下食管括约肌才放松，压力下降，随后立即恢复至原来的压力。在食管与贲门交接处，浅淡的食管黏膜与橘红色胃黏膜互相交叉，构成齿状线。

（四）胃

胃是消化道最膨大的部分，上连食管，下接十二指肠。其大小和形态因胃充盈程度、体位以及体型等状况而不同。成年人的胃在中等度充盈时，平均长度（胃底至胃大弯下端）为 25 ～ 30cm，胃容量约 1500mL。

1. 胃的形态和分部

胃包括上下口、大小两弯和前后两壁，可分为四部。

胃的上口称贲门，接食管。下口称幽门，通十二指肠。胃小弯相当于胃的右上缘，自贲门延伸到幽门。胃钡餐造影时，在胃小弯的最低处，可明显见到一切迹，称角切迹，它是胃体与幽门部在胃小弯的分界。胃大弯始于贲门切迹，此切迹为食管左缘与胃大弯起始处所构成的锐角。胃大弯从起始处呈弧形凸向左上方，形成胃底的上界，此后胃大弯弧形凸向左，继而凸向前下方，直至第 10 肋软骨平面。经防腐剂固定过的空虚的胃，其前壁与后壁十分明确，充盈的胃就不存在明显的前后两壁。

胃的四部，即贲门部、胃底、胃体与幽门部。贲门部指胃贲门周围的部分，与胃的其他部分无肉眼可见的界限。因贲门部的胃黏膜内含有贲门腺，有别于胃其他部的腺体，故可通过组织学的方法确定。胃底指贲门切迹平面以上的部分，亦称胃穹隆，其中含有咽下的空气（约 50mL），X 线下可见此气泡，放射学中称之为胃泡。胃体上方与胃底相续，下界在胃小弯角切迹，在胃大弯无明显界标，一般以胃大弯开始转为近于横向行走处为界，此处与角切迹之连线为胃体与幽门部的分界线。幽门部居胃体下界与幽门之间。幽门的左侧部分较为膨大，称幽门窦；右侧部分呈长管状，腔道变窄，长 2 ～ 3cm，称幽门管。幽门管、幽门窦通常居胃的最低部。胃溃疡和胃癌多发生于胃的幽门窦近胃小弯处，临床上所称的"胃窦"即幽门窦，或是包括幽门窦在内的幽门部。

胃的大部分位于左季肋区，小部分位于上腹部。胃的前壁右侧与肝左叶贴近，左侧与膈相邻，为左肋弓所掩盖。介于肝左叶与左肋弓之间的胃前壁，直接与腹前壁相贴。胃后壁与胰、横结肠、左肾、左肾上腺相邻，胃底与膈、脾相邻。贲门与幽门的位置比较固定，贲门位于第 11 胸椎左侧，幽门在第 1 腰椎右侧附近。胃大弯的位置较低，其最低点一般在脐平面。

胃的位置因体型、体位、充盈等情况的不同而有很大的变化。矮胖体型者胃的位置较高，瘦长体型者胃的位置较低。胃壁肌张力低、饱食后站立时，胃大弯最低点向下可达髂嵴水平。

2. 胃壁分层

胃壁组织由外而内分为四层，即浆膜层、肌层、黏膜下层和黏膜层。

（1）浆膜层：覆盖于胃表面的腹膜，形成各种胃的韧带，与邻近器官相连接，于胃大弯处形成大网膜。

（2）肌层：浆膜下较厚的固有肌层，由三层不同方向的平滑肌组成。外层纵行肌与食管外层纵行平滑肌相连，在胃大小弯处较厚；中层环行肌在幽门处增厚形成幽门括约肌；内层斜行肌，胃肌层内有 Auerbach 神经丛（肌间神经丛）。

（3）黏膜下层：位于肌层与黏膜之间，是胃壁内最富胶原的结缔组织层，有着丰富的血管淋巴网，并含有自主神经胃肠道黏膜下层神经丛（Meissner神经丛）。此层是整个胃壁中最有支持力的结构，缝合胃壁时应贯穿黏膜下层，胃切除时应先结扎黏膜下血管，以防术后吻合口出血。

（4）黏膜层：包括表面上皮、固有层和黏膜肌层。黏膜肌层使黏膜形成许多皱褶，胃充盈时大多展平消失，从而增加表面上皮面积。胃小弯有2～4条恒定纵行皱襞，其形成的壁间沟称为胃路，为食管入胃的途径。固有层系一薄层结缔组织，内含支配表面上皮的毛细血管、淋巴管和神经。胃黏膜由一层柱状上皮细胞组成，表面密集的小凹陷称为胃小凹，是腺管的开口。柱状上皮细胞分泌大量黏液，保护胃黏膜。不同部位的胃黏膜具有不同腺体和细胞。泌酸腺分布于胃底和胃体，由主细胞和壁细胞构成。贲门腺在贲门部，以黏液细胞为主；幽门腺在胃窦和幽门区，以黏液细胞和内分泌细胞为主。

胃居于膈下、腹腔上部，中医将其分为上、中、下三部。胃的上部称上脘，包括贲门；中部称中脘，即胃体部位；下部称下脘，包括幽门。胃的主要生理功能是受纳与腐熟水谷。胃以降为和，与脾相表里。

（五）小肠

小肠分为十二指肠、空肠和回肠三部分。

1. 十二指肠

十二指肠分为球部、降部、水平部和升部。球部是溃疡的好发部位；降部内侧壁的乳头是逆行胰胆管造影或胆总管治疗的通道；水平部有肠系膜上动脉跨越，偶可压迫形成十二指肠淤滞症，升部与空肠连接处为屈氏韧带所固定。

2. 空肠

空肠稍粗，位于腹腔左上部，占空回肠全长的2/5。其特点是血管丰富，管壁厚、管腔大，黏膜面有高而密的环形皱襞，并可见许多散在的孤立淋巴滤泡。

3. 回肠

回肠管径较细，管壁较薄，血管较少。距回肠末端0.3～1m的回肠壁上，约2%的成人有长2～5cm的梗状突起，自肠壁向外突出，口径略细于回肠，称Meckel憩室，此处发生的炎症症状与阑尾炎相似。小肠依赖肠系膜固定于腹后壁，肠系膜从上到下逐渐变厚，脂肪含量越来越多；肠系膜内的血管分布也有区别，空肠的直血管较回肠长，回肠的动脉弓级数多（可达4级或5级），而空肠的动脉弓级数少。

（六）大肠

大肠分为盲肠（包括阑尾）、结肠及直肠。回肠末端向盲肠突出形成上、下两片唇状瓣即回盲瓣，后者具有防止结肠内容物（包括细菌）逆流入小肠、控制食糜间歇地进入结肠的作用。升结肠及降结肠为腹膜后器官，固定于腹后壁，不移动。横结肠为腹膜内器官，可以伸长和弓状下垂，甚至达髂嵴水平以下。由于升、降结肠固定，横结肠的过度下垂可造成肝曲和脾曲结肠受挤压，出现左或右侧腹部不明原因的疼痛。乙状结肠的两端固定于腹后壁不能移动，而中段有很大的活动范围并可呈一定的生理性"S"状扭转，也是引起左下腹痛的重要原因。直肠有能弓向后方的直肠骶曲和弓向前方的直肠会阴曲，两个相向的弯曲使排出道受阻，是造成便秘的常见原因。

（七）肝脏

肝脏分为左叶、右叶和尾状叶，是人体新陈代谢的重要器官，也是人体最大的腺体。一般成人的肝脏大小约 25.8cm（左右长）×15.2cm（前后宽）×6cm（上下厚），肝脏重量男性 1230 ～ 1500g，女性 1100 ～ 1300g，相当于体重的 1/36。在胚胎和新生儿时期，肝脏的重量比例比成人要大得多，可达体重的 1/20 ～ 1/16，肝左叶的体积相对较大。肝脏外观呈红褐色，质地厚实而脆嫩，形态呈楔形，右侧厚，左侧薄，大部分被右侧下胸廓遮盖。

肝脏形态在体表的投影呈三点连线的三角形，右上点位于右锁骨中线第 5 肋间，右下点位于右腋中线第 11 肋（平肋下缘），左侧点位于正中线左旁 5cm，平第 6 肋软骨处。肝脏在体表投影的三角形随人体的胖瘦、身高等因素略有差异。

正常情况下，体检时右肋缘下不能触及肝下缘，在剑突下可触及 1 ～ 2cm 的肝下缘。尤其，儿童的肝左外叶较大，剑突下可触及肝左外叶达 3cm 左右。

（八）胰腺

胰腺位于上腹部深处，横跨第 1 ～ 2 腰椎体和腹部大血管干的前方，上方略成 30°横行存在腹膜后间隙中，为网膜囊后壁腹膜所覆盖，是人体一个重要的消化腺。其体表解剖投影在脐上 5 ～ 10cm。从右向左可划分成胰头、胰颈、胰体、胰尾和钩状突等五部分，除胰头比较扁平外，其余各部有前面、下面和后面，状似长条形三棱体。成人胰腺全长 14 ～ 20cm，宽 3 ～ 4cm，厚 1.5 ～ 2.5cm，重 60 ～ 100g。胰腺外观呈淡黄色，质地柔软，其表面有一薄层结缔组织被膜。此被膜可延伸入胰腺实质内，使胰腺表面呈现出许多细小分叶状。

（九）胆囊

胆囊在右上腹，肝脏的下缘，附着在肝脏的胆囊窝里，借助胆囊管与胆总管相通。它的外形呈梨形，长 7 ～ 9cm，宽 2.2 ～ 3.5cm，其容积为 30 ～ 50mL，分为底、体、颈三部。底部游离，体部位于肝脏脏面的胆囊床内，颈部呈囊状，结石常嵌顿于此。胆囊管长 2 ～ 4cm，直径约 0.3cm，其内有螺旋式黏膜皱襞，有调节胆汁出入的作用。

二、消化系统的功能特点

（一）消化道免疫

消化系统不仅能吸收食物中的营养，还是机体重要的免疫器官。消化道免疫系统在吸收肠道营养物质的同时，能防止机体对食物抗原产生过敏反应和阻止病原微生物侵入，因而具有重要的免疫保护和调节作用。消化系统免疫功能损伤、失衡或缺陷将会导致多种免疫相关性疾病的发生。

1.肠道相关淋巴组织

肠道相关淋巴组织（GALT）包括存在于肠道内的淋巴细胞和其他具有免疫活性的细胞，可分为器官黏膜相关淋巴组织和散在黏膜相关淋巴组织。

（1）器官黏膜相关淋巴组织（MALT）：组成包括肠系膜淋巴结、Peyer 淋巴小结和 M 细胞。肠系膜淋巴结可见于十二指肠和空肠，Peyer 淋巴小结几乎仅见于回肠。覆于 Peyer 小结上的 M 细胞能将肠内抗原摄入后转运给 T 淋巴细胞、B 淋巴细胞，使其进一步转化为效应细胞和浆细胞，发挥局部和全身性免疫作用。

（2）散在黏膜相关淋巴组织（D–MALT）：包括散在于肠腔黏膜和其他黏膜部位的淋巴细胞及浆细胞。

2.肠道淋巴细胞循环

Peyer 淋巴结内的 T 细胞、B 细胞从 M 细胞接受抗原后被激活分化为淋巴母细胞，仅少量 T 细胞在原位转化为效应细胞，大多数 B 细胞转化为分泌 IgA 的浆细胞，经输出淋巴管进入肠道黏膜固有层，并分化成熟，成为分泌抗体的浆细胞。

3.肠道防御系统的组成和功能

进入肠腔的病原微生物和抗原分子可渗入肠黏膜，在肠道防御系统作用下降解、转化、灭活或排出。

（1）非免疫性防御：酵解、蠕动、肠道黏膜屏障、黏液屏障、细胞间紧密连接和肠道正常菌群等在消化道防御机制中起重要作用。一些非特异性抗感染因子也在肠道黏膜中发挥保护作用。

（2）免疫性防御：胃肠道免疫系统对病原体或抗原分子产生体液免疫和细胞免疫反应。①肠道局部免疫反应：肠道局部免疫反应对维护肠道正常生理功能和抗致病因子侵入有重要作用。参与肠道局部细胞免疫的有 T 细胞和 NK 细胞，在抗肠道寄生虫感染和调节肠道体液免疫中有重要作用。辅助性 T 细胞分泌的可溶性细胞因子如 IL-1、IL-4、IL-5 可促进 B 淋巴细胞成熟和分化。参与肠道局部体液免疫的浆细胞主要为 IgA 型。②分泌型 IgA（sIgA）：它是消化液中最主要的抗体，肠腔分泌液中 sIgA 的量反映了黏膜局部免疫水平。sIgA 肠肝循环可加强胆道和肠道的免疫防御，将循环内有害物和 IgA 免疫复合物排至肠内。预防细菌黏附和侵入是最主要的功能，还能封闭抗体，阻止食物大分子抗原被吸收。③其他免疫球蛋白的作用：IgM 的作用与 IgA 相反，其在肠液中的浓度远低于 IgA。IgE 有抗寄生虫作用，与肠道局部炎症反应和免疫损伤有关。IgG 在生理情况下对胃肠道无重要免疫保护作用。

胃肠黏膜的淋巴组织和免疫细胞组成了消化系统的第一线黏膜免疫防卫系统；肝脏的星状细胞和肝血窦内的吞噬细胞，以及脾脏产生的抗体和补体，组成了消化系统的第二线免疫防卫系统。二者在胃肠道免疫的调节与部分胃肠疾病的发生和发展中起着重要的作用。

胃肠道免疫的失调可表现为以下几方面。①免疫不全：如小肠黏膜微绒毛萎缩引起乳糜泻及吸收不良综合征，先天性胃肠黏膜缺乏成熟的 sIgA，不能中和或抑制过敏原的吸收，易发生食物过敏和哮喘，肠道抗原吸收过多，易产生嗜异性抗原 – 抗体复合物，诱发红斑狼疮、干燥综合征、类风湿关节炎及甲状腺炎等自身免疫性疾病。艾滋病（AIDS）病毒破坏辅助性 T 淋巴细胞，导致全身的体液和细胞免疫功能丧失，引起感染而发生吸收不良和腹泻等。②自身免疫紊乱：如壁细胞抗体（PCA）和内因子抗体（IFA）引起壁细胞萎缩、胃酸分泌减少和维生素 B_{12} 吸收减少，促胃液素细胞抗体（GCA）和促胃液素受体抗体（GRA）引起 G 细胞萎缩导致萎缩性胃炎，结肠上皮细胞抗体引起结肠黏膜破坏导致溃疡性结肠炎，T 细胞免疫功能低下和迟发性变态反应导致克罗恩病的发生，抗线粒体抗体（抗 AMA–M$_2$）引起原发性胆汁性肝硬化，杀伤性 T 淋巴细胞与携带病毒的肝细胞发生免疫反应引起病毒性肝炎的活动，抗平滑肌抗体（ASMA）和抗线粒体抗体（AMA）等自身抗体引起部分慢性活动性肝炎等。③全身和局部免疫监视功能失调，肿瘤本身及其分泌物具有抗原性，机体产生甲胎蛋白（AFP）、癌胚抗原（CEA）、癌抗原 19–9（CA19–9）等特异性抗原，为消化系统肿瘤的诊断提供了重要手段。

（二）胃肠激素

激素是一个涉及神经、生理、生化、药理与临床的重要化学递质。胃肠激素通过受体调节对胃肠道的分泌、运动、吸收、营养和免疫等，起着重要作用。特别是脑肠肽的提出使大家对中枢和肠道之间的关系有了崭新的认识。胃肠激素与传统内分泌学的概念和范畴不同，不仅能内分泌，还以旁分泌、神经分泌、腔分泌和自身分泌等方式作用于靶器官或组织。胃肠激素的紊乱与不少消化系统疾病有关。如由于胃、十二指肠黏膜中 D 细胞分泌生长抑素减少，促胃液素分泌增多，引起部分十二指肠球部溃疡患者的胃酸分泌增多；胆囊收缩素（CCK）释放异常，引起胰腺的分泌功能降低，导致乳糜泻；血清胃动素、肠胰高血糖素增多导致急性腹泻；食管下段神经节变性，肠血管活性多肽

（VIP）减少或缺乏导致贲门失弛缓症；结肠壁肌间神经细胞缺乏 VIP，引起肌张力增加，导致先天性巨结肠或习惯性便秘；胆囊平滑肌的 CCK 受体缺乏，引起胆囊排空障碍，导致胆结石等。分泌胃肠激素的细胞可发生内分泌肿瘤，如促胃液素瘤（非典型部位溃疡）、VIP 瘤（水样泻、低钾、低胃酸）、D 细胞瘤（胆石症、脂肪泻、糖尿病及贫血）、胰高血糖素细胞瘤、胰岛素细胞瘤、胰多肽瘤、多发性内分泌瘤、类瘤等；合成的生长抑素八肽类似物奥曲肽可治疗胰腺内分泌肿瘤、垂体瘤、类癌，以及上消化道出血、胰瘘、肠瘘、顽固性腹泻等。

三、中西医结合治疗消化系统疾病优势

1. 胃部疾病

我国慢性胃炎的发病率极高，居各种胃病之首，接受胃镜检查的患者 90% 以上患胃炎。胃炎主要包括慢性浅表性胃炎和慢性萎缩性胃炎。慢性萎缩性胃炎伴肠上皮化生（IM）和（或）异型增生（Dys）是公认的胃癌前病变（PLGC），具有一定的癌变倾向，是消化系统难治性疾病。近年来，中医药治疗慢性萎缩性胃炎与胃癌前病变显现优势。研究者采用中西医结合的方法对慢性萎缩性胃炎的病机、临床疗效、药效学及逆转机制等方面进行了一系列的探讨，为中医药治疗萎缩性胃炎奠定了理论基础，一定程度上促进和推动了胃癌前病变的中西医结合防治研究的深入。

消化性溃疡（PU）是消化系统常见病，其发病与幽门螺杆菌（Hp）感染密切相关。西医采用抑酸剂或质子泵制剂、抗生素、胃黏膜保护剂对 Hp 的根除和溃疡的愈合在一定程度上取得了很大疗效。但随着抗生素在 Hp 根除治疗中的广泛应用，难治性溃疡病增多，Hp 耐药率增加，使 Hp 的根除成为西医治疗的难题。消化性溃疡的发生与胃黏膜防御机制的失衡和攻击因子的作用有关，而中药具有抗胃黏膜损伤的作用。多篇文献报道，中药与西药的联合治疗能促进溃疡的愈合，降低溃疡的愈后复发，提高 HP 根除率。中西医结合治疗消化性溃疡疾病，通过中药联合西药能起到抑制胃酸分泌、消菌止痛、促进溃疡愈合、提高 Hp 根除率、降低溃疡愈后复发的作用。

2. 肠道疾病

中医药治疗溃疡性结肠炎（UC）最具代表性。传统三大类药物（氨基水杨酸类药物、皮质类固醇、免疫抑制药）、生物制剂、微生态制剂等为溃疡性结肠炎的临床治疗提供了更多的选择和有益的尝试，但西医还不能完全回答如何有效治疗和控制并减少复发的问题。中医药在该病的治疗上渐成体系，特别是对轻中症溃疡性结肠炎的临床疗效较好，在维持治疗、预防复发方面有明显的优势，在一定程度上弥补了西医治疗的不足。中西医结合治疗溃疡性结肠炎多采用西医病情分期和中医辨证结合的方法，急性发作期以皮质类固醇抑制炎症和免疫反应，以氨基水杨酸类药物抑制炎症介质或细胞因子的作

用；缓解期采用清热解毒、凉血止血中药汤剂，并配合中药保留灌肠和西医营养支持疗法以标本兼顾。

3. 肝胆胰疾病

肝纤维化及肝硬化是公认的世界性医学难题，逆转肝纤维化已成为中医药研究的重要方向之一。近年来，中医药在肝纤维化研究方面取得的成绩亦是令人瞩目的。对活血化瘀法及活血化瘀中药的研究发现，大部分活血化瘀药（尤其是桃仁、丹参、益母草等）能改善结缔组织代谢和血液微循环，健脾益气法和中药（黄芪、薏苡仁、茯苓等）、益肾法和中药（冬虫夏草、淫羊藿、山萸肉等）、益气养阴法和中药（石斛、麦冬、枸杞子等）、疏肝解郁法和中药（柴胡、香附等）以及中药复方（活血化瘀片、强肝软坚汤、补肾方等），在不同程度上均有减少肝细胞变性坏死、促进肝细胞再生、抗肝纤维组织增生等作用。

中西医结合治疗非酒精性脂肪性肝病（NAFLD）的研究也逐渐引起关注。非酒精性脂肪性肝病，包括单纯性脂肪肝以及由其演变的脂肪性肝炎和肝硬化，现已成为我国常见的慢性肝病之一，严重危害人民健康。目前西医除了控制饮食、增加运动等改变生活方式外，尚无特效的、有针对性的药物。尤其是降脂药物的使用，有时不但不能减少肝脏脂质沉积，反而会诱发和加剧肝功能损害，导致肝脏酶指标升高。中西医结合对阻止肝炎、肝纤维化、肝硬化、肝癌的演变进程，以及肝癌的二级预防均有重要意义。中西医结合治疗非酒精性肝硬化尚处于初步研究阶段，但其潜在的治疗优势显而易见。

急性胰腺炎尤其是重症胰腺炎发病急、变化快、死亡率高，治疗相当复杂，需行早期手术治疗，但临床报道了许多中西医结合保守治疗成功的病例。应用中西医结合治疗能使急、重症胰腺炎患者平稳渡过急性反应期，并对全身感染有抑制和治疗作用，提高了非手术治愈率。中药大黄具有抑制蛋白酶、脂肪酶及淀粉酶的活性，改善肠道及胰腺微循环的作用，对炎症反应的渗出和水肿有明显抑制作用。

4. 消化系统肿瘤

消化系统肿瘤主要包括贲门癌、食管癌、胃癌、大肠癌、肝癌、胰腺癌等。肿瘤是公认的人类健康杀手，对于80%以上的中晚期癌症患者，三大疗法（手术、放疗、化疗）只能起到姑息治疗的作用，并且化学药物的毒副作用会促进病情的进展。中医药及中西医结合参与消化系统肿瘤的治疗成为医学研究的热点，显示了中医药参与重大疑难疾病治疗的优势。而中西医结合治疗消化系统肿瘤，既重视西医客观诊断，又重视中医辨证论治的特色，兼顾宿主与癌细胞的关系；可以明显提高放化疗效果，减轻其毒副作用，并能提高机体的免疫功能，缓解症状，对患者带瘤生存质量、生存率等指标改善效果明显。

肝癌是消化系统多发肿瘤，发展快，预后差，手术、介入联合中药治疗，对延长肝癌患者的生存期有明显疗效，在一定程度上降低了肝癌的复发率。中西医结合采用健脾复肝汤配合介入治疗中晚期肝癌的研究表明，中西医结合治疗在近期疗效、生活质量、带瘤生存时间方面均优于单纯介入治疗。放化疗中配合中药治疗能扶正祛邪，提高人体的正气（即机体免疫力）而祛邪外出（抑制或杀灭癌细胞），提高临床疗效，减少放化疗中的不良反应如食欲缺乏、恶心呕吐等，改善术后生活质量，延长生存时间，充分发挥了中西医结合在抗癌治疗中的作用。研究显示，黄芪、生晒参、白花蛇舌草、土茯苓、苏木、三七等中药治疗晚期胃癌，在改善生存质量、减轻化疗毒副作用、增强免疫力等方面有明显优势。

5. 功能性胃肠疾病

众所周知，中医和中西医结合对功能性胃肠疾病（FGIDs）的治疗不仅能较快缓解临床症状，而且疗效稳定，具有综合整体调节和双向效应，是中西医结合治疗消化系统疾病研究的热点。功能性消化不良（FD）是临床最常见的疾病之一，也是中医治疗的优势病种。活血理气中药多具有促胃动力作用，润肠通便和消食导滞中药有促进肠道运动作用，通腑攻下药物有增强胃肠道收缩和蠕动的功能，理气行滞药可缓解消化道平滑肌的紧缩性并能解痉止痛，健脾益气药对胃肠平滑肌活动具有双向调节作用。

胃食管反流病（GERD）可分为非糜烂性反流病（NERD）、糜烂性食管炎（BE），临床上以胸骨后烧灼感和反流为主要表现。西医多采用抑酸剂、促动力药、黏膜保护剂、内镜下胃折叠术或胃贲门部射频等治疗，在控制症状、提高生活质量、预防并发症等方面具有很大优势，但在对 NERD、内脏高敏感、胃肠动力紊乱和防止复发等方面存在一定局限性。中西医结合治疗 GERD 的优势主要体现在调节脏腑整体功能、改善酸分泌的节律紊乱、降低食管对酸的敏感性、调节胃肠动力紊乱、阻止胃酸和胆汁反流、防止复发等方面。临床观察文献均证明中西医结合治疗组较单纯西医或中医对照组在改善症状及改善胃镜下表现方面疗效更好，复发率低。

肠易激综合征（IBS）是一种世界范围内的多发病。近年来认为心理因素在 IBS 的发病中起重要作用。50% 以上的 IBS 患者存在焦虑、抑郁心理问题，IBS 的发病、症状加重与抑郁、焦虑和恐惧等有关。中医理论中，情志与五脏相对应，IBS 的发病与五脏的阴阳失调密切相关，主要涉及肝、脾、胃、心。肝失疏泄，脾失转输，胃失和降，心主神志功能失常均能导致本病的发生。目前，肝郁脾虚、肝脾不和是 IBS 的基本病机已经达成共识。西医对 IBS 尚无确切的治疗方法，主要是根据其不同的症状及不同分型采取对症治疗，常用药物治疗，如改善胃肠道动力，解除肠管痉挛，以及抗菌消炎、抗抑郁与调节微生态等。但这些方法对 IBS 的治疗效果都不十分确切，且临床依从性较差。

此外，中西医结合在治疗其他消化系统疾病如功能性呕吐或吞咽困难、糖尿病胃轻瘫、急慢性消化道出血、肝硬化腹水、急慢性胆囊炎、胆道结石症、顽固性腹水等急重症、疑难病方面与单纯中医或西医治疗相比均有一定的优势，值得进一步研究和推广应用。

第一章　消化系统疾病常见症状及治疗

第一节　吞咽困难

一、概述

吞咽困难是指固体或液体食物从口、咽、食管推进至胃的过程中受到阻碍的一种病理状况。吞咽困难可发生于任何年龄组，以老年人多见。正常人在过急地吞咽大块食团时，偶尔可能发生哽噎现象。

二、原因与发生机制

（一）机械性吞咽困难

1. 吞咽通道解剖异常

食管癌等各种因素导致吞咽通道粘连、瘢痕挛缩、先天畸形、通道狭窄，使吞咽受阻。

2. 吞咽通道外部受阻

如胸腔肿瘤、动脉瘤等压迫吞咽通道，引起食管狭窄，甚至闭塞，导致吞咽障碍。

（二）动力性吞咽障碍

1. 中枢神经病变

上、下运动神经元性延髓麻痹。

2. 吞咽神经麻痹

吞咽中枢的传出神经冲动受阻，引起吞咽障碍。

3. 神经－肌肉传导障碍

神经、肌肉连接的部位发生病变，导致吞咽肌功能异常，而出现吞咽障碍。

4. 肌病

肌肉疾病（如多发性肌炎）累及咽喉肌等吞咽肌群，可引起吞咽障碍。

三、临床表现

1. 口腔期吞咽困难

流涎、食物在患侧面颊堆积或食物嵌塞于硬腭，食物咀嚼不当、哽噎或咳嗽，伴有经鼻反流，构音障碍，味觉、温度觉、触觉和实体觉减退或丧失。

2. 咽期吞咽困难

呛咳是最常见症状，可伴有经鼻反流、误咽、气喘、吞咽启动延迟，咽喉感觉减退或丧失、音质沙哑、呕吐反射减退或消失，可伴有构音障碍或弛缓不能，环咽括约肌不能适当松弛，食团在输送过程中停滞，即吞咽时食物堵塞。

3. 食管期吞咽困难

此症是指食物已转运至食管后向下输送有困难。任何食管协调性收缩障碍都可以引起输送异常，如食管无蠕动、食管倒流、食管痉挛。食管期吞咽困难的患者主诉最初为固体食物被卡住，不能通过，逐渐加重出现饮食流质时梗阻。

4. 其他

吞咽障碍导致口腔感染、脱水、营养不良和吸入性肺炎等一系列并发症的表现。

四、治疗

（一）及早评估

对于可能伴有吞咽障碍的患者应尽早进行吞咽功能的评估，根据吞咽功能分级，给予相应的饮食护理，如高热量、高蛋白、高维生素的流食或半流食等，维持正常的营养。

（二）外科手术治疗

当鼻饲饮食不能解决患者脱水、营养不良、误咽等并发症时需要借助外科手术，最常用的方法是环咽肌切开，以及咽部入口封闭、声门恢复术等。环咽肌切开术可减少环咽段相对梗阻以利于通气与气道清理，但其效果依赖于原有咽肌和舌肌的完整性，以及推动食团向下移动所需的压力。

（三）内镜下治疗

内镜下治疗包括微波、激光烧灼或扩张、放置支架治疗。早期食管癌予内镜下黏膜切除术。

（四）其他

合理用药及护理，防止各种并发症。

1. 胃肠动力药

莫沙比利（或西沙必利）5mg，每日 3 次。

2. 抑酸药

H2 受体阻滞药。如西咪替丁 0.2g，每日 2 次；雷尼替丁 0.2g，每日 2 次；法莫替丁 20mg，每日 2 次。

3. 内镜下局部注射

内镜下局部注射肉毒素药物。

4. 食管癌患者予化疗药物

顺铂、氟尿嘧啶、甲氨蝶呤、长春地辛或丝裂霉素，二联（紫杉醇、5- 氟尿嘧啶类）或四联（紫杉醇、5- 氟尿嘧啶类、顺铂、尼妥珠单抗）联合化疗。

5. 吞咽功能训练

（1）间接措施：即进食前采取的方法。其中冷刺激咽腭弓前部是治疗吞咽困难最传统的间接方法，通过冷刺激提高相应区域的敏感性，改善吞咽过程中必需的神经肌肉活动，从而使吞咽反射更加强烈。另外，还有许多其他方法，如声门上吞咽（也称自主气道保护法），要求患者在吞咽前和吞咽过程中自主屏住呼吸，然后关闭真声带；Mendelsohn 法，是吞咽时自主延长并加强喉上举和前置运动来增强环咽肌打开程度的方法。

（2）直接措施：即进食时采取的措施，包括进食体位、食团入口位置、食团性质（大小、结构、温度和味道等）和进食环境等。对于卧床患者，进食时保持躯干与床面成 45°；进行吞咽训练时，要先选用易于吞咽的食物，此类食物的特点是密度均匀、黏性适当、不易松散，通过咽和食管时易变形且很少在黏膜上残留。密度大的食物比密度小的食物安全，因为它能较满意地刺激触、压觉和唾液分泌，使吞咽变得容易。另外，对患者进行摄食训练时，还应对一口吞入量、喂养手法、进餐环境和器具等作出详细的说明，尽量避免训练时误吸。同时要准备好床前吸引器，一旦发生意外随时抢救。

6. 胃肠营养

当改进饮食类别和进食方式及吞咽功能训练后仍难以获得足够的营养和水时，就应采取胃肠营养。意识障碍、大量误吸或安静误吸致反复呼吸道感染者应给予胃肠营养。常用方法有鼻饲和经皮内镜下胃造口术。

第二节　非心源性胸痛

一、概述

胸痛的原因很多，心源性因素所致者多见。近年来文献报道，有10%～30%的胸痛患者，临床上出现酷似心绞痛样的疼痛，但缺乏心血管器质性病变的指征，临床上称这类胸痛为非心源性胸痛。20世纪80年代以来，由于内镜的广泛应用及食管黏膜活组织检查，食管疾病的诊断率有了明显的提高。特别是近年来食管pH测定及食管压力测定的应用，使食管运动功能的研究有了明显的进展，进一步明确了非心源性胸痛的诊断标准。在非心源性胸痛中，属于食管源性胸痛者超过50%；而在食管源性胸痛中，则有48%～79%属于胃食管反流病（GERD）。

二、病因

（一）GERD

GERD是非心源性胸痛的重要原因。GERD已成为当前国内外研究的热点，随着内镜、便携式24小时食管pH检测仪及食管压力测定仪的使用，目前对GERD的研究有了许多新进展。

胃食管反流有三种类型，即生理性反流、功能性消化不良中的胃－食管反流及病理性反流。病理性反流多为酸性反流性食管炎，还包括胃切除术后及少数非手术的碱性反流性食管炎。

（二）食管运动功能障碍性疾病

1. 原发性食管运动功能障碍

如贲门失弛缓症、弥漫性食管痉挛、胡桃夹食管等均可以引起非心源性胸痛。

2. 继发性食管运动功能障碍

如糖尿病性神经病变、老年性食管、重症肌无力、硬皮病等，除了食管的运动功能障碍之外，还有因食管下端括约肌张力低下而引起的胃－食管反流。

3. 易激食管

现在认为，食管、胃、小肠甚至胃肠道以外的平滑肌（如膀胱）也可发生"激惹"。

患者通常在胃肠道一个以上部位表现"自发性"的运动功能障碍，说明胃肠道的"超敏"或"易激"是普遍存在的。临床试验证明多种刺激可以引起食管易激。Richter 等研究发现食管运动功能障碍性疾病患者对气囊扩张食管引起疼痛及运动反映异常敏感，小容量的空气（不足 10mL）即可引起食管源性胸痛，而正常人则无此反应。

三、临床表现

非心源性胸痛不像心绞痛那样有典型的症状。

1. 疼痛时间

常发生于吞咽时或饭后 1 小时，持续数分钟。

2. 疼痛部位

大部分患者伴有胸痛，疼痛在胸骨后者占 39%，剑突下者占 35%。有 1/3 的患者胸痛向后背扩散，有别于心绞痛；然而亦有少数患者疼痛放射至肩部，与心绞痛难以鉴别。

3. 疼痛与体位关系

前倾位或卧位时常诱发疼痛，剧烈咳嗽及呕吐也可成为胸痛发作的诱因，这些症状在 GERD 患者中的表现更为突出。

4. 伴随症状

非心源性胸痛的患者常同时伴有烧心、反胃、声嘶及吞咽困难等症状。胸痛同时也可用硝酸盐及平滑肌松弛剂缓解（如消心痛、心痛定等），类似心绞痛。

四、鉴别诊断

1. 需排除冠心病和心绞痛。
2. 胸痛发作与 GERD 和食管运动异常在时间上应一致。
3. GERD 和食管运动异常在胸痛程度上不同。

五、治疗

食管源性胸痛的治疗首先应缓解症状，消除患者对"心脏病"的恐惧心理，同时积极针对不同的食管疾病进行病因学治疗，治疗措施如下。

（一）胃食管反流及 LES（食管下括约肌）

低压或功能不全性胸痛的治疗，能预防反流、减少胃酸分泌和促进胃酸清除为原则。药物治疗包括：

1. 抑制胃酸分泌

H2 受体阻滞剂（西咪替丁、雷尼替丁及法莫替丁等）、质子泵抑制剂（奥美拉唑、兰索拉唑等）均能减少胃酸分泌，从而减少酸性胃内容物对食管黏膜、肌肉及神经的刺激和损害，以缓解疼痛。

2. 促动力药物

甲氧氯普胺（胃复安）为多巴胺受体（中枢及外周）阻断剂，多潘立酮为多巴胺外周阻滞剂，均能提高食管下括约肌（LES）压力，而对食管运动无大的影响，可减少酸性胃内容物的反流及对食管的刺激。西沙必利为非抗多巴胺受体的药物，作用广泛，有促进全消化道运动的作用，可增加 LES 压力和加强食管下端的蠕动，促进食管对酸性胃内容物的清除，缩短食管与酸性反流物的接触时间，从而减少对食管的损害，以缓解疼痛。对反流较严重且内科治疗无效者可行外科手术治疗，如胃底折叠术等。

（二）食管运动障碍性胸痛的治疗

本病治疗以减少异常蠕动的发生，缓解痉挛为原则。

1. 贲门失弛缓症的治疗

贲门失弛缓症的治疗旨在降低 LES 压力，并使之吞咽后松弛和恢复食管正常蠕动，缓解疼痛。钙离子拮抗药（硝苯地平和硫氮酮）、平滑肌松弛剂（肼屈嗪等），均可缓解症状。严重吞咽困难伴胸痛者可用气囊或金属及塑料扩张器行扩张治疗，无效者可行食管括约肌切开术。

2. 食管蠕动失调和高张性食管性胸痛的治疗

药物治疗可明显改善弥漫性食管痉挛、胡桃夹食管、高压性 LES 和非特异性食管运动障碍等病的症状，常用药物有硝酸甘油类（硝酸甘油和硝酸异山梨酯）、抗胆碱能药（盐酸双环维林等）、钙离子拮抗药（硝苯地平、硫氮酮等）、平滑肌松弛剂（肼屈嗪等）。此类患者一般不用器械扩张或行手术治疗。

3. 易激食管性胸痛的治疗

可进行心理暗示治疗，消除患者的精神紧张，还可给予镇静或安眠类药物如地西泮（安定）、曲唑酮（氯哌三唑酮）和多塞平（多虑平）等治疗。

第三节 恶心与呕吐

一、概述

恶心是一种紧迫欲吐的不适感，是延髓呕吐中枢受到刺激的结果。呕吐是胃内容物或部分肠内容物通过食管逆流出口腔的反射动作。

二、病因及发病机制

（一）病因

1.腹部疾病：主要为胃肠道、肝胆、胰腺及泌尿系等问题。

2.颅内中枢神经系统疾病：脑内肿瘤、脑炎、脑膜炎等。

3.迷路的刺激：受到不当或过多的刺激时，信号经前庭神经传入呕吐中心，患者会出现眩晕，感觉天旋地转而呕吐。

4.喉头、咽、会厌受到刺激。

5.化学感受器触发区受到刺激。

6.心脏及内分泌异常。

7.精神、心理上的刺激。

8.其他如手术麻醉苏醒时的恶心、呕吐等。

（二）发病机制

延髓有两个功能不同的呕吐控制中枢：一个是呕吐中枢，位于延髓外侧网状结构背外侧缘，接受各种神经的传入冲动，引起协调的呕吐反射动作；另一个是化学感受器触发区，位于呕吐中枢附近的第四脑室底，其本身不能直接引起呕吐动作，但可接受引起呕吐的各种化学物质或内生代谢产物的刺激，然后由此发出神经冲动传至呕吐中枢，引起呕吐。因此，化学感受器触发区实际上是具有特殊感受器的传入冲动发生区，可以触发呕吐。

三、临床表现

1. 低钾血症

呕吐使大量钾离子从胃液中丢失，引起低钾血症。失钾的快慢和症状的严重程度成正比，缺钾产生的细胞功能障碍与细胞内钠离子浓度和酸碱度改变有关。低钾血症对机体的影响很大，临床上要加以重视。

2. 低血容量性休克

大量呕吐会引起体液丧失、低血容量休克。患者往往在早期出现疲乏、无力、口渴、眩晕等，随着病情发展出现静脉塌陷、血压降低、脉搏细速、四肢厥冷、尿少、氮质血症，严重时可出现神志模糊、腹痛、腹泻、心律不齐、抽搐、昏迷等电解质紊乱的一系列表现。另外在患者昏迷时，呕吐物可能呛入肺中而造成吸入性肺炎。

四、一般检查

1. 详细询问病史，寻找造成恶心、呕吐的原因。

2. 呕吐物检查。对那些可疑情况应进行毒物检查，以便提供法律依据。

3. 血液、电解质、大小便的检查。如血常规、肝功能、肾功能、电解质检查，以及尿液、大便等常规检查。

4. 原发病灶的检查。如中枢神经系统、消化系统、内分泌系统的检查。

五、治疗

1. 加强对原发疾病的治疗及心理治疗。

2. 根据具体情况及时补充水、电解质及营养，调整血液酸碱度。

3. 饮食治疗。例如给予高热量、高蛋白的温和饮食，避免摄入过于刺激性食物（如辛辣、酸、芥末等）。止吐药物的使用，视患者的病因而异。例如抗组胺药物对内耳功能障碍所致的恶心、呕吐有效，抗胆碱药物对晕动病有效。

第四节　烧心

一、概述

烧心是指剑突或胸骨后反复发作的一种烧灼感或发热感，有时是烧灼样疼痛，是食管疾病的特征性症状。烧心通常被认为因胃酸过多，酸性胃内容物反流至食管所致，然而有研究表明胃食管反流时多有酸反流但伴或不伴有酸分泌增多，24 小时胃内 pH 监测示胃 pH > 4 以及 pH > 3 群体和正常人比例相近，实际是酸的错位。由此可见，烧心是胃酸分泌过多所致的说法是不全面的。

二、病因

临床上出现烧心的症状，可能与下列因素有关。

1. 食管抗反流屏障功能及廓清能力下降

在正常人食管下段 1/3 处有一生理性高压区，又称为下食管括约肌（LES），此处压力高于胃底，在抗反流过程中起主要作用。食管本身对食物的推动性、唾液及食团重力均属食管对反流物清除能力范畴。若其功能降低，则胃食管反流容易发生。胃、十二指肠内容物反流至食管可造成对食管黏膜的刺激而发生烧心症状，反流物中的胃酸与胃蛋白酶是主要损害因子，特别是胃酸，胃酸超过一定浓度（pH < 4.0）时胃蛋白酶才有水解活性。也可因十二指肠液反流，内含的胆盐和胰酶可造成食管黏膜损害。通常是反流的胆汁和胃酸共同作用于食管黏膜的结果。

2. 食管黏膜敏感性增加

烧心为酸反流或炎症介导刺激感觉传入途径引起。食管的肌层和黏膜内有迷走神经和脊神经末梢，食管黏膜的迷走传入神经接受化学或机械的刺激在反流的发生中起重要作用，而脊髓传入神经对传递不适和疼痛起重要作用。

3. 应激和心理状态

应激和心理状态也是患者产生症状的重要影响因子，精神刺激可使酸反流增加，此系脑 - 胃肠道相互作用所致。社交能力较差对烧心也起一定作用。有研究结果表明，功能性烧心患者存在明显的焦虑、个性不稳定、社会支持较差和负性生活事件增多等心理社会学因素。情绪上的应激变化可通过大脑边缘系统和下丘脑使自主神经功能发生改变，并通过内分泌、免疫系统、酶系统和神经递质的中介作用引起食管和胃功能失调。

三、辅助检查

（一）盐酸滴定试验

将胃管下到食管下端，滴入生理盐水，3～4分钟后，再滴入 0.1% 稀盐酸，如发生烧心则表明食管黏膜敏感性增高。本法对鉴别食管炎及心绞痛有帮助，也是诊断食管疾病的方法之一。

（二）内镜检查

内镜检查为诊断食管疾病最有价值的方法之一，可以观察到黏膜病变的情况。

（三）X 线检查

疾病轻者，在 X 线检查时可见食管的动力学改变和黏膜的形态改变。反流发生时，可见胃内钡剂逆流入食管。

（四）食管功能检查

1. 食管动力学检查

食管动力学检查能观察食管的运动功能是否正常，关系到食管的排空能力。食管体部原发蠕动峰值低于 30mmHg 就不能有效地排空食管内容物。食管排空能力降低，延长反流物与食管黏膜接触时间，进而加重病情。

2. 24 小时 pH 监测

此检查不仅能发现酸反流，还能对反流做定量分析，更重要的是能发现症状与反流的关系。它提供患者 24 小时内有关反流的 6 项指标：①食管 pH < 4 的反流次数；②pH < 4 的总时间；③直立位的时间；④卧位的时间；⑤≥ 5 分钟的反流次数；⑥最长反流时间。

四、诊断

1. 病史

应询问病程长短，严重程度，与饮食的关系。是否长期饮酒，是否吃过热食物，症状加重或缓解的因素。是否做过胃部手术，有无溃疡病史，呕血、便血史。是否伴有反酸、嗳气、吞咽困难、吞咽痛、腹胀、消瘦等。

患者有烧心或反酸，即可确定有食管反流。

2. 体格检查

注意患者营养状态，皮肤、黏膜是否苍白。左胸有无与心脏搏动一致的振水音，此见于食管旁型裂孔疝。腹部是否膨隆，有无腹水征、妊娠、巨大肿物，肝、脾是否明显肿大。有无胃、肠型及胃肠蠕动波。有无腹肌紧张、压痛、反跳痛、振水音。

五、治疗

1. 偶发烧心

无须特别处理，可自行缓解。

2. 严重烧心

首先应找出病因，然后针对不同病因进行相应治疗。主要的治疗药物有胃肠动力药和抑酸剂等。

第五节　反酸

一、概述

反酸是指胃内容物经食管反流至口咽部，口腔感觉有酸性物质；胃酸通过食管括约肌反流至食管下部可引起胸骨后烧灼感；有时胆汁或食物中的某些物质反流也会引起胸骨后烧灼感。

二、常见病因

①胃食管反流疾病：功能性消化不良、贲门失弛缓症、弥漫性食管痉挛、食管括约肌高压。②胃排气障碍：食管动力性疾病、胃轻瘫、肠易激综合征、进行性食管机械性梗阻。

三、发生机制

1. 下食管括约肌功能不全

下食管括约肌通常呈关闭状态，这是防止胃食管反流的重要屏障。当下食管括约肌功能不全、腹腔压力突然升高时，胃内容物极易反流入食管下端。

2. 胃排空功能降低

胃排空能力降低导致消化液特别是胃酸在胃内潴留，引起反酸。

3. 食管运动减少或障碍

食管具有通过蠕动消除酸性物质的功能，运动减少或障碍导致食管消除酸性物质的能力降低。

四、症状特点

反酸常伴有嗳气或胸前区疼痛。胸骨后烧灼感常起始于上腹部、剑突下或胸骨后，是一种温热感或酸感，严重时可放射至下胸两侧，甚至颈颌部，偶尔放射到背部。

五、辅助检查

1. 胃镜或上消化道钡餐检查

这两种检查是明确反酸、烧心病因的重要检查手段，可对反流性食管炎、食管癌、食管裂孔疝、贲门失弛缓症、消化性溃疡等诊断。

2. 食管测压、pH 检测、阻抗检测

这三种检查可观察有无食管动力障碍或胃食管异常反流，并了解反流物性质（酸性反流、非酸性反流）。

六、鉴别诊断

生理性和病理性反流的鉴别。生理性反流偶有发生，常发生在白天，特别是饱餐后，持续时间短，睡眠时较少发生。病理性反流频繁发生，持续时间长，白天和晚上均有发生。生理性反流一般不引起症状，病理性反流可产生症状。

七、治疗原则

有烧心或反酸即可确定有胃食管反流。对频繁发作、持续时间长者可行胃镜或上消化道钡餐检查，以发现有无食管裂孔疝、食管炎、Barrett 食管等病变。对诊断不能明确或治疗效果差者，必要时可进一步行食管测压、pH 检测、阻抗检测等检查。

1. 病因治疗

积极治疗原发病，避免进食使 LES 压力降低的食物，调节饮食、生活规律，避免应用降低 LES 压力的药物及影响胃排空延迟的药物等。

2. 对症治疗

可口服抑酸剂（H2 受体拮抗剂、质子泵抑制剂）来抑制胃酸分泌，口服促胃肠动力药减少反流，还可以加用黏膜保护剂减轻症状。

第六节　呃逆

一、概述

呃逆为膈肌痉挛引起的一种临床表现，可发于单侧或双侧的膈肌。膈肌痉挛是由各种原因引起的膈肌不自主的间歇收缩运动。吸气时声门突然关闭发出的一种短促的特别声音即呃逆。正常健康者可因吞咽过快、突然吞气或腹内压骤然增高而引起呃逆，多可自行消退，有的可持续较长时间而成为顽固性呃逆。某些疾病晚期出现顽固性呃逆提示预后不良。

二、病因

膈肌的阵发性痉挛可因膈神经局部受累如炎症、肿瘤侵及膈神经，迷走神经受刺激如胆囊炎、胃部或腹腔其他脏器疾患引起，或由中枢神经引起如炎症、中毒等。按诱发部位的不同，呃逆的病因可分为中枢神经性和周围神经性两大类。

（一）中枢神经性呃逆

1. 神经性病因

脑炎、脑膜脑炎、脑肿瘤、脑出血、脑血栓形成、颈型脊髓痨、癫痫早期、手足搐搦症、狂犬病、破伤风等。流行性或感染性呃逆患者，呃逆可持续数天，严重者可以致死。

2. 中毒性病因

中毒性病因包括酒精、环丙烷、铅、巴比妥类中毒；全身感染而伴有显著毒血症者，如伤寒、肺炎球菌肺炎等；痛风伴有肾功能衰竭、尿毒症晚期可引起呃逆，提示疾病预后差。

3. 精神性病因

癔病或神经过敏者可引起频繁的呃逆。

（二）周围神经性呃逆

1. 胸肺部疾患

胸肺部疾患见于使膈神经受刺激的各种原因，如纵隔肿瘤、食管肿瘤或纵隔淋巴结肿大、心包炎、肺胸膜或支气管疾患等。

2. 膈肌疾患

膈肌疾患包括膈胸膜炎、膈疝等。

3. 腹腔内疾患

腹腔内疾患能使腹内压增高或使膈肌受刺激的任何原因均可引起呃逆，如胃扩张、饮食过饱、胃肠胀气、胃炎、胃癌、膈下脓肿、肠梗阻、肝胆疾患、腹部手术后腹胀、急性阑尾炎、出血性胰腺炎、弥漫性腹膜炎等。腹部因素可引起神经反射性呃逆，也可直接刺激膈肌引起呃逆。

三、发病机制

膈肌的神经支配来自膈神经、第 6 ～ 12 对肋间神经和神经丛（腹腔神经丛的分支）。膈神经主要由第 3、4、5 对颈神经的前支组成。左右膈神经各支持其同侧的膈肌，均由传入及传出神经纤维组成。信息传入后通过反射将冲动传出，使膈肌痉挛而产生呃逆。实验证明，刺激迷走神经或其他颅神经的传入纤维，可引起膈神经的短暂兴奋。

膈肌局部、膈神经或迷走神经受刺激可发生呃逆。呃逆时，两侧膈肌痉挛的程度不一定完全相等。这种神经反射在一定程度上受中枢神经的影响。健康者进食、饮水过快或过多使胃骤然扩张，大笑、饮酒或姿势改变时肋间肌或膈肌所承受的压力骤然改变都可导致呃逆。

中医认为呃逆为胃气上逆、寒气蕴蓄、燥热内盛、气机不畅、气郁痰阻、正气亏损引起。

四、辅助检查

（一）实验室检查

1. 常规检查

血常规检查了解有无感染，大便隐血试验除外胃部疾患。

2. 生化检查

有无电解质紊乱，血中非蛋白氮、肌酐是否增高。检测血尿淀粉酶除外胰腺炎。必要时可做脑脊液检查。

3. 癌标本检查

疑为恶性肿瘤时可做相应的癌标本检查，如可疑肝癌可查甲胎蛋白。

（二）影像检查

1. X 线检查

胸部 X 线检查对肺炎、肺肿物、胸腹病变及纵隔肿物具很重要的意义。胸部透视可观察膈肌活动情况。腹透及平片对诊断肠梗阻、消化道穿孔及胃肠积气有很重要的意义。

2. B 超、CT、MRI、内镜检查

B 超、CT、MRI、内镜检查对除外胸腹腔肿物有重要意义。

五、诊断

（一）病史

呃逆发作时，膈肌多呈阵发性痉挛，每分钟数次或数十次，多能自行终止，有时又可无明显原因而再度发作，应详细了解这种发作与饮食、吞咽、大笑、深呼吸、突然受冷或姿势改变的关系。了解是否有脑部、脊髓疾病史及胸腹部疾病史或腹部手术史。

（二）体格检查

1. 吞气现象

观察患者有无因癔症而出现连续吞气现象。

2. 胸腹部检查

胸部有无胸腔积液的体征、有无啰音、胸膜摩擦音以除外胸肺疾患。腹部检查注意有无胃肠型、蠕动波，肝脾是否肿大，腹部刺激征，有无肿块，以除外腹部疾患。

3. 神经检查

注意肢体活动情况、神经反射情况，有无病理反射出现。

六、治疗原则

1. 对症治疗

对症治疗包括药物治疗和非药物治疗。非药物治疗如深吸气屏气、适量饮水、咽部刺激法和针灸等简单措施可解除或缓解部分呃逆。药物治疗包括巴氯芬、甲氧氯普胺、硝苯地平、丙戊酸、氯丙嗪、加巴喷丁等。对难治性呃逆，有报道应用超声引导下膈神

经射频消融、小剂量普鲁卡因溶液注射阻滞膈神经等方法可治疗或缓解。

2. 原发病治疗

源于其他疾病的呃逆，治疗原发病是解除呃逆的根本方法。

第七节　腹胀

一、概述

腹胀是一种腹部胀满、膨隆的不适感觉，可由胃肠道积气、积食、积粪，腹水，气腹，腹腔内肿物，胃肠功能紊乱等引起，亦可由低钾血症引起。腹痛多由腹腔脏器的急性炎症、扭转或破裂等引起。

二、病因

1. 胃肠道胀气

正常人胃肠道内气体来源于口中吞咽、食物残渣经细菌发酵分解，以及机体代谢产气自血液弥散进入胃肠道。正常情况下，每日有 400～1200mL 的气体从肛门排出，当胃肠道内的气体总量超过被吸收与排出的气体时，就有腹胀感。

2. 腹水

正常时腹膜腔内存有 20～60mL 少量液体，一般不超过 200mL，为腹膜脏、壁层的润滑剂。若液量超过 1000mL 时可见腹部胀满、不适。

3. 腹腔内肿瘤、肿块

增加了腹腔内容物的体积，使腹腔内压力上升，腹部膨隆，腹胀不适。

4. 胃肠动力下降与胃肠道梗阻

胃肠动力不足，胃肠蠕动缓慢，使食糜团及气体滞留而增加内容物；胃肠道不全性或完全性梗阻，食糜团及其气体、胃肠分泌物通过受阻或不能通过，胃肠道内容物骤升，压力增加，导致腹胀。

三、临床表现

（一）腹部胀满不适、嗳气、肛门排气过多症状

若大量气体聚集时会有明显的胀痛感、厌食，腹部膨隆。

（二）伴随症状

1. 发热

高热提示有腹腔内炎症（或感染）的存在，如结核性、癌性腹膜炎。

2. 恶心、呕吐

恶心、呕吐不能排除幽门梗阻的可能性。

3. 排便及排气停止、腹痛

排便及排气停止、腹痛提示肠梗阻、肠麻痹。

4. 休克、腹膜刺激征

休克、腹膜刺激征提示急性胃肠穿孔，须立即手术治疗。

四、治疗

（一）饮食治疗

选择清淡易消化食物，豆类及高淀粉类食品宜少吃；腹水患者应选择低盐、高蛋白饮食。

（二）胃肠减压

将胃内容物及气体持续抽吸，减轻腹胀及梗阻。

（三）肛门排气

肛管插入深度为 10～15cm，以便排出气体，协助患者变换体位，效果更佳。

（四）腹水浓缩回输或放腹水治疗

本法适用于大量腹水引起压迫症状者。

（五）腹部热敷

肠梗阻、肿瘤、炎症、腹水患者除外。

（六）药物治疗

1. 缓解症状药物

复方二甲硅油咀嚼片，每次 2 片，每日 4 次；二甲硅油，每次 1～2 片，每日 3 次；药用炭胶囊，每次 1～3g，每日 3 次；达立通颗粒，每次 6g，饭前温开水冲服，每日 3 次。四磨汤口服液，每次 20mL，每日 3 次。

2. 增加胃肠动力药

多潘立酮、西沙必利等。

3. 使用利尿药

有腹水者，依据患者的电解质水平确定利尿药，其中以醛固酮拮抗剂如螺内酯效果较好。

第八节　腹痛

一、概述

腹痛是临床最常见的一种症状，为一种腹部不适的主观感觉，是患者就诊的重要因素。

二、病因及分类

临床上一般将腹痛按起病急缓、病程长短分为急性与慢性腹痛。急性腹痛多由腹腔脏器的急性炎症、扭转或破裂，空腔脏器梗阻或扩张，腹腔内血管阻塞等引起；慢性腹痛的原因常为腹腔脏器的慢性炎症、腹腔脏器包膜的张力增加、消化性溃疡、胃肠神经功能紊乱、肿瘤压迫及浸润等。此外，某些全身性疾病、泌尿生殖系统疾病、腹外脏器疾病（如急性心肌梗死和下叶肺炎）等亦可引起腹痛。

三、临床表现

腹痛可表现为隐痛、钝痛、灼痛、胀痛、刀割样痛、钻痛或绞痛等，可为持续性或阵发性疼痛，其部位、性质和程度常与疾病有关。如胃、十二指肠疾病引起的腹痛多为中上腹部隐痛、灼痛或不适感，伴畏食、恶心、呕吐、嗳气、反酸等。小肠疾病多呈脐周疼痛，并有腹泻、腹胀等症状出现。大肠病变所致的腹痛为腹部一侧或双侧疼痛。急性胰腺炎常出现上腹部剧烈疼痛，为持续性钝痛、钻痛或绞痛，并向腰背部呈带状放射。急性腹膜炎时，疼痛弥漫全腹，腹肌紧张，有压痛、反跳痛。

四、治疗

消除和缓解腹痛，去除病因，控制不良反应。

1. 非药物处理

护理人员的语言暗示与催眠，可发挥良好的镇痛效果；指导患者转移注意力，如交谈、听音乐、看喜欢的书或电视节目、参加有兴趣的娱乐活动等，使患者忽视疼痛的感觉。病情许可则使用热敷、红外线照射、中医镇痛等方法。

2. 病因治疗

病因治疗是彻底消除疼痛的方法。密切观察病情变化，积极配合医生查找病因。

3. 药物治疗

须在明确疾病诊断后使用药物，避免掩盖病情。目前临床按镇痛作用强弱依次分为非阿片类（如巴比妥、苯巴比妥、美索比妥）、阿片类（如吗啡、芬太尼、可待因）和其他辅助类药物。一般急性腹痛使用原则为先强后弱，视情况递减或停用；慢性腹痛则为先弱后强，依次递增。

第九节　腹泻

一、概述

肠管蠕动增快、水分不能充分吸收，以及肠分泌增多而引起排便次数增多，大便稀薄，称为腹泻。正常人的排便习惯多为每日 1 次，有的人每日 2～3 次或每 2～3 日 1 次，只要粪便的性状正常，均属正常范围。频繁的腹泻可引起营养不良。

二、病因

病因包括肠道感染因素、非感染性因素、分泌性因素、渗透性因素、消化吸收不良因素、胃肠动力因素等。

三、临床表现

1. 排便情况及粪便外观

腹泻患者的病变如位于直肠和（或）乙状结肠，多有便意频繁和里急后重、排粪量少，夹杂少量气体和黏液，粪色较深，多呈胶冻状，可混有血液。小肠病变性腹泻患者无里急后重，粪便稀薄呈水样泻，色较淡；小肠吸收不良者的粪便常含食物残渣，夹杂泡沫，呈油腻状，伴有恶臭。霍乱患者粪便呈米泔水样。慢性疾病、血吸虫病、溃疡性结肠炎、直肠癌等疾病引起的腹泻，粪便常含黏液和脓血。肠结核和肠易激综合征患者常有腹泻与便秘交替现象。

2. 其他症状

感染性腹泻常有腹痛、恶心、呕吐及发热。难辨梭状芽孢杆菌及出血性大肠埃希菌可有严重腹膜刺激征。重症细菌性疾病可发生中毒性休克及弥散性血管内凝血。食物过敏引起的腹泻往往在进食后数小时突然出现脐周剧烈腹痛，后伴水样泻。WDHA综合征（以水样腹泻、低钾血症及无胃酸症为主症的综合征）表现为突然的大量水泻，常伴有胃酸减少及低钾血症。肠易激综合征常伴头晕、失眠、健忘等神经性症状。

3. 腹部体征

腹部包块常提示肿瘤、粪块、肠痉挛或炎性病变。炎性包块的质地一般比肿瘤软，但压痛较显著。腹部显著压痛见于结肠炎、结肠憩室炎、克罗恩病和阑尾脓肿等。部分肠梗阻表现为肠鸣音亢进。

四、治疗

在未明确病因之前，要慎重使用止泻药和镇痛药，以免造成误诊，延误病情。

1. 病因治疗

针对不同病原微生物引起的腹泻，可根据药物敏感性选用各类抗生素。乳糖不耐受症者不宜用乳制品，成年乳糜泻者应禁食小麦制品。慢性胰腺炎者应补充多种消化酶，如胰酶片、蛋白酶片、消化酶片等助消化药。因口服药物所致腹泻应及时停用有关药物。消化道肿瘤可手术切除或化疗。溃疡性结肠炎可选用柳氮磺吡啶或美沙拉秦。

2. 对症治疗

根据脱水的性质和血清电解质状况补充液体及电解质，及时纠正酸碱平衡紊乱。必要时补充维生素、氨基酸、脂肪乳剂等营养物质，选用各类肠道黏膜保护剂，如十六角蒙脱石，每次1袋，每日3次；微生态制剂，如思连康，每次2～3片，每日3次，或米雅，每次40mg，每日3次；止泻药，如碱式碳酸铋，每次1～2g，每日3次；镇痛药，如阿托品，每次0.3～0.6mg，每日3次；消炎镇痛药，如小檗碱，每次0.3g，每日3次；元胡止痛片，每次3片，每日3次；胃肠灵，每次4片，每日3次。

第十节 便秘

一、概述

便秘指排便次数减少，每2～3日或更长时间排便一次，无规律性，粪便干硬，排便困难并在用力排完后仍有残便感。

二、便秘的机制

（一）粪便从肠内排出体外需具备的条件

1.有足够引起正常肠蠕动的肠内容物饮食量及食物所含的纤维适量，并有足够的水分。

2.胃肠道无梗阻，消化、吸收、蠕动正常。

3.肠神经装置正常，有正常的排便反射。

4.参与排便的肌肉如腹肌、膈肌、骨盆底肌功能正常。

上述任何因素异常均可引起便秘。

（二）便秘的机制

1. 阻塞性便秘

患者如以前排便习惯没有问题，最近才出现便秘的情况，则首先要考虑大肠是否有机械性梗阻，使肠内容物运行障碍，如结肠癌、直肠癌、肠扭转等。另外也要考虑是否有大肠外腹腔内的其他肿瘤、手术后肠粘连、妊娠压迫大肠或直肠的运动；如时间已拖延很久，则要考虑是否有结肠因缺血性疾病而造成的阻塞，或者是憩室、大肠炎、异物阻塞、肛门狭窄、痔疮、肛门脓肿或肛裂造成疼痛而抑制括约肌放松，导致便秘。

2. 肠道运动异常导致的便秘

小儿巨结肠症的主要异常在于有一段结肠无肠壁内的神经节，该段肠道无法配合其他段肠道的运动而造成阻塞，使其上段的结肠不断因粪便堆积而胀大；另外，当结肠胀大时也不会有抑制肛门括约肌的反射产生，因此该患者不但会便秘、腹胀，而且还会合并间断腹泻及肠道感染，甚至败血症等。先天性脊髓膜膨出、后天性腰椎损害都可能造成神经反射的路径损害，使大肠运动功能低下，肠腔扩大，直肠张力松弛，感觉迟钝，导致排便困难。脑卒中、帕金森病等神经系统失常的患者，也会因排便反射损害而出现便秘。

3. 药物导致的便秘

造成便秘的药物以抗乙酰胆碱性质的药物为主，常见的有吗啡等麻醉止痛剂、镇咳剂可待因、含铝或含钙的制酸剂、铁剂等。另外经常服用泻药或灌肠，可使直肠黏膜的反应性降低，甚至造成对药物或灌肠的依赖，使自主排便反射减弱，导致便秘或使便秘加重，因此应引起重视。

4. 内分泌变化及其他

慢性疾病导致的便秘如甲状腺功能低下症、糖尿病神经病变及高血钙等，因肠道运动功能变差而造成便秘，不过一般都很轻微，而且治疗效果很好。怀孕也常造成便秘，主要是因为黄体激素及雌激素增加而减缓肠道运动，另外胀大的子宫压迫肠道也影响肠道运动。其他如代谢性酸中毒、脱水等均会导致便秘。

5. 功能性便秘

功能性便秘指找不到器质性病变及药物、化学物因素的便秘，此种情形占有便秘症状患者的大多数。最常造成功能性便秘的原因有饮食习惯不良、食量太少、饮水太少、缺乏摄取纤维素及摄取一些容易造成便秘的食物，如番石榴、辛辣食物；或运动量不足，如长期卧床无法刺激肠道的运动；另有一些便秘患者是因厕所环境不洁，或因旅行找不到满意的排便场所等因素，有意压抑排便反射，日久也会使排便反射迟钝而造成便秘。

三、临床表现

1. 对全身各系统器官的影响

便秘可造成机体局部和全身不同程度的改变。因粪便干硬，排便时可引起肛周疼痛、撕裂和痔出血。便秘导致直肠内压力增高，常有排便感，久之会导致上腹部饱胀、恶心、呃逆、反胃、腹部不适及下腹疼痛；粪便在直肠内停留过久，可发生局部炎症、粪压性溃疡，还可反射性影响全身，出现头痛、眩晕、食欲缺乏、乏力、睡眠不佳；便秘可引起腹胀，使膈肌升高，反射性影响心率及冠状动脉血流量；用力排便可导致心律失常，影响呼吸或加剧呼吸困难；脑血管畸形、高血压患者用力排便时可发生脑出血等。

2. 对心理的影响

便秘可导致患者紧张、烦躁不安，注意力不集中；长期便秘者精神抑郁、沮丧、焦虑，对药物或灌肠产生依赖感。

四、并发症

可出现痔疮、肛裂、直肠脱垂、粪压性溃疡、肠梗阻、结肠破裂、大便失禁、肛瘘、尿液潴留。

五、检查

1. 体格检查

观察腹部外形是否有胃肠型、蠕动波，触诊腹部有无肿块（粪块），听诊了解肠鸣音情况，叩诊是否有鼓音，肛门视诊、直肠指诊检查有无肛门狭窄、痔疮、肛裂及直肠肿瘤，观察肛门周围皮肤情况。

2. 实验室检查

大便常规检查（注意颜色、气味、坚硬度、形状及成分）及大便隐血试验。

3. 其他检查

X线钡餐检查（对结肠病变有很大的诊断价值）及纤维内镜检查（可判断病变的部位及性质）。

六、治疗

便秘的治疗无一定的规律性。首先应尽可能去除造成便秘的已知原因。通常先由饮食及排便控制开始，如多进食含纤维素多的食物，摄取足够的水分，定时排便。纤维素的作用是增加粪便的量，减少粪便潴留在肠道内的时间，促进肠道内正常细菌的增殖，但是肠梗阻及小儿巨结肠症的患者则不可使用此种治疗方法。一般的泻剂多为矿物油，但是不主张长期使用泻剂，因为会造成油脂性肺炎及结肠麻痹症。

第十一节　呕血与黑便

一、概述

消化道出血可以表现为呕血，也可以表现为黑便，或者两者同时存在。呕血是上消化道（指屈氏韧带以上的消化器官，包括食管、胃、十二指肠、肝、胆、胰）疾病或全身疾病所致的急性上消化道出血，血液经口腔呕出。黑便指消化道出血，血液由肛门排出。便血颜色可呈鲜红、暗红或黑色。少量出血不造成粪便颜色改变，须经大便隐血试验才能确定是否出血。

二、病因

呕血的病因很多，大多数是上消化道本身病变所致，少数是全身疾病的表现。据国内资料显示，较常见的病因依次是消化性溃疡，肝硬化所致的食管、胃底静脉曲张破裂，急性胃黏膜损害和胃癌，其他少见的病因尚有食管裂孔疝、食管炎、贲门黏膜撕裂症、十二指肠炎、胃平滑肌瘤、胃黏膜脱垂、胆道或憩室出血等。

黑便的病因，以恶性肿瘤（多数是大肠癌）、肠息肉、炎症性肠病最为多见，其次是痔、肛裂、肠血管畸形、小肠平滑肌瘤、缺血性肠病、肠套叠等。

尽管诊断手段不断地进步，但仍然有约 10% 的消化道疾病患者不能确定出血原因。

三、临床表现

1. 呕血与黑便

呕血与黑便为上消化道出血的特征性表现。上消化道出血后均有黑便，但不一定有呕血。一般情况下，幽门以下出血时常以黑便为主，幽门以上出血则表现为呕血并伴有黑便，幽门以上出血量少者可无呕血。十二指肠出血量多时，部分血液反流至胃内，亦可引起呕血。呕血和黑便的性状，主要取决于出血的部位、出血量及在胃或肠道内停留的时间。若在胃停留的时间长，血液经胃酸作用后变成酸性血红素而呈咖啡色或赤豆色；若出血量大，在胃内停留的时间短，未经胃酸充分反应即呕吐，则为鲜红或暗红色或夹有血块。若血液在肠道内停留时间长，血红蛋白中的铁元素与肠内硫化物结合生成为硫化铁而呈柏油样黑色；若出血量大，速度快，刺激肠蠕动加快则呈鲜红色或暗红色血便，易误诊为下消化道出血。有时低位小肠或回盲部出血量少，在肠道停留时间较长，粪便亦可呈黑色，但一般不呈柏油样，不要误以为是上消化道出血。

2. 失血

少量出血或缓慢中量出血，可无明显症状或仅有头昏。急性大量出血时，有效循环血量下降，出现头晕、心悸、恶心、乏力、口渴、晕厥、四肢湿冷、皮肤苍白、烦躁、意识模糊，甚至失血性休克。

3. 发热

大量出血后，多数患者在 24 小时内常出现低热，体温一般不超过 38.5℃，可持续 3 ~ 5 天，随后自行恢复正常。发热的确切原因不明，可能系血容量减少、贫血、周围循环衰竭、血分解蛋白的吸收等因素导致体温调节中枢的功能障碍所致。

4. 氮质血症

大量出血后血液蛋白的分解产物在肠道被吸收，以致血中氮质升高。

四、辅助检查

（一）实验室检查

急性消化道出血时，重点化验应包括血常规、血型、出凝血时间、大便或呕吐物的隐血试验、肝功能及血肌酐、尿素氮等，必要时应做弥散性血管内凝血（DIC）的有关检查。

（二）特殊检查

1. 内镜检查

在急性上消化道出血时，纤维胃镜检查安全可靠，是当前首选的诊断方法，其诊断价值高，阳性率达 78% ~ 95%。对贲门黏膜撕裂症、糜烂性胃炎、溃疡等，内镜可迅速做出诊断。

2. 选择性血管造影

当消化道出血经内镜未能发现病变时，应做选择性动脉造影，该检查对肠血管畸形、小肠平滑肌瘤等有很高的诊断价值。最适宜在活动性出血时做检查，阳性率达 50% ~ 77%。

五、诊断

吞咽口腔和鼻腔的血液也可以导致便血和黑便。呕血要与红色的呕吐物如西红柿、红酒等相区别，便血、黑便要与应用铁剂、铋剂后的黑色粪便相区别。进行诊断和鉴别诊断时要结合病史、临床表现和体征综合分析。

六、治疗

（一）快速评估和液体复苏

血流动力学不稳定的消化道出血患者应该进行快速评估和复苏。迅速去除衣物，连接心电监护、血氧监测，给氧治疗。开辟外周静脉通路（至少 18 号针头），采血测血细胞比容、血小板计数、凝血功能、血型，以及交叉配血等。然后开始液体复苏，可静脉应用胶体液 10mL/kg，直到患者生命体征稳定或应用胶体达到 30mL/kg。应用胶体达到 30mL/kg 仍然不稳定的患者，可以给予输血治疗。

（二）药物治疗

1. 抑制胃酸分泌药

法莫替丁 20mg 溶于 100mL 生理盐水，静脉滴注。奥美拉唑静脉滴注 40mg，每 12 小时 1 次。

2. 血管加压素

用量 0.2 ～ 0.6U/min，主要是用于胃食管静脉曲张破裂出血。该药使内脏小血管收缩，从而降低门静脉压力以达到止血的目的。

3. 胃管和灌洗

呕吐物明确为血液，可以不放置胃管。如无紧急胃镜的条件，应该放置胃管，以便明确是否存在消化道出血。给便血的患者放置胃管很重要，因为 10% ～ 15% 的上消化道出血患者有便血存在。目前不推荐应用冰水洗胃。

4. 内镜下止血

内镜是诊断上消化道出血最准确的方法，同时它也有治疗功能，起效迅速、疗效确切。对于非食管静脉曲张出血，可选用药物喷洒和注射、热凝治疗（高频电、氩气血浆凝固术、热探头、微波、激光等）和止血夹等治疗；对于食管静脉曲张出血，可采用硬化治疗或曲张静脉结扎术。

5. 气囊填塞

对于胃、食管静脉曲张出血，气囊填塞是有效的方法，控制急性出血率达 90%，一般用三腔二囊管填塞胃底及食管中下段止血。食管囊和胃囊注气后的压力要求在 35 ～ 40mmHg，使之足以克服门脉压。本法可维持 12 ～ 24 小时，以后每 4 ～ 6 小时放气 1 次，视出血活动程度每次放气 5 ～ 30 分钟，然后再注气，以防止黏膜受压过久发生缺血性坏死。

6. 手术治疗

内科治疗无效时可选手术治疗。

第十二节 便血

一、概述

排便混有血液，或便前、便后带血，甚至排出全为血液者均称便血。便血是下消化道（Treitz 韧带以下的消化道）出血的主要表现，主要病变部位在肛管、直肠或结肠，少数位于小肠，可由局部或全身多种病因引起。便血的颜色取决于出血部位的高低，出血量多少及血液在肠道内停留时间的长短。肛门、直肠下端出血常排出鲜血或有血液附着在成形粪便表面；结肠上端出血时，血液常与粪便均匀混合显暗红色；小肠或以上肠段出血由于血液在肠道内停留时间较长，血红蛋白中的铁元素经肠道菌群作用转化为硫化铁，粪便色黑发亮，称为柏油样便。若一次大量出血，较高位的出血也可排出暗红或鲜红色便。便血可以是纯血或是与粪便，黏液相混合。

二、病因及发病机制

（一）新生物

1. 恶性肿瘤

最常见的是大肠癌，其他尚有恶性淋巴瘤、肠肉瘤、肠黑色家瘤或腺癌及转移癌等由于肿瘤组织侵蚀肠壁血管或由于癌肿组织本身过度增生造成缺血性坏死、溃疡、坏死组织脱落、出血。

2. 肠腺瘤

腺瘤是下消化道最常见的良性肿瘤，病理形态上一般分为腺管状腺瘤和绒毛状腺瘤，以及两者的混合型。临床上往往由于绒毛或乳头折断发生黑便或血便。家族性腺瘤样息肉病（又名结肠家族性息肉病）为一种显性遗传性疾病，病变肠黏膜面布满大小不等、形状不一的息肉，诊断家族性息肉病者其肠黏膜表面的息肉数必须多于 100 个，少于 100 个则诊断为多发性腺瘤。此病易癌变，当临床出现频繁的血便或黏液血便则警惕恶变的可能性。

（二）炎症

1. 炎性息肉

息肉是指任何有蒂或广基突入腔内的肿物。炎性息肉指克罗恩病、肠结核、溃疡性结肠炎等慢性增生性病变导致的息肉。当息肉表面糜烂或继发感染可表现为黏液脓血便，当息肉自行脱落时通常表现为无痛性血便。便血量一般不多，血便的颜色主要取决于息肉在肠道部位的高低，上位肠段出血表现为黑便或柏油样便（类似于上消化道出血），出血部位越靠近肛门，出血的颜色越红。

2. 非增生性炎症

肠道炎症性病变种类很多，除上述增生性炎症外，还多见于溃疡性结肠炎、急性坏死性小肠炎、痢疾、药物性肠炎等。据统计，本类病因是导致下消化道出血病因的第三位。其中大多数为溃疡性结肠炎，其临床特点除脓血便或黏液血便外，往往伴有腹泻、腹痛，少数患者发生急性大出血。

3. 血管病变

痔是便血的常见原因，其特点是排便时或排便后滴血，色鲜红，血液与粪便不混合，出血量一般不超过 5 ～ 10mL，便后出血自行停止。其病理为肛门及肛周静脉丛的静脉曲张性扩张，最常见的病因是便秘，据统计 5% 的人群患痔，出血严重的患者可伴贫血。其他导致便血的血管病变还有肠壁血管瘤、血管畸形、肠系膜血管阻塞等。

4. 其他

如各种血液病白血病、血友病、再生障碍性贫血、弥散性血管内凝血等均可致全身包括下消化道的出血；胶原性疾病累及肠壁小血管亦可致便血，还有严重的败血症等；先天性畸形如美克尔憩室，或肠壁薄弱导致的推出性憩室均可由于异物停滞腐蚀憩室黏膜引起继发感染，可合并出血、穿孔等。

三、辅助检查

1. 血常规

血红蛋白降低是判断失血量的重要指标，然而在出血早期，由于全血的丢失，单位体积的血红蛋白并不一定降低。综合判断血红蛋白含量、红细胞数目、血细胞比容、平均红细胞体积、血红蛋白含量等对判断是急性失血还是慢性失血也很有帮助。

2. 粪便检查

肉眼见粪便呈鲜红色、暗红色、脓血便、柏油样便或黄色便。镜检见大量的红细胞、较少的白细胞，提示上消化道大出血和肠道下段的出血；大量的白细胞及吞噬细胞，对细菌性痢疾有诊断价值；果酱样粪便考虑肠阿米巴病，粪便检查还应注意查找血吸虫卵，必要时进行粪便孵化检查。

3. 肝功能

肝功能损害，凝血功能受损；白/球蛋白比例倒置，对于肝硬化诊断有帮助。

4. 肾功能

上消化道出血后，肠道的含氮物质吸收增加，血清尿素氮可以一过性的轻度升高，支持小肠以上消化道出血的诊断，此时并不代表肾有器质性病变。如果血清尿素氮持续明显增高，并伴有肌酐增高，往往提示肾功能不全，可能是导致消化道出血的原因。

5. 内镜检查

内镜检查是消化道出血病因检查的首选检查方法。国内报道结肠镜检查对下消化道出血的诊断阳性率达85%，同时可以取活检确定病变的性质，可以在内镜下止血治疗。若大量便血、未行肠道准备者，紧急进行结肠镜检查，可通过粪便颜色的分界线大致判断出血部位，但是因肠道内粪便、积血和血凝块等影响，视野不清，有时不能发现病变或不容易成功止血。对于急性下消化道出血，也有研究报道主张给予正常的肠道准备，认为安全可行，不会影响腹壁血栓形成或诱发出血。方法是患者在密切监护下行肠道准备，同时积极改善血流动力学变化，肠道准备完成后进行急诊（床旁）肠镜检查。若未发现结肠病变，应行上消化道内镜检查；若仍未发现病变，应考虑小肠镜检查。结肠镜检查时应尽可能插至回肠末段，尤其是在全结肠见有血，如同来自回肠末端的鲜血一样，这是小肠出血的征象。

四、诊断

1. 根据便血的特点

可以根据便血的特点对其进行诊断，即注意便血诱因、便血性状（鲜红色、暗红色、柏油样）、血量的多少、血液与粪便的关系（是否与大便相混、是否伴有黏液或黏液脓血便）。

2. 根据便血的伴随症状

可以根据伴随症状对便血进行诊断，即观察患者有无发热、剧烈腹痛、里急后重、有无腹内包块、皮肤瘀斑与黏膜出血等。

3. 根据既往史对便血进行诊断

注意有无菌痢、痔、上消化道或消化道疾病、血液病、肠道寄生虫病等。

五、治疗

1. 便血的一般对症治疗

注意休息，少渣流质或半流质饮食；输液并适当选用止血药物；大量便血时应考虑酌情输血。

2. 经腹部血管造影导管

超选择靶血管输注垂体后叶素，以每分钟 0.2U 输注 30 分钟，如造影复查出血仍未控制，可加量至 0.4U 输注 30 分钟。出血控制后可留置导管或改用静脉滴注，每分钟 0.2U，维持 12 小时。

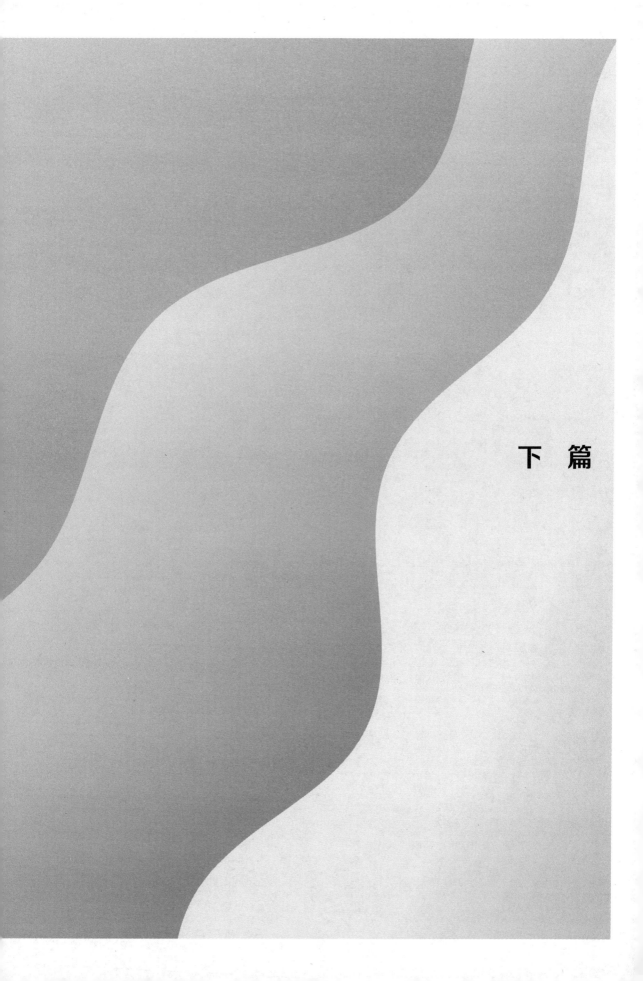

下 篇

第二章　胃食管反流病

第一节　中医对胃食管反流病的认识

中医认为胃食管反流病以反酸、胃灼热、胸骨后痛、吞咽困难、咽异物感为主。发病原因多考虑与邪气侵扰、酒食所伤、情志失调、痰气郁阻、脾胃虚弱、胃阴不足等有关。病机为肝失疏泄，肝胃不和，胃失和降，胃气上逆。病位在食管，涉及肝、脾、胃等脏腑。

感受风寒，脾阳受遏，湿邪不化，内阻中焦，土壅木郁，肝失疏泄，气机不畅，胃失和降，木气上犯作酸。或烟酒过度，嗜食肥甘厚腻，湿热内生，停滞中焦，胃失和降，胃热郁而上犯作酸。或忧思伤脾，脾不化湿，痰浊内聚，气机失调；或恼怒伤肝，情志不畅，气机郁滞，横逆犯胃，胃失和降而作酸。或先天禀赋不足，脾胃虚弱，或内伤劳倦，脾胃受损，脾失健运，水湿不化，气机不畅，胃失和降，肝气上犯而作酸。

第二节　西医对胃食管反流病的认识

一、概述

胃食管反流病（GERD）是由胃内容物反流引起不适症状和（或）并发症的一种疾病。研究表明，每周2日或以上的轻度症状以及超过每周1日的中重度症状被称为不适症状。

胃食管反流病十分常见，随年龄增加发病增多，40岁以上多见，男女比例接近。欧美国家患病率高达20%～45%；我国北京、上海两地的患病率为5.77%，其中反流性食管炎为1.92%。

二、胃食管反流病的病因病理与发病机制

（一）病因和发病机制

多种因素可造成胃内容物［酸和（或）胆汁］反流至食管造成黏膜损伤。

1. 抗反流功能下降

（1）下食管括约肌（LES）压力降低：正常人静息状态下的 LES 保持张力性收缩（高于胃内压），如 LES 压力降低（< 6mmHg）造成胃内容物自由反流至食管。GERD 患者以 LES 压力降低多见，但无解剖结构异常。引起 LES 压力降低的因素有食物（高脂肪食物、巧克力、咖啡等）、药物（钙离子拮抗剂、地西泮、茶碱等）、某些激素（胆囊收缩素、促胰液素、胰高血糖素、血管活性肠肽等）。

（2）一过性食管下括约肌松弛（TLESR）频发：TLESR 是与吞咽无关的 LES 松弛。这类 GERD 患者 LES 无解剖学异常，但 TLESR 频繁发生，多为酸反流，而正常人为气体反流。胃扩张、腹内压增加可通过迷走神经反射诱发 TLESR 的发生。

（3）胃食管交界处结构异常：胃食管交界处的膈肌脚、膈食管韧带、食管和胃之间的 His 角等是抗反流功能的重要结构。最常见的异常为食管裂孔疝（hiatus hernia），指部分胃经过膈肌的食管裂孔进入胸腔。相当多的食管裂孔疝患者有反流性食管炎。

（4）食管清除能力降低：食管清除能力包括推进性蠕动、唾液中和与坐立位时反流物的自重作用。其中推进性蠕动最为重要，当蠕动强度低于 30mmHg 时，反流物无法被排空。食管裂孔疝患者因 LES 位于膈上，膈肌松弛时发生反流，而收缩时反流物又不易排空，以不可复性裂孔疝患者尤为明显。

（5）食管黏膜防御作用减弱：食管黏膜防御屏障包括：①上皮前因素：黏液层、黏膜表面的 HCO_3^- 浓度。②上皮因素：上皮细胞间连接结构和上皮运输、细胞内缓冲系统、细胞代谢功能等。③上皮后因素：组织的基础酸状态和血液供应情况。当黏膜防御屏障受损时，即使生理性反流，也可导致反流性食管炎。

2. 反流物对食管黏膜的攻击作用

在食管抗反流防御机制下降的基础上，反流物刺激会损害食管黏膜，其受损程度与反流物的质和量有关，也与反流物与黏膜的接触时间、部位有关。胃酸与胃蛋白酶是反流物中损害食管黏膜的主要成分。近年对胃食管反流病监测证明其存在胆汁反流，胆汁中的非结合胆盐和胰酶是主要的攻击因子，参与损害食管黏膜。

3. 其他因素

胃排空延迟增加胃食管反流的发生。婴儿、妊娠、肥胖易发生胃食管反流，硬皮病、糖尿病、腹腔积液、高胃酸分泌状态也常有胃食管反流。

（二）病理

病理改变与疾病的病程和严重程度有关，主要包括：①基底细胞层增生，大于黏膜全层的 15%；②乳头突起数量增多，超过黏膜全层的 2/3，有丝分裂细胞增多；③黏膜上皮血管化，血管扩张或在乳头状突起顶部形成血管湖；④上皮层表面见卵圆形的未成熟细胞或气球状细胞；⑤炎性细胞浸润，特别是中性粒细胞或嗜酸性粒细胞与炎症的严重程度相关；⑥黏膜糜烂、溃疡，肉芽组织形成，纤维化；⑦ Barrett 食管：食管下段鳞状上皮被化生的柱状上皮所替代。

第三节　常用检查

一、消化道内镜检查

对于拟诊患者一般先进行内镜检查，特别是症状频、程度重，伴有报警征象或有肿瘤家族史者。先行内镜检查比先行诊断性治疗能够有效地缩短诊断时间。

二、诊断性治疗检查

质子泵抑制药诊断性治疗（PPI 试验）已经被证实是行之有效的方法。建议用标准剂量的 PPI（如奥美拉唑、兰索拉唑、泮托拉唑、雷贝拉唑以及埃索美拉唑等），疗程为 1～2 周。如服药后症状明显改善，则支持与酸相关的 GERD；如服药后症状改善不明显，可能有酸以外的因素参与或不支持诊断。PPI 试验不仅有助于诊断 GERD，同时还启动了治疗。PPI 试验阴性有以下几种可能：①抑酸不充分；②存在酸以外因素诱发的症状；③不是反流引起的。本试验的优点是方便、可行、无创、灵敏度高，缺点是特异性较低。

三、胃食管反流证据的检查

1. 24 小时食管 pH 监测

24 小时食管 pH 监测能详细显示酸反流、昼夜酸反流规律、酸反流和症状的关系及对治疗的反应，使治疗个体化。一般在内镜检查和 PPI 试验之后，仍不能确定是否有反流存在时应用。

2. 食管胆汁反流测定

部分 GERD 患者有非酸性反流物质因素的参与，特别是与胆汁反流相关。可通过检测胆红素来反映胆汁反流存在与否和程度。但多数同时存在十二指肠内容物的反流与胃内容物的反流，并在抑酸后症状有所缓解，因此胆汁反流检测的应用有一定局限性。

3. 放射性核素检查

胃食管反流检查能定量显示胃内核素标记的液体反流，在胃食管交界处屏障低下时较易出现阳性，但阳性率不高，应用不普遍。

4. 上消化道 X 线钡餐检查

传统的食管钡餐检查将胃食管影像学和动力学结合起来，可显示有无黏膜病变、狭窄及食管裂孔疝等，并显示有无钡剂的胃食管反流，因而对诊断有互补作用，但灵敏度较低。

四、食管测压

不直接反映胃食管反流，但能反映胃食管交界处的屏障功能。食管测压在 GERD 患者的诊断中，不仅能帮助食管 pH 电极定位、术前评估食管功能和预测手术，也能预测对抗反流治疗的疗效和是否需要长期维持治疗。因而，食管测压能帮助评估患者食管功能，尤其是治疗困难者。

五、其他

下食管括约肌测压、滴酸试验等有助于疾病的诊断与评估；无线食管 pH 测定可以提供更长时间的酸反流检测；腔内阻抗技术应用可监测出所有的反流事件，明确反流物的性质（气体、液体或气体液体混合物），与食管 pH 监测联合应用可以明确反流物为酸性或非酸性，明确反流物与反流症状的关系。

第四节　中西医治疗

一、常用中医治疗

（一）辨证论治

1. 肝胃不和证

症状：反酸，烧心，胸骨后疼痛，牵及两肋，纳差，情绪不畅则加重，嗳气，恶心等，舌质淡红，舌苔白或薄白，脉弦。

病机：肝气不疏，气机阻滞。

治法：疏肝理气，和胃降逆。

代表方：柴胡疏肝散加减。

常用药：柴胡 15g，川芎 10g，枳实 10g，香附 10g，陈皮 10g，白芍 10g，甘草 5g。

水煎服，每日 1 剂，分两次温服。

2. 肝胃郁热证

症状：反酸，嘈杂，胸骨后灼痛，两胁胀满，心烦，易怒，口干口苦，大便秘结，舌质红，舌苔黄厚或黄腻，脉弦滑。

病机：肝郁化火，横逆犯胃。

治法：清肝泻火，和胃降逆。

代表方：左金丸合化肝煎加减。

常用药：黄连 6g，吴茱萸 3g，白芍 10g，半夏 9g，乌贼骨 15g，煅瓦楞子 30g，青皮 12g，陈皮 12g，芍药 12g，牡丹皮 9g，栀子 9g，泽泻 9g，浙贝母 9g。

水煎服，每日 1 剂，分两次温服。

3. 中虚气逆证

症状：反酸，泛吐清涎，嗳气呃逆，胃脘隐痛，食少纳差，胃脘痞满，神疲乏力，大便稀溏，舌质淡红，舌苔白薄或白腻，脉沉细或细弱。

病机：脾胃气虚，纳运无力。

治法：疏肝理气，健脾和中。

代表方：四逆散合六君子汤加减。

常用药：柴胡 15g，白芍 10g，枳壳 10g，党参 15g，茯苓 10g，炒白术 10g，半夏 9g，陈皮 10g，生姜 5g，炙甘草 5g。

水煎服，每日 1 剂，分两次温服。

4. 痰湿内阻证

症状：咽喉不适如有痰梗，情志不畅则加重，胸膺不适，烧心，反酸，吞咽不利，嗳气或反流，声音嘶哑，夜半呛咳或气喘，神情忧郁，舌质淡红，舌苔腻或白厚，脉弦滑。

病机：湿浊内生，阻滞气机。

治法：化痰祛湿，和胃降逆。

代表方：温胆汤加减。

常用药：陈皮 10g，半夏 9g，茯苓 10g，生姜 5g，竹茹 10g，枳实 10g，旋覆花 15g（包），甘草 5g。

水煎服，每日 1 剂，分两次温服。

5. 气虚血瘀证

症状：反酸时久，胸骨后刺痛，吞咽困难，咽中有异物感，面色无华，倦怠无力，形体消瘦，口干舌燥；舌质暗红或有瘀斑，舌苔白厚，脉弦细或弦涩。

病机：气机不足，瘀血内停。

治法：益气健脾，活血化瘀。

代表方：四君子汤合丹参饮加减。

常用药：太子参 15g，茯苓 10g，丹参 10g，佛手 10g，浙贝母 10g，郁金 10g，薤白 9g，桃仁 5g，紫苏梗 10g，丝瓜络 5g。

水煎服，每日 1 剂，分两次温服。

6. 寒热错杂证

症状：胸骨后或胃脘部烧灼不适，反酸或泛吐清水，胃脘隐痛；喜温喜按，空腹胃痛，得食痛减，食欲缺乏，神疲乏力，大便溏薄，手足不温，舌质红，苔白，脉虚弱。

病机：寒热错杂，气机逆乱。

治法：辛开苦降，和胃降气。

代表方：半夏泻心汤加减。

常用药：法半夏 9g，人参 6g，黄连 3g，黄芩 6g，干姜 6g，煅瓦楞子 30g（先煎），陈皮 10g，茯苓 10g，炒吴茱萸 3g，枳壳 10g。

水煎服，每日 1 剂，分两次温服。

（二）特色治疗

针灸治疗

1. 实证

取穴内关、足三里、中脘等。以泻法和平补平泻为主。

2. 虚证

取穴脾俞、胃俞、肾俞、膻中、曲池、合谷、关元、三阴交等，以补法和平补平泻为主。

二、常用西医治疗

本病的治疗首先要减轻或消除症状，其次要治疗食管炎，防治并发症，三要预防复发。

1. 一般治疗

改善生活方式。低糖、低脂饮食，减肥，戒烟、酒、咖啡、巧克力，避免饱食，必要时少食多餐；餐后不要马上卧床，睡眠时抬高床头 20cm；腰带不要过紧，保持大便通畅。慎用抗胆碱能药物、多巴胺受体激动药、钙通道阻滞药、硝酸盐类药物、茶碱、安定麻醉药等，以免降低下食管括约肌压力。

2. 抑酸剂

质子泵抑制药（PPI）如奥美拉唑 20mg，每日 1～2 次口服，疗程为 8～12 周。轻度也可选用 H2 受体拮抗药。

3. 促动力剂

多潘立酮 10mg，每日 3 次；莫沙必利 10mg，每日 3 次。

4. 黏膜保护剂

硫糖铝 1g，每日 4 次。

本病轻度可单独使用抑酸剂或促动力剂，中、重度可联合两种或三种药一起使用。

目前提出阶梯疗法。①下梯治疗：开始用奥美拉唑，2～3 个月控制病情后，减少剂量或改用 H2 受体拮抗药 / 促动力剂。②上梯治疗：开始选用一般治疗，或 H2 受体拮抗药 / 促动力剂单用，必要时合用，如仍无效，则采用质子泵抑制药（PPI）如奥美拉唑治疗。

病情严重者，选用下梯治疗，病情较轻者，选用上梯治疗。因 GERD 是一种慢性疾病，易反复发作，需长期维持治疗。轻度需间歇性按需治疗；中、重度宜长期维持治疗，至少 6 个月，一般维持 1 年左右。反流性食管炎合并食管狭窄时，可考虑内镜扩张治疗；内科保守治疗无效或有严重并发症时，需手术治疗。

第五节　保健调理

一，改变饮食习惯，多进食富含营养、易消化、质软的食物，避免刺激性强的食物如高脂类、番茄类、酒精食物，宜选低脂低糖食物；肥胖者控制体重。定时定量，少食多餐，缓慢进食。禁饮浓茶、酒或咖啡，禁食甜食。

二，睡前 4 小时内不宜进食，以使夜间胃内容物和胃压降到最低程度，必要时将床头抬高 10cm。这对改善夜间平卧时的反流甚为重要，利用重力来清除食管内的有害物。

三，避免在生活中长久增加腹压的各种动作和姿势，包括穿紧身衣及束紧腰带，有助于防止反流。

第六节　诊疗共识

胃食管反流病中医诊疗专家共识意见（2017）

胃食管反流病（gastro-esophageal reflux disease，GERD）是指胃内容物反流入食管引起的反流相关症状和（或）并发症的一种疾病，其发病原因多样，主要与防御机制减弱有关，其中包括一过性下食管括约肌松弛等。目前 GERD 主要分为非糜烂性反流病（Non-erosive reflux disease，NERD）、反流性食管炎（Reflux esophagitis，RE）和 Barrett食管（BE）三大临床类型。中医药作为一种综合治疗手段，通过辨病与辨证论治相结合的方法对该病进行治疗，具有一定特色优势。基于此，中华中医药学会脾胃病分会于2009 年公布了胃食管反流病中医诊疗专家共识意见。近年来中医药诊治 GERD 在诸多方面取得不少进展，有必要对共识意见进行更新，以适应临床需要，更好地指导临床工作。

中华中医药学会脾胃病分会于 2014 年 8 月在合肥牵头成立了《胃食管反流病诊疗专家共识意见》起草小组。小组成员依据循证医学的原理，广泛搜集循证资料，并先后组织国内脾胃病专家就胃食管反流病的证候分类、辨证治疗、诊治流程、疗效标准等一系列关键问题进行总结讨论，形成本共识意见初稿，之后按照国际通行的德尔斐法进行了三轮投票。2015 年 9 月在重庆进行了第一次投票，并根据专家意见，起草小组对本共识意见进行了修改。2015 年 12 月在北京进行了第二次投票。2016 年 6 月在厦门中华中医药学会脾胃病分会召开核心专家审稿会，来自全国各地的 20 余名脾胃病学知名专家对本共识意见（草案）进行了第三次投票，并进行了充分地讨论和修改。2016 年 7 月在哈尔滨市第 28 届全国脾胃病学术会议上专家再次进行了讨论、修改和审定。并于 2016 年 9 月在北京召开了本共识的最终定稿会议，完成了本共识意见。（表决选择：①完全同意；②同意，但有一定保留；③同意，但有较大保留；④不同意，但有保留；⑤完全不同意。如果＞ 2/3 的人数选择①，或＞ 85% 的人数选择①＋②，则作为条款通过。）

一、概述

（一）病名

根据胃食管反流病主要症状及病位、病因病机，属于中医"吐酸""食管瘅"范畴。

胃食管反流病是西医病名，中医无相应的病名，根据其主要临床表现烧心、反酸、胸骨后灼痛、咽喉不适、口苦、嗳气、反胃等症状，应归属于"吐酸""呕苦""吞酸""嘈杂""食管瘅"等范畴。

2009 年胃食管反流病中医诊疗共识意见中，以"吐酸病""食管瘅"作为胃食管反流病的中医病名，与胃食管反流病的解剖学概念、病理生理基础相近。GRED 病位在食管，病性以热证居多，有 40% 左右的患者没有"吐酸"症状，大多非糜烂性胃食管反流病患者仅表现为烧心、咽喉不适、胸前区不适等症状；难治性胃食管反流病患者的发病更是与多种因素有关，不仅仅与酸反流相关，因此以"食管瘅"作为胃食管反流病的中医病名基本上可反映本病的病位、病因病机与主症。

（二）西医诊断

参照中华医学会消化病分会中国胃食管反流病共识意见专家组制定的中国胃食管反流病专家共识意见（2014 年）。

1. 临床症状

临床表现多样，烧心、反酸是最常见的典型症状，胸痛亦是常见症状；其他不典型症状有上腹痛、胃胀、嗳气、恶心等消化不良症状，或同时伴有咽喉不适、吞咽困难、睡眠障碍；食管外症状表现有慢性咳嗽、支气管哮喘、慢性喉炎、牙侵蚀症等，并发症包括上消化道出血、食管狭窄等。

2. 内镜检查

内镜检查可明确有无 RE 及 BE。

RE 的分级参照 1994 年美国洛杉矶世界胃肠病大会制订的 LA 分类法。

A 级：食管黏膜有一个或几个黏膜破损，直径小于 5mm。

B 级：一个或几个黏膜破损，直径大于 5mm，但破损间无融合现象。

C 级：超过 2 个皱襞以上的黏膜融合性损伤，但小于 75% 的食管周径。

D 级：黏膜破损相互融合范围累积至少 75% 的食管周径。

BE 的诊断主要根据内镜检查和食管黏膜活检，当内镜检查发现食管远端有明显的柱状上皮化生并得到病理学检查证实时，即可诊断为 BE。临床上如患者有典型的烧心和反酸症状，可初步诊断为 GERD；上消化道内镜检查有 RE 和 BE 表现，本病诊断可成立；对于拟诊 GERD 的患者或有怀疑反流相关的食管外症状的患者，可采用 PPI 试验性治疗，如有明显效果，本病诊断一般可成立。对于症状不典型者，常需结合内镜检查、食管 pH 阻抗监测和 PPI 试验性治疗综合分析进行诊断。

二、病因病机

1. 病因

感受外邪、寒热客胃，情志不遂、思虑太过，饮食不节、烟酒无度，素罹胆病、胆邪犯胃以及禀赋不足、脾胃虚弱等为主要病因。

2. 病位

病位在食管和胃，与肝、胆、脾等脏腑功能失调密切相关。

3. 病机

胃失和降，胃气上逆为胃食管反流病的基本病机。肝胆失于疏泄、脾失健运、胃失和降、肺失宣肃、胃气上逆，上犯食管，形成本病的一系列临床症状。禀赋不足、脾胃虚弱为胃食管反流病的发病基础，土虚木乘或木郁土壅，致木气恣横无制，肝木乘克脾土，胆木逆克胃土，导致肝胃、肝脾或胆胃不和；气郁日久，化火生酸，肝胆邪热犯及脾胃，脾气当升不升，胃气当降不降，肝不随脾升，胆不随胃降，以致胃气夹火热上逆；肝火上炎侮肺，克伐肺金，消灼津液，肺失肃降而咳逆上气，气机不利，痰气郁阻胸膈；病程日久，气病及血，则因虚致瘀或气滞血瘀。本病的病理因素有虚实两端，属实的病理因素包括痰、热、湿、郁、气、瘀，属虚者责之于脾。本病病机特点：一为逆，二为热，三为郁。

4. 病机转化

初病以实热为主，湿、痰、食、热互结导致气机升降失调，胃气夹酸上逆；久病火热之邪，耗津伤阴，虚火上逆，因实而致虚。初病在气，脾胃气郁失其升降，肝气郁失其条达，肺气郁失其宣肃，大肠气郁失其通导；气郁迁延，由气滞而血瘀，气虚而致瘀，或气郁久而化热，耗伤阴血，津枯血燥而致瘀，气病及血。禀赋不足，素体亏虚，久病迁延，耗伤正气，均可引起脾胃虚弱，运化失常，浊气内生，气逆、食滞、火郁、痰凝、湿阻、血瘀相兼为病，因虚而致实。

三、辨证分型

1. 肝胃郁热证

主症：烧心，反酸。次症：胸骨后灼痛，胃脘灼痛，脘腹胀满，嗳气或反食，易怒，易饥。舌脉：舌红，苔黄；脉弦。

2. 胆热犯胃证

主症：口苦咽干，烧心。次症：胁肋胀痛，胸背痛，反酸，嗳气或反食，心烦失眠，易饥。舌脉：舌红，苔黄腻；脉弦滑。

3. 气郁痰阻证

主症：咽喉不适如有痰梗，胸膺不适。次症：嗳气或反流，吞咽困难，声音嘶哑，半夜呛咳。舌脉：舌苔白腻，脉弦滑。

4. 瘀血阻络证

主症：胸骨后灼痛或刺痛。次症：后背痛，呕血或黑便，烧心，反酸，嗳气或反食，胃脘刺痛。舌脉：舌质紫暗或有瘀斑，脉涩。

5. 中虚气逆证

主症：反酸或泛吐清水，嗳气或反流。次症：胃脘隐痛，胃痞胀满，食欲缺乏，神疲乏力，大便溏薄。舌脉：舌淡，苔薄；脉细弱。

6. 脾虚湿热证

主症：餐后反酸，饱胀。次症：胃脘灼痛，胸闷不舒，不欲饮食，身倦乏力，大便溏滞。舌脉：舌淡或红，苔薄黄腻；脉细滑数。

以上主症 2 项，加次症 2 项，参考舌脉，即可诊断证候。

四、临床治疗

（一）治疗目标

胃食管反流病中医治疗目标：①诱导并维持病情缓解，包括临床症状缓解、食管黏膜组织修复；②预防病情复发，改善患者生存质量；③减少并发症。

（二）治疗原则

胃食管反流病的中医治疗应当根据证型辨证施治。临证治疗以畅达气机为要，依病情分别施以疏肝泄热、和胃降逆、理气化痰、活血祛瘀、健脾化湿；兼见虚证，辨明气血阴阳，补而不滞。轻度胃食管反流病，可单纯用中医治疗，以辨证口服汤剂为主；对于诊断为中、重度反流性食管炎（LA 分级：B、C、D 级）及难治性反流性食管炎病患者可进行中西医结合治疗，西药对症处理。

（三）辨证论治

1. 肝胃郁热证

治法：疏肝泄热，和胃降逆。

代表方：柴胡疏肝散（《景岳全书》）合左金丸（《丹溪心法》）。

药物：柴胡、陈皮、川芎、香附、枳壳、芍药、甘草、黄连、吴茱萸。

加减：泛酸多者，加煅瓦楞、乌贼骨、浙贝母；烧心重者，加珍珠母、玉竹。

2. 胆热犯胃证

治法：清化胆热，降气和胃。

代表方：小柴胡汤（《医方集解》）合温胆汤（《备急千金要方》）。

药物：柴胡、黄芩、人参、甘草、半夏、生姜、大枣、竹茹、枳实、陈皮、茯苓。

加减：口苦呕恶重者，加焦山栀、香附、龙胆草；津伤口干甚者，加沙参、麦冬、石斛。

3. 气郁痰阻证

治法：开郁化痰，降气和胃。

代表方：半夏厚朴汤（《金匮要略》）。

药物：半夏、厚朴、茯苓、生姜、苏叶。

加减：咽喉不适明显者，加苏梗、玉蝴蝶、连翘、浙贝母；痰气交阻明显，酌加苏子、白芥子、莱菔子。

4. 瘀血阻络证

治法：活血化瘀，行气止痛。

代表方：血府逐瘀汤（《医林改错》）。

药物：桃仁、红花、当归、生地黄、川芎、赤芍、牛膝、桔梗、柴胡、枳壳、甘草。

加减：胸痛明显者，加制没药、三七粉、全瓜蒌；瘀热互结甚者，加牡丹皮、郁金。

5. 中虚气逆证

治法：疏肝理气，健脾和胃。

代表方：旋覆代赭汤（《伤寒论》）合六君子汤（《医学正传》）。

药物：旋覆花、代赭石、人参、生姜、半夏、大枣、甘草、陈皮、白术、茯苓。

加减：嗳气频者，加砂仁、豆蔻；大便溏薄甚者，加赤石脂、山药。

6. 脾虚湿热证

治法：清化湿热，健脾和胃。

代表方：黄连汤（《伤寒论》）。

药物：黄连、甘草、干姜、桂枝、人参、半夏、大枣。

加减：大便溏滞严重者，加木香、黄芩、茯苓；胃脘灼痛甚者，加吴茱萸、煅瓦楞、乌贼骨。

（四）常用中成药

1. 开胸顺气丸

消积化滞，行气止痛。用于气郁食滞所致的胸胁胀满、胃脘疼痛、嗳气呕恶、食少纳呆。

2. 达立通颗粒

清热解郁，和胃降逆，通利消滞。用于肝胃郁热所致痞满证，症见胃脘胀满、嗳气、纳差、胃中灼热、嘈杂泛酸、脘腹疼痛、口干口苦；动力障碍型功能性消化不良见上述症状者。

3. 越鞠丸

理气解郁，宽中除满。用于胸脘痞闷，腹中胀满，饮食停滞，嗳气吞酸。

4. 舒肝和胃丸

疏肝解郁，和胃止痛。用于肝胃不和引起的胃脘胀痛，胸胁满闷，呕吐吞酸，腹胀便秘。

5. 左金丸

清肝泄火，降逆止呕。用于胁肋胀痛、呕吐口苦、嘈杂吞酸等为表现的肝火犯胃证。

6. 加味左金丸

平肝降逆，疏郁止痛。用于肝郁化火、肝胃不和引起的胸脘痞闷、急躁易怒、嗳气吞酸、胃痛少食。

7. 乌贝散

制酸止痛。用于肝胃不和所致的胃脘疼痛、泛吐酸水、嘈杂似饥。

8. 胆胃康胶囊

疏肝利胆，清利湿热。用于肝胆湿热所致的胁痛、黄疸，以及胆汁反流性胃炎、胆囊炎见上述症状者。

9. 甘海胃康胶囊

健脾和胃，收敛止痛。用于脾虚气滞所致的胃及十二指肠溃疡，慢性胃炎，反流性食管炎。

10. 胃康胶囊

行气健胃，化瘀止血，制酸止痛。用于气滞血瘀所致的胃脘疼痛、痛处固定、吞酸嘈杂，胃及十二指肠溃疡、慢性胃炎见上述症状者。

（五）胃食管反流病难点及中西医结合治疗策略

胃食管反流病的治疗难点在于如何控制气体或胆汁等非酸反流，非糜烂性胃食管反流病抑酸治疗症状缓解率低，难治性胃食管反流病抑酸治疗效果差，长期抑酸治疗可能导致不良反应，症状重叠时无明确的综合治疗手段，抑酸停药后导致病情反复。西医在这些方面并没有令人满意的治疗方案，而中医药却可以发挥其作用。如可以通过降气和胃来抑制胃气上逆，通过疏利肝胆来缓解胆汁反流引起的症状，通过健脾和胃来改善脾胃功能、促进胃排空等。中医因其辨证与辨病结合，整体与局部兼治，可以弥补西医对于难治性胃食管反流病、症状重叠等治疗方案的不足，减少长期服用西药带来的不良反应。

（六）针灸

针灸是治疗胃食管反流病的非药物疗法之一，体针疗法常用穴位：实证用内关、足三里、中脘，虚证用脾俞、胃俞、肾俞、膻中、曲池、合谷、太冲、天枢、关元、三阴交等，以泻法和平补平泻为主。

五、疗效评定

（一）症状疗效评定标准

1. 主要单项症状评价

包括反酸、烧心、胸骨后疼痛或不适、嗳气反流等典型反流症状。主要症状分级记录如下。

0级：没有症状，积0分。Ⅰ级：症状轻微，不影响日常生活，积1分。Ⅱ级：症状中等，部分影响日常生活，积2分。Ⅲ级：症状严重，影响到日常生活，难以坚持工作，积3分。

评价标准：①临床痊愈：原有症状消失。②显效：原有症状改善2级者。③有效：原有症状改善1级者。④无效：原有症状无改善或原症状加重。

2. 主要症状综合疗效评定标准

按改善百分率＝［（治疗前总积分－治疗后总积分）/治疗前总积分］×100%，计算症状改善百分率。痊愈：症状消失。显效：症状改善百分率≥70%。有效：30%≤症状改善百分率＜ 70%。无效：症状改善百分率＜ 30%。

（二）证候疗效评定标准

按上述标准，以症状轻重分为 4 级（0、Ⅰ、Ⅱ、Ⅲ），积分分别为 0 分、1 分、2 分、3 分，证候总积分为症状积分之和。临床痊愈：反流症状消失，疗效指数≥ 95%。显效：反流症状基本消失，虽偶有症状但很快消失，70% ≤疗效指数＜ 95%。有效：反流症状未消失，但较以前减轻，30% ≤疗效指数＜ 70%。无效：反流症状未消失，程度未减轻，甚或加重，疗效指数＜ 30%。

采用尼莫地平法计算。疗效指数＝［（治疗前积分－治疗后积分）/ 治疗前积分］×100%。参照《中药新药临床研究指导原则》有关标准拟定。

（三）胃镜下炎症判定标准

治疗前、后胃镜下食管黏膜炎症改善情况，按 1994 年美国洛杉矶世界胃肠病大会制订的《洛杉矶分类（LA 分类）法》判定。痊愈：内镜下食管黏膜正常。显效：食管黏膜表现改善 2 级。有效：食管黏膜表现改善 1 级。无效：食管黏膜表现未改善。

（四）食管运动功能与 24 小时 pH 及阻抗监测评价高分辨率食管测压参照 Chicago 诊断标准

主要观察指标：远端收缩积分（Distal contractile integral，DCI；食管远端平滑肌收缩的压力 × 持续时间 × 长度；单位：mmHg · s · cm），收缩前沿速度（Contractile front velocity，CFV；单位：cm/s）。

1. 24 小时食管阻抗监测指标

指标包括酸反流（pH ＜ 4）、弱酸反流（pH 4 ～ 7）、弱碱反流（pH ＞ 7）、液体反流、混合反流、气体反流、食团清除时间（分钟）、24 小时食团暴露时间（分钟）、近段反流事件次数以及近段反流事件百分比。阻抗监测指标正常范围采用 Zerbib 等研究结果，符合下列任意 1 项定义为阻抗阳性：酸反流事件中位数≥ 35，弱酸反流事件中位数≥ 18，非酸反流事件中位数≥ 7，SI ≥ 50%，SAP ≥ 95%。

2. 双通道 24 小时食管 pH 值监测评定

主要观察指标：①患者监测期间出现的反酸、反胃、胃灼热和咳嗽等；②食管上、下电极的 De-Meester 总积分；③食管上、下电极的 6 项参数：24 小时食管 pH ＜ 4 的次数，反流时间＞ 5 分钟的次数，最长反流时间，总 pH ＜ 4 的时间占监测时间的百分比，立位、卧位 pH ＜ 4 的时间占监测时间的百分比。

（五）生存质量评价标准

1. 反流性疾病问卷（reflux diagnostic questionnaire，RDQ，又称耐信量表）

RDQ 是目前国际上最受公认和应用最为广泛的胃食管反流病诊断专用量表，是以症状积分为主的病史调查，国内外已经证实其在胃食管反流病诊断的有效性及可靠性。RDQ 计分标准：

（1）依症状发作频率计分：按照烧心、反食、非心源性胸痛、反酸四种症状每周发生频率，依"从未有过""1 周 < 1 天""1 周 1 天""1 周 2 ～ 3 天""1 周 4 ～ 5 天""几乎每天"分别记 0、1、2、3、4、5 分，最高可得 20 分。

（2）依症状发作程度计分：按照上诉四种症状发生程度，"从未有过"记 0 分，"症状不明显，在医生提醒下发现"记 1 分，"症状明显，影响日常生活，偶尔服药"记 3 分，"症状非常明显，影响日常生活，需长期服药治疗"记 5 分，"症状介于 1 分和 3 分之间"记 2 分，"症状介于 3 分和 5 分之间"记 4 分。症状频率及症状程度计分最高 40 分，以 RDQ 积分 ≥ 12 分拟诊为 GERD。

2. SF-36 健康量表

SF-36 是最常用的普适性测量工具，适用于评估胃食管反流病患者生命质量和临床干预效果；胃食管反流病生存质量量表（GERD-QOL）是香港学者 Chan 等为 GERD 患者研制的用于临床疗效评价和生存质量流行病学调查的自评工具，GERD-QOL 量表应用广泛，其资料收集不受患者年龄和教育水平的影响，扩大了受试人群；同时量表围绕日常活动、治疗反应和情感状态等多领域对胃食管反流病患者进行考察，是一个实用性强的生存质量测评工具。

3. 患者报告结局指标（patient reported outcomes，PRO）

PRO 是近些年来国外在健康相关的生存质量之上发展起来的评价指标。PRO 量表即患者报告结局指标的测评量表。在慢性病领域，从患者报告结局指标的角度入手，以量表作为工具来评价中医临床疗效，已经逐渐被认可。借鉴量表的制作原则和方法，研制具有中医特色的脾胃系疾病 PRO 量表，对 GERD 的疗效评价有借鉴意义。

六、预防调摄

1. 情志调摄

胃食管反流患者往往存在一定程度的情志失调、肝气郁结，所以保持心情舒畅尤为重要，宜疏导患者，树立积极乐观的心态，及时调节好心情，以利疾病早日康复。

2. 饮食宜忌

①对于肥胖的患者，要控制饮食，平衡营养，尽快减轻体重。②减少高脂肪膳食的

摄入。因高脂肪食物可促进小肠黏膜释放胆囊收缩素，从而降低食管下端括约肌张力，胃内容物易反流。③忌食咖啡、巧克力、薄荷等食物，因这些食物可以减低食管下端括约肌张力。④禁烟、酒。长期大量摄入酒精，可引起"酒精性"食管炎，吸烟也可能降低食管下端括约肌张力。⑤避免进食过冷、过热及甜、酸、辛、辣等刺激性食物，以防疼痛症状加重，导致病情反复。⑥避免短时间内快速食入大量液体食物。

3. 用药指导

避免服用可降低食管下端括约肌张力的药物，如普鲁本辛、颠茄、阿托品、氨茶碱、烟酸、异博定、心痛定、安定等。

4. 起居调摄

①由于反流易发生在夜间，睡眠时应抬高床头（15～20cm）；②睡前不进食，晚餐与入睡的间隔不得少于3小时，以减少夜间食物刺激泌酸；③每餐后让患者处于直立位或餐后散步，借助重力促进食物排空，避免剧烈运动。

5. 随访

本病与生活方式和情志变化等关系密切，病情容易复发，但一般预后较好。目前尚无足够的临床随访资料阐明 NERD 的自然病程，RE 可以合并食管狭窄、溃疡和上消化道出血，BE 有可能发展为食管腺癌。这3种疾病形式之间相互关联及进展的关系需要进一步研究。GERD 初起为实证居多，随着病情的发展逐渐转变为虚实夹杂以及虚证表现，其虚以气虚为主，其实以气滞、痰阻、郁热、湿阻多见；且兼夹证多。本病因与生活方式、情志变化等关系密切，病情容易复发，但一般预后较好。

第七节　典型病例

病例一

患者张某，女性，52岁，已婚，工人，邢台市南宫人。初诊：2008年7月31日。

主诉：间断胃脘痞闷，胸骨后烧灼痛2个月。

现病史：患者2个月前因饮食不规律，生气后出现胃脘痞闷，可以忍受，未曾治疗，后症状逐渐加重，且伴有胸骨后烧灼痛。遂于当地医院就诊，做电子胃镜：反流性食管炎，慢性浅表性胃炎。口服奥美拉唑、吗丁啉后症状未见明显好转，故来就诊。现患者胃脘痞闷，胸骨后烧灼痛，食后加重，反酸，嗳气频，口苦，纳呆，大便质可，2～3日1行，舌红苔薄黄腻，脉弦细滑。

既往史：患者否认高血压、糖尿病史，无肝炎、结核及其他传染病史，无外伤、手术史。

个人史：生于原地，住地无潮湿之弊，条件尚可。

婚育史：23 岁结婚，育 2 子 1 女，身体尚健。

T 36.5℃，R 22 次 / 分，P 80 次 / 分，BP 130/80mmHg。发育正常，体形消瘦，全身皮肤黏膜无黄染，心肺无异常；腹部平软，未见肠型、胃型蠕动波，无腹壁静脉曲张。剑突下压痛、无反跳痛及肌紧张。未触及包块，肝脾肋下未及，肠鸣音正常。

实验室检查：血常规正常。电子胃镜（2008 年 7 月 11 日）：反流性食管炎，慢性浅表性胃炎。腹部 B 超：肝、胆、胰、脾、双肾未见明显异常。

诊断：

中医诊断：痞满（肝胃不和，湿热中阻证）；胸痛（肝胃不和，湿热中阻证）。

西医诊断：反流性食管炎；慢性浅表性胃炎。

治法：养肝和胃，清热化湿。

方药：百合 15g，乌药 12g，川芎 9g，白芍 30g，茯苓 15g，白术 6g，生石膏 30g，浙贝母 15g，瓦楞粉 20g，黄连 15g，瓜蒌 15g，清半夏 12g，枳实 15g，川厚朴 15g，紫苏 15g，炒莱菔子 15g。

7 剂，水煎服，每日 1 剂，分两次温服。

医嘱：按时服药，进软食，忌辛辣刺激之品及甜食，畅情志。避免持重、弯腰等动作，勿穿过紧衣裤。睡眠时抬高床头 15cm，睡前 6 小时勿进食。

二诊：药后患者胃脘痞闷、胸骨后烧灼痛减轻，纳增，现时反酸，嗳气，口苦，大便可，每日 1 次，小便调，舌红苔薄黄腻，脉弦细滑。

治法：疏肝和胃降逆，清热化湿。

方药：瓜蒌 15g，薤白 12g，丹参 15g，生石膏 30g，浙贝母 15g，黄连 15g，海螵蛸 20g，川厚朴 15g，枳实 15g，香附 15g，紫苏 15g，陈皮 12g，竹茹 9g，半夏 9g，炒莱菔子 20g，焦槟榔 15g，茵陈 15g，柴胡 12g。

7 剂，水煎服，每日 1 剂，分两次温服。

三诊：患者胃脘痞闷、胸骨后烧灼痛、反酸、嗳气均明显减轻，口苦亦减轻，纳增，寐安，大便稀，每日 1 次，小便调，舌红苔薄黄微腻，脉弦细。

治法：疏肝和胃降逆，清热化湿。

方药：瓜蒌 15g，薤白 12g，丹参 15g，生石膏 30g，黄连 15g，川厚朴 15g，枳实 15g，香附 15g，紫苏 15g，陈皮 12g，竹茹 9g，半夏 9g，炒莱菔子 20g，焦槟榔 15g，茵陈 15g，柴胡 12g，生薏苡仁 15g。

水煎服，每日 1 剂，分两次温服。以此方为基础辨证加减服药治疗 3 个月，症状基本消失。

按语：反流性食管炎主要表现为胸骨后烧灼感或疼痛，胃食管反流，咽下困难等，属中医反酸、烧心、嗳气、胸骨后痛等范畴。《灵枢·四时气》记载："善呕，呕有苦，邪在胆，逆在胃，胆液泄则口苦，胃气逆则呕苦。"由此而知，本病病位在食管、胃，并与肝、胆、脾密切相关。反流性食管炎发病机制复杂，但基本病机为胃失和降。

病例二

患者王某，女性，62 岁，已婚，教师，石家庄市人。初诊：2008 年 9 月 1 日。

主诉：间断胃脘胀满 10 年余，加重 1 周。

现病史：患者于 10 年前无明显诱因出现胃脘胀满，自服药物（不详）后缓解。后胃脘胀满反复出现，且症状时轻时重，未予重视及系统诊疗。一周前，因生气后复出现胃脘胀满，症状较重，且伴有胸骨下段疼痛，服药后症状效果不佳，随来就诊。做电子胃镜：Barrett 食管，慢性浅表性胃炎。现胃脘胀满，伴胸骨下段疼痛，食后甚。后背不适，恶心，纳可，寐多梦，大便干稀不调，小便调。舌红，苔薄黄腻，脉弦细滑。

既往史：患者否认高血压、糖尿病史，无肝炎、结核及其他传染病史，无外伤、手术史。

个人史：生于原地，住地无潮湿之弊，条件尚可。

婚育史：25 岁结婚，育 1 子，身体尚健。

T 36.5℃，R 22 次 / 分，P 80 次 / 分，BP 130/80mmHg。发育正常，营养中等，全身皮肤黏膜无黄染，心肺无异常；腹部平软，未见肠型、胃型蠕动波，无腹壁静脉曲张。剑突下压痛、无反跳痛及肌紧张。未触及包块，肝脾肋下未及，肠鸣音正常。

实验室检查：血常规正常。电子胃镜（2008 年 9 月 1 日）：Barrett 食管，慢性浅表性胃炎。电子结肠镜（2008 年 7 月 14 日）：结肠黑变病。腹部 B 超：肝胆胰脾双肾未见明显异常。

诊断：

中医诊断：痞满（湿热中阻，肝胃不和证）

西医诊断：Barrett 食管；慢性浅表性胃炎；结肠黑变病。

治法：清热化湿，养肝和胃。

方药：百合 15g，乌药 12g，川芎 9g，白芍 30g，茯苓 15g，白术 6g，紫蔻 15g，茵陈 15g，黄连 12g，藿香 12g，佩兰 12g，广木香 9g，瓜蒌 15g，薤白 12g，枳实 15g，川厚朴 15g，三七粉 2g（冲服），延胡索 12g，五灵脂 15g，蒲黄 9g（包），白芷 15g，公英 12g。

7 剂，水煎服，每日 1 剂，分两次温服。

医嘱：按时服药，饮食宜规律，忌生冷、辛辣、油腻刺激之品，畅情志。

二诊：药后患者胃脘胀满、胸骨下段疼痛减轻，恶心消失，后背及右胁胀，纳可，寐差多梦，大便可，每日 1 次，小便调，舌红苔薄黄腻，脉弦细滑。

治法：清热化湿解毒，疏肝和胃。

　　方药：柴胡 12g，当归 12g，白芍 20g，香附 15g，枳实 15g，川厚朴 12g，紫苏 15g，全蝎 6g，黄药子 6g，白花蛇舌草 15g，半枝莲 15g，半边莲 15g，板蓝根 15g，黄连 15g。

　　7 剂，水煎服，每日 1 剂，分两次温服。

　　三诊：患者症状基本消失，纳可，寐安，大便可，每日 1 次，小便调，舌红苔薄黄，脉弦细。

　　治法：养肝和胃，化浊解毒。

　　方药：百合 15g，乌药 12g，川芎 9g，白芍 30g，茯苓 15g，白术 6g，紫蔻 15g，全蝎 9g，黄药子 6g，白花蛇舌草 15g，半枝莲 15g，半边莲 15g，板蓝根 15g，黄连 15g，柴胡 12g，香附 15g，白英 9g。

　　水煎服，每日 1 剂，分两次温服。以此方为基础辨证加减服药治疗 1 年，症状基本消失，Barrett 食管消失，2009 年做电子胃镜：慢性浅表性胃炎。

　　按语：Barrett 食管是食管下段的鳞状上皮细胞被胃的柱状上皮细胞所取代的一种病理现象，是反流性食管炎的并发症之一，多于反流性食管炎病程超过一年发生（也可能不发生）。Barrett 食管是一种癌前病变，激光消融术、电凝疗法、光动力学疗法等远期效果不佳。中医药治疗本病有独特的优势，不但可以阻止其继续发展甚至可以使其逆转。本病例采取辨证与辨病结合的治疗理念，后期主要以解毒药并配合血肉有情之品如全蝎、白花蛇舌草、半边莲、白英等以毒攻毒治疗 Barrett 食管，取得了理想的效果。

第三章　食管癌

第一节　中医对食管癌的认识

食管癌属中医"噎膈""膈中""关格"范畴，多由于七情郁结，气滞血瘀，脾胃受损，痰湿不化，日久化火，灼伤津液，痰气互结，阻于食管，上下不通而致。噎膈轻症，多由于肝脾气结，痰气交阻，或因胃津亏虚，食管涩滞，以致食物咽下不顺。其重症多系在痰气交阻的基础上，形成痰瘀互结，阻隔胃气，或胃津亏耗而损及肾阴，致使食物、水饮难以咽下，甚或食入即吐。其危症系因病情恶化，阴损及阳，肾气耗竭，脾之生化衰败，阴阳离决，致出现水谷不入，二便不通，形体羸瘦日甚。

中医称食管癌为"噎膈"，分为"气膈""血膈""痰膈""火膈""食膈"等。其病因正如张景岳所说："噎膈一证，必以忧愁思虑，积劳积郁，或酒色过度……伤阴，阴伤则精血枯涸，气不行则噎膈病于上，精血枯涸则燥结病于下。"所以本病初起偏于气结，先觉食管梗堵，常随精神抑郁而甚，后逐渐出现血结现象，水饮难入，谷食难入，胸腔时痛，或吐血便血，或吐出物如豆汁，或大便坚如羊粪，津液枯槁已极，形体消瘦，终致水饮点滴不下，胃气告竭。

食管癌常与七情所伤、饮食不节等有关，特别是饮食之际，情志抑郁，恚怒伤肝，肝气郁结，气滞血瘀，阻于食管。肝失疏泄，克脾犯胃，脾失健运，痰气交阻食管，加之常食辛香燥热之品或饮酒过多，燥伤津液，咽管干涩，日久瘀热停留，加重食管的气滞血瘀，痰气交阻发展成噎膈。食管癌的主要矛盾是气滞血瘀。

第二节　西医对食管癌的认识

一、概述

食管癌（EC）是起源于食管黏膜上皮的恶性肿瘤，是临床常见的恶性肿瘤之一，在全球范围内，食管癌的发病率在恶性肿瘤中居第 8 位，死亡率为第 6 位。我国是食管癌高发的国家之一，每年食管癌新发病例超过 22 万例，死亡约 20 万例。提高我国食管癌诊疗水平是艰巨而紧迫的医学研究难题。

据 2014 年世界癌症报告统计，食管癌发病率居恶性肿瘤第 8 位，在 2012 年约有 45.6 万新发病例，占全球新发恶性肿瘤病例的 3%；食管癌居世界癌症死因第 6 位，世界范围内食管癌最主要的病理类型为鳞状细胞癌和腺癌。鳞癌多发生于食管中上段，腺癌则多发生于食管下段。食管癌高发区多属欠发达地区，鳞癌占 90% 以上；而在北美和西欧等发达国家，腺癌比例则超过半数，且呈持续上升趋势。

二、食管的解剖和生理

（一）食管的解剖结构

食管是由黏膜衬里的肌性管道，上与喉咽下端相连，起于环咽肌下缘，下通胃的贲门处。成人食管入口位于第 6 颈椎平面，贲门位于第 11 胸椎平面。食管平均长度约 25cm，自上切牙至贲门约为 40cm。食管之横径约 2cm，吞咽时可做不同程度的扩张。平时其前、后壁几乎相贴。

食管可分为颈、胸、腹三段。

食管有 4 个生理狭窄部位：①第 1 狭窄是食管入口部，是各狭窄中最狭窄处，亦是食管异物最好发的部位，通常关闭，吞咽时才开放；②第 2 狭窄相当于第 4 胸椎高度，是主动脉弓横过食管前方之处；③第 3 狭窄相当于第 5 胸椎高度，是左主支气管横过食管前壁之处。因第 2、3 狭窄距离甚近，且第 3 狭窄处常不明显，故临床上亦常将二者合称为第 2 狭窄；④第 4 狭窄（临床常称为第 3 狭窄）相当于第 10 胸椎高度，是食管穿过膈肌的食管裂孔，为膈肌压迫处。以上这些狭窄部位是异物容易嵌留之处，食管损伤和癌肿也较多发生在这些狭窄部位。

成人食管壁的厚度为 3～4mm，由黏膜层、黏膜下层、肌层与纤维层构成。黏膜层为复层鳞状上皮，黏膜下层含有腺体，肌层由内环形、外纵形两种肌纤维组成。

食管的血供十分丰富。甲状腺下动脉、胸主动脉及腹主动脉等均有分支分布于食管壁。食管上段之静脉经甲状腺下静脉汇入上腔静脉，中段回流至奇静脉，下段静脉则注入门静脉系统。当门静脉血流受阻，门静脉高压时，食管下段静脉则充盈怒张。

（二）食管的生理功能

食管是输送食团从下咽部到胃的通道。食管上段为骨骼肌，中段为骨骼肌和平滑肌，下段为平滑肌。当食团到达下咽部时，环咽肌反射性一过性弛缓，致口腔、下咽部内压升高，食团通过食管入口而下行。食团进入食管刺激食管壁，引起食管蠕动，将食团推向下。

食管与胃之间无括约肌，在贲门以上的食管有一段长 4～6cm 的高压区，是正常情况下阻止胃内容物逆流入食管的屏障。食管黏膜的感觉迟钝，轻微的病变一般无明显症状。

三、病因病理及发病机制

（一）病因与发病机制

流行病学调查及有关的实验研究认为，亚硝胺类化合物和食物霉变有致癌作用。此外，食物灼热或粗硬、饮酒、吸烟等刺激，以及食管慢性炎症、免疫、遗传等因素，也与食管癌发生相关。食管癌的确切病因不明。据专家研究发现，环境和某些致癌物质是重要的致病因素。

1. 酒精和烟草的作用

酒精是食管肿瘤的诸多致病因素中十分重要的一个因素，食管肿瘤发生的危险性与每天酒精、烟草消费的量呈正比，嗜烟又嗜酒者的发病危险性比单纯嗜烟或嗜酒者的危险性高出数十倍。

2. 亚硝胺类化合物和真菌毒素

现已知有近 30 种亚硝胺能诱发动物肿瘤。腌制和发霉食物均含有亚硝胺类化合物和真菌毒素。在高发区的粮食和饮用水中，硝酸盐、亚硝酸盐和二级胺含量显著增高，且与当地食管肿瘤和食管上皮重度增生的患病率呈正相关，这些物质在胃内易合成致肿瘤物质亚硝胺。

3. 营养不良和微量元素缺乏

摄入动物蛋白不足，维生素 A、维生素 B_2、维生素 E、维生素 C 缺乏，微量元素钼、锌、镁、锰、钴、铁等缺少，以及新鲜水果和蔬菜缺乏者易患食管癌。

4. 食管损伤、食管疾病以及食物的刺激作用

食管癌高发地区的居民有进食很烫的食物、饮烈酒、吃大量胡椒、咀嚼槟榔或烟丝等习惯，这些慢性理化刺激，均可引起局部上皮细胞增生。食管疾病以及长期进食刺激性食物可引起食管黏膜的慢性物理性刺激与损伤，为致癌物质侵入创造条件，从而促使癌的发生。在腐蚀性食管灼伤和狭窄、食管贲门失弛缓症、食管憩室或反流性食管炎患者中，食管癌的发病率较一般人群高。据推测因食管内异物滞留而致长期的慢性炎症、溃疡，或慢性刺激，食管上皮增生，最后导致癌变。动物实验证明，弥漫性或局灶性上皮增生可能是食管癌的癌前期病变。

5. 遗传因素

食管的发病常表现家庭性聚集现象。在我国山西、山东、河南等省的调查发现，有阳性家族史者占 1/4 ～ 1/2，且父系比母系高。

6. 环境因素

在我国，癌症的分布在大范围里具有明显的地区差异。在小范围里，各种癌症也都有自己特有的地理分布。食管癌高发区主要在北方，其中河南、河北、山西三省交界处的食管癌高发区呈同心圆分布，发病率由中央区向周围逐渐降低。

（二）病理分型

1. 早期食管癌：分隐伏型、糜烂型、斑块型、乳头型。
2. 晚期食管癌：分髓质型、蕈伞型、溃疡型和缩窄型，髓质型最多见。
3. 组织学分类：病理分鳞癌、腺癌、小细胞未分化癌和癌肉瘤，以鳞癌最多见，占 90% 以上，腺癌约占 5%。

第三节　常用检查

一、食管脱落细胞学检查

此方法简便，受检者痛苦小，适合于食管癌高发区的普查，准确率可达 90% 以上。但脱落细胞学检查难以对食管癌进行准确分级，所获得的细胞难以得出确切的病理类型，对于治疗的选择有一定的限制，同时使有出血倾向、伴有食管静脉曲张、深溃疡、放疗后、全身状况衰弱和严重高血压者产生一定的并发症。目前临床上已不建议做此项检查。

二、X 线钡餐造影

为了显示早期病变，必须调好钡餐；令患者分次小口吞咽，且多轴细致观察。X 线钡餐早期阳性率仅为 70% 左右。

1. 早期征象

①黏膜皱襞增粗、迂曲或虚线状中断和食管边缘呈毛刺状；②扁平、息肉状小的充盈缺损直径约 0.5cm；③小溃疡龛影直径为 0.2～0.4cm；④局限性管壁发僵，钡剂滞留。

2. 中晚期征象

X 线可见食管病变段管腔狭窄，充盈缺损，管壁蠕动消失，黏膜紊乱，溃疡龛影，软组织影和腔内型的巨大充盈缺损而致管腔变宽的矛盾现象。

三、内镜检查

为了提高早期食管癌的内镜检出率，在检查过程中，可合用食管黏膜染色法，如甲苯胺蓝、鲁氏碘液。

镜下早期表现：局限性糜烂；局部黏膜充血，边界不清；粗糙小颗粒；其他较少见的小肿物、小溃疡、小斑块。

中晚期食管癌镜下表现比较明确，易于辨认。如结节样、菜花样肿物；食管黏膜充血水肿、苍白发僵，触之易出血；溃疡、管腔狭窄等。

四、胸部 CT 扫描

有意义的 CT 阳性发现包括：①气管、支气管可能受侵征象：如气管、支气管受挤移位，后壁受压凸向管腔，气管与食管之间的脂肪层消失不可辨认；②心包、主动脉受侵征象：心包、主动脉与病变段食管间脂肪平面消失，而肿瘤上下端脂肪层尚存在；食管病变段与主动脉周围之交角 ≥ 90°；③纵隔、腹腔淋巴结转移，淋巴结直径 > 1cm，列为可疑；④肝转移。

CT 所见不能鉴别正常体积的淋巴结有无转移，无法肯定肿大的淋巴结是由于炎症或是转移引起的，更无法发现直径 < 1cm 的转移性淋巴结。因此，不能单凭 CT 的"阳性发现"而放弃手术机会。

五、超声内镜（EUS）

有助于判断食管癌的壁内浸润深度、异常肿大的淋巴结以及肿瘤对周围器官的浸润情况，对肿瘤的分期、治疗方案的选择以及预后判断有重要意义。

第四节　中西医治疗

一、常用中医治疗

（一）辨证论治

本病的治疗应权衡本虚标实的程度，酌情处理。初期重在治标，宜理气、化痰、消瘀、降火为主；后期重在治本，宜滋阴润燥，或补气温阳为主。然噎膈之病，病机复杂，虚实每多兼夹，当区别主次兼顾。

1. 痰气交阻证

症状：多见于早期、中期。吞咽发噎或梗阻，胸膈痞闷，情志舒畅时可稍减轻，呕吐痰涎或轻或重，口干咽燥，大便稍干，小便如常，舌质偏红，舌苔薄白，脉弦滑。

病机：肝气郁结，痰气交阻。

治法：开郁理气，化痰润燥。

代表方：启膈散加减。

常用药：沙参 15g，茯苓 12g，丹参 10g，川贝母 12g，郁金 10g，砂仁壳 6g，荷叶蒂 10g，杵头糠 8g。

加减：吞咽发噎甚者，可加枳壳、全瓜蒌、刀豆、煅瓦楞以开郁理气降逆；胸膈痞闷甚者，可加柴胡、枳壳、全瓜蒌以疏调肝气，理气解郁；呕吐痰涎甚者，可加姜半夏、陈皮、竹茹以化痰止呕；口干燥者，可加生地黄、玄参、麦冬、天花粉以养阴生津止渴。

2. 血瘀内结证

症状：多见于中晚期。吞咽困难，食不得下，食而复吐出，甚至饮水亦难咽入，胸骨后、上腹部疼痛，有时拒按，形体消瘦，面色晦暗，大便秘结，小便量少，舌红少津或带青紫，脉细涩。

病机：瘀血阻滞，通降失司。

治法：活血化瘀，滋阴养血。

代表方：通幽汤加减。

常用药：生地黄 20g，熟地黄 12g，桃仁 15g，红花 12g，当归 10g，升麻 8g，炙甘草 6g。

加减：食不能入者，可多饮牛乳、韭汁，能下膈化瘀血，而血槁自除；食后即吐者，可加旋覆花、代赭石、竹沥、姜汁等以降逆和胃止呕；胸骨后疼痛甚者，可加青皮、木香、延胡索、五灵脂等以行气活血止痛；瘀血停滞，大便秘结者，可加大黄以活血化瘀通便。

3. 阴津枯槁证

症状：多见于中晚期。吞咽困难日渐加重，吞咽时噎塞而痛，饮水可下，食物难进，饮食后大部分吐出，伴有黏液，形体消瘦，肌肤枯燥，胸背灼痛，口干咽燥，欲饮凉水，脘中灼热，五心烦热，大便秘结，小便短少，舌红而干或有裂痕，脉沉细弦而数。

病机：气血亏损，津槁阴涸。

治法：养阴生津，清热润燥。

代表方：五汁安中饮加味。

常用药：韭汁 6g，牛乳 10g，生姜汁 15g，梨汁 12g，藕汁 8g，沙参 15g，玄参 12g，麦冬 15g，生地黄 20g。

加减：吞咽困难、食物难进者，可以用牛乳、韭汁少量多次频频呷服；伴气虚者，可加四君子汤；伴血虚者，可加四物汤；大便秘结者，可加肉苁蓉、大黄以润肠通便。

4. 气虚阳微证

症状：多见于晚期。吞咽梗阻，饮食不下，泛吐清涎泡沫，精神疲惫，形体消瘦，面色㿠白，胸闷气短，面浮足肿，大便秘结，小便短少，舌质淡而干，脉沉细弱。

病机：脾肾阳虚，失于温养。

治法：温补脾肾，益气回阳。

代表方：右归丸加味。

常用药：肉桂 6g，制附子 6g，熟地黄 12g，山药 12g，山茱萸 15g，杜仲 15g，当归 10g，枸杞子 12g，菟丝子 12g，鹿角胶 9g，黄芪 20g，党参 12g，白术 15g。

加减：气虚神疲倦怠者，可加独参汤。

（二）其他中医特色疗法

1. 针刺

取穴：足三里、内关、合谷、公孙。脾气虚弱者加脾俞、胃俞、三阴交，针刺用补法；肝气不舒者加中脘、阳陵泉、太冲，针刺用泻法，留针 20 分钟。

2. 穴位贴敷

将高良姜、香附、木香、丁香、白芥子适量等份研末，用姜汁调成糊状，贴敷于上脘、中脘、下脘、神阙、天枢、关元、脾俞、胃俞、足三里等穴以达到温中散寒、行气除胀之功效。4 小时后将敷贴去掉。

二、常用西医治疗

（一）肿瘤治疗

1. 手术治疗

下列情况的患者，可以考虑手术治疗。

（1）早期食管癌，应积极采取手术治疗，此外患者无临床症状或临床症状轻微者，食管细胞学检查 2 次以上为阳性，X 射线食管造影及食管镜检查都有早期发现，均应采取手术彻底切除。

（2）中、下段食管癌病变：直径在 5cm 以下，上段病变直径在 3cm 以下者适宜手术。

（3）中、上段食管癌病变：直径超过 5cm 者，有条件术前放疗与手术切除综合治疗。下段食管病变直径在 6～7cm 者也可手术切除。

（4）食管癌放疗后复发，如病变范围不大，无远处转移，全身情况良好，也可采取手术切除。

（5）食管癌高度梗阻，如有明显远处转移，患者周身情况允许，应积极探查，采取姑息切除、减量切除或转流吻合减张手术。

2. 放射治疗

食管癌放射治疗的适应证较宽，除了食管穿孔形成食管瘘、远处转移、明显恶病质及严重的心、肺、肝等疾病外，均可行放射治疗。

照射剂量及时间：通常照射肿瘤量为 6～7 周 60～70Gy。

外照射的反应：①食管反应：1～2 周照射肿瘤量达 10～20Gy 时，食管黏膜水肿，可能加重咽下困难，一般可不作处理；3～4 周后照射量达 30～40Gy，可产生咽下痛及胸骨后痛，宜对症处理。②气管反应：咳嗽，多为干咳，痰少。

3. 化疗

（1）全身化疗：食管癌的细胞增生周期约 7 日，较正常食管上皮细胞周期稍长。最常用的药物有博来霉素（BLM）、丝裂霉素 C（MMC）、阿霉素（ADM）、5- 氟尿嘧啶（5-Fu）、甲氨蝶呤（MTX）、环己亚硝脲（CCNU）、丙咪腙（MGAG）、长春花碱酰胺（VDS）、鬼臼乙叉甙（VP-16），以及顺氯氨铂（DDP），单一药物化疗的缓解率在 15%～20%，缓解期为 1～4 个月。联合化疗多数采用以 DDP 和 BLM 为主的联合化疗方案，有效率多数超过 30%，缓解期 6 个月左右。联合化疗不仅用于中晚期食管癌，也用于与手术和放疗的综合治疗。目前临床上常用的联合化疗方案有 DDP-BLM、BLM-

ADM、DDP-VDS-BML 以及 DDP-ADM-5-Fu 等。临床观察，DDP、5-Fu 和 BLM 等化疗药物具有放射增敏作用。

（2）食管动脉灌注化疗：选择性食管动脉灌注化疗治疗中晚期食管癌的应用逐渐增多，近期效果显著，明显提高了患者的生存率和生活质量。近 5 年来河北省中医院脾胃病科采用食管动脉灌注化疗治疗中晚期食管癌取得了一定的疗效。

①治疗方法：选用 4F/5F Cobra、RLG（胃左动脉导管）等多种型号导管，依肿瘤所在部位对肿瘤的供血动脉进行选择性插管造影。一般颈段行双侧甲状颈干或甲状腺下动脉插管，胸段选择两侧支气管动脉和食管固有动脉。根据造影结果选择肿瘤供血靶动脉灌注化疗药物。

②化疗方案：采用顺铂（DDP）、5-氟尿嘧啶（5-Fu）为基础联合丝裂霉素（MMC）或表阿霉素（EPI）三联用药。

③药物用量：化疗药物的用量按体表面积计算，依据患者的一般状况适当增减。DDP 80 ～ 160mg，5-Fu 750 ～ 1000mg，MMC 8 ～ 20mg，EPI 30 ～ 60mg。重复治疗者间隔 4 ～ 6 周后行第 2 次及多次介入治疗。

食管癌就诊时约 80% 的患者已属中晚期，失去了外科手术切除机会。面对大量中晚期食管癌患者，目前尚缺乏理想的治疗方法。全身静脉化疗疗效差，且严重的全身毒副作用使其应用受限。采用介入途径动脉内灌注化疗治疗中晚期食管癌，抗癌药物直接进入肿瘤供血动脉，可有效提高肿瘤局部的药物浓度和治疗效果，且全身毒副作用微小，故近年来临床应用逐渐增多。

4. 内镜治疗

（1）早期食管癌内镜治疗的方法：早期食管癌内镜治疗的主要方法是病变组织切除术和病变组织破坏术。EMR 主要术式有双管道内镜法、透明帽法、套扎器法、剥离活检法等，这些方法均以 EMR 为基本方法逐步演变而来。病变组织破坏术包括激光治疗、光动力学治疗、局部注射治疗等。

（2）进展晚期食管癌的内镜治疗：主要包括微波治疗、激光治疗、光动力学治疗、电化学治疗、内镜下腔内冷冻治疗、内镜食管扩张术以及支架植入术。

（二）姑息治疗

1. 食管癌姑息性手术

本法适用于晚期食管癌，既不能手术切除，又不能放射治疗，而梗阻严重不能饮食者；放射治疗过程中发生严重吞咽困难者。主要手术方式有食管胃侧吻合术、食管腔内置管术及胃造瘘术。

2. 食管癌的姑息性介入治疗

食管癌中晚期，主要症状还是吞咽困难，究其原因主要是由于肿瘤复发或是由于放疗造成广泛粘连使食管狭窄，由于通常患者失去手术机会，故临床治疗以缓解症状、提高生存质量为主。自 1983 年自膨氏金属内支架应用于治疗食管狭窄以来，因其操作简捷、安全、有效，能较好地改善患者食管梗阻症状，得以广泛应用。

3. 支持治疗

（1）吞咽困难：是食管癌患者最常见的症状，尤其是局部进展期患者。NCCN 指南将吞咽困难分为 5 种程度：仅能吞咽唾液；仅能进全流质饮食；仅能进半流质饮食；能咽下直径 < 18mm 的固体食物；间断进食哽咽感，能进不必切成小块的普通固体食物。目前有效的治疗吞咽困难的姑息性手段包括气囊扩张、探条扩张术、近距离照射、自膨式金属支架、化疗及手术等。

完全梗阻的患者，NCCN 指南推荐采用内镜下置鼻胃管或鼻 - 空肠营养管、空肠或胃造瘘术、近距离放射治疗、化疗及手术等；只能进食流质饮食的严重梗阻患者，NCCN 推荐可以选择内镜扩张术、覆膜自膨式支架及上述各方式。

（2）疼痛：遵循 NCCN 成人癌性疼痛临床实践指南，若放置食管支架后出现严重难以控制的疼痛，可以将支架取出以缓解疼痛症状。

（3）出血：肿瘤溃破或侵犯大血管，如出现主动脉 - 食管瘘可引起大量出血。若存在活动性出血可采用手术、放射治疗或内镜治疗。原发于肿瘤表面的出血可采用内镜下电凝技术如二级电凝技术或氩离子凝固技术控制。

（4）恶心与呕吐：遵循 NCCN 镇吐临床实践指南，食管癌患者的恶心呕吐也可能是食管管腔梗阻引起的，可行胃镜检查以确定是否需要行管腔扩张术。

第五节　保健调理

一、改善饮食习惯

加强粮食保管，防霉去毒，吃新鲜蔬菜水果，改变不良的传统饮食习惯。

二、适当处理饮水

应用适当的漂白粉处理饮水可降低水中亚硝胺含量，常服用维生素 C 以减少胃内亚硝胺形成。

三、补充维生素

对食管上皮中度或重度增生者给予维生素 B_2、维生素 A 和其他 B 族维生素口服。

四、养成良好的饮食习惯

如进食不可太快，不吃过烫、辛辣、变质食物，忌烈性酒，多吃新鲜蔬菜水果和营养丰富的食品。

注意事项：①忌烟、酒、咖啡和油炸、刺激性或硬性食物，不吃酸性或过碱性的食物；②餐后不宜立即平卧，以免食物反流出现心悸、冷汗等类似低血糖样反应，最好进食后半卧或行走 30 分钟；③进食时须细嚼慢咽，食物温度以 40～42℃为宜，以防止烫伤、食物嵌顿或骨头损伤食管等。

五、情志调护

家庭成员应首先调整好情绪，营造良好、舒心的家庭氛围，帮助患者增强战胜疾病的信心，避免悲观、消极等不良情绪。尽量不要让患者独居，以免产生孤独和忧郁。规律的起居与良好的睡眠可以防止精神抑郁。

六、适当的户外活动和社交活动

选择身体可以承受的运动，比如垂钓、慢跑、太极等。不能到室外进行锻炼者，可以选择室内锻炼项目。如在运动中发现患者食欲差、失眠、体重明显下降、脉搏超过原来的 30%，这往往是锻炼过度引起或者素有其他疾病，应该酌减运动量。

第六节 诊疗共识

一、中医诊疗共识意见

食管癌中医诊疗方案（2017 年版）

（一）诊断

1. 疾病诊断

（1）中医诊断标准：参考2008年中华中医药学会发布的《中医内科常见病诊疗指南》。初起进食时有停滞感，继则咽下哽噎，甚至食不得入或食入即吐。常伴有胃脘不适，胸膈疼痛，甚则形体消瘦、肌肤甲错、精神疲惫等。起病缓慢，常表现为由噎至膈的病变过程。

常由情志、饮食等因素诱发，发病在局部地区有聚集现象。

（2）西医诊断标准：参照2011年食管癌规范化诊治指南，分期参考食管癌国际TNM分期标准（AJCC，第7版），共分为Ⅰ、Ⅱ、Ⅲ、Ⅳ期。

2. 证候诊断

（1）痰气阻隔证：吞咽哽噎，胸膈痞满，泛吐痰涎，病情可随情绪变化而增减，苔薄腻，脉弦滑。

（2）瘀血阻隔证：饮食难下，食入即吐，吐出物如赤豆汁，胸膈疼痛，肌肤枯燥，形体消瘦。尚可见面色暗黑，肌肤枯燥，形体消瘦，大便坚如羊屎，或便血。舌质紫暗，或舌质红少津，脉细涩。

（3）阴虚热结证：食入格拒不下，入而复出，形体消瘦，口干咽燥，大便干结，五心烦热。舌质干红少津，脉细弦数。

（4）气虚阳微证：水饮不下，泛吐多量黏液白沫，形瘦神衰，畏寒肢冷，面浮足肿。舌质淡紫，苔白滑，脉弱。

（二）治疗方法

1. 辨证论治

（1）痰气阻膈证

治法：开郁化痰，润燥降气。

代表方：启膈散加减。

药物：沙参、丹参、茯苓、川贝母、郁金、砂仁、荷叶等。

随症加减：猫爪草、石见穿、预知子、急性子、全瓜蒌、薤白、石菖蒲等。或具有同等功效的中成药（包含中药注射剂）。

针灸治疗：取穴期门、太冲、阳陵泉、支沟、中脘、丰隆，平补平泻法。

（2）瘀血阻膈证

治法：理气散结、活血化瘀。

代表方：通幽汤加减。

药物：生地黄、熟地黄、甘草、红花、升麻、桃仁、当归、槟榔等。

加减：五灵脂、海藻、昆布、贝母、瓜蒌、黄药子等。或具有同等功效的中成药（包含中药注射剂）。

针灸治疗：取穴膈俞、血海、膻中、内关、合谷。血海用补法，其余泻法。

（3）阴虚热结证

治法：滋养津液，泻热散结。

代表方：增液汤合沙参麦冬汤加减。

药物：玄参、麦冬、细生地、沙参、玉竹、甘草、桑叶、天花粉、生扁豆等。或具有同等功效的中成药（包含中药注射剂）。

针灸治疗：太溪、太白、内庭、太冲、廉泉、天突。太溪、太白补法，内庭、太冲泻法。廉泉、天突平补平泻。

（4）气虚阳微证

治法：益气养血，健脾补肾。

代表方：补气运脾方合右归丸加减。

药物：人参、白术、茯苓、当归、黄芪、熟地黄、山茱萸、肉桂、制附子、杜仲、砂仁、陈皮、威灵仙、白芍、急性子等。或具有同等功效的中成药（包含中药注射剂）。

针灸治疗：取穴气海、命门、肾俞、足三里、脾俞、胃俞、膻中。针用补法加灸。

穴位贴敷：药物可选用如白芥子、甘遂、细辛、桂枝、延胡索、檀香等，穴位可选用足三里、三阴交、关元、命门、大椎等。21天为1个周期，前7天贴敷，每日6～8小时。

2. 其他中医特色治疗

中医外治法

（1）胸水、腹水：应用具有健脾逐水功效的中药，如黄芪、黑丑、莪术、三棱、冰片等，外敷胸腹部，每日8小时以内。

（2）癌性疼痛：可选用以下药物如延胡索、乌药、姜黄、自然铜、白芥子、冰片等，外敷于患处，每天6～8小时。

（3）呕吐：半夏、生姜肚脐贴敷，每天6～8小时。

（4）口腔、食管溃疡：可选用黄芪、当归、紫草、红花等，睡前少量含漱。

3. 西医治疗

Ⅰ期、Ⅱ期首选手术治疗，如心肺功能差或不愿手术者，可行根治性放疗。Ⅲ期对于T3N1-3M0和部分T4N0-3M0（侵及心包、膈肌和胸膜）患者，首选手术，不能手术的患者，标准治疗是放射治疗。Ⅳ期以姑息治疗为主，能直接化疗者，首选化疗。

4. 护理调摄要点

（1）改变不良饮食习惯：不吃过热食品、霉变食物，少吃或不吃酸菜。

（2）宜清淡饮食：以半流食及流食为主，不吃刺激性食物。

（3）宜少食多餐，饭后不宜卧位。

（三）疗效评价

1.评价标准

（1）证候评价标准：参考中药新药临床研究指导原则（2015 年）。

主证：进食哽咽，呕吐痰涎。

兼证：反酸，胸背疼痛，乏力，大便干结。

所有症状分为无、轻、中、重 4 级，主症分别记 0、2、4、6 分，次症分别记 0、1、2、3 分。

临床痊愈：症状消失或基本消失，证候积分减少 ≥ 95%。显效：症状明显改善，证候积分减少 ≥ 70%，但 < 95%。有效：症状有好转，证候积分减少 ≥ 30%，但 < 70%。无效：症状无明显好转，甚或加重，证候积分减少 < 30%。

（2）影像评价标准：参考 2009 年颁布的 RECIST 标准（实体瘤疗效评价标准 V1.1）。

对目标病变的评定。根据各目标病变最大直径测量值之和的变化情况，将疗效分为 CR（完全缓解）、PR（部分缓解）、SD（稳定）和 PD（进展）4 类：CR 为目标病变全部消失；PR 为目标病变最大直径总和至少减少 30%；SD 为病情无明显变化，既未达 PR 也未达 PD；PD 为目标病变最大直径总和至少增加 20%。

对非目标病变的评定。根据非目标病变、肿瘤标记物的变化情况或有无新发病变，将疗效分为 CR（完全缓解）、IR/SD（不完全缓解 / 稳定）和 PD（进展）3 类：CR 为非目标病变全部消失和肿瘤标记水平恢复正常；IR/SD 为 1 个或 1 个以上非目标病变无变化和（或）肿瘤标记水平超出正常上限；PD 为出现 1 个或 1 个以上新病变和（或）现有非目标病变有明确的发展迹象。

2.评价方法

患者治疗前后，采用证候评价、影像评价进行综合评价。

二、西医诊疗共识意见

食管癌诊疗规范（2018 年版）

（一）概述

我国食管癌发病虽有明显的地区差异，但食管癌的病死率均较高。据报道，预计 2012 年全世界食管癌新发患者数 455800 例，死亡人数达 400200 例。在中国，近年来食管癌的发病率有所下降，但死亡率一直位居第 4 位。2017 年陈万青等报道，2013 年我国食管癌新发病例 27.7 万，死亡人数为 20.6 万，我国食管癌粗发病率为 20.35/10 万，城市粗发病率为 15.03/10 万，农村为 30.73/10 万；我国食管癌粗死亡率为 15.17/10 万，城市粗发病率为 14.41/10 万，农村为 21.05/10 万；发病率及死亡率分别列全部恶性肿瘤的第

6 和第 4 位。因此，食管癌一直是威胁我国居民健康的主要恶性肿瘤。我国食管癌高发地区如山西阳城县、江苏扬中市和山西磁县的食管癌粗发病率高达 109.5/10 万、109.3/10 万和 103.5/10 万（2003 年），我国食管癌流行的特点是发病率男性高于女性，农村高于城市，高发区主要集中在太行山脉附近区域［河南、河北、山西、山东（泰安、济宁、菏泽）、安徽、江苏苏北区域］。其他高发区域与中原移民有关，包括四川南充、四川盐亭、广东汕头、福建福州等地区。因此，对高危人群和高发地区人群的筛查，早期发现和早期治疗阻断早期食管癌发展成为中晚期食管癌，是提高食管癌生存效果和保证患者生活质量的根本出路，也是减轻我国政府和民众医疗负担的长期有效措施。另外，对于中晚期食管癌的规范诊断和治疗也是改善中晚期食管癌效果的有效措施，可使众多的食管癌患者受益。因此，食管癌筛查、早诊早治和规范化诊治是全国各级各类具备基本资质医疗机构及医务人员的重要任务。

组织学类型上，我国食管癌以鳞状细胞癌为主，占 90% 以上；而美国和欧洲以腺癌为主，占 70% 左右。流行病学研究显示，吸烟和重度饮酒是引起食管癌的重要因素。国外研究显示，对于食管鳞癌，吸烟者的发生率增加 3 ～ 8 倍，而饮酒者增加 7 ～ 50 倍。在我国食管癌高发区，主要致癌危险因素是致癌性亚硝胺及其前体物和某些真菌及其毒素。而对于食管腺癌，主要的危险因素包括胃食管反流和巴雷特食管（Barrett esophagus）。食管癌的高危人群指居住生活在食管癌高发区，年龄在 45 岁以上，有直系家属食管癌或消化道恶性肿瘤病史或其他恶性肿瘤病史，有食管癌的癌前疾病或癌前病变者是食管癌的高危人群。对高危人群的筛查是防治食管癌的重点。

食管癌的预防措施主要包括避免一些高危因素如吸烟和重度饮酒，防霉，去除亚硝胺，改变不良饮食生活习惯和改善营养卫生。另外，对高发区高危人群进行食管癌筛查可以早期发现食管癌或癌前病变，起到早诊、早治和预防的作用，改善食管癌患者的生存质量和提高治疗效果。

对于食管癌的治疗，主要依据食管癌的分期早晚给予不同的治疗方法。早期位于黏膜层内的肿瘤主要应用腔镜下黏膜切除或黏膜剥离术治疗；而对于超出黏膜层侵及黏膜下层的早中期食管癌主要选择外科手术治疗为主，术后必要时给予辅助化疗或放疗；对于中晚期食管癌主要以手术为主的综合治疗为主。切除有困难或有 2 个以上肿大转移淋巴结者通常给予术前放化疗或放疗或化疗，然后给予手术治疗，术后必要时再给予化疗或放疗。

（二）食管癌诊断规范

1. 临床诊断

（1）食管癌高危因素和高危人群

①高危因素：年龄 40 岁以上，长期饮酒吸烟、直系家属有食管癌或恶性肿瘤病史、

具有上述疾病或癌前病变者。

②高危人群：具有上述高危因素的人群，尤其是生活在食管癌高发区，年龄在 40 岁以上，有肿瘤家族史或者有食管癌的癌前疾病或癌前病变者、长期饮酒和吸烟者。

（2）食管癌的临床表现

①症状：吞咽食物时有哽咽感、异物感、胸骨后疼痛，或明显的吞咽困难等，考虑有食管癌的可能，应进一步检查。早期食管癌的症状一般不明显，常表现为反复出现吞咽食物时有异物感或哽咽感，或胸骨后疼痛。一旦上述症状持续出现或吞咽食物有明显的吞咽哽咽感或困难时提示食管癌已为中晚期。当患者出现胸痛、咳嗽、发热等，应考虑有食管穿孔的可能。当患者出现声音嘶哑、吞咽梗阻、明显消瘦、锁骨上淋巴结肿大或呼吸困难时常提示为食管癌晚期。

②体征：查体时大多数食管癌患者无明显相关阳性体征。当患者出现头痛、恶心或其他神经系统症状和体征，骨痛、肝大、胸腹腔积液、体重明显下降、皮下结节，颈部淋巴结肿大等提示有远处转移的可能，需要进一步检查确诊。

有上述症状和体征者需进一步进行以下检查进行确诊和鉴别诊断。

2. 辅助检查

（1）血液生化检查：食管癌患者实验室常规检查的目的是为了评估患者的一般状况以及是否适于采取相应的治疗措施，包括血常规、肝功能、肾功能、肝炎、梅毒、艾滋病等抗原抗体检查、凝血功能等其他必要的实验室检查。食管癌患者有血液碱性磷酸酶或血钙升高考虑骨转移的可能，血液谷氨酰转肽酶、碱性磷酸酶、谷草转氨酶、乳酸脱氢酶或胆红素升高考虑肝转移的可能。有进食不适感，特别是晚期吞咽困难的食管癌患者，可用前白蛋白和白蛋白水平评估患者营养状况。

（2）肿瘤标志物检查：目前常用于食管癌辅助诊断、预后判断、放疗敏感度预测和疗效监测。常用的肿瘤标志物有细胞角蛋白片段 19（cytokeratin-19-fragment，CYFRA21-1）、癌胚抗原（carcinoembryonic antigen，CEA）、鳞状上皮细胞癌抗原（squarmous cell carcinoma antigen，SCCA）和组织多肽特异性抗原（tissue polypeptide specific antigen，TPS）等。上述标志物联合应用可提高中晚期食管癌诊断和预后判断及随访观察的准确度。目前应用于食管癌早期诊断的肿瘤标志物尚不成熟。

（3）影像学检查

①气钡双重对比造影：它是目前诊断食管癌最直接、最简便、最经济而且较为可靠的影像学方法，食管气钡双重对比造影可发现早期黏膜表浅病变，对中晚期食管癌的诊断价值更大，对于食管癌的位置和长度判断较直观。但对食管外侵诊断的正确率较低，对纵隔淋巴结转移不能诊断。

②电子计算机断层成像（CT）：作为一种非创伤性检查手段，CT 被认为是对食管癌分期及预后判断较好的方法之一，在了解食管癌外侵程度、是否有纵隔淋巴结转移及判

断肿瘤可切除性等方面具有重要意义。CT 的分辨率高，特别是多排螺旋 CT，扫描速度极快，数秒内即可完成全食管扫描，避免了呼吸及心跳等运动伪影；进行多期动态增强扫描，最小扫描层厚为 0.5mm，用于判断食管癌位置、肿瘤浸润深度、肿瘤与周围结构及器官的相对关系、区域淋巴结转移以及周围血管肿瘤侵犯，为临床上准确分期提供可靠的依据。推荐检查胸部 + 上腹部增强 CT 扫描；如果病变位于颈部或胸段食管癌距环咽肌 < 5cm，建议行颈部 + 胸部 + 上腹部 CT 扫描；如果患者有 CT 静脉造影的禁忌证，可以考虑（颈部）胸部 / 上腹腔平扫 CT、颈部及腹部超声。CT 检查可以在术前明确病变范围、淋巴结有无转移、远处有无转移等情况，也可用于术后（放化疗后）疗效评价，不足之处有组织分辨率不高，无法准确评估肿瘤外侵情况及小淋巴结转移情况。关于临床分期，CT 判断 T 分级的准确度 58% 左右，判断淋巴结转移的准确度 54% 左右，判断远隔部位如肝、肺等处转移的准确度 37% ～ 66%。

　　③磁共振成像：无放射性辐射，组织分辨率高，可以多方位、多序列成像，对食管癌病灶局部组织结构显示优于 CT。特别是高场强磁共振设备的不断普及和发展，使磁共振扫描速度大大加快，可以和 CT 一样完成薄层、多期相动态增强扫描，对病变侵犯范围、与周围器官的关系及淋巴结的检出率均有提高。另外，功能成像技术（如弥散加权成像、灌注加权成像和波谱分析）均可为病变的检出和定性提供有价值的补充信息。磁共振检查组织分辨率高，多平面、多参数扫描，可以比 CT 更有效地评估肿瘤分期；不足之处在于扫描时间较长，受呼吸及心跳伪影干扰较多，一般不用于疗效评价。④超声检查超声：通常并不能显示食管病灶，食管癌患者的超声检查主要应用于颈部淋巴结、肝脏、肾脏等部位及脏器转移瘤的观察，为肿瘤分期提供信息。超声还可用于胸腔、心包腔积液的检查及抽液体前的定位。超声引导下穿刺可对颈部淋巴结、实质脏器的转移瘤进行穿刺活检，获得标本进行组织学检查。⑤正电子发射计算机断层显像（PET-CT）检查：PET-CT 可确定食管癌原发灶的范围，了解周围淋巴结有否转移及转移的范围，准确判断肿瘤分期。与胃镜及螺旋 CT 相比，18F-FDG PET-CT 在食管癌病灶检测方面有更高的敏感度及特异度，因而能更精确地进行 TNM 分期。PET 检查较胸部 CT 能发现更多的远处转移。在常规检查阴性的患者中，PET 可以发现 15% ～ 20% 的患者存在远处转移。另外 PET-CT 还可用于食管癌的疗效评价，术前放疗及化疗均推荐应用 PET-CT 检查。目前认为，PET-CT 是用于评估治疗效果和预后指标前景发展很好的检查工具。建议局部进展期食管癌在手术前、术前治疗时、根治性放化疗时，应用 PET-CT 或 PET 提高分期检查的准确度，和作为术前治疗、根治性放化疗后常规评价疗效手段的补充。但 SUV 的临界值和治疗后行 PET-CT 的时间尚没有统一标准化，治疗后行 PET-CT 的时间可能会影响 PET-CT 判断的准确度。因为在某些情况下，如放射性食管炎和与活检相关的炎症发生时，实施 PET-CT 可能影响对于病灶的判读。因此，建议在治疗后 2 周，且无任何活检检查的情况下进行 PET-CT 检查。对于无远处转移的患者来说，PET-

CT 评估范围为颅底至大腿根部。对于怀疑远处转移者应考虑全身检查。

上述几种重要的影像学检查技术，各有特点，优势互补，应该强调综合检查运用，全面评估。

（4）内镜检查

①普通白光纤维胃镜：在普通胃镜观察下，早期食管癌可以表现为食管黏膜病灶，有以下几种状态。红区：边界清楚的红色灶区，底部平坦。糜烂灶：多为边界清楚、稍凹陷的红色糜烂状病灶。斑块：多为类白色、边界清楚、稍隆起的斑块状病灶。结节：直径在 1cm 以内，隆起的表面黏膜粗糙或糜烂状的结节病灶。黏膜粗糙：指局部黏膜粗糙不规则、无明确边界的状态。局部黏膜上皮增厚的病灶：常遮盖其下的血管纹理，显示黏膜血管网紊乱、缺失或截断等特点。

内镜医师应提高对上述形态特征的认识，在检查时注意观察黏膜的细微变化，对可疑病灶多点活检是提高早癌检出率的关键。然而，多数早期食管癌在普通内镜下表现不典型，可能会被漏诊，病灶范围亦不清晰，因而检查中结合色素或电子染色的方法进行观察有助于提高病变检出率。中晚期食管癌的内镜下所见比较明确且容易辨认，主要表现为结节状或菜花样肿物，食管黏膜充血水肿、糜烂或苍白发僵，触之易出血，还可见溃疡，部分有不同程度的管腔狭窄。如 CT 显示食管病变位于胸中上段或颈段，与气管膜部或左主支气管关系密切，应同时做纤维支气管镜检查，以观察气管、支气管是否受侵。

②色素内镜：将各种染料散布或喷洒在食管黏膜表面后，病灶与正常黏膜在颜色上形成鲜明对比，更清晰地显示病灶范围，并指导指示性活检，以提高早期食管癌诊出率。色素内镜常用染料有碘液、甲苯胺蓝等，可单一染色，也可联合使用。

③超声内镜（endoscopic ultrasound，EUS）：EUS 下早期食管癌的典型表现为局限于黏膜层且不超过黏膜下层的低回声病灶。EUS 可清楚显示食管壁层次结构的改变、食管癌的浸润深度及病变与邻近脏器的关系，T 分期的准确度可达 74% ～ 86%，但 EUS 对病变浸润深度诊断的准确度易受病变大小及部位的影响。EUS 诊断局部淋巴结转移的敏感度为 80%，明显高于 CT（50%）及 PET（57%），但特异度（70%）略低于后两者（83% 和 85%）。EUS 对食管癌腹腔淋巴结转移的诊断敏感度和特异度分别为 85% 和 96%，均高于 CT（42% 和 93%）。EUS 联合 FNA 可进一步提高对可疑淋巴结转移的诊断效能。由于超声波穿透力有限，EUS 难以用于远处转移的评估，应结合 CT、MRI 或 PET-CT 等影像学检查。

（5）其他检查

①心电图：术前筛查患者是否有心律失常及心肌梗死史。

②肺功能：筛查患者肺容量和肺通气功能及弥散功能。

③运动心肺功能：当上述检查不能判断患者的心肺功能是否可以耐受手术时，推荐

做运动心肺功能检查进一步判断。

④超声心动图：对既往有心脏病史的患者推荐超声心动图检查，明确患者的心脏结构改变和功能状况。

⑤心脏冠状动脉造影：对高龄和有冠心病史者推荐行心脏冠状动脉造影检查以明确患者的心脏供血状况和评估手术风险。

3. 诊断

（1）临床诊断：根据上述临床症状、体征及影像学和内镜检查，符合下列之一者可作为临床诊断依据。

①吞咽食物时有哽咽感、异物感、胸骨后疼痛或出现明显的吞咽困难，食管造影发现食管黏膜局限性增粗、局部管壁僵硬、充盈缺损或龛影等表现。

②吞咽食物时有哽咽感、异物感、胸骨后疼痛或出现明显的吞咽困难，胸部 CT 检查发现食管管壁的环形增厚或不规则增厚。临床诊断食管癌病例需经病理学检查确诊。不宜依据临床诊断做放、化疗，也不提倡进行试验性放、化疗。

（2）病理诊断：根据临床症状、体征及影像学和内镜检查，经细胞学或组织病理学检查，符合下列之一者可确诊为食管癌。

①纤维食管镜检查刷片细胞学或活检为癌。

②临床诊断为食管癌，食管外转移病变（锁骨上淋巴结、皮肤结节等）经活检或细胞学检查明确诊断为食管癌转移病灶。

4. 鉴别诊断

食管癌诊断的主要手段为食管镜 + 组织学活检 / 细胞学，食管镜检查加活检病理检查为食管癌诊断的"金标准"。其他手段均为辅助手段，主要为了解部位、大小、期别和制订手术方式提供必要的信息。食管癌的鉴别诊断主要需与食管其他良、恶性疾病和食管周围疾病对食管的压迫和侵犯所致的一些改变进行鉴别。

（1）食管其他恶性肿瘤：食管其他恶性肿瘤很少见，包括癌肉瘤、平滑肌肉瘤、纤维肉瘤、恶性黑色素瘤、肺癌或其他恶性肿瘤纵隔淋巴结转移对食管的侵犯等。

①食管癌肉瘤（esophageal sarcoma）：影像表现与腔内型食管癌十分相似，多为带蒂的肿物突入食管腔内形成较粗大的食管腔内不规则的充盈缺损，病变段食管腔明显变宽。

②食管平滑肌肉瘤（esophageal leiomyosarcoma）：可以表现为息肉型或浸润型 2 种类型。息肉型多为较大的软组织肿物，向食管腔内突出，表面被覆食管黏膜，常有蒂与食管壁相连。浸润型同时向腔内、外生长，食管壁增厚，表面常伴有中央溃疡。胸部 X 线可见纵隔走行部位肿物影。食管造影见食管腔内巨大肿块，管腔狭窄偏位，也可呈局限性扩张，其内有大小不等的息肉样充盈缺损，黏膜平坦或破坏，中央可有龛影。

③食管恶性黑素色瘤（esophageal melanoma）：原发食管恶性黑色素瘤很少见，肿瘤表现为食管腔内的结节状或分叶状肿物，表面呈棕黑色或棕黄色，呈息肉状突入腔内，

可有蒂与食管壁相连。影像表现类似腔内型食管癌。

④食管转移瘤：原发肿瘤常为气管肿瘤、甲状腺癌、肺癌、肾癌、乳腺癌等。这些肿瘤通过直接侵犯或淋巴结转移而累及食管。食管镜检查常见外压性改变。由血行播散至食管壁的转移瘤罕见。其食管造影所见也与腔内型食管癌相似。

（2）食管良性肿瘤和瘤样病变：食管良性肿瘤有平滑肌瘤、腺瘤、脂肪瘤、乳头状瘤、血管瘤等。瘤样病变包括息肉、囊肿、弥漫性平滑肌瘤病和异位症等。其中大部分为平滑肌瘤（50%～70%）。

①食管平滑肌瘤（esophageal leiomyoma）：食管镜下表现为食管壁在性结节状肿物，表面被覆有正常黏膜。触之似可在黏膜下滑动。可以单发或多发，常为单发肿物，呈圆形、卵圆形、哑铃形或不规则的生姜状。镜下由交错的平滑肌和纤维组织构成，有完整的包膜。食管钡餐造影呈圆形或卵圆形的壁在性肿物，大小不一，边缘光滑锐利，正面观肿瘤局部食管增宽，表面黏膜皱襞消失，但其对侧黏膜正常。肿瘤表面黏膜常无钡剂覆盖，表现为均匀的充盈缺损，称之为涂抹征或瀑布征。切线位肿物与食管之交界呈钝角。肿物表面黏膜被展平或呈分叉状，邻近黏膜被推移。怀疑平滑肌瘤时不能活检，以免产生炎症粘连而导致手术切除时黏膜破损。

②其他壁在性良性肿物：如血管瘤、脂肪瘤、息肉等的食管造影所见与平滑肌瘤相仿。纤维血管性息肉好发于颈段食管且有蒂，有时可见其在食管腔内上下移动甚至反至口腔内。脂肪瘤质地较软，有一定的活动度，CT 或 MRI 检查可见低密度或脂肪信号。

（3）食管良性病变

①食管良性狭窄（benign esophageal stricture）：患者有明确的误服强酸或强碱的病史。病变部位多在食管生理狭窄区的近端，以食管下段最多见，食管管腔长段狭窄，边缘光整或呈锯齿状，管壁僵硬略可收缩，移行带不明显。

②贲门失弛症（achalasia of cardia）：患者多在年轻时起病，有长期反复进食下咽困难和需用水冲食物帮助吞咽的病史。食管造影显示贲门区上方食管呈对称性狭窄，狭窄段食管壁光滑，呈漏斗状或鸟嘴状，其上方近端食管扩张明显。镜下可见有食物潴留、食管黏膜无破坏，镜子常可通过狭窄进入胃腔。但应与少数食管下段的狭窄型食管癌而导致的癌浸润性狭窄鉴别。

③消化性食管炎（peptic esophagitis）：患者有长期吞咽疼痛、反酸、胃灼热等症状，然后由于炎症反复，局部发生瘢痕狭窄而出现吞咽困难。食管钡餐造影示食管下段痉挛性收缩，黏膜增粗或模糊，有糜烂或小溃疡时可有小的存钡区或龛影。长期炎症病变可导致纤维化而出现管腔狭窄，但狭窄较对称。食管仍有一定的舒张度，镜下可见病变段食管黏膜糜烂和小溃疡形成，管腔轻度狭窄，与正常食管黏膜间的移行带不明显，常伴有食管裂孔疝和胃食管反流现象。病变黏膜的改变在服用抑制酸分泌药物如奥美拉唑等治疗一段时间后有明显改观，症状也会有明显改善。

④食管静脉曲张（esophageal varices）：患者常有肝硬化病史，无明显吞咽困难症状。造影表现为息肉样充盈缺损，重度病变黏膜增粗呈蚯蚓状或串珠状，但食管壁柔软，有一定的收缩或扩张功能，无梗阻的现象。镜下可见食管下段黏膜下增粗纡曲的静脉，触之较软。切忌活检，以免导致大出血。

⑤外压性狭窄食管：周围良性肿瘤直接压迫或恶性肿瘤导致颈部和纵隔淋巴结肿大、大血管病变或变异及其他纵隔内病变如结核性淋巴结侵犯食管壁均可造成食管受压而导致狭窄，镜下一般为外压性改变，局部黏膜光整无破坏。其边缘较清晰，但若恶性肿大淋巴结或结核性淋巴结侵及食管壁直至黏膜，可以导致局部黏膜破坏和溃疡形成。通过活检可以明确诊断。

⑥食管结核（esophageal tuberculosis）：食管结核比较少见，临床表现患者多有进食发噎史，发病时年龄一般较年轻。食管结核感染途径有：由喉或咽部结核向下蔓延；结核菌通过肺结核的痰液下咽时直接侵入食管黏膜；脊柱结核侵及食管；血行感染播散道食管壁内；食管旁纵隔淋巴结核干酪性变侵蚀食管壁（临床最为常见）。食管造影所见病变部位稍窄发僵，常有较大溃疡形成，周围的充盈缺损及黏膜破坏等不如食管癌的明显。镜下可见较大而深的溃疡，没有食管癌明显的黏膜糜烂和狭窄及多个结节样改变。通过活检可以进行鉴别诊断。

5. 食管癌的病理分类和分期

（1）食管癌的分段

①颈段食管：上自下咽，下达胸廓入口即胸骨上切迹水平。周围毗邻气管、颈血管鞘和脊椎。内镜下测量距上切牙 15 ～ 20cm。

②胸上段食管：上起胸廓入口，下至奇静脉弓下缘（即肺门水平之上）。其前面被气管、主动脉弓的 3 个分支及头臂静脉包围，后面毗邻脊椎。内镜下测量距上切牙 20 ～ 25cm。

③胸中段食管：上起奇静脉弓下缘，下至下肺静脉下缘（即肺门水平之间）。其前方夹在两肺门之间，左侧与胸降主动脉为邻，后方毗邻脊椎，右侧游离直接与胸膜相贴。内镜下测量距上切牙 25 ～ 30cm。

④胸下段食管：上起自下肺静脉下缘，下至食管胃结合部（即肺门水平之下）。内镜下测量距上切牙 30 ～ 40cm。

（2）食管癌的大体分型

①早期食管癌：包括隐伏型、糜烂型、斑块型和乳头型。

②中晚期食管癌：包括髓质型、蕈伞型、溃疡型、缩窄型和腔内型。

（3）食管癌的病理分类及分型

①病理术语和定义

食管癌（esophageal carcinoma）：来源于食管黏膜上皮细胞的恶性肿瘤，主要有鳞状细胞癌和腺癌两种组织学类型。横跨食管胃交界部的鳞状细胞癌仍认为是食管癌。

上皮内瘤变 / 异型增生（intraepithelial neoplasia/dysplasia）：食管癌的癌前病变，包括鳞状细胞癌的癌前病变和腺癌的癌前病变，即鳞状上皮和腺上皮的上皮内瘤变 / 异型增生。上皮内瘤变和异型增生两个名词可通用。

鳞状上皮的上皮内瘤变 / 异型增生是指以食管黏膜鳞状上皮内不同层次的异型鳞状细胞为特征的癌前病变，根据病变累及层次，分为低级别上皮内瘤变 / 异型增生（局限于鳞状上皮下 1/2），高级别上皮内瘤变 / 异型增生（累及食管鳞状上皮超过下 1/2）。

腺上皮的上皮内瘤变 / 异型增生是指以食管腺上皮不同程度的细胞异型性和结构异常为特征的癌前病变，主要见于巴雷特食管，根据细胞异型性和结构异常的程度，分为低级别上皮内瘤变 / 异型增生和高级别上皮内瘤变 / 异型增生，分级标准同。

早期食管癌（early esophageal carcinoma）：局限于黏膜层的食管浸润性癌，无论有无区域淋巴结转移。

表浅食管癌（superficial esophageal carcinoma）：局限于黏膜层或黏膜下层的食管浸润性癌，无论有无区域淋巴结转移。

进展期食管癌（advanced esophageal carcinoma）：浸润肌层或更深层次的食管浸润性癌。

食管胃交界部腺癌（adenocarcinoma of the esophagogastric junction）：食管胃交界部腺癌是横跨食管胃交界部的腺癌。解剖学上，食管胃交界部是指管状食管变为囊状胃的部位，即食管末端和胃的起始，相当于腹膜反折水平或希氏角或食管括约肌下缘，与组织学上的鳞柱交界不一定一致。

胃食管反流病（gastroesophageal reflux disease，GERD）及反流性食管炎（reflux esophagitis）：胃食管反流病是指胃和（或）十二指肠内容物反流入食管，引起不适症状和（或）并发症的一种疾病。特征性的症状为胃灼热和反流。反流性食管炎是胃食管反流病的主要病理学表现之一，表现为食管黏膜的炎症、糜烂、溃疡形成，晚期甚至可出现纤维组织增生、食管狭窄等改变。

巴雷特食管（Barrett esophagus）：食管远端黏膜的鳞状上皮被化生的柱状上皮替代即为巴雷特食管。化生的单层柱状上皮可为胃型上皮，也可为伴有杯状细胞的肠型上皮，伴有肠上皮化生者进展为腺癌的风险明显提高。按照中华医学会消化病分会巴雷特食管诊治共识建议，消化病理学组达成共识，即以食管远端存在柱状上皮化生作为巴雷特食管的定义和诊断标准，诊断报告必须详细注明柱状上皮化生组织学类型和是否存在肠上皮化生及上皮内瘤变 / 异型增生。

②病理诊断分类、分级和分期

组织学分型：推荐使用 2010 版消化系统肿瘤 WHO 分类。

组织学分级：鳞状细胞癌和腺癌依据分化程度分为高分化、中分化和低分化。

食管癌分期：推荐使用美国癌症联合会（AJCC）TNM分期（第8版）。

③新辅助治疗后根治术标本的病理学评估

新辅助治疗后病理学改变的基本特征包括肿瘤细胞退变、消减，大片坏死；纤维组织增生、间质炎症细胞浸润、钙盐沉积等。鳞状细胞癌新辅助治疗后可能出现仅有角化物而无癌细胞残存，腺癌新辅助治疗后可能出现大的黏液湖而无癌细胞残存，均不能将其认为是肿瘤残存。

食管癌的疗效分级系统宜采用CAP（College of American Pathologists）/NCCN（the National Comprehensive Cancer Network）指南的标准。

（4）标本类型及固定规范：常见标本类型包括内镜活检标本、内镜下黏膜切除术/内镜下黏膜下剥离术（EMR/ESD）标本和根治切除术标本。标本固定应及时、充分固定，采用10%中性缓冲福尔马林固定液，应立即固定（手术切除标本也尽可能半小时内），固定液应超过标本体积的10倍以上，固定时间6～72小时。

内镜活检标本：标本离体后，应由内镜医师或助手用小拨针将活检钳上的组织立即取下，并应在手指上用小拨针将其展平，取小块滤纸，将展平的黏膜平贴在滤纸上，立即放入固定液中固定。

内镜下黏膜切除术（EMR）/内镜下黏膜下剥离术（ESD）标本：应由内镜医师展平标本，黏膜面向上，使用不生锈的细钢针固定于软木板（或泡沫板）上，避免过度牵拉导致标本变形，亦不应使标本皱褶，标记口侧及肛侧方向，立即完全浸入固定液中。

根治切除术标本：沿肿瘤对侧打开食管壁。黏膜面向上，使用大头针固定于软木板（或泡沫板）上，板上应垫纱布，钉好后黏膜面向下，尽快（离体30分钟内）完全浸入固定液中。

（5）取材及大体描述规范

①查对：取材时，应核对基本信息，如姓名、送检科室、床位号、住院号、标本类型等。②活检标本大体检查及记录：描述送检组织的大小及数目。取材：送检黏膜全部取材，应将黏膜包于滤纸中以免丢失，取材时应滴加伊红，利于包埋和切片时技术员辨认。大小相差悬殊的要分开放入不同脱水盒，防止小块活检组织漏切或过切。包埋时需注意一定要将展平的黏膜立埋（即黏膜垂直于包埋盒底面包埋）。一个蜡块中组织片数不宜超过3片、平行方向立埋（由于食管癌前病变及早期癌多较平坦，而对食管癌前病变程度及早期癌的判断要看异型细胞累及鳞状上皮层次的比例、是否有黏膜固有层浸润，对组织层次清晰度要求较高，只有做好上述展平和立埋这两步骤，才能保证切片上活检组织的层次分明，这对食管早期癌及癌前病变的准确诊断至关重要）。蜡块边缘不含组织的白边尽量用小刀去除，建议每张玻片含6～8个连续组织片，便于连续观察。③内镜下黏膜切除术（EMR）/内镜下黏膜下剥离术（ESD）标本。

大体检查及记录：测量并记录标本大小（最大径×最小径×厚度），食管胃交界部标本要分别测量食管和胃的长度和宽度。记录黏膜表面的颜色，是否有肉眼可见的明显病变，病变的轮廓是否规则，有无明显隆起或凹陷，有无糜烂或溃疡等，记录病变的大小（最大径 × 最小径 × 厚度）、大体分型以及病变距各切缘的距离（至少记录病变与黏膜侧切缘最近距离）。多块切除的标本宜由手术医师根据内镜下病变的轮廓 / 碘不染色轮廓（食管鳞状上皮病变）在标本固定前进行重建。复杂标本建议临床病理沟通或由手术医师提供标本延展及重建的示意图。取材：内镜下黏膜切除术（EMR）/ 内镜下黏膜下剥离术（ESD）标本应全部取材。宜涂碘（从固定液中取出并至少冲水半小时以上再做碘染色）识别病变（碘不染色区）和最近侧切缘。垂直于最近侧切缘取材。黏膜侧切缘与基底切缘可用墨汁或碳素墨水标记（有条件的可于口侧和肛侧涂不同颜色以便于辨别），以便在镜下观察时能够对切缘做出定位，并评价肿瘤切缘情况。食管胃交界部标本宜沿口侧 – 肛侧的方向取材，以更好的显示肿瘤与食管胃交界的关系。每间隔 2 ～ 3mm 平行切开，全部取材。如果标本太大，可以进行改刀，将 1 条分为多条，分别标记 a、b 等。按同一方向立埋（包埋第一块和最后一块的刀切面，如果第一块和最后一块镜下有病变，再翻转 180° 包埋，以确保最终切片观察黏膜四周切缘情况），并记录组织块对应的包埋顺序 / 部位。记录组织块对应的部位（建议附照片或示意图并做好标记）。建议将多块切除的标本分别编号和取材，不需考虑侧切缘的情况，其他同单块切除标本。④根治切除术标本规范大体检查及记录：取材时记录切除食管长度，可见或未见食管胃交界部，如果有则记录胃的长度。

肿瘤部位（结合手术及内镜检查）：颈段食管、胸上段食管、胸中段食管、胸下段食管、食管胃交界部。记录肿瘤距口侧切缘和肛侧切缘及环周切缘的距离。肿瘤大体分型（包括外观描写）、大小、切面颜色、质地，浸润深度，累及 / 未累及食管胃交界部（肿瘤与食管胃交界部的关系：肿瘤完全位于食管，未累及食管胃交界部；肿瘤中心位于远端食管，累及食管胃交界部；肿瘤中心位于食管胃交界部；肿瘤中心位于近端胃，累及食管胃交界部）。累及食管胃交界部者，记录肿瘤中心距食管胃交界部的距离（单位：cm）（用于 Siewert 分型）。食管癌建议报告与食管胃交界部的关系，食管胃交界部腺癌建议报告 Siewert 分型。

取材：必要时涂碘（从固定液中取出并至少冲水半小时以上再做碘染色）识别病变（碘不染色区）。食管取材可自肿瘤中心从口侧切缘至肛侧切缘取一条组织分块包埋（包括肿瘤、肿瘤旁黏膜及两端切缘），并记录组织块对应的方位（宜附照片或示意图并做好标记）。推荐纵向取两端切缘与肿瘤的关系，对肿瘤距两端切缘较远者，也可横向取两端切缘。单独送检的闭合器切缘应剔除闭合器后全部取材观察。对肿瘤侵犯最深处及可疑环周切缘受累处应重点取材。推荐使用墨汁或碳素墨水标记环周切缘。

对早期食管癌或新辅助治疗后病变不明显的根治术标本，建议将可疑病变区和瘤床全部取材。对周围黏膜糜烂、粗糙或碘不染色等改变的区域或周围食管 / 胃壁内结节及食管胃交界部组织应分别取材。送检的分组淋巴结应全部包埋取材。若附纵隔胸膜、肺和膈肌等其他邻近器官应观察取材。推荐取材组织大小不大于 2.0cm×1.5cm×0.3cm。标准的二野或三野清扫且未经新辅助治疗的根治术标本应检出 12 枚以上淋巴结。

（6）病理报告内容及规范：食管癌的病理报告应包括与患者治疗和预后相关的所有内容，如标本类型、肿瘤部位、大体分型、大小及数目、组织学类型、亚型及分级、浸润深度、脉管和神经侵犯、壁内转移、周围黏膜情况、淋巴结情况、环周及两端切缘情况等。推荐报告最后注明 pTNM 分期。

①大体描写：包括标本类型、肿瘤部位、大体分型、大小（肿瘤大小应量出三维的尺寸）及数目。

②主体肿瘤：组织学类型、亚型及分级、浸润深度（包括黏膜固有层、黏膜肌层、黏膜下层、浅肌层、深肌层、纤维膜及周围组织或器官）。对于黏膜下层浸润癌，如为内镜下切除标本，应测量黏膜下层浸润深度，建议区分 SM1（黏膜下层侵犯深度 < 200μm）和 SM2（黏膜下层侵犯深度 > 200μm）；如为外科根治术标本，建议区分 SM1（黏膜下层上 1/3）、SM2（黏膜下层中 1/3）和 SM3（黏膜下层下 1/3），切缘（内镜下切除标本包括侧切缘和基底切缘，根治切除标本包括口侧、肛侧切缘及环周切缘）（切缘的情况要说明，包括浸润癌或上皮内瘤变 / 异型增生或巴雷特食管或巴雷特食管伴上皮内瘤变 / 异型增生，建议注明距切缘的距离，根治切除标本建议采用 0、0 ~ 0.1cm 及 ≥ 0.1cm 注明距环周切缘的距离），淋巴管 / 血管浸润（尤其是对于内镜下切除标本，如果怀疑有淋巴管 / 血管浸润，建议做免疫组化 CD31、D2-40 确定是否有淋巴管 / 血管浸润，EVG 染色判断有无静脉侵犯），神经侵犯，壁内转移。

③癌旁：上皮内瘤变 / 异型增生及程度、巴雷特食管，有无食管炎、胃炎及类型。

④淋巴结转移情况：转移淋巴结数 / 淋巴结总数。宜报告转移癌侵及淋巴结被膜外的数目。

⑤治疗反应（新辅助治疗的病例）。

⑥应报告合并的其他病变。

⑦食管胃交界腺癌应做 HER2 免疫组化检测及错配修复蛋白（MLH1、PMS2、MSH2、MSH6）免疫组化检测和（或）MSI 检测。

⑧备注报告内容包括重要的相关病史（如相关肿瘤史和新辅助治疗史）。

⑨ pTNM 分期。

（三）食管癌的治疗规范

1. 治疗原则

临床上建议采取个体化综合治疗的原则，即根据患者的身体状况，肿瘤的病理类型、侵犯范围（病期）和发展趋向，有计划地、合理地应用现有的治疗手段，以期最大幅度地根治、控制肿瘤和提高治愈率，改善患者的生活质量。对拟行放疗、化疗的患者，应做 KPS 或 ECOG 评分。

2. 手术治疗

外科手术治疗是食管癌的主要根治性手段之一，在早期阶段外科手术治疗可以达到根治的目的，在中晚期阶段，通过以手术为主的综合治疗可以使其中一部分患者达到根治，其他患者生命得以延长。目前我国手术入路存在左胸和右胸 2 种入路。在 2000 年以前我国食管癌外科治疗的主要入路以左胸入路为主，由于左胸主动脉弓遮挡和弓上三角狭小导致上纵隔淋巴结清扫不完全，因此，食管癌左胸入路治疗后下颈和上纵隔淋巴结复发率高达 30% ～ 40%，严重影响长期生存，导致近 30 年来我国以左胸入路外科治疗食管癌术后 5 年生存率一直徘徊在 30% ～ 40%。随着近年我国食管癌规范化巡讲的开展和食管癌胸腹腔镜微创手术的推广应用，右胸入路逐渐增多，但我国北方地区仍有较多医院继续开展左胸入路治疗食管癌。目前左右胸比例约各占 50%。右胸入路由于没有主动脉弓的遮挡，有利于胸部淋巴结的完全清扫，平躺体位时胃处于腹部游离状态，因此，也有利于腹部淋巴结的清扫。目前我国小部分医院已常规开展颈胸腹三野淋巴结清扫。大部分医院颈部淋巴结清扫为选择性。相比较左胸入路，经右胸入路行完全胸腹二野或颈胸腹三野淋巴结清扫能降低术后颈部和胸部淋巴结转移复发率，可提高 5 年生存率约 10%，术后总体 5 年生存率提高至 50% 左右。以手术为主的综合治疗主要为术前新辅助和术后辅助治疗，术前新辅助主要为化疗、放疗及放化疗，依据文献报道，术前放化疗优于术前化疗或放疗，因此，对于术前手术切除有困难或有 2 个以上淋巴结转移胸段食管癌患者（$T_{3～4a}N_{0～2}M_0$），目前我国大部分医院采用术前放化疗，小部分医院采用化疗或放疗为主。术前新辅助治疗后如果有降期，通常在 6 ～ 8 周后给予手术治疗。不降期者给予继续放化疗或手术治疗。术后辅助治疗主要为化疗或放疗，或放疗 + 化疗。对于未能完全手术切除的患者或有高危因素的食管癌患者，包括姑息切除、淋巴结阳性、有脉管瘤栓、低分化等患者，术后可适当给予术后化疗 / 放疗。

3. 放射治疗

放射治疗是食管癌综合治疗的重要组成部分。我国 70% 的食管癌患者就诊时已属中晚期，失去根治性手术切除的机会；而我国食管癌病理 95% 以上为鳞状细胞癌，对放射线相对敏感。此时，就需要术前放疗联合手术或根治性放化疗的综合治疗模式来改善患者生存。可手术食管癌，经术前放疗后，5 年生存率可由 33% 提高至 47%。不可手术的食管癌，也在应用先进的调强放疗技术和同步放化疗后，5 年生存率从单纯放疗时代的 5% 提高到现在的 15% ～ 20%。因此，目前对于中晚期的可手术、不可手术或拒绝手术的食管癌患者，术前同步放化疗联合手术或根治性同步放化疗是重要的治疗方法。

4. 药物治疗

早期食管癌的临床症状不明显，难于发现；大多数食管癌患者在确诊时已为局部晚期或存在远处转移。因此，以控制播散为目的的化疗在食管癌的治疗中占有重要地位。近年来，随着分子靶向治疗、免疫治疗新药的不断发现，药物治疗在食管癌综合治疗中的作用前景广阔。目前，药物治疗在食管癌中主要应用领域包括针对局部晚期患者的新辅助化疗和辅助化疗，以及针对晚期患者的化疗、分子靶向治疗和免疫治疗。临床研究有可能在现有标准治疗基础上或现有治疗失败后，给部分患者带来获益。鉴于食管癌的药物治疗在很多情形下缺乏标准方案，因此鼓励患者在自愿前提下参加适宜的临床研究。食管是重要的消化器官，原发病灶的存在直接影响患者的营养状况，同时可能存在出血、消化道梗阻、穿孔等各种并发症，因此在整个抗肿瘤治疗过程中，需要特别关注患者营养状况的维持、并发症的积极预防和及时处理，尽量维持患者的生活质量。

5. 早期食管癌及癌前病变筛查和内镜治疗原则

早诊早治是提高食管癌诊治效果和患者生活质量及减轻国家与个人医疗负担的重要手段，因此，对于高危人群的定期筛查有助于发现癌前病变或早期食管癌以达到早诊早治的目的，阻止患者发展成为中晚期食管癌患者。

（1）食管癌高危人群定义：食管癌的发病率随年龄增长而升高，40岁以下人群发病率较低，40岁以上年龄组占食管癌患者的99%。因此，我国食管癌筛查常设定40岁为起始年龄，对于70岁以上人群是否需要继续进行食管癌筛查尚需要进一步研究。根据我国国情和食管癌危险因素及流行病学，符合第1条和2～6条中任1条者应列为食管癌高危人群，建议作为筛查对象。①年龄超过40岁。②来自食管癌高发区。③有上消化道症状。④有食管癌家族史。⑤患有食管癌前疾病或癌前病变者。⑥有食管癌的其他高危因素（吸烟、重度饮酒、头颈部或呼吸道鳞癌等）。

（2）筛查方法

①检查前准备：检查前患者应禁食≥6小时，禁水＞2小时，有梗阻或者不全梗阻症状的患者应延长禁食、禁水时间。检查前应取得知情同意，并向患者做好解释工作，消除患者的恐惧感，嘱其平静呼吸、不要吞咽唾液，避免不必要的恶心反应。检查前10～20分钟可给予患者黏液去除剂（如链霉蛋白酶）及去泡剂（如西甲硅油）口服，以清除上消化道内黏液与气泡，改善视野，提高微小病变的检出率。检查前5分钟给予1% 盐酸达克罗宁胶浆或1%利多卡因胶浆5～10mL含服30秒，或咽部喷雾麻醉。有条件的单位可在麻醉师配合下使用静脉镇静或麻醉，可提高受检者内镜检查的接受度。

②内镜检查技术：普通白光内镜下食管黏膜病灶有以下几种状态。红区：即边界清楚的红色灶区，底部平坦。糜烂灶：多为边界清楚、稍凹陷的红色糜烂状病灶。斑块：多为类白色、边界清楚、稍隆起的斑块状病灶。结节：直径在1cm以内，隆起的表面黏膜粗糙或糜烂状的结节病灶。黏膜粗糙：指局部黏膜粗糙不规则、无明确边界的状态；局部黏膜上皮增厚的病灶，常遮盖其下的血管纹理，显示黏膜血管网紊乱、缺失或截断等特点。内镜医师应提高对上述形态特征的认识，在检查时注意观察黏膜的细微变

化，对可疑病灶多点活检是提高早癌检出率的关键。然而，多数早期食管癌在普通内镜下表现不典型，病灶范围亦不清晰，可能会被漏诊，因而检查中结合色素或电子染色的方法进行观察有助于提高病变检出率。色素内镜将各种染料散布或喷洒在食管黏膜表面后，使病灶与正常黏膜在颜色上形成鲜明对比，更清晰地显示病灶范围，并指导指示性活检，以提高早期食管癌诊出率。色素内镜常用染料有碘液、甲苯胺蓝等，可单一染色，也可联合使用。碘染色：正常鳞状上皮细胞内富含糖原，遇碘可变成深棕色，而早癌及异型增生组织内糖原含量减少甚至消失，呈现不同程度的淡染或不染区。不染区的黄色程度从淡黄到深黄，取决于病灶的异型程度。根据病变着色深浅、范围大小及边缘形态，结合指示性活检检测，可提高高危人群早期鳞癌及异型增生的检出率。注意对碘过敏、甲亢患者不能使用该法。甲苯胺蓝染色：甲苯胺蓝为碱性染料，可与组织细胞的酸性物质相结合使之呈蓝色。因癌细胞增殖活跃，富含核酸物质，易被甲苯胺蓝染色，而正常细胞核内遗传物质相对较少，遇甲苯胺蓝着色不明显。与碘染色相比，甲苯胺蓝染色对操作技术要求更高，耗时长，假阳性率较高，因此在国内并不常用。联合染色：单一染色对早期食管癌及癌前病变的检出效率受到染色原理、染色剂浓度等因素影响，而联合染色法可使各染色方法取长补短。研究报道碘液 – 甲苯胺蓝染色法和碘液 – 亚甲蓝染色法对早期食管鳞癌及癌前病变检出的准确率高于单独碘染色，且对病变浸润程度评估也有一定价值。电子染色内镜通过特殊的光学处理实现对食管黏膜的电子染色，比白光内镜更能清楚显示黏膜表面结构、微血管的形态及病变范围，又可弥补色素内镜的染色剂不良反应及染色耗时长等不足。电子染色内镜和普通白光内镜之间可实现反复切换对比观察，操作更为简便。窄带成像技术（narrow band imaging，NBI）已广泛应用于临床，其对早期食管癌的诊断价值已得到公认。研究发现 NBI 在食管鳞癌筛查方面较普通白光内镜有明显优势，另有研究报道其对食管鳞癌诊断的准确度和特异度优于碘染色，尚需更多研究进一步证实。利用 NBI 结合放大内镜观察食管上皮乳头内毛细血管襻（intrapapillary capillary loops，IPCL）和黏膜微细结构有助于更好地区分病变与正常黏膜及评估病变浸润深度，已成为早期食管癌内镜精查的重要手段。

　　智能电子分光技术（flexible spectral imaging color enhancement，FICE）将白光分解成不同波段，可进行多达 50 种光谱组合，从而获得不同黏膜病变的最佳图像，可清晰显示 IPCL，可作为碘染色的重要补充。智能电子染色内镜技术（I–Scan）增强了不同性质黏膜间颜色的对比，在表面增强、对比度、色调处理方面有了很大提升。放大内镜（magnifying endoscopy）是在普通内镜的前端配置了一个可调焦距的放大系统，可将食管黏膜放大几十甚至上百倍，有利于观察组织表面显微结构和黏膜微血管网形态特征的细微变化，尤其在与电子染色内镜相结合时，其对黏膜特征显示更为清楚，不仅可鉴别黏膜病变的良恶性，进一步提高早期食管癌检出的准确度，还可清晰显示病变的边界和范围，指导治疗方式的选择。激光共聚焦显微内镜（confocal laser endomicroscopy，

CLE）可将组织放大至 1000 倍，从微观角度显示细胞及亚细胞结构，在无需活检的情况下即可从组织学层面区分病变与非病变区域，实现"光学活检"的效果。CLE 可实时提供早期食管癌的组织学成像且精确度较高，省去了病理活检步骤，大大缩短了诊断时间。利用对 CLE 三维重建图像对食管鳞状上皮表面成熟度进行评分，可有效区分鳞状上皮内瘤变和非肿瘤上皮，敏感度为 81%，特异度超过 90%。自发荧光内镜（autofluorescence imaging，AFI）可将正常组织与病变组织自发荧光光谱的不同转换为成像颜色的差异，从而对其加以区分。但自发荧光内镜检查对设备要求比较高，检查费用昂贵，且发现食管鳞状上皮异型增生的敏感度和阳性预测值较低，目前临床应用较少。早期食管癌的内镜精查应以普通白光内镜检查为基础，全面细致地观察食管的各个部分，根据各医院的设备状况和内镜医师经验，综合使用染色内镜、放大内镜、共聚焦显微内镜等特殊技术可进一步突显早期食管癌的内镜下表现，并有助于了解病变范围、浸润深度及病理类型，指导治疗方案的选择。

③早期食管癌及癌前病变的内镜下分型及病变层次：早期食管癌及癌前病变的内镜下分型依照 2002 年巴黎分型标准和 2005 年巴黎分型标准更新版，表浅型食管癌及癌前病变（Type 0）分为隆起型病变（0–Ⅰ）、平坦型病变（0–Ⅱ）和凹陷型病变（0–Ⅲ）。0–Ⅰ型又分为有蒂型（0–Ⅰp）和无蒂型（0–Ⅰs）。0–Ⅱ型根据病灶轻微隆起、平坦、轻微凹陷分为 0–Ⅱa、0–Ⅱb 和 0–Ⅱc 三个亚型。0–Ⅰ型与 0–Ⅱa 型病变的界限为隆起高度达到 1.0mm（与张开活检钳单个钳片的厚度 1.2mm 比较），0–Ⅲ型与 0–Ⅱc 型界限为凹陷深度达 0.5mm（与活检钳单个钳厚度的一半 0.6mm 比较）。同时具有轻微隆起和轻微凹陷的病灶根据隆起/凹陷比例分为 0–Ⅱc+Ⅱa 和 0–Ⅱa+Ⅱc 型；凹陷和轻微凹陷结合的病灶则根据凹陷/轻微凹陷比例分为 0–Ⅲ+Ⅱc 和 0–Ⅱc+Ⅲ 型。

病变层次分类：病变仅局限于上皮内（epithelium，EP），未突破基底膜者，为 M1（原位癌/重度不典型增生；Tis）。早期食管癌分为黏膜内癌和黏膜下癌：黏膜内癌分为 M2 和 M3；M2 指病变突破基底膜，浸润黏膜固有层（lamina propria mucosa，LPM）；M3 指病变浸润黏膜肌层（muscularis mucosa，MM）。黏膜下癌根据其浸润深度可分为 SM1、SM2、SM3，SM1 指病变浸润黏膜下层上 1/3；SM2 指病变浸润黏膜下层中 1/3；SM3 指病变浸润黏膜下层下 1/3。对于内镜下切除的食管鳞癌标本，以 200μm 作为区分黏膜下浅层和深层浸润的临界值，两者淋巴结转移风险有明显区别。病变内镜下形态与病变层次的关系：通常，黏膜内癌表现为 0–Ⅱb 型、0–Ⅱa 型及 0–Ⅱc 型，病灶表面光滑或呈规则的小颗粒状；而黏膜下癌通常为 0–Ⅰ型及 0–Ⅲ型，病灶表面呈不规则粗颗粒状或凹凸不平小结节状。应用上述标准，可初步预测病变浸润深度。我国学者将早期食管癌病理形态分为隐伏型（充血型）、糜烂型、斑块型和乳头型。隐伏型多为原位癌；糜烂性大部分为原位癌，部分为早期浸润癌，癌细胞分化较差；斑块型最多见，大部分为早期浸润癌，癌细胞分化较好；乳头型主要为早期浸润癌，癌细胞分化一般较好。

④活组织病理检查：内镜下发现可疑病变应行活检，活检的块数根据病变的范围和大小确定。提倡应用色素内镜、新型内镜技术进行指示性活检。黏膜活检取材要求标本应足够大，深度尽可能达到黏膜肌层。

（3）早期食管癌内镜下治疗术前评估

①病灶范围、浸润深度及淋巴结转移评估：目前，对于无淋巴结转移的早期食管癌主张行内镜下微创治疗，而已有淋巴结转移或尚未发现淋巴结转移但风险较高的 SM2、SM3 食管癌，以及有远处转移的病变仍首选外科手术治疗，因此术前准确判断肿瘤浸润深度、范围及有无淋巴结转移是选择合理的治疗方式和评估预后的先决条件。判断肿瘤范围主要借助色素内镜和电子染色内镜，对浸润深度的评估则主要依靠超声内镜、鳞状上皮 IPCL 分型、病变内镜下形态等信息，但目前缺乏统一的标准，操作者经验水平易对诊断结果产生影响，准确的评估仍依靠术后标本的病理诊断。

超声内镜（endoscopic ultrasound，EUS）：EUS 下早期食管癌的典型表现为局限于黏膜层且不超过黏膜下层的低回声病灶。EUS 可清楚显示食管壁层次结构的改变、食管癌的浸润深度及病变与邻近脏器的关系，T 分期的准确度可达 74%～86%，但 EUS 对病变浸润深度诊断的准确度易受病变大小及部位的影响。EUS 诊断局部淋巴结转移的敏感度为 80%，明显高于 CT（50%）及 PET（57%），但特异度（70%）略低于后两者（83% 和 85%）。EUS 对食管癌腹腔淋巴结转移的诊断敏感度和特异度分别为 85% 和 96%，均高于 CT（42% 和 93%）。EUS 联合 FNA 可进一步提高对可疑淋巴结转移的诊断效能。由于超声波穿透力有限，EUS 难以用于远处转移的评估，应结合 CT、MRI 或 PET-CT 等影像学检查。考虑到成本效益，本共识推荐可应用 EUS 等内镜技术联合增强 CT 获得淋巴结转移及远处转移的信息，进一步完善食管癌的术前分期。

②病理分型标准及临床处理原则：参照 1998 年维也纳消化道上皮肿瘤病理分型标准及其修订案（2002 年），根据内镜和病理诊断，选择不同的临床处理方式。

（4）早期食管癌内镜下治疗

1）治疗原则：与传统外科手术相比，早期食管癌及癌前病变的内镜下切除具有创伤小、并发症少、恢复快、费用低等优点，且两者疗效相当，5 年生存率可达 95% 以上。原则上，无淋巴结转移或淋巴结转移风险极低、残留和复发风险低的病变均适合进行内镜下切除，可作为符合条件的早期食管癌首选的治疗方式。

①食管鳞癌适应证

绝对适应证：病变局限在上皮层（M1）或黏膜固有层（M2）的 T1a 期食管鳞癌，未发现淋巴结转移的临床证据；癌前病变。

相对适应证：病变浸润黏膜肌层（M3）或黏膜下浅层（T1b-SM1，黏膜下浸润深度 < 200μm），未发现淋巴结转移的临床证据；范围大于 3/4 环周、切除后狭窄风险大的病变，同时有手术禁忌证者可视为内镜下切除的相对适应证，但应向患者充分告知术后

狭窄等风险。

②食管腺癌适应证：目前较为公认的内镜切除适应证为直径小于或等于 2cm、可完全切除和组织病理学评估证明良好或中度分化、深度不超过浅层黏膜下层，未发现淋巴结转移的临床证据；癌前病变。

所有经内镜切除的标本经规范病理处理后，必需根据最终病理结果，决定是否需要追加其他治疗。

③禁忌证

绝对禁忌证：明确发生淋巴结转移的病变；若术前判断病变浸润至黏膜下深层，有相当比例患者内镜下切除无法根治，原则上应行外科手术治疗；一般情况差、无法耐受内镜手术者。

相对禁忌证：非抬举征阳性；伴发凝血功能障碍及服用抗凝剂的患者，在凝血功能纠正前不宜手术；术前判断病变浸润至黏膜下深层，患者拒绝或不适合外科手术者。

2）内镜下切除术：早期食管癌常用的内镜切除技术主要包括内镜下黏膜切除术（endoscopic mucosal resection，EMR）、内镜黏膜下剥离术（endoscopic submucosal dissection，ESD）等。1989 年，Saitoh 等首次将 EMR 技术用于表浅食管鳞癌的切除。日本学者 Hosokawa 等设计并开始使用头端绝缘电刀（insulation-tipped knife，IT 刀）治疗消化道早癌标志着内镜治疗进入了 ESD 时代，ESD 技术的出现使较大消化道黏膜病灶的完整切除成为可能，消化道早癌和癌前病变的内镜切除适应证再次得到扩展。目前，食管 ESD 技术已趋于成熟。

① EMR

定义：EMR 指内镜下将黏膜病灶整块或分块切除，用于胃肠道表浅肿瘤诊断和治疗的方法。

方法：随着内镜器械的创新和内镜技术的进步，EMR 技术不断发展。在传统的黏膜下注射 – 抬举 – 切除法的基础上逐渐演变出透明帽法（EMR with a cap，EMRC）、套扎法（EMR with ligation，EMRL）、分片黏膜切除术（endoscopy piecemeal mucosal resection，EPMR）等技术。各种 EMR 技术的基本原理相同，多是先通过黏膜下注射将黏膜下层与固有肌层分离，然后利用不同的方法切除局部隆起的黏膜病灶。

EMRC 是利用内镜前端安置的透明帽对病变进行吸引，再行圈套切除，对操作技术要求不高，并发症少，但可切除的病变大小受透明帽的限制。EMRL 是先对病变进行套扎，阻断血流并形成亚蒂后切除，视野清晰，出血较少。EPMR 用于传统 EMR 不能一次完整切除的较大病灶，将病灶分几部分切除，适用于 > 2cm 的巨大平坦病变，但分片切除的组织标本体外拼接困难，难以评估根治效果，易导致病变局部残留或复发。

疗效：国外文献报道，EMR 可根除 57.9% ～ 78.3% 的 T1a 期食管癌和癌前病变，整块切除率可达 46% ～ 78.6%，5 年生存率可达 95%。国内报道，EMR 治疗早期食管癌及其癌前病变，整块切除率为 44.1% ～ 84.5%，完全切除率为 44.8% ～ 100%。

②多环套扎黏膜切除术（multi-band mucosectomy，MBM）：MBM 是在食管曲张静脉套扎器的基础上改良而来的多块黏膜切除技术，主要包括标记、圈套切除、处理创面等步骤。与 EMR 相比，MBM 不需要行黏膜下注射，可明显缩短操作时间。同时，在保证相同治疗效果的前提下，MBM 较 EMR 具有操作简单、成本低、治疗时间短、安全高效的优点，便于在基层推广，应注意规范化操作，避免病变残留。

③ ESD

定义：ESD 是对不同部位、大小、浸润深度的病变，在进行黏膜下注射后使用特殊电刀逐渐分离黏膜层与固有肌层之间的组织，将病变黏膜及黏膜下层完整剥离的方法。

操作步骤大致分为 5 步：病灶周围标记；黏膜下注射，使病灶充分抬举；部分或环周切开黏膜；黏膜下剥离，使黏膜与固有肌层完全分离开，一次完整切除病灶；创面处理，包括创面血管处理与病灶边缘检查。国内学者对经典 ESD 技术进行改进，发明了隧道式黏膜剥离技术（标记—注射—远端开口—近端切开—建立隧道—两边切开），是治疗大面积食管病变的理想方法，有效简化了操作步骤，缩短了内镜手术时间，使内镜手术更加安全快捷。

疗效：ESD 治疗早期食管癌在美国应用较少，欧洲近几年逐步开始使用。日本开展较多，ESD 治疗食管鳞癌可达到 93% ～ 100% 的整块切除率，完全切除率达 88% 以上。而国内 ESD 整块切除率为 80% ～ 100%，完全切除率为 74% ～ 100%，平均操作时间为 40 ～ 95 分钟。

3）适应证和禁忌证：内镜下切除治疗主要用于淋巴结转移风险低且可能完整切除的食管癌病变。目前国内尚无统一规范的内镜下切除适应证，由于欧美食管癌发病率及鳞癌比例较低，加之内镜下切除技术的应用现状与我国差别较大，因此，国内早期食管癌内镜下切除治疗多以参考日本指南为主。日本食管学会（JES）食管癌诊治指南（2012 年版）指明早期食管癌内镜下切除的绝对适应证：病变局限在上皮层或黏膜固有层的 T1a 期食管癌，淋巴结转移风险极低，内镜下切除可获得根治。内镜下切除的相对适应证：病变浸润黏膜肌层（M3）或黏膜下浅层（T1b-SM1，黏膜下浸润深度 < 200μm）。黏膜下浸润深度超过 200μm 的病变发生淋巴结转移的比例高，内镜下治疗难以根治。

内镜治疗适应证多基于国外数据，目前有研究显示部分超出现有内镜治疗适应证的患者预后仍然较好，所以需要国内多中心研究进一步确定内镜下治疗的适应证。

目前，国内较为公认的早期食管癌和癌前病变内镜下切除的绝对适应证包括病变层次局限在上皮层或黏膜固有层的食管癌（M1、M2），食管黏膜重度异型增生。内镜下切除的相对适应证包括病变浸润黏膜肌层或黏膜下浅层（M3、SM1），未发现淋巴结转移的临床证据；范围大于 3/4 环周、切除后狭窄风险大的病变可视为内镜下切除的相对适应证，但应向患者充分告知术后狭窄等风险。内镜下切除的禁忌证：明确发生淋巴结转移的病变；若术前判断病变浸润至黏膜下深层及以上，原则上应行外科手术治疗；若患者拒绝或不适合外科手术，可考虑内镜下切除治疗。内镜下切除的相对禁忌证：非抬举征阳性；伴发凝血功能障碍及服用抗凝剂的患者，在凝血功能纠正前不宜手术；有食管静脉曲张者；一般情况差、无法耐受内镜手术者。

4）操作相关并发症及处理：虽然内镜下切除属于微创治疗，但受设备器械、内镜技术方法、操作者经验、患者全身情况等因素的影响，仍存在一定的并发症发生率，主要包括出血、穿孔、术后食管狭窄、感染等。

①出血：术中出血指术中需要止血治疗（如电凝或止血夹止血）的局部创面出血；术后迟发性出血指操作术后 30 天内出现呕血、黑便等征象，血红蛋白下降 20g/L 以上。

出血发生率及危险因素：国外文献报道，食管 EMR 相关出血率可达 2%，ESD 术中出血常见，术后迟发出血率不足 1%。国内文献报道，EMR 术中出血发生率为 1.52% ～ 11.7%，迟发性出血率为 0 ～ 7.04%。ESD 术中出血率为 22.9% ～ 59.6%，迟发性出血率为 0 ～ 4.88%。EMR 出血与切除病变的大小有一定的关系，病灶 > 2.0cm 者出血概率增加，混合电流切除者易发生术中出血，凝固电流切除者易发生延迟性出血。食管 ESD 出血可能与病变部位、大小及类型、剥离层次、病变的粘连程度、血管分布、操作者的熟练程度等相关。

出血治疗原则及处理方法：术中出血多见，应根据情况选择最佳的止血方法。对于少量渗血，内镜喷洒肾上腺素 0.9% 氯化钠注射液即可有效，而大量的渗血则可酌情选用内镜黏膜下注射肾上腺素 0.9% 氯化钠注射液，或采用热活检钳钳夹止血以及 APC 止血，也可用止血夹夹闭出血部位进行止血。术后出血相对少见，若患者血流动力学稳定，经保守治疗一般可恢复；而支持治疗后仍存在血流动力学不稳定，则需急诊内镜下电凝、止血夹确切有效止血，极少需要外科手术。术中出血多因操作中损坏黏膜下血管所导致，因此，操作中采取必要的预防措施是极为重要的，包括黏膜下注射液中加入肾上腺素 0.9% 氯化钠注射液以收缩血管，术中应用热活检钳对可疑血管进行钳夹电凝处理等。病变切除后仔细处理创面，对可见血管进行预凝，有助于预防术后出血。术后应用止血药和抗酸剂也可达到预防出血的效果。

②穿孔：食管 EMR 穿孔较少，但 ESD 相关穿孔并不少见。术中穿孔可及时发现。术后患者出现前胸和颈部皮下气肿，胸部 X 线或 CT 发现纵隔气体或查体见穿孔征象等，应考虑术后穿孔。

穿孔发生率及危险因素：国外文献报道，EMR 穿孔率不超过 2%，ESD 穿孔率 2% ～ 10%。国内文献报道，EMR 穿孔率小于 6.3%，ESD 穿孔率 0 ～ 11.5%。ESD 穿孔与操作者经验、病变部位及大小、病变处有无溃疡形成等相关。操作过程中使用 CO_2 气体及预防性夹闭肌层破损处可降低穿孔发生率，而创面处肌层暴露则会增加穿孔风险。

消化道内积聚大量气体，容易使小的肌层裂伤形成穿孔，因此，操作过程中应及时抽吸消化道内的气体。严格掌握内镜切除适应证、充分的黏膜下注射及选用合适的器械也有利于预防穿孔发生。

穿孔治疗原则及处理方法：术中及时发现穿孔，后续操作应减少注气注水，切除结束后行内镜下夹闭，术后予禁食、胃肠减压、静脉使用广谱抗生素及支持治疗等保守治疗多可恢复，有利于降低外科手术率。内镜夹闭失败或穿孔较大内镜无法夹闭时，可能需要外科手术，以防病情进展。穿孔并发气胸时，应及时进行负压引流。隐形穿孔保守治疗多可痊愈。

③食管狭窄：指内镜切除术后需要内镜下治疗的食管管腔狭窄，常伴有不同程度的吞咽困难，多在术后 1 个月出现。

狭窄发生率及危险因素：病变大小、浸润深度及创面的环周比例和纵向长度对食管内镜切除术后狭窄率影响较大，其中，切除范围大于 3/4 周及浸润深度超过 M2 是发生术后狭窄的独立危险因素。大于 3/4 环周的病变内镜切除术后狭窄发生率可达 88% ～ 100%。

狭窄治疗原则及处理方法：内镜下食管扩张术是最常规的治疗方法，多数狭窄经数次内镜下扩张可缓解，存在高危因素的病例术后行预防性食管扩张可降低狭窄发生率。支架置入可作为难治性病例的选择，但存在疼痛、肉芽组织长入支架、食管溃疡形成及部分支架不能取出等问题。近来有研究报道预防性覆膜支架置入可安全有效降低近环周食管 ESD 患者术后狭窄发生率。生物可降解支架因支架降解支撑力下降及移位等问题导致长期疗效不理想。口服或黏膜下注射糖皮质激素是预防狭窄的重要措施，通过口服或黏膜下注射激素可以降低狭窄的程度和减少扩张的次数。口服及局部注射糖皮质激素可有效预防术后狭窄发生，降低扩张需求，但最佳方案尚未达成共识。目前多采用如下方案：糖皮质激素局部注射方法如下，在 ESD 术后创面残留的黏膜下层注射曲安奈德（稀释至 5mg/mL），注射通常在溃疡边缘开始、由远及近、线性注射，每个位点注射 0.5 ～ 1mL，共注射 20 ～ 40 个位点，总量控制在 100mg。也有文献报道，通过术后多次注射糖皮质激素预防狭窄，即在 ESD 术后残留的黏膜下层注射倍他米松，共注射 8 ～ 10 个位点，总量控制在 4 ～ 8mg，每周 1 ～ 2 次直至创面完全上皮化。局部注射糖皮质激素切勿碰到肌层，否则存在发生迟发性穿孔的可能。口服糖皮质激素预防狭窄可分为长期（高剂量）和短期（低剂量）两种。长期（高剂量）口服泼尼松龙，术后第 3 天开始，计量依次递减，30mg/d×2 周，25mg/d×2 周，20mg/d×1 周，15mg/d×1 周，10mg/d×1 周，5mg/d×1 周，共计 8 周 1120mg。短期（低剂量）口服泼尼松龙，术后第 2 天开始，计量依次递减，30mg/d×1 周，20mg/d×1 周，10mg/d×1 周，共计 3 周 420mg。细胞补片等再生医学技术尚处研究阶段。

5）内镜下非切除治疗：射频消融术（radiofrequency ablation，RFA）利用电磁波生物物理中的热效应发挥治疗作用，使肿瘤组织脱水、干燥和凝固坏死，从而达到治疗目的，在多发、病变较长或累及食管全周的早期食管癌及其癌前病变的治疗中具有明显的优势，且其治疗的深度控制在 1000μm 左右，降低了穿孔和术后狭窄的发生率。初步研究结果显示，RFA 可用于 Ⅱ b 型病变，且治疗前活检证实为食管鳞状上皮细胞中度异型增生和（或）重度异型增生及局限于 M2 层的中 - 高分化鳞癌。符合条件早期食管鳞癌及其癌前病变的 RFA 术后 12 个月完全缓解率可达 97%。但 RFA 对早期平坦食管鳞癌疗效的大样本量研究尚缺乏，长期疗效尚需进一步验证。环周型消融系统多应用于多发、延伸较长或环周病变的治疗，治疗过程包括记录消融位置、测量食管内径、置入消融导管进行消融等步骤，依据病变及第一次消融情况，可在清除已消融病变黏膜后行第二次消融，局灶型消融系统则多应用于局灶性病变及术后残余灶的处理，无需经过测量步骤。

内镜下非切除治疗方法还包括光动力疗法（photodynamic therapy，PDT）、氩离子凝固术（argon plasma coagulation，APC）、激光疗法、热探头治疗和冷冻疗法等。这些技术既可单独使用，也可与内镜切除术联合应用。PDT 是利用特定激光激发选择性聚集于肿瘤组织的光敏剂产生单态氧，通过物理、化学和免疫等复杂机制导致肿瘤坏死的疗法，可用于处理大面积早期多灶病变，应注意光敏反应、术后穿孔狭窄等不良事件。APC 是一种非接触性热凝固方法，可有效处理食管癌前病变，但应用于早期食管癌则需严格掌握适应证。非切除治疗方法致肿瘤毁损，但不能获得组织标本进行精确的病理学评估，也无法明确肿瘤是否完整切除，治疗后需密切随访，长期疗效还有待进一步研究证实。

（5）高危人群和内镜治疗后随访：轻度异型增生的患者随访要求 3 年 / 次，中度异型增生随访要求 1 年 / 次。内镜切除后随访要求 3 个月、6 个月和 12 个月各复查 1 次内镜，若无复发，此后每年复查 1 次内镜。随访时应结合染色和（或）放大内镜检查，发现阳性或可疑病灶行选择性活检及病理诊断。另外，肿瘤标志物和相关影像学检查亦不可忽视。同时应警惕异时多原发食管鳞癌和第二原发癌（如头颈部鳞癌、胃癌等）。

复发的预防和处理：病变切除后应仔细检查创面，必要时使用染色或 NBI 进行观察，发现病变残留时应及时行再次内镜下处理，有利于降低复发率。局部残留和复发的病变多可通过内镜下治疗清除，内镜下治疗失败者可追加手术或放化疗。

6. 食管癌分期综合治疗模式

目前食管癌的治疗仍是以手术为主的综合治疗。对食管癌的治疗应分期后由外科、放射治疗科、化疗科和内镜科等多学科联合讨论会诊后提出个体化综合治疗方案。以下采用的是 UICC/AJCC 分期（第 8 版）。

（1）Ⅰ 期（T1N0M0）：Ⅰa 期病变如果病变适合内镜治疗，首选内镜下黏膜切除或黏膜剥离术。如果病变过长 > 3cm 或过宽 > 3/4 周径或侵及黏膜下层或有可疑淋巴结转移，建议行外科手术治疗。Ⅰb 期首选外科手术治疗。如心肺功能差或不愿手术者，可行内镜下 ESD 加术后放疗。完全性切除的 Ⅰ 期食管癌，术后一般不行辅助放疗或化疗。

（2）ⅠB期、Ⅱ期和部分ⅢA期（$T_{1b\sim3}N_0M_0$、$T_{1\sim2}N_1M_0$）：首选外科手术治疗。如心肺功能差或不愿手术者，可行根治性放化疗。完全性切除的 $T_{2\sim3}N_0M_0$ 食管鳞癌，术后不行辅助放疗或化疗；对于完全性切除的术后病理报告为 T_4N_0 或 $T_{1\sim4}N_{1\sim3}M_0$ 食管鳞癌，但由于目前证据还不充分，术后可选择辅助放疗/化疗，亦可以选择观察。对于完全性切除的 $T_2N_0M_0$ 食管腺癌，术后不行辅助放疗或化疗；对于完全性切除的 $T_3N_0M_0$ 和 $T_{1\sim2}N_1M_0$ 食管腺癌，可以选择含氟嘧啶方案的术后放化疗。对于 R1、R2 的患者，选择含氟嘧啶方案的术后放化疗。

（3）Ⅲ期（$T_3N_1M_0$、$T_4N_{0\sim1}M_0$）：对于 $T_{1\sim3}N_{1\sim2}M_0$ 和部分 $T_{4a}N_{0\sim1}M_0$（侵及心包、膈肌和胸膜）可手术切除患者，推荐术前辅助放化疗或辅助放疗或辅助化疗后评估是否可手术治疗。与单纯手术相比较，术前化疗的价值尚未确定，术前放疗可提高切除率，但并不能改善总体生存率。对于术前检查发现肿瘤外侵明显，外科手术不易彻底切除的食管癌，通过术前放疗可以增加切除率。术前放化疗可改善食管鳞癌患者总体生存率，因此，对于 T3 以上或有淋巴结转移的可切除患者术前可行辅助放化疗/化疗。对于无淋巴结转移的完全性切除的食管鳞癌患者，不推荐常规术后化疗。对于完全性切除的食管腺癌，可以选择含氟嘧啶方案的术后辅助放化疗。对于 R1、R2 的患者，选择含氟嘧啶方案的术后放化疗。

对于不能手术的Ⅲ期患者，目前的标准治疗是同步放化疗。

（4）Ⅳ期（任何 T，任何 N，M_1，N_3 或 T_{4b}）：主要以化疗，放、化疗，放疗为主。对于一般状况较好者（ECOG 评分 ≤ 2 或 Karnofsky 评分 ≥ 60 分），可加用加化疗。①对于 HER2 高表达的腺癌一线化疗建议联合曲妥珠单抗；②腺癌二线和后续治疗可单独应用雷莫卢单抗或联合化疗；③二线和后续治疗如果 MSI-H 或 dMMR 可应用 Pembrolizumab；④三线和后续治疗 PD-L1 阳性（PD-L1 > 1）的腺癌可应用 Pembrolizumab。

一般状况不能耐受上述治疗者，以姑息和支持治疗为主要手段，治疗目的为延长生命，提高生活质量。

姑息治疗主要包括内镜治疗（包括食管扩张、食管支架等治疗）和止痛对症治疗及营养支持等。

7. 中医中药治疗

中医药治疗有助于改善手术后并发症，减轻放、化疗的不良反应，可以作为食管癌治疗的重要辅助手段。对于高龄、体质差、病情严重而无法耐受西医治疗的患者，中医药治疗可以作为辅助的治疗手段。

对于早期发现的食管癌前病变（如食管溃疡与食管炎，食管黏膜白斑，食管上皮不典型增生，食管瘢痕狭窄等）可选择中医药治疗调理，且需要加以饮食结构、生活方式的调整，有可能延缓肿瘤的发生。

第七节 典型病例

许某，女，60岁，汉族，河北省邯郸市，已婚。初诊：2009年5月13日。

主诉：吞咽食物困难2个月余。

现病史：患者2个月前无明显诱因出现吞咽食物困难，伴背部压抑感，于当地医院就诊，疑为食管癌，建议去上级医院治疗，遂于河北医科大学第四医院查电子胃镜：食管癌，距门齿34～39cm左侧壁见一不规则隆起环，1/2管腔，表面欠光滑，质地硬、脆，触之易出血，病变界限不清，周边浸润明显，管腔狭窄，病理学检查：鳞状上皮癌。现症：吞咽食物困难，进食梗阻感，时进食后呕吐，呕吐物为食物及黏液，口苦口臭，纳少，日食50～100g，大便干，2～3日一行，小便调。2个月体重下降7kg，舌暗红，苔黄厚腻，脉弦细滑。

既往史：既往体健，否认肝炎、结核、伤寒等传染病史。否认手术、外伤、输血史。预防接种史不详。

查体：发育正常，营养欠佳。全身黏膜未见黄染及出血点，浅表淋巴结未触及肿大。咽无充血，双扁桃体不大。心肺检查未见异常。腹平软，剑突无压痛，无肌紧张及反跳痛，肝脾未触及，墨菲征（–），肠鸣音正常存在。脊柱四肢及神经系统检查未见异常。

实验室检查：胃镜（河北医科大学第四医院，2009年5月20日）示食管癌；慢性萎缩性胃炎。病理示（食管）鳞状上皮癌。

诊断：

中医诊断：噎膈（浊毒内蕴湿热瘀阻证）。

西医诊断：食管癌；慢性萎缩性胃炎。

治法：化浊解毒，清热利湿。

方药：白花蛇舌草15g，半枝莲15g，半边莲15g，黄药子6g，茵陈15g，黄连15g，黄芩15g，全蝎9g，蜈蚣2条，壁虎9g，百合15g，藿香15g，佩兰15g，陈皮9g，半夏9g，竹茹9g，当归15g，白芍30g，瓜蒌15g，三七粉2g。

每日1剂，文火煎煮2次，每次40分钟，共取汁400mL，早晚饭前半小时温服。

二诊：患者服用半个月中药后，进食后呕吐黏液和食物有所好转，仍进食梗阻感，进流食舒，口干口苦，纳呆，大便可，每日1行，舌暗红苔黄腻，舌苔较前有所好转，脉弦细滑。中药处方调整：白花蛇舌草15g，半枝莲15g，半边莲15g，黄药子6g，茵陈15g，黄连15g，黄芩15g，全蝎9g，蜈蚣2条，壁虎9g，藿香15g，鸡内金15g，佩兰

15g，半夏 9g，麦冬 12g，生地黄 12g，当归 15g，白芍 30g，瓜蒌 15g，三七粉 2g。煎服法同前。

三诊：服药后患者进食梗阻感减轻，进软食和流食物无明显不适，进食后未出现呕吐，口干口苦减轻，乏力，仍纳呆，大便可，每日 1 行，舌暗红苔薄黄腻，脉弦细。中药处方调整：白花蛇舌草 15g，半枝莲 15g，半边莲 15g，丹参 15g，茵陈 15g，黄连 15g，全蝎 9g，蜈蚣 2 条，藿香 15g，佩兰 15g，鸡内金 15g，半夏 9g，麦冬 12g，生地黄 12g，当归 15g，白芍 30g，三七粉 2g，黄芪 30g。煎服法同前。

按语：本例患者为浊毒内蕴，湿热瘀阻。李佃贵教授根据多年的临床经验，治疗癌症要注重患者本身的正气，以提高患者的正气来遏制肿瘤的发展，提高患者的生存质量，延长患者寿命，即"带瘤生存"，此例食管癌患者属于标实阶段，主要是浊毒内蕴，湿热瘀阻，治疗以祛邪为主，采用化浊解毒、清热利湿法，同时注重维护患者的正气，祛邪的同时予以扶正，从而取得了良好的临床效果。

第四章　慢性胃炎

第一节　中医对慢性胃炎的认识

一、病名

慢性胃炎，是消化系统疾病中最常见的一种疾病，中医中并无此病名，然而对该病亦极为重视，且并不单纯地视为胃病，而是认为是脾胃的"纳与化""升与降""燥与湿"3个方面生理协调关系的失常，其病因病机复杂，导致发生多种表现的不同证候。据其临床表现，可将其归属于中医"胃脘痛""胃痞""嘈杂""痞胀""呕吐"等范畴，其中"胃脘痛"最常见。

胃脘痛是指心窝部以下，脐以上的胃脘部疼痛为主症，或伴有脘胀、纳呆、泛酸、嘈杂、恶心呕吐等症的一种疾病。《灵枢·邪气脏腑病形》有"胃病者，胃脘当心而痛，上支两胁，咽膈不通，饮食不下，取足三里也"等描述，阐明了本病的主要病变部位、临床表现及治法，同时《黄帝内经》还进一步指明了胃痛的发生与脾及肝郁横逆犯胃有关。

二、历代医家对本病病因病机及治疗上的认识

胃脘痛之病名在《黄帝内经》中早有记载，在唐宋以前常与心痛相混，金元时期将其与心痛区别开以后，历代医家对其病因病机辨证论治多有论述，下面作一简单介绍。

有关于胃脘痛的记载最早见于《黄帝内经》，如《素问·六元正纪大论》谓"木郁之发……民病胃脘当心而痛，上支两胁，膈咽不通，食饮不下"，《素问·五常政大论》中云"少阳司天，火气下临……心痛，胃脘痛"。对其病因和病机的认识，《素问·至真要大论》云"厥阴司天，风淫所胜……民病胃脘当心而痛"，指出胃脘痛与木气偏盛，肝胃失和有关。故《黄帝内经》中对胃脘痛病因病机及治疗的认识之论述为后世医学研究胃脘痛奠定了基础。

汉代张仲景有许多治疗胃脘痛的经典方，如附子粳米汤、芍药甘草汤、吴茱萸汤、大建中汤、小建中汤等，且《金匮要略·水气病脉证并治》云："气分，心下坚大如盘，边如旋杯，水饮所作，桂枝去芍药加麻辛附子汤主之。"提出了水饮停胃导致胃脘痛的病因病机及治疗方法。

在唐宋以前，胃脘痛多与心痛混淆而称。如唐代孙思邈在《备急千金要方·心腹痛》中云："九痛丸，治九种心痛，一虫心痛，二注心痛，三风心痛，四悸心痛，五食心痛，六饮心痛，七冷心痛，八热心痛，九来去心痛。"以上九种心痛大部分实际上指的是胃脘痛。宋代医籍中也有许多关于九心痛的记载，都延承了《备急千金要方》的思想，如严用和的《济生方·心腹痛门》中"夫心痛之病，医经所载凡有九种……其名虽不同，而其所致皆因外感六淫，内沮七情，或饮啖生冷果实之类，使邪气搏于正气，邪正交击，气道闭塞，郁于中焦，造成心痛"，也是将心痛与胃脘痛相混而称。

元代胃脘痛始成为一个独立病种，并提出了与"气"密切相关的重要思想。元代的朱丹溪是认为九种心痛实为胃脘痛的第一人，他在《丹溪心法·心脾痛》中明确指出了"心痛，即胃脘痛"，且较细致地将胃脘痛分作寒、热、气、湿、痰积、死血、虚、虫八类。论胃脘痛亦有因热而致始于丹溪，其从痰瘀论治实开后世之先河。李东垣则在《兰室秘藏》首次将胃脘痛独立作为一个病证来论证，对胃脘痛的病机、治法进行了阐述，并拟定了用于治疗胃脘痛的神圣复气汤、草豆蔻丸、麻黄豆蔻丸等方。

明代以后的医家不但将胃脘痛与心痛区别开来当作一个独立的病证，而且对其病因、病机及辨证论治的论述都大有发挥，认为"胃脘痛"的病因病机复杂，早期多由外邪、饮食、情志所伤，为实邪；后期常见脾虚、肾虚等正气虚；实则邪扰胃腑，虚则胃失所养，并常出现由实转虚，因虚致实等虚实错杂之证。但无论病因病机如何，其共同之处在于最终导致胃气失和，气机不利，胃失濡养，不通则痛。如张介宾在《景岳全书·心腹痛》中对胃脘痛病因的论述"胃脘痛证，多有因食、因寒、因气不顺者""惟食滞、寒滞、气滞者最多，其有因虫、因火、因痰、因血者，皆能作痛"，认为胃脘痛与气的关系最为密切，无论是食停或者寒留均可引起胃脘气滞，在治疗上因以理气为主。

清代以后对病因、病机、辨证论治的论述大有发挥，但仍继承了从"气"而论的观点。清代的医家继承了明代医家对胃脘痛病因病机与"气"密切相关的思想，更是对该病的辨证治疗有了更进一步的拓展。如高士宗在《医学真传·心腹痛》中曰："所痛之部，有气血阴阳之不同，若概以行气消导为治，漫云通则不痛。夫通则不痛，理也。但通之之法，各有不同。调气以和血，调血以和气，通也；下逆者使之上行，中结者使之旁达，亦通也；虚者助之使通，寒者温之使通，无非通之之法也，若必以下泄为通，则妄矣。"指出胃脘痛在治疗上应以"通则不痛"为治疗大法，但不能拘于"通下"之法，而应从病因的角度分别采用散寒、消食、理气、泄热、化瘀、除湿、养阴、温阳等治法，配合适当的辛香理气之品，共奏"通则不痛"之功。叶天士在《临床证指南医案·胃脘痛》中对该病的辨证论治颇有独到之处，他说："初病在经，久痛入络，以经主气，络主血，则可知其治气活血之当然……辛香理气，辛柔和血之法，实为对待必然之理。""夫痛则不通，通字需究气血阴阳，便是看诊要旨矣。""胃痛久而屡发，必有凝痰聚瘀。"提出了胃脘痛初起病在气分，与气滞关系密切，久病则入血分，治疗上要辨明在气分还是血分而有理气活血之偏重的观点，首倡胃脘痛"久病入络"之说。另外对于胃脘痛不同证型的治疗，有不少医家提出了自己独特的见解，如顾靖远在《顾氏医镜·胃脘痛》中主张对肝脾不和者以芍药甘草汤加减。伴气滞者加四磨饮，血瘀者加失笑散，食滞者加保和丸，热证用黄芩汤或竹叶石膏汤等。高鼓峰则在《医宗己任编》中提出了用逍遥散加生地黄、牡丹皮、山栀子，或疏肝益肾汤加柴胡、白芍、当归治疗阴虚胃脘痛伴燥热口渴等症状的观点。

三、中医对慢性胃炎的病因病机的认识

慢性胃炎的中医病因较为广泛和复杂，主要与胃外邪侵袭、脾胃虚弱、情志失调、饮食不节、药物损害等多种因素有关。胃主受纳，腐熟水谷，为五脏六腑之大源，以通为用，和降为顺，不宜郁滞，胃痛的病因虽多，但其基本病机是胃气郁滞，失于和降，不通为痛。病理因素以气滞为主，并见食积、寒凝、热郁、湿阻、血瘀等。慢性胃炎病位在胃，与肝、脾两脏密切相关。

慢性胃炎的病机可分为本虚和标实两个方面。本虚主要表现为脾气（阳）虚和胃阴虚，标实主要表现为气滞、湿热和血瘀，脾虚、气滞是疾病的基本病机。血瘀是久病的重要病机，在胃黏膜萎缩发生、发展乃至恶变的过程中起着重要作用。

第二节 西医对慢性胃炎的认识

慢性胃炎（CG）系指各种不同原因引起的胃黏膜慢性炎性病变。其病理变化多局限于胃黏膜层，病变实质主要是胃黏膜上皮遭到各种致病因子的反复侵袭，胃黏膜发生再生改造，最后可导致固有腺体不可逆的萎缩，甚至消失，并可伴有肠上皮化生的癌前组织学病变。本病是一种常见病、多发病，占门诊接受胃镜检查患者的80%～90%，其发病率居各种胃病之首。本病男性多于女性，且随年龄的增长发病率呈上升趋势。目前尚缺乏大规模人群的调查资料，但据少量人群普查结果，50岁以上者发病率可达50%。慢性胃炎具有病程较长、缠绵难愈、反复发作的特点，临床表现又不规则，且无典型症状，尤其是慢性萎缩性胃炎伴大肠型化生、不典型增生，被认为与胃癌有一定关系。在我国，

胃癌又是常见的恶性肿瘤之一，严重威胁着人们的健康。

人们对慢性胃炎的认识经历了一个漫长的过程。在胃镜发明以前，临床医生的认识尚处于主观臆断阶段。1728 年，Stahl 首先提出了慢性胃炎的诊断，但诊断标准始终存在分歧。1830 年，Cruveilhier 发现溃疡病之后，对于上腹部疼痛的患者，常诊断为溃疡病或胃神经官能症而不诊断为胃炎。1936 年 Shindler 根据胃镜下所见结合手术时全层胃黏膜活组织检查的发现，首先将慢性胃炎分为慢性非萎缩性胃炎、慢性萎缩性胃炎、慢性肥厚性胃炎 3 种。1949 年，Wood 用盲目胃黏膜活检法做了大量工作，将慢性胃炎分为慢性非萎缩性胃炎、慢性萎缩性胃炎、胃萎缩 3 种类型。1958 年，纤维胃镜问世，其对慢性胃炎的诊断更加方便、确切，不但可以细致地进行观察，而且可以在直视下进行黏膜活检。1972 年，Whitehead 等提出，把慢性非萎缩性胃炎和慢性萎缩性胃炎区别开来，确定病变部位是胃窦或胃体，注明肠上皮化生、胃炎活动性和萎缩程度。1973 年，Stricknand 等主张以病变部位结合壁细胞抗体阳性检测结果作为依据，将慢性萎缩性胃炎分为 A 型和 B 型。1982 年，我国慢性胃炎学术会议将其分为慢性非萎缩性胃炎和慢性萎缩性胃炎。1983 年，澳大利亚学者 Warren 和 Marshall 首次从胃黏膜组织中分离出幽门螺杆菌（Hp），并提出该菌可能是慢性胃炎的病原菌。1990 年，在第九届世界胃肠病学术大会上，Misiewicz 等提出了"悉尼系统"—— 一种新的胃炎分类法，把病因、相关病原、组织学及内镜结果均纳入诊断。"悉尼系统"及 1994 年的"新悉尼系统"，使胃炎的分类及诊断更为完整全面。

慢性胃炎病因学尚未完全阐明，主要病因有幽门螺杆菌感染、免疫因素、十二指肠液及胆汁反流，某些因素之间可能还有相加或协同损害作用。

大多数慢性胃炎患者无明显症状，或有不同程度的消化不良的症状，如进餐后加重的上腹不适、饱胀、无规律的腹痛、反酸、嗳气、烧灼感、食欲减退、恶心、呕吐等。少数伴有胃黏膜糜烂者可有上消化道出血的表现，一般为少量出血，患者可伴有体重减轻、贫血等。慢性胃炎大多数无明显体征，有时可有上腹部轻压痛。

对于慢性胃炎的治疗，尽可能针对病因，遵循个体化原则。治疗的目的是去除病因、缓解症状和改善胃黏膜炎性反应。抗酸药及抑酸药可快速减轻症状并促进破损胃黏膜的修复，胃黏膜保护剂如硫糖铝等可改善胃黏膜屏障，促进胃黏膜糜烂愈合。对于 Hp 感染者要进行杀菌治疗，我国第五次 Hp 感染处理共识推荐 Hp 根除方案为铋剂四联方案，即质子泵抑制剂（PPI）+ 铋剂 + 两种抗菌药物，疗程为 10 天或 14 天。服用引起胃黏膜损伤的药物如非甾体抗炎药（NSAIDs，包括阿司匹林）后出现慢性胃炎症状者，建议加强抑酸和胃黏膜保护治疗；根据原发病进行充分评估，必要时停用损伤胃黏膜的药物。研究显示，PPI 是预防和治疗 NSAIDs 相关消化道损伤的首选药物，优于 H2 受体拮抗剂和胃黏膜保护剂。

慢性胃炎特别是慢性萎缩性胃炎的进展和演变受多种因素影响，伴有上皮内瘤变者发生胃癌的危险性有不同程度的增加。当然，反复或持续 Hp 感染、不良饮食习惯等均为加重胃黏膜萎缩和肠化生的潜在因素。水土中含过多硝酸盐，微量元素比例失调，吸烟，长期饮酒，缺乏新鲜蔬菜、水果和所含的必要营养素，经常食用霉变、腌制、熏烤和油炸食物等快餐食物，过多摄入食盐，有胃癌家族史，均可增加慢性萎缩性胃炎的患病风险或加重慢性萎缩性胃炎甚至增加癌变的可能。除以上因素外，综合多种因素可以"胃龄"反映胃黏膜细胞的衰老状况。

由于慢性胃炎非常多见，致病因素广泛存在，对于萎缩性胃炎的治疗比较困难，增加了癌变风险，因而备受世界各国的重视。通过不断的努力，中医、西医近年来开展了深入的临床和实验研究，取得了丰硕成果，总结了许多有成效的中西医治疗方法。在西医治疗的基础上，将中医的辨证与辨病结合的方法，立法选方，进一步促进了临床疗效的提高。国内中医、中西医结合界提出了颇有临床指导意义的分型标准、治疗方案、疗效标准，为本病的治疗提供了指导依据。

第三节　常用检查

一、胃镜检查

胃镜下，慢性非萎缩性胃炎的黏膜呈红黄相间，或黏膜皱襞肿胀增粗；萎缩性胃炎的黏膜色泽变淡，皱襞变细而平坦，黏液减少，黏膜变薄，有时可透见黏膜血管纹。根据其在胃内的分布，慢性胃炎分为：①胃窦炎，多由 Hp 感染所致，部分患者炎症可波及胃体。②胃体炎：多与自身免疫有关，病变主要累及胃体和胃底。③全胃炎：可由 Hp 感染扩展而来。

不同病因所致胃黏膜损伤和修复过程中可产生不同的慢性胃炎组织学变化，常见以下 4 种。①炎症：炎症的活动性主要以中性粒细胞的浸润为主，初期可在黏膜浅层，继而波及全层。由于 Hp 感染，常成簇状分布，也可有淋巴滤泡的出现。②化生：长期慢性炎症使胃黏膜腺体化生，分为肠上皮化生和假幽门腺化生。③萎缩：病变扩展至腺体深部，腺体破坏、数量减少，固有层纤维化，黏膜变薄。黏膜萎缩可增加胃癌的风险。④异型增生：又称不典型增生，是细胞再生过程中过度增生和分化缺失，增生的上皮细胞拥挤，有分层现象，核增大，失去极性，有丝分裂现象增多，腺体结构紊乱。世界卫生组织（WTO）国际癌症研究协会推荐使用的术语是上皮内瘤变。根据异型程度分为轻、中、重度。化生、萎缩、异型增生被视为胃癌前状态。

二、幽门螺杆菌检测

对于胃癌前疾病及病变、消化性溃疡、胃肠黏膜相关淋巴瘤等疾病的诊疗具有重要作用。

1. 非侵入性方法

常用 ^{13}C 或 ^{14}C 尿素呼气试验，方法简便，准确性高，为 Hp 检测的"金标准"方法之一，目前广泛应用。

2. 侵入性方法

主要包括快速尿素酶试验，胃黏膜组织切片染色镜检（如银染、改良 Giemsa 染色、甲苯胺蓝染色、免疫组化染色）及细菌培养等，其中，胃黏膜组织切片染色镜检也是 Hp 检测的"金标准"方法之一。细菌培养则多用于科研。

三、X 线钡餐检测

X 线适用于：①了解胃的运动情况；②胃镜禁忌者；③不愿接受胃镜检查者和没有胃镜时。尽管气钡双重造影能较好地显示胃肠黏膜形态，但其效果仍逊于胃镜。其可以清晰地显示胃黏膜表面的微细结构，如有黏膜壁破坏、消失或中断，邻近胃黏膜僵直，蠕动消失，则胃癌可能性大。

四、胃液检测

胃液分析虽然不是慢性胃炎的特异性诊断检查，但其对慢性胃炎的诊断大有帮助。①在显微镜下发现大量的柱状上皮细胞（呈单个或片状，细胞外形规整），有助于胃炎的诊断。②通过测定胃酸分泌功能来确定是否存在萎缩性胃炎。一般萎缩性胃炎，特别是胃体萎缩性胃炎，胃酸分泌量明显减少，其他各种慢性胃炎胃酸可低，可高，也可正常，即使异常，幅度也很小。③可除外其他胃病存在，如果考虑慢性胃炎患者合并存在溃疡或肿瘤，行胃液分析有助于确诊。胃癌患者胃液检查可见癌细胞，且胃酸缺乏；而十二指肠球部溃疡的患者胃酸分泌量明显增高。

五、胃泌酸功能检测

胃酸分泌功能检查是抽取患者空腹胃液和用五肽促胃液素刺激后的胃液，通过测定胃液酸度和胃液量了解胃黏膜分泌功能的一种检查方法。五肽促胃液素是促进胃酸分泌的体液因素之一，其促酸分泌作用较强，能刺激胃黏膜壁细胞泌酸，通过测定基础和刺激后泌酸量可了解黏膜的泌酸功能。

胃癌、萎缩性胃炎患者胃酸分泌减少，PAO（高峰酸排量）常低于正常值。五肽促胃液素刺激后如胃液 pH > 3.5 为低胃酸，如 pH > 7.0 则为无胃酸。

第四节　中西医治疗

一、常用中医治疗

胃痛的治疗以理气和胃止痛为大法，旨在疏通气机，通而痛止，即所谓"通则不痛"。予辨证论治，如实证者应区别寒凝、气滞、胃热、血瘀，分别给予散寒止痛、疏肝解郁、清泄肝胃、通络化瘀、化浊解毒治法；虚者应当辨虚寒与阴虚，分别给予温胃健中或滋阴养胃。

（一）辨证论治

1. 寒邪客胃证

症状：胃痛暴作，拘急冷痛，恶寒喜暖，得温痛减，遇寒加重，口不渴，喜热饮，有感寒或食冷病史，舌苔薄白，脉弦紧。

病机：寒凝胃脘，阻遏阳气，气机郁滞。

治法：温胃散寒，理气止痛。

代表方：良附丸加减。

常用药：高良姜 6g，吴茱萸 3g，香附 6g，陈皮 6g，木香 9g。

2. 饮食伤胃证

症状：胃脘疼痛，胀满拒按，嗳腐吞酸，或呕吐不消化食物，其味腐臭，吐后痛减，不思饮食，大便不爽，得矢气及便后稍舒，有暴饮暴食病史，舌苔厚腻，脉滑。

病机：饮食积滞，壅阻胃气。

治法：消食导滞，和中止痛。

代表方：保和丸加减。

常用药：神曲 12g，山楂 12g，莱菔子 12g，茯苓 9g，半夏 6g，陈皮 6g，连翘 6g。

3. 肝气犯胃证

症状：胃脘胀痛，或攻撑走窜，牵引背胁，遇怫郁烦恼则痛作或痛甚，嗳气，矢气则痛舒，胸闷叹息，大便不畅，舌苔薄白，脉弦。

病机：肝气郁结，横逆犯胃，胃气阻滞。

治法：疏肝理气，和胃止痛。

代表方：柴胡疏肝散加减。

常用药：柴胡 6g，川芎 5g，香附 6g，陈皮 6g，白芍 9g，甘草 3g，枳壳 6g，佛手 6g，绿萼梅 6g。

4. 湿热中阻证

症状：胃脘灼痛，吐酸嘈杂，脘痞腹胀，纳呆恶心，口渴不欲饮水，小便黄，大便不畅，舌红苔黄腻，脉滑数。

病机：湿热内蕴，胃气痞阻。

治法：清化湿热，理气和胃。

代表方：清中汤加减。

常用药：黄连 3g，栀子 6g，半夏 6g，茯苓 9g，草豆蔻 6g，陈皮 6g，甘草 3g。

5. 瘀血停胃证

症状：胃脘刺痛，痛有定处，按之痛甚，疼痛延久屡发，食后加剧，入夜尤甚，甚或出现黑便或呕血，舌质紫暗或有瘀斑，脉涩。

病机：瘀停胃络，脉络壅滞。

治法：化瘀通络，理气和胃。

代表方：失笑散合丹参饮加减。

常用药：蒲黄 10g，五灵脂 15g，丹参 15g，檀香 9g，砂仁 6g，枳壳 15g，茯苓 12g，甘草 6g。

6. 脾胃虚寒证

症状：胃脘隐痛，绵绵不休，空腹痛甚，得食则缓，喜温喜按，劳累或受凉后发作或加重，泛吐清水，食少纳呆，大便溏薄，神疲倦怠，四肢不温，舌淡苔白，脉虚缓无力。

病机：中脏虚寒，胃失温养。

治法：温中健脾，和胃止痛。

代表方：黄芪建中汤加减。

常用药：黄芪 9g，白术 9g，桂枝 9g，白芍 15g，饴糖 30g，大枣 4 枚，甘草 6g，生姜 9g。

7. 胃阴不足证

症状：胃脘隐隐灼痛，有时嘈杂似饥，或似饥而不欲食，口干咽燥，大便干结，舌红少津，或光剥无苔，脉弦细无力。

病机：胃阴不足，润降失司。

治法：养阴益胃。

代表方：益胃汤加减。

常用药：北沙参 9g，麦冬 15g，生地黄 12g，玉竹 5g，石斛 9g，佛手 6g，绿萼梅 6g。

8. 浊毒内蕴证

症状：胃脘痞胀或疼痛，或胃脘痛有定处，拒按，日久不愈，口苦口臭，恶心呕吐，面色晦暗，大便黏滞不爽，舌红或紫暗，或有瘀点瘀斑，苔黄腻或厚腻，脉滑数或濡数或弦涩。

病机：湿、热、瘀日久酝酿成毒，致浊毒内蕴，损脾碍胃。

治法：化浊解毒。

代表方：自拟化浊解毒方加减。

常用药：藿香 9g，佩兰 6g，白花蛇舌草 12g，半枝莲 12g，半边莲 12g，全蝎 6g，蜈蚣 2 条。

（二）慢性胃炎常用自制中成药

1. 茵连和胃颗粒

功能主治：和胃降逆，调气理血，化湿清热，解痉止痛。用于胃失和降、气机郁滞，湿热中阻，瘀血阻络所致的胃疼、胃胀、嗳气、纳呆、烧心等；浅表性胃炎，萎缩性胃炎，疣状胃炎，胃酸分泌功能失调见上证候者。用法用量：温开水送服。每次 1 袋，每日 3 次；3 个月为一疗程。儿童服用量酌减或遵医嘱。

2. 芍药和胃颗粒

功能主治：和胃健脾，调气和血，化湿、通络，解痉止痛。用于胃失和降、气机郁滞，湿邪中阻，瘀血阻络所致的胃疼、胃胀、嗳气、纳呆、烧心等；浅表性胃炎，萎缩性胃炎，疣状胃炎见上证候者。用法用量：米汤或白开水送服。每次 1 袋，每日 3 次；3 个月为一疗程。儿童服用量酌减或遵医嘱。

3. 十味百合颗粒

功能主治：清化湿热，和胃安肠，消胀定痛。用于湿热蕴结，胃失和降，脾失健运所致的胃痛、胀满、烧心等症；消化性溃疡见上述证候者。用法用量：口服，每次 1 袋，每日 3 次。儿童服用量酌减或遵医嘱。

4. 苁芦通便胶囊

功能主治：补肾，清胃，凉肝，润肠，通便。用于肾虚，胃热，肝火所致的便秘及因此而引起的头痛、恶心、咽喉肿痛、腹胀、腹痛、食欲不振等；习惯性便秘见上述证候者。用法用量：饭后温开水送服。每次 2 粒，每日 3 次。

5. 金石利咽颗粒

功能主治：清肺利咽，清胃利膈，解毒散结，生津润燥。用于肺胃蕴热，热毒内结，津液损伤所致的咽喉干燥、肿痛、梗塞感、声音嘶哑等，慢性咽喉炎，扁桃体炎见上述证候者。用法用量：温开水送服。每次 1 袋，每日 3 次。

6. 三仙消食颗粒

功能主治：和胃理气，消导化滞。用于小儿气滞食积所致的停食停乳，脘腹胀满，腹痛拒按，呕吐酸馊，大便臭秽，面黄手足心热，舌苔厚腻。用法用量：2 岁及以下，1 次半袋，1 日 2 次；3 ～ 5 岁，每次 1 袋，每日 2 次；6 岁及以上，每次 1 袋，每日 3 次。

（三）慢性胃炎常用中成药

1. 三九胃泰胶囊

功能主治：清热燥湿，行气活血，柔肝止痛。用法用量：每次 2 ～ 4 粒（每粒重 0.5g），每日 2 次，温开水送服。

2. 复方香砂颗粒

功能主治：行气温中，健脾开胃，止痛消胀。用法用量：每次 1 袋（每袋重 10g），每日 3 次，开水冲服。

3. 气滞胃痛颗粒

功能主治：疏肝和胃，理气止痛。用法用量：每袋装 10g。每次 1 袋，每日 2 ～ 3 次，开水冲服。

4. 枳术宽中胶囊

功能主治：行气化湿，健脾和胃。用法用量：每 50 粒重 3g。每次 10g，每日 2 ～ 3 次，口服。

5. 胃复春片

功能主治：健脾益气，活血解毒。用法用量：每次 4 片（每片 0.35g），每日 3 次，温开水送服。

6. 养胃舒胶囊

功能主治：扶正固本，滋阴养胃，调理中焦，行气消导。用法用量：每粒装 0.4g。每次 3 粒，每日 2 次，口服。

7. 摩罗丹

功能主治：和胃降逆，健脾消胀，通络定痛。用法用量：小蜜丸每 55 粒重 9g。每次 55 ～ 110 粒，每日 3 次。

8. 胃康胶囊

功能主治：行气健胃，化瘀止血，制酸止痛。用法用量：每次 2 ～ 4 粒，每日 3 次，口服。

（四）其他中医特色疗法

1. 毫针

毫针疗法是通过对人体经络上的腧穴针刺，以调营卫，行活气血，调整经络、脏腑功能来治疗相关疾病的一种疗法。慢性胃炎患者通过毫针疗法，可普遍获得较好的治疗效果。

用针灸治疗时穴位可选取膈俞、脾俞、上脘、建里、足三里，或肝俞、胃俞、中脘、下脘、足三里。火针及毫针取穴完全相同。

加减配穴：脾胃虚弱可加章门，肝胃不和可加期门，胃阴不足可加三阴交，胸闷、恶心可加内关。

2. 艾灸

艾灸法是我国的传统疗法，方法是将艾绒点燃，在穴位上方温灸，使温热感穿透肌肤，但不要烫伤肌肤。采用艾灸法能健身、防病、治病，具有见效快、操作方便、相对无药物伤害的优点。患者可以根据自身病情选择合适的灸法进行治疗。如脾胃虚寒，出现胃脘冷痛、吐泻并作、四肢厥冷等症的患者可灸神阙（即肚脐）；顽固性胃脘痛可灸足三里；对于脾胃虚寒引起的胃痛，或中老年人胃脘隐痛、食欲不振者，可用艾条温和灸中脘、梁门、足三里。

3. 拔罐

拔罐疗法调治慢性胃炎虽然不像药物那样立竿见影，但对改善脾胃功能，减轻胃脘部胀满不适、疼痛、嗳气等症状确有一定的疗效，慢性胃炎患者可在医生指导下有选择地应用。

4. 耳穴贴压

耳穴贴压是通过刺激耳部穴位以防治疾病的治疗方法，通过耳穴贴压疏通经络，激发机体功能，调节体内激素水平，增强机体免疫力，促进脏腑功能的恢复，改善机体内环境。

5. 药熨

药熨疗法是指选用具有温经散寒、行气活血、止痛等作用的中药，将其加热后用布包裹起来，放在人体患处的体表或穴位上，做往返或旋转移动，借助药力和热力的作用以调治疾病的一种常用外治方法。

药熨能使特定部位的皮肤受热，引起皮肤和皮下组织的毛细血管扩张，从而改善局部血液循环，增强机体的抗病能力，消除疼痛不适等症状。同时，药熨可借助温热之力，使药性通过皮肤由表及里，循经络传至脏腑，以调整脏腑功能，改善气血运行，具有温经散寒、健脾益胃、舒筋通络、活血化瘀、缓急止痛等功效，能调和阴阳气血，调整脏腑功能，改善胃肠功能，特别是缓解慢性胃炎患者胃脘部疼痛不适等症状的作用显著，乃调治慢性胃炎的可靠方法之一。药熨疗法调治慢性胃炎的作用有限，通常只用于脾胃虚寒及寒凝气滞之胃脘部疼痛不适。临床中单独应用药熨疗法调治慢性胃炎者较少，通常与内服药物治疗、饮食调理、情志调节以及起居调摄等治疗调养方法配合应用，以提高临床疗效。

二、常用西医治疗

1. 一般治疗

去除各种可能的致病因素，如戒烟、酒，避免使用对胃黏膜有损害的药物，控制口腔、咽部慢性感染。此外规律、清淡易消化饮食也是治疗慢性胃炎必不可少的措施，避免暴饮暴食，避免过硬、过酸、过于辛辣和过热饮食。进食宜细嚼慢咽，定时定量。

2. 对症治疗

有反酸或胃出血者，可给予制酸剂如 H2 受体拮抗药；有腹胀、恶心呕吐者，可给胃动力药如甲氧氯普胺、多潘立酮；有胃痉挛痛者，可用解痉剂等。

3. 营养、保护胃黏膜

予养胃冲剂、维酶素，伴恶性贫血者应给予维生素 B_{12} 和叶酸。有糜烂者可加用黏膜保护剂如枸橼酸铋钾、麦滋林 –S 等。

4. 清除 HP 感染

目前推荐四联杀菌：PPI 标准剂量 + 铋剂 + 两种抗生素（阿莫西林 1.0g，克林霉素 0.5g，甲硝唑 0.4g，呋喃唑酮 0.1g）。疗程 14 天。

第五节　保健调理

一、日常起居调摄

起居调摄又称起居养生，是通过科学合理的生活方式来达到促进健康、治疗调养疾病目的的一种自我调养方法。《黄帝内经》说："起居有常，不妄作劳。"慢性胃炎患者应重视日常起居调摄，做到生活有规律，科学地安排每一天的生活。慢性胃炎患者起居调摄的要点有以下几个方面。

1. 保持生活起居规律化，良好的生活规律是慢性胃炎起居调理的重要基础。

2. 保持心情愉快，避免不良情绪刺激。

3. 保证良好的睡眠，可消除疲劳、恢复体力，有利于胃病的康复。

4. 保证合理饮食，注意饮食营养的均衡、全面，三餐定时定量，避免吃过冷、过热、过甜、过咸的食物。

5. 劳逸结合，适当娱乐，对改善消化吸收、新陈代谢都具有有益的作用。

6. 戒除不良的嗜好。吸烟饮酒是不良嗜好，对人体的危害很大，不利于慢性胃炎的康复，戒除烟酒也是慢性胃炎患者日常生活中的重要事项。

7. 避免服用对胃黏膜有刺激的药物。长期大量服用非甾体抗炎药如阿司匹林、吲哚美辛等可抑制胃黏膜前列腺素的合成，破坏黏膜屏障。

二、运动保健

慢性胃炎患者的运动锻炼，需要根据自己的体质强弱和病情的轻重程度量力而行。总的要求是运动应当由静到动、从慢到快、从简单到复杂、从短时间到长时间。以上几个方面的强度要逐渐增加，直到满足自己锻炼的需要为止。运动要持之以恒，长期坚持。运动时血液在周围血管较多，胃肠血管供血相对较少，在运动结束后立即进食，不管是食物，还是大量液体，都会增加胃肠道负担，应在休息片刻后，待呼吸、心率平稳，整个人平静后再进食为妥。

第六节　诊疗共识

一、中医诊疗共识意见

慢性胃炎中医诊疗专家共识意见（2017）

慢性胃炎是由多种原因引起的胃黏膜的慢性炎性反应，是消化系统常见病之一。该病易反复发作，严重影响患者的生活质量，慢性萎缩性胃炎伴肠上皮化生、上皮内瘤变者发生胃癌的危险度增加，在临床上越来越受到重视。中医药在本病的诊疗方面有着多年的积累，中华中医药学会脾胃病分会曾于2009年组织制定了《慢性非萎缩性胃炎中医诊疗共识意见》《慢性萎缩性胃炎中医诊疗共识意见》，对慢性胃炎的诊疗起到了一定的规范作用。近年来，中医药在诊治慢性胃炎方面取得诸多进展，有必要对共识意见进行更新，以满足临床需要，更好地指导临床工作。

中华中医药学会脾胃病分会于2014年8月在合肥牵头成立了《慢性胃炎中医诊疗专家共识意见》起草小组。小组成员依据循证医学的原理，广泛搜集循证资料，并先后组织国内脾胃病专家就慢性胃炎的证候分类、辨证治疗、诊治流程、疗效标准等一系列关键问题进行总结讨论，形成本共识意见初稿，之后按照国际通行的德尔斐法进行了 3 轮投票。2015 年 9 月在重庆进行了第一次投票，并根据专家意见，起草小组对本共识意见进行了修改。2015 年 12 月在北京进行了第二次投票。2016 年 6 月在厦门中华中医药学会脾胃病分会召开核心专家审稿会，来自全国各地的 20 余名脾胃病学知名专家对本共识意见（草案）进行了第三次投票，并进行了充分地讨论和修改。2016 年 7 月在哈尔滨第 28 届全国脾胃病学术会议上专家再次进行了讨论、修改和审定。并于 2016 年 9 月在北京召开了本共识的最终定稿会议，完成了本共识意见（表决选择：①完全同意；②同意，但有一定保留；③同意，但有较大保留；④不同意，但有保留；⑤完全不同意。如果 > 2/3 的人数选择①，或 > 85% 的人数选择① + ②，则作为条款通过）。现将全文公布如下，供国内外同道参考，并期望在应用中不断完善。

（一）概述

1. 病名

慢性胃炎中医病名诊断以症状诊断为主。以胃痛为主症者，诊为"胃脘痛"；以胃脘部胀满为主症者，诊为"痞满"；若胃痛或胃脘部胀满症状不明显者，可根据主要症状诊断为"反酸""嘈杂"等病。

2. 西医诊断

慢性胃炎的确诊主要依赖于内镜与病理检查，尤以后者的价值更大。对慢性胃炎的诊断应尽可能地明确病因，特殊类型胃炎的内镜诊断必须结合病因和病理。

（1）临床表现：慢性胃炎是胃黏膜的慢性炎性反应，多数慢性胃炎患者可无明显临床症状，有症状者主要表现为非特异性消化不良，如上腹部不适、饱胀、疼痛、食欲不振、嗳气、反酸等，部分还可有健忘、焦虑、抑郁等精神心理症状。消化不良症状的有无及其严重程度与慢性胃炎的组织学所见和内镜分级无明显相关性。

（2）内镜及病理检查：内镜诊断：①非萎缩性胃炎：内镜下可见黏膜红斑，黏膜出血点或斑块、黏膜粗糙伴或不伴水肿、充血渗出等基本表现。②萎缩性胃炎：内镜下可见黏膜红白相间，以白相为主，皱襞变平甚至消失，部分黏膜血管显露，可伴有黏膜颗粒或结节状等表现。③如伴有胆汁反流、糜烂、黏膜内出血等，描述为萎缩性胃炎或非萎缩性胃炎伴胆汁反流、糜烂、黏膜内出血等。

病理诊断：根据需要可取 2 块或以上活检组织，内镜医师应向病理科提供取材的部位、内镜检查结果和简要病史。病理医师应报告每一块活检标本的组织学变化，对幽门螺杆菌感染、慢性炎性反应、活动性、萎缩、肠上皮化生和异型增生（上皮内瘤变）应予以分级。慢性胃炎活检显示有固有腺体的萎缩（包括化生性萎缩和非化生性萎缩），即可诊断为萎缩性胃炎，不必考虑活检标本的萎缩块数与程度。临床医师可结合病理结果和内镜所见，做出病变范围与程度的判断。

（3）实验室检查：①幽门螺杆菌是引起慢性胃炎的最重要的原因，建议常规检测；②维生素 B_{12}、自身抗体等在诊断萎缩性胃体炎时建议检测；③血清胃泌素 G17、胃蛋白酶 I 和 II 可能有助于判断有无胃黏膜萎缩和萎缩部位。

（二）病因病机

1. 病因

胃在生理上以和降为顺，在病理上因滞而病，本病主要与脾胃虚弱、情志失调、饮食不节、药物、外邪（幽门螺杆菌感染）等多种因素有关，上述因素损伤脾胃，致运化失司，升降失常，而发生气滞、湿阻、寒凝、火郁、血瘀等，表现为胃痛、胀满等症状。

2. 病位

慢性胃炎病位在胃，与肝、脾两脏密切相关。

3. 病机

慢性胃炎的病机可分为本虚和标实两个方面。本虚主要表现为脾气（阳）虚和胃阴虚，标实主要表现为气滞、湿热和血瘀，脾虚、气滞是疾病的基本病机。血瘀是久病的重要病机，在胃黏膜萎缩发生、发展乃至恶变的过程中起着重要作用。

4. 病机转化

慢性胃炎的辨证应当审证求因，其病机与具体的临床类型有关，总体而言，在临床上常表现为本虚标实、虚实夹杂之证。早期以实证为主，病久则变为虚证或虚实夹杂；早期多在气分，病久则兼涉血分。慢性非萎缩性胃炎以脾胃虚弱，肝胃不和证多见；慢性萎缩性胃炎以脾胃虚弱，气滞血瘀证多见；慢性胃炎伴胆汁反流以肝胃不和证多见；伴幽门螺杆菌感染以脾胃湿热证多见；伴癌前病变者以气阴两虚、气滞血瘀，湿热内阻证多见。

（三）辨证分型

结合现有共识和标准，采用定量的文献统计方法，对临床常用的相对单一证候进行统计，确定常用证候为肝胃不和证（包括肝胃气滞证和肝胃郁热证）、脾胃湿热证、脾胃虚弱证（包括脾胃气虚证和脾胃虚寒证）、胃阴不足证及胃络瘀阻证。上述证候可单独出现，也可相兼出现，临床应在辨别单一证候的基础上辨别复合证候。常见的复合证候有肝郁脾虚证、脾虚气滞证、寒热错杂证、气阴两虚证、气滞血瘀证、虚寒夹瘀证、湿热夹瘀证等。同时，随着病情的发展变化，证候也呈现动态变化的过程，临床需认真甄别。

1. 辨证标准

（1）肝胃不和证

①肝胃气滞证

主症：胃脘胀满或胀痛，胁肋部胀满不适或疼痛。次症：症状因情绪因素诱发或加重，嗳气频作。舌脉：舌淡红，苔薄白；脉弦。

②肝胃郁热证

主症：胃脘灼痛，两胁胀闷或疼痛。次症：心烦易怒，反酸，口干，口苦，大便干燥。舌脉：舌质红，苔黄；脉弦或弦数。

（2）脾胃湿热证

主症：脘腹痞满或疼痛，身体困重，大便黏滞或溏滞。次症：食少纳呆，口苦，口臭，精神困倦。舌脉：舌质红，苔黄腻；脉滑或数。

（3）脾胃虚弱证

①脾胃气虚证

主症：胃脘胀满或胃痛隐隐，餐后加重，疲倦乏力。次症：纳呆，四肢不温，大便溏薄。舌脉：舌淡或有齿印，苔薄白；脉虚弱。

②脾胃虚寒证

主症：胃痛隐隐，绵绵不休；喜温喜按。次症：劳累或受凉后发作或加重，泛吐清水，精神疲倦，四肢倦怠，腹泻或伴不消化食物。舌脉：舌淡胖，边有齿痕，苔白滑；脉沉弱。

（4）胃阴不足证

主症：胃脘灼热疼痛，胃中嘈杂。次症：似饥而不欲食，口干舌燥，大便干结。舌脉：舌红少津或有裂纹，苔少或无；脉细或数。

（5）胃络瘀阻证

主症：胃脘痞满或痛有定处。次症：胃痛日久不愈，痛如针刺。舌脉：舌质暗红或有瘀点、瘀斑；脉弦涩。

证候诊断：具备主症2项，次症2项，参考舌脉，即可诊断。

2. 微观辨证

微观辨证是以胃镜为工具，在胃镜直视下，观察胃黏膜的颜色、色泽、质地、分泌物、蠕动及黏膜血管等情况，来辨别证型。研究显示，胃镜下辨证有一定的临床价值，尤其是对于临床无症状或长期治疗而疗效不佳者。鉴于文献报道的微观辨证分型标准并不完全一致，共识制定小组经过讨论，拟定了微观分型的参考标准，以供临床参考。

①肝胃不和证：胃黏膜急性活动性炎性反应，或伴胆汁反流，胃蠕动较快。②脾胃湿热证：胃黏膜充血水肿，糜烂明显，黏液黏稠混浊。③脾胃虚弱证：胃黏膜苍白或灰白，黏膜变薄，黏液稀薄而多，或有黏膜水肿，黏膜下血管清晰可见，胃蠕动减弱。④胃阴不足证：黏膜表面粗糙不平，变薄变脆，分泌物少皱襞变细或消失，呈龟裂样改变，或可透见黏膜下小血管网。⑤胃络瘀阻证：胃黏膜呈颗粒或结节状，伴黏膜内出血点，黏液灰白或褐色，血管网清晰可见，血管纹暗红。

（四）临床治疗

1. 治疗目标

慢性胃炎中医药治疗以改善患者症状、提高患者生活质量为主，同时关注胃黏膜糜烂、萎缩、肠上皮化生、上皮内瘤变（异型增生）等病变。

2. 治疗原则

中医药对慢性胃炎的主要干预手段有药物治疗、针灸疗法等，临床可根据具体情况选择合适的治疗方式，并配合饮食调节、心理疏导等方法综合调治。治疗过程中，应当审证求因，辨证施治；对于病程较长、萎缩、肠上皮化生者，在辨证准确的基础上，可守方治疗。

3. 辨证论治

（1）肝胃不和证

①肝胃气滞证

治法：疏肝理气和胃。主方：柴胡疏肝散（《景岳全书》）。药物：柴胡、陈皮、枳壳、芍药、香附、川芎、甘草。加减：胃脘疼痛者可加川楝子、延胡索；嗳气明显者，可加沉香、旋覆花。

②肝胃郁热证

治法：清肝和胃。主方：化肝煎（《景岳全书》）合左金丸（《丹溪心法》）。药物：青皮、陈皮、白芍、牡丹皮、栀子、泽泻、浙贝母、黄连、吴茱萸。加减：反酸明显者可加乌贼骨、瓦楞子；胸闷胁胀者，可加柴胡、郁金。

（2）脾胃湿热证

治法：清热化湿。主方：黄连温胆汤（《六因条辨》）。药物：半夏、陈皮、茯苓、枳实、竹茹、黄连、大枣、甘草。加减：腹胀者可加厚朴、槟榔；嗳食酸腐者可加莱菔子、神曲、山楂。

（3）脾胃虚弱证

①脾胃气虚证

治法：益气健脾。主方：香砂六君子汤（《古今名医方论》）。药物：木香、砂仁、陈皮、半夏、党参、白术、茯苓、甘草。加减：痞满者可加佛手、香橼；气短、汗出者可加炙黄芪；四肢不温者可加桂枝、当归。

②脾胃虚寒证

治法：温中健脾。主方：黄芪建中汤（《金匮要略》）合理中汤（《伤寒论》）。药物：黄芪、芍药、桂枝、生姜、大枣、饴糖、党参、白术、干姜、甘草。加减：便溏者可加炮姜炭、炒薏苡仁；畏寒明显者可加炮附子。

（4）胃阴不足证

治法：养阴益胃。主方：一贯煎（《续名医类案》）。药物：北沙参、麦冬、地黄、当归、枸杞子、川楝子。加减：胃痛明显者加芍药、甘草；便秘不畅者可加瓜蒌、火麻仁。

（5）胃络瘀阻证

治法：活血化瘀。主方：失笑散（《太平惠民和剂局方》）合丹参饮（《时方歌括》）。药物：五灵脂、蒲黄、丹参、檀香、砂仁。加减：疼痛明显者加延胡索、郁金；气短、乏力者可加黄芪、党参。

对于临床症状复杂、多个证候相兼的患者，用成方组成相应的切合病机的合方治疗可提高治疗的效果，简化处方的程序。如慢性非萎缩性胃炎，其病机为脾胃虚弱、肝胃不和，故可用脾胃虚弱证的主方香砂六君子汤与肝胃不和证的主方柴胡疏肝散合方化裁。慢性萎缩性胃炎、慢性胃炎伴胆汁反流等也可据此方法处方。

4. 辨病论治

辨病论治、专病专方是慢性胃炎中医临床实践的重要组成部分，其原理是在认识慢性胃炎基本病机的基础上，拟定方剂，并随证化裁。从临床用方的组成来看，多数为各单一证候用方所组成的合方。

对于无明显临床症状者，可采用辨病论治并结合舌脉、内镜下胃黏膜表现的辨证结果施治，具体病机可参考"病机转化"及"微观辨证"部分。

在幽门螺杆菌阳性的慢性胃炎患者中，如果有明显的临床症状，或伴萎缩、糜烂、肠上皮化生、上皮内瘤变等，或有胃癌家族史者，根除幽门螺杆菌是必要的。关于幽门螺杆菌的根除指征及用药方案，具体可参照相关幽门螺杆菌共识意见。辨证属脾胃湿热证的患者也可配合使用具有清热化湿功效的方剂（如黄连温胆汤、半夏泻心汤）提高疗效。

慢性胃炎伴胃黏膜充血、糜烂时，可加用中药三七粉、白及粉、珍珠粉治疗（随汤药冲服或用温水调成糊状口服，空腹时服用），但建议在辨证的基础上使用。伴黏膜内出血者，可在处方中加入化瘀止血之品，如三七粉、白及粉。对慢性胃炎伴癌前病变者的治疗，非脾胃虚寒者可在复方中加入白花蛇舌草、半枝莲、半边莲，或配合使用活血化瘀类中药丹参、三七、莪术等。

5. 常用中成药

（1）气滞胃痛颗粒：疏肝理气，和胃止痛。用于肝郁气滞，胸痞胀满，胃脘疼痛。

（2）胃苏颗粒：理气消胀，和胃止痛。用于气滞型胃脘痛，症见胃脘胀痛，窜及两胁，得嗳气或矢气则舒，情绪郁怒则加重，胸闷食少，排便不畅；慢性胃炎见上述证候者。

（3）温胃舒胶囊：温中养胃，行气止痛。用于中焦虚寒所致的胃痛，症见胃脘冷痛、腹胀嗳气、纳差食少、畏寒无力；慢性萎缩性胃炎、浅表性胃炎见上述证候者。

（4）虚寒胃痛颗粒：益气健脾，温胃止痛。用于脾虚胃弱所致的胃痛，症见胃脘隐痛、喜温喜按、遇冷或空腹加重；十二指肠球部溃疡、慢性萎缩性胃炎见上述证候者。

（5）健胃消食口服液：健胃消食。用于脾胃虚弱所致的食积，症见不思饮食，嗳腐吞酸，脘腹胀满；消化不良见上述证候者。

（6）养胃舒胶囊：扶正固体，滋阴养胃，调理中焦，行气消导。用于慢性萎缩性胃炎、慢性胃炎所引起的胃脘灼热胀痛，手足心热，口干、口苦，纳差，消瘦等症。

（7）荜铃胃痛颗粒：行气活血，和胃止痛。用于气滞血瘀引起的胃脘胀痛、刺痛；慢性胃炎见有上述证候者。

（8）摩罗丹（浓缩丸）：和胃降逆，健脾消胀，通络定痛。用于慢性萎缩性胃炎症见胃疼、胀满、痞闷、纳呆、嗳气等症。

（9）胃复春：健脾益气，活血解毒。用于治疗慢性萎缩性胃炎胃癌前期病变、胃癌手术后辅助治疗、慢性非萎缩性胃炎属脾胃虚弱证者。

（10）达立通颗粒：清热解郁，和胃降逆，通利消滞。用于肝胃郁热所致痞满证，症见胃脘胀满、嗳气、纳差、胃中灼热、嘈杂泛酸、脘腹疼痛、口干口苦；动力障碍型功能性消化不良见上述症状者。

（11）金胃泰胶囊：行气活血，和胃止痛。用于肝胃气滞，湿热瘀阻所致的急慢性胃肠炎、胃及十二指肠溃疡等。

（12）胃康胶囊：行气健胃，化瘀止血，制酸止痛。用于气滞血瘀所致的胃脘疼痛、痛处固定、吞酸嘈杂、胃及十二指肠溃疡、慢性胃炎见上述症状者。

（13）三九胃泰颗粒：清热燥湿，行气活血，柔肝止痛。用于湿热内蕴、气滞血瘀所致的胃痛，症见脘腹隐痛、饱胀反酸、恶心呕吐、嘈杂纳减；浅表性胃炎、糜烂性胃炎、萎缩性胃炎见上述证候者。

（14）荆花胃康胶丸：理气散寒，清热化瘀。用于寒热错杂症，气滞血瘀所致的胃脘胀闷疼痛、嗳气、反酸、嘈杂、口苦；十二指肠溃疡见上述证候者。

（15）甘海胃康胶囊：健脾和胃，收敛止痛。用于脾虚气滞所致的胃及十二指肠溃疡、慢性胃炎、反流性食管炎。

（16）东方胃药胶囊：疏肝和胃，理气活血，清热止痛。用于肝胃不和，瘀热阻络所致的胃脘疼痛、嗳气、吞酸、嘈杂、饮食不振、躁烦易怒等；胃溃疡、慢性非萎缩性胃炎见上述证候者。

（17）延参健胃胶囊：健脾和胃，平调寒热，除痞止痛。用于治疗本虚标实，寒热错杂之慢性萎缩性胃炎。症见胃脘痞满、疼痛、纳差、嗳气、嘈杂、体倦乏力等。

（18）脾胃康胶囊：疏肝利胆，清利湿热。用于肝胆湿热所致的胁痛、黄疸；胆汁反流性胃炎、胆囊炎见上述症状者。

6. 针灸治疗

针灸治疗对慢性胃炎的症状改善有作用，用温针配合艾灸，可有效地缓解慢性胃炎脾胃虚寒证患者的症状，提高生活质量。

针灸治疗常用取穴有足三里、中脘、胃俞、脾俞、内关等。肝胃不和加肝俞、太冲、期门；伴郁热加天枢、丰隆；脾胃虚弱者加脾俞、梁丘、气海；胃阴不足加三阴交、太溪；脾胃虚寒重者，可灸上脘、中脘、下脘、足三里；兼有恶心、呕吐、嗳气者，加上脘、内关、膈俞；痛甚加梁门、内关、公孙；消化不良者加合谷、天枢、关元、三阴交；气滞血瘀证加太冲、血海、合谷；气虚血瘀证加血海、膈俞等；兼有实证者用针刺，虚证明显者用灸法；虚实夹杂，针灸并用。

7. 心理干预

精神刺激是引起慢性胃炎的重要因素，而慢性胃炎患者的焦虑与抑郁量表评分也较正常人高。常见的心理障碍包括丧失治疗信心、恐癌心理及对特殊检查的恐惧等。加强对慢性胃炎患者的心理疏导对缓解发病、减轻症状、提高生活质量有一定的帮助。

（五）疗效评定

1. 明确主要疗效指标

慢性胃炎的疗效评价包括证候疗效评价、症状评价、内镜下胃黏膜表现评价、病理组织学评价、生活质量评价等。临床研究中应根据主要研究目的的不同，选择主要疗效指标与次要疗效指标。

（1）证候疗效评价：证候疗效评价是体现中医临床疗效评价特色的部分，常用尼莫地平法进行疗效的评估，其是以症状，部分结合舌苔、脉象为基础的评定。尼莫地平法计算方法：疗效指数（%）＝（治疗前积分－治疗后积分）/治疗前积分×100%。①临床痊愈：主要症状、体征消失或基本消失，疗效指数≥95%；②显效：主要症状、体征明显改善；70%≤疗效指数<95%；③有效：主要症状、体征明显好转，30%≤疗效指数<70%；④无效：主要症状，体征无明显改善，甚或加重，疗效指数<30%。

（2）症状评价：症状评价主要是针对慢性胃炎的消化不良症状的评价，如上腹部疼痛、饱胀、早饱、食欲不振等，处理方法多是参照《中药新药临床研究指导原则》，将症状分为主要症状与次要症状，从程度和频次两个方面进行分级，并按照权重赋值。但目前对症状的选择、分级标准的制定、权重的赋值均存在较大的主观性，其信度、效度及反应度均得不到验证，需要进一步规范。

（3）临床评定:《慢性胃炎的内镜分型分级标准及治疗的试行意见》曾提出慢性胃炎内镜下黏膜表现的分级，该标准主要用于临床评定。内镜下胃黏膜疗效评价指标可暂时参照该标准制定，但其价值仍有待于进一步认定。

（4）其他评价：对于胃黏膜萎缩、肠上皮化生、上皮内瘤变的评价是病理组织学为主。病理组织学病变包括萎缩、肠上皮化生、上皮内瘤变、炎性反应、活动性等。可参考《中国慢性胃炎共识意见》提供的直观模拟评分法对各病变予以分级赋分，应当区分主要指标和次要指标，并结合病变范围，综合评价。

对于上皮内瘤变的评价，建议在采用黏膜定标活检技术的基础上，进行病理组织学的定性和半定量评价。

（5）生活质量评价：在生活质量方面可采用慢性胃肠疾病患者报告临床结局评价量表（PRO）及 SF-36 健康调查量表等进行测评。PRO 从中医药治疗脾胃病的特点出发，分消化不良、反流、排便、社会、心理、一般状态 6 个维度对患者进行测评，其信度、效度已得到验证。

（6）焦虑抑郁评价：对于焦虑抑郁状态测评，可以采用医院焦虑与抑郁量表（HAD）、焦虑自评量表（SAS）、抑郁自评量表（SDS）等工具。

2. 不推荐使用复合指标

复合评价是将几个相关指标按照一定的关系，重新组合成新的指标体系；如将临床症状、内镜表现及病理组织两者组合，综合制定治愈、显效、有效及无效的标准，这种组合看似精确，但数据无法回溯，实际执行时容易流于粗糙。临床疗效评价中，推荐对各个临床疗效评价指标单独评价和解释，不推荐使用复合指标。

3. 关注远期疗效

慢性胃炎临床疗效评价应将近期疗效与远期疗效评价相结合。慢性胃炎的病程是一个长期的、慢性、反复的过程，除症状外，萎缩、肠上皮化生、上皮内瘤变等病变应当是观察的重要内容。慢性胃炎的临床疗效评价时间推荐在 3 个月以上，以便于疗效的准确评估。治疗结束后进行长期随访，观察胃癌发生率等终点结局指标及疾病复发情况。

4. 胃黏膜定标活检技术

胃黏膜定标活检技术对于慢性萎缩性胃炎、慢性萎缩性胃炎伴肠上皮化生、上皮内瘤变等评价具有较高的价值。

（六）预防调摄

1. 饮食控制

关于饮食行为与慢性胃炎的关系研究显示，进餐无定时、进食过快、暴饮暴食、喜食热烫食、烧烤、口味偏咸、饮酒等为慢性胃炎的危险因素。慢性胃炎患者应尽量避免服用对胃黏膜有刺激或损伤的食物（如辛辣食物、含亚硝酸盐食物等）及药物（如非甾体抗炎药等）。

2. 心理调摄

慢性胃炎患者应保持心情舒畅，避免不良情绪的刺激，必要时可向心理医师咨询。

3. 生活调摄

慢性胃炎患者应当避免长期过度劳累，在冬春季节尤需注意生活调摄。

4. 随访监测

慢性萎缩性胃炎伴有上皮内瘤变和肠上皮化生者有一定的癌变概率。有研究显示，癌前病变人群 95% 癌变所需时间：萎缩性胃炎为 11.6 年，肠上皮化生为 11.4 年，异型增生为 5.7 年，中重度肠上皮化生伴中重度异型增生为 4.5 年。《中国慢性胃炎共识意见》建议，对于活检有中 – 重度萎缩并伴有肠化生的慢性萎缩性胃炎的患者应 1 年左右随访 1 次；不伴有肠化生或上皮内瘤变的慢性萎缩性胃炎可酌情行内镜和病理随访；伴有低级别上皮内瘤变并证明此标本并非来于癌旁者，根据内镜和临床情况缩短至每 3 个月左右随访 1 次；而高级别上皮内瘤变需立即确认，证实后行内镜下治疗或手术治疗。

二、西医诊疗共识意见

中国慢性胃炎共识意见（2017 年，上海）

（一）流行病学

1. 由于多数慢性胃炎患者无任何症状，因此难以获得确切的患病率。估计的慢性胃炎患病率高于当地人群中 Hp 感染率

Hp 现症感染者绝大部分存在慢性活动性胃炎（chronic active gastritis），即 Hp 胃炎，绝大多数血清学检测（现症感染或既往感染）阳性者存在慢性胃炎。除 Hp 感染外，胆汁反流、药物、自身免疫等因素也可引起慢性胃炎。因此，人群中慢性胃炎的患病率高于或略高于 Hp 感染率。目前我国基于内镜诊断的慢性胃炎患病率接近 90%。

2. 慢性胃炎尤其是慢性萎缩性胃炎的发生与 Hp 感染密切相关

京都共识指出，Hp 胃炎无论有无症状、伴或不伴有消化性溃疡和胃癌，均应定义为一种感染性疾病。根据病因分类，Hp 胃炎是一种特殊类型的胃炎。Hp 感染与地域、人口种族和经济条件有关。在儿童时期感染 Hp 可导致以胃体胃炎为主的慢性胃炎，而在成人则以胃窦胃炎为主。我国慢性胃炎的发病率呈上升趋势，而 Hp 感染率呈下降趋势。我国 Hp 感染率已由 2000 年前的 60.5% 降至目前的 52.2% 左右。除 Hp 感染外，自身免疫性胃炎也可导致胃黏膜萎缩，50 ～ 74 岁人群中约 20% 的人抗壁细胞抗体阳性。

3. 慢性胃炎特别是慢性萎缩性胃炎的患病率一般随年龄增加而上升

无论慢性萎缩性胃炎还是慢性非萎缩性胃炎，患病率均随年龄的增长而升高。这主要与 Hp 感染率随年龄增加而上升有关，萎缩、肠化生与"年龄老化"亦有一定关系。慢性萎缩性胃炎与 Hp 感染有关，年龄越大者发病率越高，但其与性别的关系不明显。这也反映了 Hp 感染产生的免疫反应导致胃黏膜损伤所需的演变过程。

4. 慢性胃炎人群中，慢性萎缩性胃炎的比例在不同国家和地区之间存在较大差异，一般与胃癌的发病率呈正相关

慢性萎缩性胃炎的发生是 Hp 感染、环境因素和遗传因素共同作用的结果。在不同国家或地区的人群中，慢性萎缩性胃炎的患病率大不相同；此差异不但与各地区 Hp 感染率差异有关，而且与感染的 Hp 毒力基因差异、环境因素不同和遗传背景差异有关。胃癌高发区慢性萎缩性胃炎的患病率高于胃癌低发区。Hp 感染后，免疫反应介导慢性胃炎的发生、发展。外周血 Runx3 甲基化水平可作为判断慢性萎缩性胃炎预后的指标。慢性胃炎患者的胃癌、结直肠肿瘤、胰腺癌患病率较正常者增高。

5. 我国慢性萎缩性胃炎的患病率较高，内镜诊断萎缩性胃炎的敏感性较低，需结合病理检查结果

2014 年，由中华医学会消化内镜学分会牵头开展了一项横断面调查，纳入包括 10 个城市的 30 个中心，共 8892 例有上消化道症状且经胃镜检查证实的慢性胃炎患者。结果显示，在各型慢性胃炎中，内镜诊断慢性非萎缩性胃炎最常见（49.4%），其次是慢性非萎缩性胃炎伴糜烂（42.3%），慢性萎缩性胃炎比例为 17.7%；病理诊断萎缩占 25.8%，肠化生占 23.6%，上皮内瘤变占 7.3%。以病理诊断为"金标准"，则内镜诊断萎缩的敏感性仅为 42%，特异性为 91%。说明我国目前慢性萎缩性胃炎的患病率较高，内镜和病理诊断的符合率有待进一步提高。

（二）慢性胃炎的病因及其分类

1. Hp 感染是慢性胃炎最主要的病因

70% ～ 90% 的慢性胃炎患者有 Hp 感染，慢性胃炎活动性的存在高度提示 Hp 感染。

2. Hp 胃炎是一种感染性疾病

Hp 感染者大部分存在慢性活动性胃炎，即 Hp 胃炎。Hp 感染与慢性活动性胃炎之间的因果关系符合 Koch 原则。Hp 感染可在人与人之间传播。因此 Hp 胃炎不管有无症状和（或）并发症，均是一种感染性疾病。

3. 胆汁反流、长期服用非甾体抗炎药（NSAIDs，包括阿司匹林）等药物和乙醇摄入是慢性胃炎相对常见的病因

胆汁、NSAIDs（包括阿司匹林）等药物和乙醇可通过不同机制损伤胃黏膜，这些因素是 Hp 阴性胃炎的相对常见病因。

4. 自身免疫性胃炎在我国相对少见

自身免疫性胃炎是一种自身免疫功能异常所致的胃炎，主要表现为以胃体为主的萎缩性胃炎，伴有血和（或）胃液壁细胞抗体和（或）内因子抗体阳性，严重者因维生素 B_{12} 缺乏而有恶性贫血表现。其确切的诊断标准有待统一。此病在北欧国家报道较多，我国少见报道，确切患病率尚不清楚。

5. 其他感染性、嗜酸粒细胞性、淋巴细胞性、肉芽肿性胃炎和 Ménétrier 病相对少见

除 Hp 感染外，同属螺杆菌的海尔曼螺杆菌可单独（＜1%）或与 Hp 共同感染引起慢性胃炎。其他感染性胃炎（包括其他细菌、病毒、寄生虫、霉菌）更少见。嗜酸粒细胞性、淋巴细胞性、肉芽肿性胃炎和 Ménétrier 病相对少见。随着我国克罗恩病（CD）发病率的上升，肉芽肿性胃炎的诊断率可能会有所增加。

6. 慢性胃炎的分类尚未统一，一般基于病因、内镜所见、胃黏膜病理变化和胃炎分布范围等相关指标进行分类

目前一般基于悉尼系统（Sydney system）和新悉尼系统（updated Sydney system）进行慢性胃炎分类。WHO 国际疾病分类（international classification of diseases，ICD）第 10 版（1989 年）已过时，以病因分类为主的 ICD-11 版仍在征询意见中。

7. 基于病因可将慢性胃炎分成 Hp 胃炎和非 Hp 胃炎两大类

病因分类有助于治疗。Hp 感染是慢性胃炎的主要病因，将慢性胃炎分成 Hp 胃炎和非 Hp 胃炎有助于慢性胃炎处理中重视对 Hp 的检测和治疗。

8. 基于内镜和病理诊断可将慢性胃炎分萎缩性和非萎缩性两大类

这是慢性胃炎新悉尼系统分类方法。胃黏膜萎缩可分成单纯性萎缩和化生性萎缩，胃黏膜腺体有肠化生者属于化生性萎缩。

9. 基于胃炎分布可将慢性胃炎分为胃窦为主胃炎、胃体为主胃炎和全胃炎三大类

这是慢性胃炎悉尼系统分类方法。胃体为主胃炎尤其是伴有胃黏膜萎缩者，胃酸分泌多减少，胃癌的发生风险增加；胃窦为主者胃酸分泌多增加，十二指肠溃疡的发生风险增加。这一胃炎分类法对预测胃炎并发症有一定作用。

（三）慢性胃炎的临床表现

1. 慢性胃炎无特异性临床表现。有无消化不良症状及其严重程度与慢性胃炎的分类、内镜下表现、胃黏膜组织病理学分级均无明显相关性

在前述（流行病学部分第 5 条陈述）的一项纳入 8892 例慢性胃炎患者的全国多中心研究显示，13.1% 的患者无任何症状，有症状者常见表现依次为上腹痛（52.9%）、腹胀（48.7%）、餐后饱胀（14.3%）和早饱感（12.7%），近 1/3 的患者有上述 2 个以上症状共存，与消化不良症状谱相似。日本一项纳入 9125 例慢性胃炎的临床研究中，40% 的患者有消化不良表现，慢性胃炎与功能性消化不良在临床表现和精神心理状态上无明显差异。国内 Wei 等对符合罗马Ⅲ功能性消化不良诊断标准的 233 例患者进行胃镜活检，发现 HP 胃炎患者占 37.7%，症状以上腹痛综合征（epigastric pain syndrome，EPS）为主，但缺乏大样本研究进一步证实。Carabotti 等比较了胃窦局灶性胃炎与全胃炎患者的消化不良症状，结果显示两者之间无明显差异。Redéen 等发现不同内镜表现和组织病理学结果的慢性胃炎患者症状的严重程度与内镜所见和组织病理学分级无明显相关性。

2. 自身免疫性胃炎可长时间缺乏典型临床症状，胃体萎缩后首诊症状以贫血和维生素 B_{12} 缺乏引起的神经系统症状为主

传统观点认为自身免疫性胃炎好发于老年北欧女性，但最新流行病学调查显示以壁细胞抗体阳性为诊断标准，该病在人群中的总发病率为 2%，老年女性的发病率可达 4% ~ 5%，且无种族、地域特异性。患者在胃体萎缩前无典型临床表现，进展至胃体萎缩后多以贫血和维生素 B_{12} 缺乏引起的神经系统症状就诊。有研究表明因胃体萎缩、胃酸减少引起的缺铁性小细胞性贫血可先于大细胞性贫血出现。自身免疫性胃炎恶性贫血合并原发性甲状旁腺亢进与 I 型糖尿病的发病率较健康人群增高 3 ~ 5 倍。一项国外最新的横断面研究纳入了 379 例临床诊断为自身免疫性胃炎的患者，其中餐后不适综合征（postprandial distress syndrome，PDS）占有消化道症状者的 60.2%，独立相关因素为低龄（< 55 岁）（OR=1.6，95% CI：1 ~ 2.5）、吸烟（OR=2.2，95% CI：1.2 ~ 4）、贫血（OR=3.1，95% CI：1.5 ~ 6.4）。国内尚无自身免疫性胃炎的大样本研究。

3. 其他感染性、嗜酸粒细胞性、淋巴细胞性、肉芽肿性胃炎和 Ménétrier 病症状表现多样

淋巴细胞性胃炎（lymphocytic gastritis）：内镜下表现为绒毛状、疣状胃炎伴糜烂，病理特征为胃黏膜上皮内淋巴细胞 > 25/100 上皮细胞。临床表现多样，1/3 ~ 1/2 的患者表现为食欲下降、腹胀、恶心、呕吐，1/5 的患者合并低蛋白血症和乳糜泻。

肉芽肿性胃炎：其为 CD 累及上消化道的表现之一，Horjus Talabur Horje 等在 108 例新诊断的 CD 患者中发现，55% 的病例伴有胃黏膜损伤，病理表现为局灶性胃炎（focally enhanced gastritis）、肉芽肿性胃炎。

（四）内镜诊断

1. 慢性胃炎的内镜诊断系指肉眼或特殊成像方法所见的黏膜炎性变化，需与病理检查结果结合作出最终判断

慢性萎缩性胃炎的诊断包括内镜诊断和病理诊断，而普通白光内镜下判断的萎缩与病理诊断的符合率较低，确诊应以病理诊断为依据。

2. 内镜结合组织病理学检查可诊断慢性胃炎为慢性非萎缩性胃炎和慢性萎缩性胃炎两大基本类型

多数慢性胃炎的基础病变均为炎性反应（充血渗出）或萎缩，因此将慢性胃炎分为慢性非萎缩性胃炎和慢性萎缩性胃炎，此也有利于与病理诊断的统一。慢性非萎缩性胃炎内镜下可见黏膜红斑、黏膜出血点或斑块、黏膜粗糙伴或不伴水肿、充血渗出等基本表现。慢性萎缩性胃炎内镜下可见黏膜红白相间，以白相为主，皱襞变平甚至消失，部分黏膜血管显露；可伴有黏膜颗粒或结节状等表现。

慢性胃炎可同时存在糜烂、出血或胆汁反流等征象，这些在内镜检查中可获得可靠的证据。其中糜烂可分为两种类型，即平坦型和隆起型。前者表现为胃黏膜有单个或多个糜烂灶，大小从针尖样到直径数厘米不等；后者可见单个或多个疣状、膨大皱襞状或丘疹样隆起，直径 5～10mm，顶端可见黏膜缺损或脐样凹陷，中央有糜烂。糜烂的发生可与 Hp 感染和服用黏膜损伤药物等有关。因此，在诊断时应予以描述，如慢性非萎缩性胃炎或慢性萎缩性胃炎伴糜烂、胆汁反流等。

3. 特殊类型胃炎的内镜诊断必须结合病因和病理检查结果

特殊类型胃炎的分类与病因和病理有关，包括化学性、放射性、淋巴细胞性、肉芽肿性、嗜酸粒细胞性以及其他感染性疾病所致者等。

4. 放大内镜结合染色对内镜下慢性胃炎病理分类有一定帮助

放大内镜结合染色能清楚显示胃黏膜微小结构，可指导活检，对胃炎的诊断和鉴别诊断以及早期发现上皮内瘤变和肠化生具有参考价值。目前亚甲蓝染色结合放大内镜对肠化生和上皮内瘤变仍保持了较高的准确率。苏木精、靛胭脂、乙酸染色也显示了对上皮内瘤变的诊断作用。

5. 电子染色放大内镜和共聚焦激光显微内镜对慢性胃炎的诊断和鉴别诊断有一定价值

电子染色放大内镜对慢性胃炎和胃癌前病变具有较高的敏感性和特异性，但其具体表现特征和分型尚无完全统一的标准。共聚焦激光显微内镜光学活检技术对胃黏膜的观察可达到细胞水平，能实时辨别胃小凹、上皮细胞、杯状细胞等细微结构变化，对慢性胃炎的诊断和组织学变化分级（慢性炎性反应、活动性、萎缩和肠化生）具有一定的参考价值。同时，光学活检可选择性对可疑部位进行靶向活检，有助于提高活检取材的准确性。

6. 规范的慢性胃炎内镜检查报告中，描述内容至少应包括病变部位和特征

建议规范慢性胃炎的内镜检查报告，描述内容除胃黏膜病变部位和特征外，建议包括病变性质、胃镜活检部位和活检块数、快速尿素酶检测 HP 的结果等。

7. 活检组织病理学对慢性胃炎的诊断至关重要，应根据病变情况和需要进行活检

用于临床诊断时建议取 2～3 块组织，分别在胃窦、胃角和胃体部位取活检；可疑病灶处另取活检。有条件时，活检可在色素或电子染色放大内镜和共聚焦激光显微内镜引导下进行。

对慢性胃炎内镜活检的块数，历届共识意见研讨会争议较多，不利于规范我国慢性胃炎的内镜活检和病理资料库的积累。建议有条件的单位根据新悉尼系统的要求取 5 块标本，即在胃窦和胃体各取 2 块、胃 1 块，有利于我国慢性胃炎病理资料库的建立；仅用于临床诊断时可取 2～3 块标本。胃窦 2 块取自距幽门 2～3cm 处的大弯（A2）和小弯（A1），胃体取自距贲门 8cm 处的大弯（胃体大弯中部，B2）和距胃角近侧 4cm 处的小弯（B1）以及胃角（IA）各 1 块。

（五）慢性胃炎的病理诊断标准

1. 应重视贲门炎诊断，必要时增加贲门部黏膜活检

贲门炎是慢性胃炎中未受到重视的一种类型，与胃食管反流病、Barrett 食管等存在一定关系，值得今后加强研究。反流性食管炎如疑似合并贲门炎时，宜取活检。

2. 标本应足够大，达到黏膜肌层

不同部位的标本需分开装瓶。内镜医师应向病理科提供取材部位、内镜所见和简要病史等临床资料。

3. 慢性胃炎有 5 种组织学变化要分级

即 Hp、活动性、炎性反应、萎缩和肠化生，分成无、轻度、中度和重度 4 级（0、+、++、+++）。分级标准采用我国慢性胃炎的病理诊断标准和新悉尼系统的直观模拟评分法（visual analogue scale）。

（1）Hp：观察胃黏膜黏液层、表面上皮、小凹上皮和腺管上皮表面的 Hp。

无：特殊染色片上未见 Hp。轻度：偶见或小于标本全长 1/3 有少数 Hp。中度：Hp 分布超过标本全长 1/3 而未达 2/3 或连续性、薄而稀疏地存在于上皮表面。重度：Hp 成堆存在，基本分布于标本全长。肠化生黏膜表面通常无 Hp 定植，宜在非肠化生处寻找。

对炎性反应明显而 HE 染色切片未发现 Hp 者，应行特殊染色仔细寻找，推荐采用较简便的 Giemsa 染色，也可按各病理室惯用的染色方法，有条件的单位可行免疫组化检测。

（2）活动性：慢性炎性反应背景上有中性粒细胞浸润。

轻度：黏膜固有层有少数中性粒细胞浸润。中度：中性粒细胞较多存在于黏膜层，可见于表面上皮细胞、小凹上皮细胞或腺管上皮内。重度：中性粒细胞较密集，或除中度所见外还可见小凹脓肿。

（3）慢性炎性反应：根据黏膜层慢性炎性反应细胞的密集程度和浸润深度分级，两可时以前者为主。

正常：单个核细胞每高倍视野不超过 5 个，如数量略超过正常而内镜下无明显异常，病理可诊断为基本正常。轻度：慢性炎性细胞较少并局限于黏膜浅层，不超过黏膜层的 1/3。中度：慢性炎性细胞较密集，不超过黏膜层的 2/3。重度：慢性炎性细胞密集，占据黏膜全层。计算密度程度时应避开淋巴滤泡及其周围的小淋巴细胞区。

（4）萎缩：萎缩是指胃固有腺体的减少，分为以下两种情况。

①化生性萎缩：胃固有腺体被肠化生或假幽门腺化生的腺体替代。②非化生性萎缩：胃固有腺体被纤维或纤维肌性组织替代，或炎性细胞浸润引起固有腺体数量减少。萎缩程度以胃固有腺体减少各 1/3 来计算。轻度：固有腺体数减少不超过原有腺体的

1/3。中度：固有腺体数减少介于原有腺体的 1/3 ～ 2/3。重度：固有腺体数减少超 2/3，仅残留少数腺体，甚至完全消失。局限于胃小凹区域的肠化生不算萎缩。黏膜层出现淋巴滤泡不算萎缩，应观察其周围区域的腺体情况来决定。一切原因引起黏膜损伤的病理过程均可造成腺体数量减少，如溃疡边缘处取的活检，不一定就是萎缩性胃炎。标本过浅未达黏膜肌层者，可参考黏膜层腺体大小、密度以及间质反应情况推断是否萎缩，同时加上评注取材过浅的注释，提醒临床仅供参考。

（5）肠化生：肠化生区占腺体和表面上皮总面积 1/3 以下为轻度，1/3 ～ 2/3 为中度，2/3 以上为重度。AB-PAS 染色对不明显肠化生的诊断很有帮助。用 AB-PAS 和 HID-AB 黏液染色区分肠化生亚型预测胃癌发生危险性的价值仍有争议。

（6）其他组织学特征：出现不需要分级的组织学变化时需注明，分为非特异性和特异性两类。前者包括淋巴滤泡、小凹上皮增生、胰腺化生和假幽门腺化生等；后者包括肉芽肿、集簇性嗜酸粒细胞浸润、明显上皮内淋巴细胞浸润和特异性病原体等。假幽门腺化生是泌酸腺萎缩的指标，判断时应核实取材部位，胃角部活检见黏液分泌腺者不能诊断为假幽门腺化生，只有肠化生才是诊断萎缩的标志。有异型增生（上皮内瘤变）时应注明，分轻度、中度和重度异型增生（或低级别和高级别上皮内瘤变）。

4. 慢性胃炎病理诊断应包括部位分布特征和组织学变化程度

有病因可循者应报告病因。胃窦和胃体炎性反应程度相差二级或以上时，加上"为主"修饰词，如"慢性（活动性）胃炎，胃窦为主"。

5. 慢性胃炎病理活检显示固有腺体萎缩，即可诊断为萎缩性胃炎，而不必考虑活检标本的萎缩块数和程度

临床医师可根据病理结果并结合内镜表现，最后判断萎缩范围和程度。早期或多灶性萎缩性胃炎的胃黏膜萎缩呈灶性分布。即使活检块数少，只要病理活检显示有固有腺体萎缩，即可诊断为萎缩性胃炎。需注意的是，一切原因引起黏膜损伤的病理过程均可造成腺体数量减少。如于糜烂或溃疡边缘处取活检，不能视为萎缩性胃炎；局限于胃小凹区域的肠化生不算萎缩；黏膜层出现淋巴滤泡不算萎缩，应观察其周围区域的腺体情况来决定；此外，活检组织太浅（未达黏膜肌层者）、组织包埋方向不当等因素均可影响萎缩的判断。

6. 肠化生范围和肠化生亚型对预测胃癌发生危险性均有一定的价值，AB-PAS 和 HID-AB 黏液染色能区分肠化生亚型

研究强调，应重视肠化生范围，肠化生范围越广，发生胃癌的危险性越高。Meta 分析提示肠化生分型对胃癌的预测亦有积极意义，不完全型 / 大肠型肠化生与胃癌发生更相关。但从病理检测的实际情况来看，慢性胃炎的肠化生以混合型多见，不完全型 / 大肠型肠化生的检出与活检数量密切相关，即存在取样误差的问题。AB-PAS 染色对不明显肠化生的诊断很有帮助。

7. 异型增生（上皮内瘤变）是最重要的胃癌癌前病变

应注明有异型增生（上皮内瘤变）者，可分为轻度、中度和重度异型增生（或低级别和高级别上皮内瘤变）。

（六）慢性胃炎的治疗

1. 慢性胃炎的治疗应尽可能针对病因，遵循个体化原则。治疗的目的是去除病因、缓解症状和改善胃黏膜炎性反应

慢性胃炎的治疗目的是去除病因、缓解症状和改善胃黏膜组织学。慢性胃炎的消化不良症状的处理与功能性消化不良相同。无症状、Hp 阴性的慢性非萎缩性胃炎无须特殊治疗；但对慢性萎缩性胃炎，特别是严重的慢性萎缩性胃炎或伴有上皮内瘤变者应注意预防其恶变。

2. 饮食和生活方式的个体化调整可能是合理的建议

虽然尚无明确的证据显示某些饮食摄入与慢性胃炎症状的发生存在因果关系，且亦缺乏饮食干预疗效的大型临床研究，但饮食习惯的改变和生活方式的调整是慢性胃炎治疗的一部分。目前，临床医师也常建议患者尽量避免长期大量服用引起胃黏膜损伤的药物（NSAIDs），改善饮食和生活习惯（如避免过多饮用咖啡、大量饮酒和长期大量吸烟）。

3. 证实 Hp 阳性的慢性胃炎，无论有无症状和并发症，均应行 Hp 根除治疗，除非有抗衡因素存在

如前所述，Hp 胃炎不管有无症状和（或）并发症，均属感染性疾病，应行 Hp 根除治疗，除非有抗衡因素存在（抗衡因素包括患者伴存某些疾病、社区再感染率高、卫生资源优先度安排等）。

4. Hp 胃炎治疗采用我国第五次 Hp 感染处理共识推荐的铋剂四联 Hp 根除方案

我国第五次 Hp 感染处理共识推荐 Hp 根除方案为铋剂四联方案，即质子泵抑制剂（PPI）＋铋剂＋两种抗菌药物，疗程为 10 天或 14 天。

5. Hp 根除治疗后所有患者均应常规行 Hp 复查，评估根除治疗的效果

最佳的非侵入性评估方法是尿素呼气试验（$^{13}C/^{14}C$）；评估应在治疗完成后不少于 4 周进行。

6. 伴胆汁反流的慢性胃炎可应用促动力药和（或）有结合胆酸作用的胃黏膜保护剂

胆汁反流是慢性胃炎的病因之一。幽门括约肌功能不全导致胆汁反流入胃，后者削弱或破坏胃黏膜屏障功能，使胃黏膜遭到消化液作用，产生炎性反应、糜烂、出血和上皮化生等病变。促动力药如盐酸伊托必利、莫沙必利和多潘立酮等可防止或减少胆汁反流。而有结合胆酸作用的铝碳酸镁制剂可增强胃黏膜屏障并可结合胆酸，从而减轻或消除胆汁反流所致的胃黏膜损伤。有条件时，可酌情短期应用熊去氧胆酸制剂。

7. 服用引起胃黏膜损伤的药物如 NSAIDs（包括阿司匹林）后出现慢性胃炎症状者，建议加强抑酸和胃黏膜保护治疗；根据原发病进行充分评估，必要时停用损伤胃黏膜的药物

临床上常见的能引起胃黏膜损伤的药物主要有抗血小板药物、NSAIDs（包括阿司匹林）等。当出现药物相关胃黏膜损伤时，首先根据患者使用药物的治疗目的评估患者是否可停用该药物；对于须长期服用上述药物者，应筛查 Hp 并进行根除，根据病情或症状严重程度选用 PPI、H2 受体拮抗剂（H2RA）或胃黏膜保护剂。多项病例对照研究以及随机对照试验显示，PPI 是预防和治疗 NSAIDs 相关消化道损伤的首选药物，优于H2RA 和胃黏膜保护剂。

8. 有胃黏膜糜烂和（或）以上腹痛和上腹烧灼感等症状为主者，可根据病情或症状严重程度选用胃黏膜保护剂、抗酸剂、H2RA 或 PPI

以上腹饱胀、恶心或呕吐等为主要症状者可选用促动力药。具有明显进食相关的腹胀、纳差等消化功能低下症状者，可考虑应用消化酶制剂。

胃酸／胃蛋白酶在胃黏膜糜烂（尤其是平坦糜烂）和上腹痛或上腹烧灼感等症状的发生中起重要作用，抗酸或抑酸治疗对愈合糜烂和消除上述症状有效。胃黏膜保护剂如吉法酯、替普瑞酮、铝碳酸镁制剂、瑞巴派特、硫糖铝、依卡倍特、聚普瑞锌等可改善胃黏膜屏障，促进胃黏膜糜烂愈合，但对症状的改善作用尚有争议。抗酸剂起效迅速但作用相对短暂，包括奥美拉唑、艾司奥美拉唑、雷贝拉唑、兰索拉唑、泮托拉唑和艾普拉唑等在内的 PPI 抑酸作用强而持久，可根据病情或症状严重程度选用。PPI 主要在肝脏经细胞色素 P450 系统中的 CYP2C19、CYP3A4 代谢，可能与其他药物发生相互作用。其中奥美拉唑发生率最高；艾司奥美拉唑是奥美拉唑的纯左旋结构，既保证了强而持久的抑酸作用，又明显降低了对 CYP2C19 的依赖；泮托拉唑和艾普拉唑与 CYP2C19 的亲和力低，雷贝拉唑主要经非酶代谢途径，这三者受 CYP2C19 基因多态性的影响较小。在慢性胃炎的治疗中，建议 PPI 的应用需遵从个体化原则，对于长期服用者应掌握适应证、有效性和患者的依从性，并全面评估获益和风险。对于非溃疡性消化不良症状，H2RA 的疗效较安慰剂高出 22%，PPI 的疗效较安慰剂高出 14%，说明两者在治疗消化不良症状中的疗效相当。在一项多中心前瞻性单臂开放标签研究中，纳入 10311 例临床诊断为慢性胃炎且有症状的患者，给予法莫替丁 20mg/d 治疗共 4 周。结果显示，法莫替丁可明显缓解患者上腹痛、上腹饱胀和烧心的症状。另有研究通过对东西方十二指肠球部溃疡者进行比较发现，亚洲患者的壁细胞总量和酸分泌能力明显低于高加索人。因此，某些患者选择抗酸剂、H2RA 适度抑酸治疗可能更经济，且不良反应较少。

上腹饱胀或恶心、呕吐的发生可能与胃排空迟缓相关，胃动力异常是慢性胃炎不可忽视的因素。促动力药可改善上述症状。多潘立酮是选择性外周多巴胺 D2 受体拮抗剂，能增加胃和十二指肠动力，促进胃排空。需注意的是，报道发现，在多潘立酮剂量超过

30mg/d 和（或）伴有心脏病患者、接受化疗的肿瘤患者、电解质紊乱等严重器质性疾病的患者、年龄＞60岁的患者中，发生严重室性心律失常甚至心源性猝死的风险可能升高。因此，2016年9月国家食品药品监督管理总局（CFDA）就多潘立酮说明书中有关药物安全性方面进行了修订，建议上述患者应用时慎重，或在医师指导下使用。莫沙必利是选择性5-羟色胺受体激动剂，能促进食管动力、胃排空和小肠传输，莫沙必利的应用经验主要在包括我国在内的多个亚洲国家，临床上治疗剂量未见心律失常活性，对QT间期亦无临床有意义的影响。伊托必利为多巴胺D2受体拮抗剂和乙酰胆碱酯酶抑制剂，前瞻性、多中心、随机对照双盲研究显示盐酸伊托必利可显著改善消化不良症状。由此2016年"罗马Ⅳ功能性胃肠病"指出，盐酸伊托必利可有效缓解腹胀、早饱等症状且不良反应发生率低。

此外，可针对进食相关的中上腹饱胀、纳差等消化不良症状应用消化酶制剂，推荐患者餐中服用，效果优于餐前和餐后服用，目的在于在进食的同时提供充足消化酶，以帮助营养物质的消化、缓解相应症状。消化酶制剂种类较多，我国常用的消化酶制剂包括米曲菌胰酶片、复方阿嗪米特肠溶片、胰酶肠溶胶囊、复方消化酶胶囊等。

9. 有消化不良症状且伴明显精神心理因素的慢性胃炎患者可用抗抑郁药或抗焦虑药

流行病学调查发现，精神心理因素与消化不良症状发生相关，尤其是焦虑症和抑郁症。抗抑郁药物或抗焦虑药物可作为伴有明显精神心理因素者以及常规治疗无效和疗效差者的补救治疗，包括三环类抗抑郁药（TCA）或选择性5-羟色胺再摄取抑制剂（SSRI）等。上述治疗主要是针对消化不良症状。

10. 中医、中药可用于慢性胃炎的治疗

多个中成药可缓解慢性胃炎的消化不良症状，甚至可能有助于改善胃黏膜病理状况；如摩罗丹、胃复春、羔羊胃提取物维 B_{12} 胶囊等。但目前多缺乏多中心、安慰剂对照、大样本、长期随访的临床研究证据。

第七节 典型病例

病例一

患者李某，女，32岁，初诊时间：2017年12月22日。

主诉：间断胃脘胀满1年，加重伴嗳气1周。

主症：胃胀，胃脘部隐痛，嗳气，口干口苦，无烧心反酸，纳呆，寐可，大便每日1次，质可。舌质暗红，苔薄黄腻，脉弦滑。查电子胃镜：慢性非萎缩性胃炎。血常规、肝功能、肾功能、血糖无异常。

中医诊断：胃痞病。

西医诊断：慢性非萎缩性胃炎。

辨证：肝郁气滞，湿热中阻证。

治法：疏肝理气，清热利湿。

处方：茵陈 20g，黄芩 12g，黄连 12g，竹茹 9g，夏枯草 15g，玉竹 9g，香橼 15g，佛手 15g，焦三仙各 10g，石菖蒲 15g，郁金 12g，枳实 15g，厚朴 15g，炒莱菔子 15g，炒槟榔 15g。每日 1 剂，水煎取汁 300mL，分早晚两次温服。

按语：患者以胃脘胀满为主症故中医诊断为胃痞病，患者平素易急易怒，肝失疏泄，横逆犯胃，胃失和降，故见胃胀，胃气上逆，故见嗳气、口苦，肝之久病传脾，脾失运化，水液停聚，郁而化热，不通则痛，故见胃脘部隐痛，舌质暗红，苔薄黄腻均为肝郁气滞，湿热中阻之象。方中以茵陈、黄芩、黄连清热利湿为君；枳实、厚朴下气除满，《药品化义》云："枳实专泄胃实，开导坚结，故主中脘以治血分，疗脐腹间实满，消痰癖，祛停水，逐宿食，破结胸，通便闭，非此不能也。若皮肤作痒，因积血滞于中，不能营养肌表，若饮食不思，因脾郁结不能运化，皆取其辛散苦泻之力也。为血分中之气药，惟此称最。"此对药为臣。香橼、佛手疏肝解郁、理气和中，共同保障胃气的通降顺畅；石菖蒲、郁金化湿和胃，活血行气，石菖蒲可以"开心孔，通九窍，明耳目，出音声"，为化湿和胃、振奋脾胃之妙药也。夏枯草清泻肝火，使肝火不再横逆犯胃；玉竹生津以解口干，竹茹清热化痰除烦，焦三仙健脾消食，增加患者食欲；炒槟榔、炒莱菔子行气利水，共为佐使；《本经逢原》中言："槟榔性沉重，泄有形之积滞。"炒莱菔子可"攻坚积、疗后重"，有"推墙倒壁"之势。诸药共奏疏肝解郁、清热利湿之功。7 剂后患者诉诸症减轻，首方加减服药 2 周后，患者诉无明显不适。

病例二

患者穆某，女，29 岁，初诊时间：2016 年 9 月 25 日。

主诉：间断胃疼 1 年，加重 1 周。现主症：胃脘疼痛，饥饿时加重，胃脘胀满，饮食不慎后偶烧心，纳一般，寐稍欠，易醒，大便日 1 次，质可。舌质暗红，苔薄黄腻，脉滑数。查电子胃镜：糜烂性胃炎。碳 -13 呼气试验：DOB=2.8（阴性）。血常规无明显异常。

西医诊断：糜烂性胃炎。

中医诊断：胃脘痛病。

辨证：肝气犯胃，湿热中阻证。

中医治法：理气和胃，清热利湿。

处方：茵陈 15g，黄芩 12g，黄连 12g，陈皮 9g，竹茹 10g，清半夏 9g，柴胡 15g，香附 10g，紫苏梗 12g，醋青皮 12g，石菖蒲 15g，郁金 12g，生薏苡仁 30g，延胡索

15g，白芷 10g，浙贝母 15g，败酱草 15g，海螵蛸 15g，夜交藤 15g，焦槟榔 15g，香橼 15g，佛手 15g。7 剂，每日 1 剂，水煎取汁 300mL，分早晚两次温服。

二诊：患者胃疼胃胀症状自觉基本消失，纳可，寐好转，大便每日 1 次，舌质暗红，苔薄黄腻。上方基础上去夜交藤，败酱草剂量改为 30g，白芷剂量改为 9g。7 剂，每日 1 剂，水煎取汁 300mL，分早晚两次温服。

三诊：饮食不慎后患者病情反复，胃脘胀满，时有隐痛，夜间矢气多，纳呆，寐可，舌质暗红，苔薄黄腻。上方基础上加枳实 15g，厚朴 12g，炒莱菔子 15g。7 剂，每日 1 剂，水煎取汁 300mL，分早晚两次温服。

四诊：患者病情稳定，自诉症状明显好转，时有隐痛，咽红，纳可，寐可，舌质暗红，苔薄黄腻。上方基础上去炒莱菔子、白芷、石菖蒲、郁金、香橼、佛手，加蒲公英 15g，苦参 9g，7 剂，每日 1 剂，水煎取汁 300mL，分早晚两次温服。后患者病情较为稳定，偶有反复，坚持服中药 4 个月，复查胃镜：慢性非萎缩性胃炎。

按语：患者初诊时以间断胃脘疼痛 1 年为主症，故诊为胃脘痛病；患者平时易怒，饮食不规律，依据症状及舌脉象诊为肝气犯胃、湿热中阻证。故方药重在理气和胃，清热利湿。方中茵陈、黄连、黄芩、竹茹、清半夏、生薏苡仁、败酱草重在清热利湿；柴胡、香附、陈皮、紫苏梗、青皮、香橼、佛手重在疏肝解郁，理气调中；患者精神欠佳，加用石菖蒲和郁金；延胡索与白芷同用行气止痛；患者寐稍欠，用夜交藤养心安神；焦槟榔行气化积；浙贝母及海螵蛸制酸止痛。二诊时，诸症减轻，但湿热气滞之病机并未完全祛除，故仍需继服中药，寐好转在上方基础上去夜交藤，行气止痛之白芷减量，清热解毒之败酱草加倍。三诊因饮食不慎症状反复，胀满加重，矢气增加，故加燥湿行气之枳实厚朴，消食除胀之炒莱菔子。四诊时患者胃脘胀满症状明显减轻，故去炒莱菔子、白芷、石菖蒲、郁金、香橼、佛手行气药；因受风邪致咽红，加清热解毒之苦参、蒲公英。继服中药加减调制，随访 1 年，病情未再反复。

病例三

患者温某，男，40 岁，初诊时间：2013 年 2 月 1 日。

主诉：口苦、反酸、嗳气 7 天。患者 2013 年 1 月 30 号在河北医科大学第三医院行电子胃镜：慢性萎缩性胃炎伴隆起、糜烂、肠化。病理结果：①（胃角）黏膜慢性轻度萎缩性胃炎，非活动性，局部腺体增生伴肠化。②（胃窦）黏膜慢性轻 - 中度萎缩性胃炎，非活动期，部分腺体增生伴轻度肠化。现主症：口苦、反酸、嗳气、乏力、纳呆，寐欠安（入睡困难），大便可，每日 1 次，舌暗红，边有齿痕，苔薄黄腻，脉弦滑。

西医诊断：慢性萎缩性胃炎伴隆起糜烂、肠化。

中医诊断：痞满。

辨证：肝胃不和，浊毒内蕴证。

中医治法：疏肝和胃，化湿解毒。

处方：香附 15g，苏梗 15g，青皮 15g，甘草 6g，柴胡 15g，白花蛇舌草 15g，半枝莲 15g，黄芩 12g，苦参 12g，板蓝根 15g，鸡骨草 15g，绞股蓝 9g，莲子心 12g，远志 9g，生龙骨 15g（先煎），生牡蛎 15g（先煎），炒酸枣仁 15g，竹茹 12g，鸡内金 15g，焦三仙各 10g，全蝎 9g，败酱草 30g，生石膏 30g，清半夏 9g，海螵蛸 15g，砂仁 15g（后下），浙贝母 15g，瓦楞粉 30g。

每日一剂，煎汁 300mL，早晚温服。配合口服阿拉坦五味丸每次 1 袋，每日 2 次；西黄胶囊每次 3 粒，每日 2

二诊（2 月 8 日）：药后患者口苦晨起明显，食后胃脘嘈杂，反酸、嗳气减轻，乏力好转，纳食好转，寐可，大便可，舌暗红，边有齿痕，尖红，脉弦滑。上方去远志、全蝎，加用龙胆草 10g，金钱草 15g，生地黄 15g。

三诊（2 月 15 日）：患者药后口苦明显减轻，晨起明显，食后胃脘嘈杂，口酸、嗳气无，乏力减轻，纳可，寐可，大便可，每日 1 次，质可，舌暗红，苔薄黄，边有齿痕，脉弦滑。原方去炒酸枣仁、生地黄、焦三仙，加用乌梅 9g，知母 15g。

四诊（3 月 4 日）：药后诉口苦，纳可，寐可，大便正常，每日 1 次，舌暗红，苔薄黄，舌尖红，脉弦。上方去知母、生龙骨，加用冬凌草 9g。

五诊（3 月 18 日）：药后诉口苦减轻，小腹灼热，纳可，寐安，大便可，每日 1 次，舌红，左侧苔根部黄腻，脉沉弦滑。原方去冬凌草，加用全蝎 6g，生地黄 15g。

六诊（4 月 1 日）：药后诉饮食不慎偶有烧心，嘈杂，无明显不适及口干口苦，无明显小腹灼热感，纳可，寐安，大便可。每日 1 次，舌暗红，苔薄黄稍腻，尖有瘀点，脉弦滑。上方去生地黄、砂仁，加用三棱 9g，莪术 9g，生薏苡仁 15g。

继服中药 3 年后，期间每 1～2 周调方 1 次。2013 年 8 月 26 日于河北省中医院复电子胃镜：糜烂性胃炎。病理：（胃窦）黏膜中度慢性炎症，黏膜糜烂，间质肌组织增生。2014 年 10 月 10 日于河北省中医院查电子胃镜：疣状胃炎。病理：（胃窦小弯）黏膜中度慢性炎症；（胃窦大弯）黏膜中度慢性炎症，个别腺体肠上皮化生。2016 年 10 月 19 日于石家庄市中医院查电子胃镜：慢性非萎缩性胃炎伴糜烂。

按语：本案患者初诊时症见口苦、反酸、嗳气、乏力、纳呆，寐欠安（入睡困难），大便可，每日 1 次，舌暗红，边有齿痕，苔薄黄腻，脉弦滑。李佃贵教授认为，本方证为肝郁化火，湿热内蕴，肝胃不和所致。胃气以降为顺，肝胆湿热横逆犯胃，则胃失和降，故口苦、反酸、嗳气；湿为阴邪，其性重浊黏腻，湿热蕴于脾胃，脾失健运则见纳呆；脾失健运，则气血生化不足，肢体肌肤失于濡养，故见乏力；湿热上扰，则寐差；舌暗红，苔薄黄腻，脉弦滑，均为湿热内蕴之证。治疗以柴胡、香附、苏梗、青皮、鸡骨草疏肝理气，白花蛇舌草、板蓝根、半枝莲、全蝎、败酱草、绞股蓝化浊解毒等为主，黄芩、半夏、苦参清热燥湿解毒，生石膏、浙贝母、海螵蛸、瓦楞粉清热制酸止痛，鸡内金、焦三仙、砂仁等健脾行气消食，竹茹生津，炒酸枣仁、远志、莲子心、龙骨、牡蛎等镇惊安神，甘草调和诸药，标本兼顾。配以阿拉坦五味丸清热祛湿，健脾消食；西黄胶囊清热解毒。二诊患者口苦尤显，余症状减轻，故加用龙胆草清利肝胆，金钱草、生地黄清热利胆祛湿，守方继服。三诊时患者仍饮食后胃脘嘈杂，加用乌梅、知母酸寒化阴以泻胃火。四诊时患者诸症减轻，考虑龙骨乃为重镇安神之骨骼化石类药，不可久服。后以上方加减调治到第六诊，饮食不慎偶有烧心，嘈杂，苔薄黄稍腻，尖有瘀点。考虑患者湿热内蕴日久，阻碍气血流通，气血相互影响，气行则血行，滞则血瘀。加用三棱、莪术破血行气，生薏苡仁清热祛湿，以上方加减调制。服药期间，间断复查电子胃镜，至 2016 年 10 月胃镜未见明显异常，诸症明显改善，继服中药加减调制，随访至今，病情未再反复。

病例四

刘某，男，42 岁，河北省石家庄市人。初诊时间：2016 年 8 月 27 日。

患者于 2016 年 5 月 15 日情志不舒后出现嗳气、干呕 3 个月余，伴反酸加重 5 天，遂来河北省中医院门诊就诊，查电子胃镜：胆汁反流性胃炎。刻下症：恶心干呕，反酸、嗳气频繁，咽痒，有痰、色黄，多发口腔溃疡，上腹部烧灼感，两胁胀痛，纳呆，寐欠安，易醒，醒后难入睡，小便不畅，大便每日 1 次，质可。舌质暗红，舌前有裂纹，苔薄黄腻，脉弦滑略数。

西医诊断：胆汁反流性胃炎。

中医诊断：吐酸。

辨证：肝郁气滞，湿热中阻证。

中医治法：疏肝行气，祛湿清热。

处方：柴胡 15g，香附 10g，紫苏梗 12g，醋青皮 12g，茵陈 15g，黄芩 12g，黄连 12g，陈皮 9g，竹茹 9g，清半夏 9g，枳实 15g，川厚朴 10g，夏枯草 15g，冬凌草 15g，射干 15g，生石膏 30g，浙贝母 15g，海螵蛸 15g，瓦楞粉 30g，莲子心 9g，通草 6g，车前子 15g，焦槟榔 15g，夜交藤 15g，灵芝 2g（冲服），鸡内金 3g（冲服）。

每日 1 剂，煎取汁 300mL，分早、晚两次温服。

配合阿拉坦五味丸（每次 1 袋，每日 2 次）、仁青芒觉（每次 1 丸，每日 1 次）、参茯胶囊（每次 2 粒，每日 3 次）口服。

二诊（9 月 5 日）：患者药后嗳气、干呕稍减轻，反酸好转，口腔溃疡明显减轻，上腹部烧灼感减轻，两胁胀痛减轻，仍觉咽部有痰，纳可，寐一般，小便不畅，大便每日 1 次，质可，舌质暗红，苔薄黄稍腻。原方基础上夏枯草加至 30g，茵陈加至 20g，清半夏加至 10g，合欢皮 15g，百合 15g，乌药 6g。

三诊（9 月 18 日）：患者药后已无干呕，嗳气减轻，稍显反酸，咽痒好转，痰少，色黄，已无口腔溃疡，上腹部烧灼感明显好转，两胁稍胀，纳可，寐一般，小便短赤，大便可，每日1次，舌质暗红，苔腻减轻，有裂纹，脉弦滑象减轻。原方基础上清半夏减量至9g，百合加至30g，知母15g，黄柏9g，侧柏叶9g。

四诊（10月1日）：患者药后稍显嗳气，偶反酸，偶尔有痰，上腹部烧灼感、两胁胀痛明显好转，纳可，寐明显好转，二便可，舌质暗红，苔薄黄，裂纹稍好转，脉弦滑。原方基础上，去掉黄柏、侧柏叶、乌药，夏枯草减量为15g，紫苏梗减量为9g，茵陈减量为15g。

继服中药半年（期间每1～2周调一次中药）后，2017年4月2日复查电子胃镜：慢性非萎缩性胃炎。

按语：患者初诊时，症见恶心干呕，反酸、嗳气频繁，咽痒，有痰、色黄，多发口腔溃疡，上腹部烧灼感，两胁胀痛。纳呆，寐欠安，小便不畅，大便每日1次，质可，舌质暗红，舌前有裂纹，苔薄黄腻，脉弦滑略数。证属肝郁气滞、湿热中阻证。李佃贵教授认为患者情志不舒，暴怒伤肝，肝郁犯脾，脾失健运，水谷不化，故两胁胀痛、纳呆；肝郁化火，脾不运化水液，水液停聚中焦，酿生湿热，脾胃气机升降失职，胃失和降，胃气上逆，故恶心干呕、反酸嗳气；湿热内蕴，胆汁上泛，熏蒸咽部，致上腹部烧灼感、咽痒、生痰、口腔溃疡多发；湿热蕴结下焦，致小便不畅；湿热日久损伤胃阴，致舌前有裂纹。患者舌苔薄黄腻，为湿热中阻之征，舌前裂纹、脉弦滑略数为虚实夹杂之象。故病机以气机不畅，湿热中阻为主。治疗以柴胡、香附、苏梗、青皮、枳实、厚朴疏肝行气；茵陈、黄芩、黄连、陈皮、夏枯草、冬凌草、射干等祛湿清热；湿热去，气机畅，加甘淡之品，莲子心、通草、车前子、夜交藤、灵芝清心除烦，养心安神；生石膏、浙贝母、海螵蛸、瓦楞粉制酸护胃；焦槟榔、鸡内金消食和胃；竹茹、半夏除烦止呕。二诊时，患者诸症均有改善。加大夏枯草、茵陈剂量以加强清热祛湿之力；清半夏10g以降逆止呕；合欢皮合夜交藤以疏肝解郁，养心安神；百合、乌药，一温一寒，一升一降，寒热并施，升降相用，润而不滞，辛而不燥，走守同用以健脾和胃、行气止痛。三诊时，患者已无干呕，减清半夏之剂量；小便短赤，遂加黄柏以加强清下焦湿热之力；百合加至30g，加强养心安神之功；合知母、侧柏叶以润肺化痰。四诊时，患者诸症明显好转，黄柏性寒味苦，最易伤人脾胃，故不宜久用；侧柏叶、乌药有收敛之性，湿热邪气未除，不宜久用收敛之品以截邪之出路。继以上方加减调制。半年后复查电子胃镜：慢性非萎缩性胃炎。已无胆汁反流。继服中药汤剂加减调制。随访至今，病情稳定。

病例五

刘某，男，32岁，保定曲阳县李家庄村人，初诊时间：2007年12月24日。

患者胃脘疼痛半年，遂来河北省中医院门诊就诊，查血常规：白细胞5.5×10⁹/L，

红细胞 $4.5×10^{12}$/L，血红蛋白 140g/L。电子胃镜：疣状胃炎，十二指肠球炎。病理：胃窦及十二指肠球部黏膜呈慢性炎症，上皮轻度不典型增生。刻下症：胃脘疼痛，伴嗳气，烧心，反酸，纳可，寐可，大便成形，每日 1 次，舌质红苔黄腻，脉弦细滑。

西医诊断：疣状胃炎，十二指肠球炎。

中医诊断：胃痛。

辨证：气滞血瘀，浊毒内蕴。

中医治法：活血化瘀，化浊解毒。

方药：蒲黄 9g，灵脂 15g，延胡索 15g，白芷 15g，蒲公英 15g，白花蛇舌草 15g，半枝莲 15g，半边莲 15g，黄药子 12g，黄芩 12g，黄连 12g，绞股蓝 12g，茵陈 15g，藿香 15g，板蓝根 15g，苦参 12g，紫蔻 12g，云苓 12g，白术 15g，砂仁 15g（后下），川朴 15g，全蝎 9g，半夏 12g，生石膏 30g（打碎、先煎），浙贝母 15g，三棱 9g，水蛭 3g，地龙 15g。水煎服，每日 1 剂，分两次温服。

二诊患者坚持服上方 1 个月余，胃痛好转，自觉胃脘胀满，饭后为甚，口干，偶有烧心反酸，寐差，大便不成形，小便黄，舌质红苔薄黄，脉弦细。上方加鸡内金 15g，薏苡仁 15g，合欢皮 15g。

三诊患者坚持服上方 1 个月余，诸症状皆缓解，仍觉胃脘胀满、口干、咽部不适，大便不成形，小便黄，舌质红苔薄黄，脉弦细。继续服用上方。

四诊患者偶有胃脘胀满、夜间口干、咽部不适，偶有嗳气，大便略稀，小便黄，舌质红苔薄黄，脉弦细。复查胃镜：疣状胃炎，十二指肠球炎。病理:（胃窦前后壁）黏膜慢性炎症，间质水肿。为巩固疗效，仍服上方 14 剂，而疼痛一直不发。

按语：患者疣状胃炎、十二指肠球炎，结合诸症可见浊毒阻滞中焦，并已入血分，治疗当以活血化瘀、化浊解毒防治病情进一步发展为重点。白花蛇舌草、半枝莲、半边莲为君，化浊解毒；绞股蓝、蒲公英、浙贝母、板蓝根，清热解毒兼以化浊，为臣；三棱、水蛭、地龙、全蝎，攻克胶着之浊毒；黄药子凉血活血，化浊解毒；蒲黄、五灵脂、延胡索、白芷行气活血定痛；配以茯苓、白术、砂仁、半夏等淡渗利湿之品，健脾助运；用茵陈、紫蔻、藿香等芳香温化之品，醒脾健运；用黄芩、黄连、生石膏、苦参清热燥湿；川朴行气宽中，共为佐使。上药共奏化浊解毒之大法。

第五章　胃癌

第一节　中医对胃癌的认识

一、病名

胃癌，是消化系统中常见的癌肿之一，中医中并无此病名，其隶属于中医内科学的癌病范畴，根据其临床症状及体征，可将其归属于中医"噎膈""反胃""癥瘕""积聚""伏梁""心腹痞""胃脘痛"等范畴。胃癌是由正气内虚，加之饮食不节、情志失调等原因引起的，以气滞、痰湿、瘀血蕴结于胃，胃失和降为基本病机，以胃脘部饱胀或疼痛、纳呆、消瘦、黑便、胃脘部积块为主要临床表现的一种恶性疾病。其相关症状描述最早见于《素问·阴阳别论》："三阳结谓之隔。"《素问·至真要大论》曰："胃脘当心而痛，上支两胁，甚则呕吐，膈咽不通。"《金匮要略》始提"反胃"之病名，云："趺阳脉浮而涩，浮则为虚，虚则伤脾，脾伤则不磨，朝食暮吐，暮食朝吐，宿食不化，名曰反胃。"

二、历代医家对本病病因病机及治疗上的认识

《灵枢·邪气脏腑病形》曰："脾脉……微急为膈中，食饮入而还出，后沃沫。""胃病者，腹满胀，胃脘当心而痛……膈咽不通，食饮不下。"

《金匮要略·呕吐哕下利病脉论治》曰："朝食暮吐，暮食朝吐，宿谷不化，名曰胃反。脉紧而涩，其病难治。"

《丹溪心法·翻胃》曰："年少者，四物汤清胃脘，血燥不润，便故涩，《格致余论》甚详；年老虽不治，亦用参术。"

《景岳全书·杂证谟·反胃》曰："治反胃之法，当辨其新久，及所致之因，或因酷饮无度，伤于酒湿；或以纵食生冷，败其真阳；或因七情忧郁，竭其中气，总之，无非内伤之甚，致损胃气而然。故凡治此者，必宜以扶助正气，健脾养胃为主。"

《医宗金鉴·杂病心法要诀》曰："三阳热结，谓胃、小肠、大肠三腑热结不散，灼伤津液也。胃之上口为贲门，小肠之上口为幽门，大肠之下口为魄门。三府津液既伤，三门自然干枯，而水谷出入之道不得流通矣，贲门干枯，则纳入水谷之道路狭隘，故食不能下，为噎膈也。幽门干枯，则放出腐化之道路狭隘，故食入反出为翻胃也。"

三、中医对胃癌的病因病机的认识

胃癌的病因，不外六淫邪气等外因及饮食不节，情志内伤，正气亏虚，共同导致脾胃脏腑功能失调，气滞、食积、血瘀、痰结，浊毒久稽于胃，相互作用形成癌肿。正气亏虚为本，痰瘀、浊毒相互搏结为本病的基本病机，其中正气亏虚以脾虚为主，"阴阳气不相顺接"，脾胃之气耗散是其病机转化的关键，脾虚导致脾胃升降功能失常即"本虚"，而虚、毒、瘀等多个病理过程交织导致积聚成块形成癌瘤即"标实"。

第二节　西医对胃癌的认识

胃癌是消化系统最常见的恶性肿瘤。近 20 年来，全球胃癌发病率出现下降趋势，可能与社会经济的发展、饮食结构的改变及医疗技术水平的提高等因素有关，但死亡率与之前相比无明显变化。我国每年新发病数约占全球的 1/3，发病率和死亡率在 20 世纪 90 年代以前长期居于各种恶性肿瘤之首。

胃癌的病因和发病机制尚不明确，相关研究表明，胃癌与生活习惯和饮食因素密切关系。饮食因素与胃癌发生的关系最直接，胃癌的发病与某些致癌因素通过饮食不断侵袭人体有关。亚硝胺与胃癌的关系已引起重视。引起胃癌的食物特点包括高盐、高淀粉、低脂、低（动物）蛋白、缺少新鲜蔬菜和水果，相关的食物加工方式有腌熏、发酵、煎炸等。进食方式对胃癌亦有影响，如暴饮暴食、快食及三餐无规律等都与胃癌的发生有关。常食新鲜蔬菜水果与胃癌呈负相关，已在大多数研究中得到了一致的结论，因为新鲜蔬菜和水果内含有大量维生素，维生素在人体内含量降低可使各种自由基活性增加、细胞免疫功能低下、细胞间隙连接通讯受阻。维生素 C 对亚硝酸盐有高度亲和力，能阻断亚硝胺等物质的形成。

吸烟者较之不吸烟者发生胃癌的相对危险度为 1.5 ～ 1.6。研究表明，世界范围内每年有 8 万余例胃癌与吸烟有关。烟草及其烟雾中含有多种致癌物质和促癌物质，如苯并芘、二甲基亚硝胺、酚类化合物等，其他严重有害物质包括尼古丁、一氧化碳和烟焦油。这些物质可随唾液进入胃内，与胃黏膜接触起作用，其作用随着吸烟量及持续时间的增加而增强。同时，吸烟还能增加癌前病变的癌变率。饮酒与胃癌的关系尚未完全确定，但一般认为饮烈性酒的危险性高于饮啤酒等低度酒。有研究者认为，吸烟和饮酒在胃癌发生过程中存在协同作用。

感染因素包括幽门螺杆菌感染和 EB 病毒感染。胃癌的发病与幽门螺杆菌感染相关，尤其是儿童期幽门螺杆菌感染与胃癌发病呈正相关，幽门螺杆菌已被 WHO 列为 I 类致癌物。另有研究表明，胃癌患者的癌细胞中，约有 10% 合并有 EB 病毒感染，在美国和德国发病率最高，在我国最低。

研究表明，遗传易感在同样的环境条件下更易致癌，5% ～ 10% 有家族因素，一级亲属发病率升高 2 ～ 4 倍，3% ～ 5% 与遗传性癌症倾向综合征相关。

胃癌前状态包括癌前疾病及癌前病变。癌前疾病如慢性萎缩性胃炎伴或不伴肠上皮化生、胃溃疡、残胃及胃息肉以及巨大胃黏膜肥厚症；癌前病变指与癌变发生密切相关的胃黏膜病理组织学变化，即上皮内瘤变，分为低级别上皮内瘤变和高级别上皮内瘤变。

也有人认为不良的精神心理因素能使自主神经功能失调，降低自身免疫力，与胃癌的发生相关。

早期胃癌患者无明显症状及体征，只有当病情进展到一定程度才出现自觉症状，可表现为上腹部不适、胃痛、烧心、反酸、嗳气等非特异性的消化不良症状，并无特异性。少数患者因呕血、黑便、消瘦的原因就诊。

对于胃癌的治疗，应遵循早期治疗，早发现、早诊断、早治疗是提高胃癌疗效的关键。开展以手术为主的综合治疗，联合化疗、放疗、靶向治疗、中医药等疗法，是改善胃癌预后的重要手段。

第三节　常用检查

1. 胃镜检查

胃镜检查及活检，是诊断胃癌最主要的方法；色素内镜临床对可疑早期胃癌、高危人群、年龄大于 40 岁的患者应常规行染色内镜，以提高早期胃癌的检出率；放大内镜结合电子染色技术，可提高微小癌灶、异型增生的检出率。

2. 影像学检查

X 线检查：上消化道造影是诊断胃癌的重要方法，缺点是对于早期微小癌灶易漏诊，故主要应用于年老、不能耐受胃镜的患者及不能开展胃镜检查的基层医疗机构。

CT 检查：CT 已常规应用于胃癌患者术前分期，对胃癌的分期准确性达 43% ～ 82%。

3. 病理组织学诊断

病理组织学诊断是诊断胃癌的金标准。

4. 肿瘤标志物

癌胚抗原在 40% ～ 50% 的胃癌患者中升高，在随访中有一定意义，可与其他指标联合评价胃癌的预后及化疗效果。CA19-9 是胃癌独立预后判定指标。

第四节　中西医治疗

一、常用中医治疗

胃癌多由气、痰、浊毒、瘀互结所致，故早期以理气、化痰、化浊解毒、活血化瘀为大法；后期出现胃热伤阴、脾胃虚寒、气血两虚者，则应标本兼顾，扶正兼顾祛邪。

（一）辨证论治

1. 痰气交阻证

症状：胃脘满闷作胀或痛，窜及两胁，呃逆，呕吐痰涎，胃纳减退，厌肉食，苔白腻，脉弦滑。

病机：痰气交阻，中焦气机不畅，不通则痛。

治法：理气化痰。

代表方：开郁至神汤加减。

常用药：人参 3g，香附 9g，茯苓 6g，白术 3g，当归 6g，白芍 15g，陈皮 6g，甘草 3g，炒栀子 3g，柴胡 6g。

水煎服，每日 1 剂，分两次温服。

2. 痰湿凝滞证

症状：胃脘满闷，面黄虚胖，呕吐痰涎，腹胀便溏，痰核累累，舌淡滑，苔滑腻。

病机：痰湿凝滞，壅阻胃气。

治法：燥湿化痰。

代表方：导痰汤加减。

常用药：半夏 6g，天南星 3g，橘红 12g，枳实 9g，茯苓 6g，甘草 3g。

水煎服，每日 1 剂，分两次温服。

3. 瘀血内阻证

症状：胃脘刺痛而拒按，痛有定处，或可扪及腹内积块，腹满不食，或呕吐物如赤豆汁样，或黑便如柏油样，或左颈窝有痰核，形体日渐消瘦，舌质紫暗或有瘀点，脉涩。

病机：瘀血内阻，胃气阻滞。

治法：活血化瘀，行气止痛。

代表方：膈下逐瘀汤。

常用药：五灵脂6g，当归9g，川芎6g，桃仁9g，牡丹皮6g，赤芍6g，乌药6g，延胡索6g，甘草3g，香附6g，红花9g，枳壳6g。

水煎服，每日1剂，分两次温服。

4. 胃热伤阴证

症状：胃脘部灼热，口干欲饮，胃脘嘈杂，食后剧痛，进食时可有吞咽梗噎难下，甚至食后即吐，纳差，五心烦热，大便干燥，形体消瘦，舌红少苔，或舌黄少津，脉细数。

病机：胃热伤阴，胃气痞阻。

治法：清热养阴，益胃生津。

代表方：竹叶石膏汤加减。

常用药：石膏12g，麦门冬12g，人参3g，炙甘草3g，半夏3g。

水煎服，每日1剂，分两次温服。

5. 脾胃虚寒证

症状：胃脘隐痛，喜温喜按，腹部可触及积块，朝食暮吐，或暮食朝吐，宿食不化，泛吐清涎，面色㿠白，肢冷神疲，面部、四肢浮肿，便溏，大便可呈柏油样，舌淡而胖，苔白滑润，脉沉缓。

病机：中脏虚寒，胃失温养。

治法：温中散寒，健脾和胃。

代表方：理中汤加减。

常用药：人参6g，干姜3g，甘草3g，白术3g。

水煎服，每日1剂，分两次温服。

6. 气血两虚证

症状：胃脘疼痛绵绵，全身乏力，心悸气短，头晕目眩，面色无华，虚烦不眠，自汗盗汗，面浮肢肿，或可扪及腹部积块，或见便血，纳差，舌淡苔白，脉沉细无力。

病机：气血亏虚，胃失濡养。

治法：益气养血。

代表方：十全大补汤加减。

常用药：人参6g，肉桂6g，川芎3g，地黄6g，茯苓6g，白术6g，甘草6g，黄芪6g，川芎6g，当归6g，白芍6g。

水煎服，每日1剂，分两次温服。

7. 浊毒内蕴证

症状：胃脘痞胀或疼痛，或胃脘痛有定处，拒按，日久不愈，口苦口臭，恶心呕吐，面色晦暗，大便黏滞不爽，舌红或紫暗，或有瘀点瘀斑，苔黄腻或厚腻，脉滑数或濡数或弦涩。

病机：湿、热、瘀日久酝酿成毒，致浊毒内蕴，损脾碍胃。

治法：化浊解毒。

代表方：自拟化浊解毒方加减。

常用药：藿香 6g，佩兰 6g，白花蛇舌草 6g，半枝莲 6g，半边莲 6g，全蝎 3g，蜈蚣 1 条。

水煎服，每日 1 剂，分两次温服。

（二）胃癌常用自制中成药

1. 茵连和胃颗粒

功能主治：和胃降逆，调气理血，化湿清热，解痉止痛。用于胃失和降、气机郁滞，湿热中阻，瘀血阻络所致的胃疼、胃胀、嗳气、纳呆、烧心等；浅表性胃炎，萎缩性胃炎，疣状胃炎，胃酸分泌功能失调见上证候者。用法用量：温开水送服。每次 1 袋，每日 3 次；3 个月为一疗程。儿童服用量酌减或遵医嘱。

2. 芍药和胃颗粒

功能主治：和胃健脾，调气和血，化湿通络，解痉止痛。用于胃失和降、气机郁滞，湿邪中阻，瘀血阻络所致的胃疼、胃胀、嗳气、纳呆、烧心等；浅表性胃炎，萎缩性胃炎，疣状胃炎见上证候者。用法用量：米汤或白开水送服。每次 1 袋，每日 3 次；3 个月为一疗程。儿童服用量酌减或遵医嘱。

3. 十味百合颗粒

功能主治：清化湿热，和胃安肠，消胀定痛。用于湿热蕴结，胃失和降，脾失健运所致的胃痛、胀满、烧心等症；消化性溃疡见上述证候者。用法用量：口服，每次 1 袋，每日 3 次。儿童服用量酌减或遵医嘱。

4. 苁芦通便胶囊

功能主治：补肾，清胃，凉肝，润肠，通便。用于肾虚，胃热，肝火所致的便秘及因此而引起的头痛、恶心、咽喉肿痛、腹胀、腹痛、食欲不振等；习惯性便秘见上述证候者。用法用量：饭后温开水送服。每次 2 粒，每日 3 次。

5. 金石利咽颗粒

功能主治：清肺利咽，清胃利膈，解毒散结，生津润燥。用于肺胃蕴热，热毒内结，津液损伤所致的咽喉干燥、肿痛、梗塞感、声音嘶哑等，慢性咽喉炎，扁桃体炎见上述证候者。用法用量：温开水送服。每次 1 袋，每日 3 次。

6. 三仙消食颗粒

功能主治：和胃理气，消导化滞。用于小儿气滞食积所致的停食停乳、脘腹胀满、腹痛拒按、呕吐酸馊、大便泄下臭秽、面黄手足心热、舌苔厚腻。用法用量：2 岁及以下，每次半袋，每日 2 次；3 ～ 5 岁，每次 1 袋，每日 2 次；6 岁及以上，每次 1 袋，每日 3 次。

（三）胃癌常用中成药

1. 平消片

功能主治：活血行气，散结消痰。用法用量：每次 4 ～ 8 片，每日 3 次，温开水送服。

2. 西黄丸

功能主治：扶正固本，益气补血，活血化瘀，软坚散结。用法用量：每次 1 袋（每袋重 3g），每日 2 次，开水冲服。

3. 参一胶囊

功能主治：培元固本，补益气血。用法用量：每次 2 粒，每日 2 次，开水冲服。

4. 安康欣胶囊

功能主治：活血化瘀，软坚散结，清热解毒，扶正固本。用法用量：每次 4 ～ 6 粒，每日 3 次，口服。

5. 消癌平胶囊

功能主治：抗癌、消炎、平喘。用法用量：每次 8 ～ 10 粒（每粒 0.22g），每日 3 次，温开水送服。

（四）其他中医特色疗法

1. 毫针

穴位：膈俞、脾俞、上脘、建里、足三里，或肝俞、胃俞、中脘、下脘、足三里。

加减配穴：脾胃虚弱可加章门，肝胃不和加期门。

2. 艾灸

脾胃虚寒，有胃脘冷痛、吐泻并作、四肢厥冷等症患者灸神阙（即肚脐）；顽固性胃脘痛灸足三里；对于脾胃虚寒引起的胃痛，或中老年人胃脘隐痛、食欲不振者，可用艾条温和灸中脘、梁门、足三里。

3. 耳穴贴压

耳穴贴压能疏通经络以激发机体功能，调节体内激素水平，增强机体免疫力，促进脏腑功能的恢复，改善机体内环境。

二、常用西医治疗

（一）手术治疗

手术切除是胃癌的治疗手段，也是目前治愈胃癌的唯一方法，分为根治性手术和姑息性手术。

内镜下治疗绝对适应证：不伴有溃疡，直径＜2cm 的分化型黏膜内癌。扩大适应证：不伴有溃疡，直径≥2cm 的分化型黏膜内癌；伴有溃疡，直径＜3cm 的分化型黏膜内癌；不伴有溃疡，直径＜2cm 的未分化型黏膜内癌。

对于出血及梗阻者，内镜下金属支架置入术和经皮胃镜内造瘘术的治疗方案也占据了重要的位置。

（二）非手术治疗

化学疗法：5-FU 是胃癌治疗的基础药物。

放射治疗主要用于胃癌术后辅助治疗。

靶向治疗的高效低毒性越来越引起临床医师的重视。

（三）随访

治疗后前 3 年，每 3～6 个月随访 1 次；3～5 年，每 6 个月随访 1 次；5 年后，每年 1 次。

第五节　保健调理

日常起居调摄

起居调摄又称起居养生，是通过科学合理的生活方式来达到促进健康、治疗调养疾病目的的一种自我调养方法。患者起居调摄的要点有以下几个方面。

1. 保持良好的生活规律是起居调理的重要基础。

2. 及时调整患者的不良心理状态，家属可帮助心理疏导，避免产生不良情绪。

3. 进行健康教育，提高对疾病的认识，增强战胜疾病的自信心，提高生活质量。

4. 保证良好的睡眠，有助于保持精神状态。

5. 多进食优质高蛋白、高热量、易消化食物，避免刺激性食物，以改善营养状态。

6. 避免劳累，适当运动，增强抵抗力。

第六节 典型病例

病例一

患者孙某，男性，44 岁。初诊时间：2013 年 5 月 1 日。

主诉：患者因于数月前饮酒后出观胃脘胀满不适，甚则恶心欲吐，外院给子胃复安、山莨菪碱（654-2）等西药治疗。症状有所缓解，但效果不明显。电子胃镜检查：胃窦溃疡型癌；十二指肠球部溃疡。建议手术治疗。患者因惧怕手术，又转至上海某医院检查治疗，检查结果相同，亦建议手术加化疗。遂患者于近日来求治。

现病史：胃脘疼痛，拒按，喜暖，食后加重，上腹部痞闷胀满，辗转不安，大便干，3 日一行，纳呆，喜进热粥，舌暗红，苔黄厚腻，脉弦细滑。

查体：周身浅表淋巴结未触及肿大。

辅助检查：电子胃镜检查示胃窦部溃疡型癌、十二指肠球部溃疡。

中医诊断：胃瘤（浊毒内蕴，胃络瘀阻）。

西医诊断：胃癌；十二指肠球部溃疡。

治法：化浊解毒，活血止痛，养肝和胃。

处方：白花蛇舌草 15g，半枝莲 15g，茵陈 15g，黄连 12g，广木香 9g，枳实 12g，厚朴 12g，香附 15g，紫苏 15g，当归 12g，白芍 20g，白术 12g，茯苓 15g，鸡内金 15g，延胡索 15g，白芷 15g，芦荟 1g。每日 1 剂，连服 14 剂。同时服用养胃舒软胶囊，每次 3 粒，每日 3 次；茵连和胃颗粒，每次 1 袋，每日 3 次。

二诊：胃脘痛已止，胃脘痞满亦除，不拒按，且能进米饭，喜热饮食。大便干燥，舌苔薄黄腻，脉滑，重按有力。据效不更方。中成药方同前。原方加全蝎 9g，壁虎 9g，蜈蚣 2 条，以毒攻毒，防癌抗癌，再进 21 剂。

三诊：大便通畅，胃脘痛未再作，腹部已舒适。舌苔已正常，脉象已缓和。嘱再续服中成药 3 个月，汤药停之，另以饮食调之，嘱多饮山药、白扁豆、薏苡仁、粳米粥。

按语：患者胃癌因惧怕手术和化疗，用化浊解毒、抑杀肿瘤细胞并能提高机体免疫力的中药治疗，配以饮食调理，症状减轻，心情愉快，增强了患者战胜癌症信心。患者病情稳定，带瘤生活多年。本案充分体现中医治疗肿瘤的优势，以及人瘤共存思想的先进性。

病例二

患者包某，男，58岁。初诊时间：2008年9月1日。

主诉：贲门癌术后20天。

现病史：患者于20天前因胃脘部疼痛于河北医科大学第四医院行胃镜检查示贲门癌，病理示腺癌。后住院行贲门癌切除食管胃弓下吻合术，术后恢复尚可，胃脘部疼痛消失，但术后情绪低落，现自觉胃脘部胀满不适，牵及两胁肋，与进食无关，嗳气，心烦，口干，口苦。纳呆，寐欠佳，二便尚调，舌质红，苔薄黄腻，脉弦。

既往史：高血压病史9年余，现口服硝苯地平缓释片20mg，每日1次，血压控制尚可。否认糖尿病、冠心病史；否认肝炎、结核等传染病史；无外伤、手术及输血史。

个人史：生于原籍，久居本地，生活居住环境良好，无特殊不良嗜好。

婚育史：26岁结婚，育有1子，配偶及子均体健。

查体：T 36.4℃，R 19次/分，P 87次/分，BP 134/86mmHg。

发育正常，营养一般，全身皮肤及黏膜无黄染，心肺无异常。腹软，剑突下轻压痛，无腹肌紧张及反跳痛。肠鸣音正常存在，双下肢无水肿。生理反射存在，病理反射未引出。

实验室检查：电子胃镜（2008年8月10日，河北医科大学第四医院）示贲门癌。病理示腺癌。

中医诊断：胃瘤病（肝胃不和证）。

西医诊断：贲门癌术后。

治法：疏肝清肝，和胃消瘤。

方名：自拟二胡汤。

处方：柴胡12g，延胡索15g，白芍15g，陈皮9g，川芎9g，香附15g，枳壳12g，牡丹皮12g，栀子9g，全蝎9g，蜈蚣2条。7剂，水煎服。

二诊：2008年9月8日。服用上药7剂后，患者胃脘部胀满明显减轻，仍嗳气心烦，口干、口苦，纳呆，寐欠佳，二便尚调，舌脉同前。

方名：自拟二胡汤加减。

处方：柴胡12g，延胡索15g，白芍15g，陈皮9g，川芎9g，香附15g，枳壳12g，牡丹皮12g，栀子15g，淡豆豉12g，郁金15g，虎杖15g，夜交藤15g，全蝎9g，蜈蚣2条。15剂，水煎服。

三诊：2008年9月23日。患者胃脘部胀满基本消失，嗳气、心烦、口干，口苦等明显好转，仍觉食欲不振，后于方中加鸡内金、焦三仙、莪术等，食欲好转。后连续服用中药1年余，无明显不适感觉，舌质稍暗红，苔薄白，脉弦。每年复查胃镜1次，随访3年，未有复发。

按语：患者以胃脘部胀满为主要表现，故中医诊断为胃痞病。患者术后情绪低落，肝气不舒，横犯脾胃，脾胃升降失司，收纳失常，故胃脘部胀满堵闷，嗳气。肝气郁而化热，扰动心神则心烦、失眠。方中柴胡、延胡索疏肝行气；白芍养肝柔肝；川芎行气活血；香附、枳壳行气消胀；牡丹皮、栀子清热去火；陈皮健脾和胃；全蝎、蜈蚣以治未病。二诊加淡豆豉清热安神，夜交藤养血安神，郁金、虎杖清肝经之热。

病例三

患者王某，男，72岁。初诊时间：2000年4月6日。

主诉：胃脘部胀满进行性加重6个月。

现病史：患者于6个月前出现胃脘部胀满堵闷，饭后明显，伴纳差、乏力、消瘦，呈进行性加重，后在衡水某医院确诊为胃窦溃疡型胃癌，因伴有直肠转移及身体虚弱不能耐受手术与化疗，故前来找李佃贵教授希望保守治疗。现患者胃脘部胀满，乏力、气短，畏寒，纳呆，酸气，颜面轻度浮肿，二便尚调。舌体胖大，苔白腻，脉弦细滑。

既往史：糖尿病20余年，现口服二甲双胍500mg，每日2次，血糖控制尚可；否认高血压、冠心病史；否认肝炎、结核等传染病史；无外伤、手术及输血史。

个人史：生于原籍，久居本地，生活居住环境良好，无特殊不良嗜好。

婚育史：20岁结婚，育有1女1子，配偶及子女均体健。

查体：T 36.4℃，R 18次/分，P 73次/分，BP 120/79mmHg。发育正常，营养不良。面颊部轻度水肿，全身皮肤及黏膜无黄染。心肺无异常，腹软，剑突下轻压痛，无腹肌紧张及反跳痛。肠鸣音正常存在，双下肢无水肿。生理反射存在，病理反射未引出。

实验室检查：电子胃镜（1999年10月1日，衡水市人民医院）示胃窦溃疡型胃癌。

中医诊断：胃痞病（脾肾两虚证）。

西医诊断：胃癌直肠转移。

方名：自拟健脾益肾抗癌汤。

处方：黄芪25g，白术9g，茯苓20g，猪苓9g，补骨脂15g，莪术9g，半夏9g，八月札15g，陈皮12g，薏苡仁12g，白花蛇舌草30g，半边莲30g，全蝎9g，蜈蚣2条，佛手12g，炙甘草6g，淫羊藿12g，巴戟天12g。15剂，水煎服。

二诊：2012年5月5日。患者胃脘部胀满堵闷及颜面浮肿消失，纳食增加，身体较前有力，畏寒减轻，在上方基础上加减用药共18个月，随访3年，病情稳定。

按语：患者已年逾七旬，脾肾已亏，又确诊为胃癌晚期，病情十分危重。初诊先健脾胃，同时又不忘祛邪，酌加解毒抗癌之品，后天健运，故诸症显减；二诊，在健脾和胃基础上加补肾之品，先天得养，故临床症状消除，体质明显增强；在此基础上，李佃贵教授重用全蝎、蜈蚣、白花蛇舌草、半边莲等解毒抗癌之品，标本同治，故疗效满意。

第六章　消化性溃疡

第一节　中医对消化性溃疡的认识

一、病名

消化性溃疡是消化系统疾病中最常见的一种疾病，中医中并无此病名，属"胃脘痛""胃痛""心痛""吞酸""嘈杂""呃逆""呕吐"等范畴。2009年《消化性溃疡中医诊疗共识》中，以"胃痛""嘈杂"作为消化性溃疡的中医病名，2016年共识根据多数专家意见在延续采用上述命名基础上，增加了"胃疡"病名，因本病病理性质主要为黏膜损害形成溃疡，故"胃疡"更能准确描述本病特点。

二、历代医家对本病病因病机及治疗上的认识

《素问·六元正纪大论》谓："木郁之发……民病胃脘当心而痛，上支两胁，膈咽不通，食饮不下。"

《素问·至真要大论》云："厥阴司天，风淫所胜……民病胃脘当心而痛。"

《金匮要略·水气病脉证并治》云："气分，心下坚大如盘，边如旋杯，水饮所作，桂枝去芍药加麻辛附子汤主之。"

《备急千金要方·心腹痛》云："九痛丸，治九种心痛，一虫心痛，二疰心痛，三风心痛，四悸心痛，五食心痛，六饮心痛，七冷心痛，八热心痛，九来去心痛"。

《济生方·心腹痛门》言"夫心痛之病，医经所载凡有九种……其名虽不同，而其所致皆因外感六淫，内伤七情，或饮啖生冷果实之类，使邪气搏于正气，邪正交击，气道闭塞，郁于中焦，造成心痛。"

《丹溪心法·心脾痛》言："心痛，即胃脘痛。"

《景岳全书·心腹痛》中对胃脘痛病因的论述"胃脘痛证，多由因食。因寒、因气不顺者……因虫、因火、因痰、因血者……惟食滞，寒气滞者最多"。

《医学真传·心腹痛》曰："所痛之部，有气血阴阳之不同，若概以行气消导为治，漫云通则不痛。夫通则不痛，理也。但通之之法，各有不同。调气以和血，通也；下逆者使之上行，中结者使之旁达，亦通也；虚者助之使通，寒者温之使通，无非通之之法也，若必以下泄为通，则妄矣。"

《临证指南医案·胃脘痛》中对该病的辨证论治颇有独到之处，如："初病在经，久病入络，以经主气，络主血，则知其治气活血之当然……辛香理气，辛柔和血之法，实为对待必然之理。""夫通则不痛，痛字需究气血阴阳，便是看诊要旨也。""胃痛久而屡发，必有凝痰聚瘀。"

《顾氏医镜·胃脘痛》中主张对肝脾不和者以芍药甘草汤加减。伴气滞者加四磨饮，血瘀者加失笑散，食滞者加保和丸，热证用黄芩汤或竹叶石膏汤等。

三、中医对消化性溃疡的病因病机的认识

消化性溃疡的中医病因较为广泛和复杂，主要与外感寒邪、脾胃虚弱、情志失调、饮食不节、药物损害等多种因素有关。胃主受纳，腐熟水谷，为五脏六腑之大源，以通为用，和降为顺，不宜郁滞，消化性溃疡基本病机是胃气郁滞，失于和降，不通为痛；病理因素以气滞为主，并见食积、寒凝、热郁、湿阻、血瘀等。

第二节　西医对消化性溃疡的认识

消化性溃疡是指在胃酸和胃蛋白酶接触的胃肠道内发生溃疡的一组疾病，最常发生在胃和十二指肠球部。少数也可以发生在食管下段、胃肠吻合口及其附近的肠襻。十二指肠溃疡的发病率高于胃溃疡，男性患病率高于女性。十二指肠溃疡患者以 20 ～ 50 岁青壮年人最多。20% 的消化性溃疡同时存在胃溃疡和十二指肠溃疡，称为复合性溃疡。

对消化性溃疡的认识经历了一个漫长的过程。20 世纪以前，大多数消化性溃疡呈反复发作，一般经 7 ～ 8 年达高峰，后经数年缓解后又复发，甚至终身。故大多数认为"一旦溃疡终身溃疡"。20 世纪末，随着质子泵抑制剂的问世，内科治疗率明显上升，且在根除 Hp 后，消化性溃疡的年复发率下降至 2% ～ 10%，减少了并发症的发生及外科的干预。目前治疗消化性溃疡主要是质子泵抑制剂的应用及根除幽门螺杆菌治疗。

消化性溃疡的病因与发病机制目前尚不明确。大多数认为是一种或多种有害因素对黏膜破坏超过黏膜抵御损伤和自身修复能力所引起的，主要包括以下几方面。

（1）胃酸和胃蛋白酶分泌异常：普遍认为"无酸，无溃疡"，胃酸和胃蛋白酶自身

消化是引起消化性溃疡的原因之一。

（2）幽门螺杆菌感染：幽门螺杆菌感染是消化性溃疡发病的最重要的病因之一，幽门螺杆菌感染者溃疡发生率13%～23%，高于不伴幽门螺杆菌感染者。研究表明，根除幽门螺杆菌可促进溃疡的愈合、缩短溃疡愈合时间，并降低溃疡的复发率。

（3）非甾体抗炎药的应用：非甾体抗炎药物是引起消化性溃疡的致病因素之一，临床常见的药物有阿司匹林、吲哚美辛、对乙酰氨基酚、保泰松等。长期使用非甾体抗炎药物者约半数以上可出现胃、十二指肠黏膜病变，表现为浅表性损伤，如糜烂、出血等，甚者或诱发消化性溃疡。

（4）其他因素：吸烟者消化性溃疡的发病率高于不吸烟者，并且吸烟影响溃疡的愈合。某些药物如氯化钾、磷酸盐、糖皮质激素、抗肿瘤药物等可诱发消化性溃疡。研究表明，消化性溃疡患者的一级亲属发病率明显升高。长期精神紧张、焦虑或情绪波动者，通过迷走神经兴奋影响胃 - 十二指肠分泌、运动及黏膜血流的调节，可引起本病。

消化性溃疡患者的临床表现不一，上腹疼痛呈反复周期性发作为本病的特征之一，尤以十二指肠溃疡更为突出。中上腹疼痛发作可持续几天、几周或更长，继以较长时间的缓解。全年都可发作，但以春、秋季节多见。在一天中，早晨3点至早餐的一段时间，胃酸分泌最低，故在此时间内很少发生疼痛。十二指肠溃疡的疼痛在两餐之间发生，持续不减直至下餐进食或服制酸药物后缓解。一部分十二指肠溃疡患者，由于夜间的胃酸较高，尤其在睡前曾进餐者，可发生半夜疼痛。胃溃疡疼痛的发生较不规则，常在餐后1小时内发生，经1～2小时后逐渐缓解，直至下餐进食后再次出现上述节律。疼痛性质多呈钝痛、灼痛或饥饿样痛，一般较轻而能耐受，持续性剧痛提示溃疡穿透或穿孔。可伴有唾液分泌增多、烧心、反胃、嗳酸、嗳气、恶心、呕吐等其他胃肠道症状。食欲多保持正常，但偶尔可因食后疼痛发作而惧食，以致体重减轻。全身症状可有失眠等神经官能症的表现，或有缓脉、多汗等自主神经紊乱的症状。常见并发症有出血、穿孔、梗阻、癌变。

对于消化性溃疡的治疗，采取综合性治疗措施，目的在于缓解症状、促进愈合、防止复发及减少并发症。

一般治疗包括避免紧张、劳累及熬夜；禁食辛辣刺激性食物，戒烟、戒酒；慎用非甾体抗炎药物及糖皮质激素类药物。

抗酸药及抑酸药可快速减轻症状并促进破损胃黏膜的修复，胃黏膜保护剂如硫糖铝等可改善胃黏膜屏障，促进胃黏膜糜烂愈合。

对于有Hp感染者要进行杀菌治疗，我国第五次Hp感染处理共识推荐Hp根除方案为铋剂四联方案，即质子泵抑制剂（PPI）+铋剂＋两种抗菌药物，疗程为10天或14天。

外科治疗适应证：急性溃疡穿孔；穿透性溃疡；大量反复出血，内科治疗无效者；器质性幽门梗阻；胃溃疡癌变或癌变不能除外者；顽固性或难治性溃疡，如幽门管溃疡、球后溃疡多属此类。

第三节　常用检查

一、胃镜检查

胃镜是确诊消化性溃疡的主要方法，内镜下溃疡将分为三期：活动期（A 期），呈圆形或椭圆，覆黄厚或白厚苔，边缘光清，充血水肿，呈红晕环绕；愈合期（H 期），溃疡变浅缩小，表面薄白苔，周围充血水肿消退后可出现皱襞集中；瘢痕期（S 期），底部白苔消失，溃疡被红色上皮覆盖，渐变为白色上皮，集中的皱襞消失。

二、幽门螺杆菌检测

HP 的检测对于胃癌前疾病及病变、消化性溃疡、胃肠黏膜相关淋巴瘤等疾病的诊疗具有重要作用。

1. 非侵入性方法常用 ^{13}C 或 ^{14}C 尿素呼气试验，方法简便，准确性高，为 Hp 检测的"金标准"方法之一，目前被广泛应用。

2. 侵入性方法主要包括快速尿素酶试验，胃黏膜组织切片染色镜检（如银染、改良Giemsa 染色、甲苯胺蓝染色、免疫组化染色）及细菌培养等，其中，胃黏膜组织切片染色镜检也是 Hp 检测的"金标准"之一。细菌培养则多用于科研。

三、X 线钡餐检测

钡剂填充溃疡凹陷部分所造成的龛影是诊断溃疡的直接征象。切面观，壁龛突出胃壁轮廓以外，呈半圆形或长方形。正面观，龛影呈圆形或椭圆形的密度增深影，因溃疡周围组织炎症水肿，龛影周围可见透亮带，或因溃疡纤维组织的收缩，四周黏膜皱襞呈放射状向壁龛集中，位于壁龛边缘。而局部组织痉挛、激惹和变形等征象为溃疡间接表现，特异性相对有限。

四、血清胃泌素测定

本法主要是用于排除胃泌素瘤。血清胃泌素 ≥ 500μg/mL 同时胃酸升高有诊断价值，胃癌、胃溃疡、胃体部或全胃萎缩性胃炎、恶性贫血等引起的低胃酸或无酸、胃窦残留综合征、肾功能不全或衰竭等也会出现血清胃泌素增高。

第四节 中西医治疗

一、常用中医治疗

胃痛的治疗以理气和胃止痛为大法，旨在疏通气机，通而通止，即"通则不痛"。治疗应辨证论治，如实证者应区别寒凝、气滞、胃热、血瘀，分别给予散寒止痛、疏肝解郁、清泄肝胃、通络化瘀、化浊解毒治法；虚者应当辨虚寒与阴虚，分别给予温胃健中或滋阴养胃。

（一）辨证论治

1. 寒邪客胃证

症状：胃痛暴作，拘急冷痛，恶寒喜暖，得温痛减，遇寒加重，口不渴，喜热饮，有感寒或食冷病史，舌苔薄白，脉弦紧。

病机：寒凝胃脘，暴遏阳气，气机郁滞。

治法：温胃散寒，理气止痛。

代表方：良附丸加减。

常用药：高良姜 6g，香附 6g。

2. 饮食伤胃证

症状：胃脘疼痛，胀满拒按，嗳腐吞酸，或呕吐不消化食物，其味腐臭，吐后痛减，不思饮食，大便不爽，得矢气及便后稍舒，有暴饮暴食病史，舌苔厚腻，脉滑。

病机：饮食积滞，壅阻胃气。

治法：消食导滞，和中止痛。

代表方：保和丸加减。

常用药：神曲 15g，山楂 15g，莱菔子 15g，茯苓 10g，半夏 6g，陈皮 15g，连翘 6g。

3. 肝气犯胃证

症状：胃脘胀痛，或攻撑窜动，牵引背胁，遇怫郁烦恼则痛作或痛甚，嗳气、矢气则痛舒，胸闷叹息，大便不畅，舌苔薄白，脉弦。

病机：肝气郁结，横逆犯胃，胃气阻滞。

治法：疏肝理气，和胃止痛。

代表方：柴胡疏肝散加减。

常用药：柴胡 6g，川芎 6g，香附 6g，陈皮 6g，白芍 9g，甘草 3g，枳壳 6g，佛手 6g，绿萼梅 6g。

4. 湿热中阻证

症状：胃脘灼痛，吐酸嘈杂，脘痞腹胀，纳呆恶心，口渴不欲饮水，小便黄，大便不畅，舌红苔黄腻，脉滑数。

病机：湿热内蕴，胃气痞阻。

治法：清化湿热，理气和胃。

代表方：清中汤加减。

常用药：黄连 6g，栀子 6g，半夏 6g，茯苓 6g，草豆蔻 6g，陈皮 12g，甘草 3g。

5. 瘀血停胃证

症状：胃脘刺痛，痛有定处，按之痛甚，疼痛延久屡发，食后加剧，入夜尤甚，甚或出现黑便或呕血，舌质紫暗或有瘀斑，脉涩。

病机：瘀停胃络，脉络壅滞。

治法：化瘀通络，理气和胃。

代表方：失笑散合丹参饮加减。

常用药：蒲黄 6g，五灵脂 6g，丹参 6g，檀香 3g，砂仁 6g。

6. 脾胃虚寒证

症状：胃脘隐痛，绵绵不休，空腹痛甚，得食则缓，喜温喜按，劳累或受凉后发作或加重，泛吐清水，食少纳呆，大便溏薄，神疲倦怠，四肢不温，舌淡苔白，脉虚缓无力。

病机：中脏虚寒，胃失温养。

治法：温中健脾，和胃止痛。

代表方：黄芪建中汤加减。

常用药：黄芪 12g，白术 6g，桂枝 6g，白芍 12g，饴糖 6g，大枣 6g，甘草 3g。

7. 胃阴不足证

症状：胃脘隐隐灼痛，有时嘈杂似饥，或似饥而不欲食，口干咽燥，大便干结，舌红少津，或光剥无苔，脉弦细无力。

病机：胃阴不足，润降失司。

治法：养阴益胃。

代表方：益胃汤加减。

常用药：北沙参 12g，麦冬 6g，生地黄 6g，玉竹 6g，石斛 6g，佛手 6g，绿萼梅 6g。

8. 浊毒内蕴证

症状：胃脘痞胀或疼痛，或胃脘痛有定处，拒按，日久不愈，口苦口臭，恶心呕吐，面色晦暗，大便黏滞不爽，舌红或紫暗，或有瘀点瘀斑，苔黄腻或厚腻，脉滑数或濡数或弦涩。

病机：湿、热、瘀日久酝酿成毒，致浊毒内蕴，损脾碍胃。

治法：化浊解毒。

代表方：自拟化浊解毒方加减。

常用药：藿香 6g，佩兰 6g，白花蛇舌草 6g，半枝莲 6g，半边莲 6g，全蝎 3g，蜈蚣 1 条。

（二）消化性溃疡常用自制中成药

1. 茵连和胃颗粒

功能主治：和胃降逆，调气理血，化湿清热，解痉止痛。用于胃失和降，气机郁滞，湿热中阻，瘀血阻络所致的胃疼、胃胀、嗳气、纳呆、烧心等；浅表性胃炎，萎缩性胃炎，疣状胃炎，胃酸分泌功能失调见上证候者。用法用量：温开水送服。1 次 1 袋，1 日 3 次；3 个月为一疗程。儿童服用量酌减或遵医嘱。

2. 芍药和胃颗粒

功能主治：和胃健脾，调气和血，化湿通络，解痉止痛。用于胃失和降、气机郁滞，湿邪中阻，瘀血阻络所致的胃疼、胃胀、嗳气、纳呆、烧心等；浅表性胃炎，萎缩性胃炎，疣状胃炎见上证候者。用法用量：米汤或白开水送服。1 次 1 袋，1 日 3 次；3 个月为一疗程。儿童服用量酌减或遵医嘱。

3. 十味百合颗粒

功能主治：清化湿热，和胃安肠，消胀定痛。用于湿热蕴结，胃失和降，脾失健运所致的胃痛、胀满、烧心等症；消化性溃疡见上述证候者。用法用量：口服，1 次 1 袋，1 日 3 次。儿童服用量酌减或遵医嘱。

4. 苁芦通便胶囊

功能主治：补肾，清胃，凉肝，润肠，通便。用于肾虚，胃热，肝火所致的便秘及因此而引起的头痛、恶心、咽喉肿痛、腹胀、腹痛、食欲不振等；习惯性便秘见上述证候者。用法用量：饭后温开水送服。1 次 2 粒，1 日 3 次。

5. 三仙消食颗粒

功能主治：和胃理气，消导化滞。用于小儿气滞食积所致的停食停乳、脘腹胀满、腹痛拒按、呕吐酸、大便泄下臭秽、面黄手足心热、舌苔厚腻。用法用量：2 岁及以下，1 次半袋，1 日 2 次；3～5 岁，1 次 1 袋，1 日 2 次；6 岁及以上，1 次 1 袋，1 日 3 次。

（三）消化性溃疡常用中成药

1. 安胃疡胶囊

功能主治：补中益气，解毒生肌。用法用量：每次 2 粒（每粒重 0.2g），每日 4 次（三餐前 + 睡前）。

2. 气滞胃痛颗粒

功能主治：疏肝和胃，理气止痛。用法用量：每袋 10g。每次 1 袋，每日 2 ～ 3 次，开水冲服。

3. 枳术宽中胶囊

功能主治：行气化湿，健脾和胃。用法用量：每 50 粒重 3g。每次 10g，每日 2 ～ 3 次，口服。

4. 养胃舒胶囊

功能主治：扶正固本，滋阴养胃，调理中焦，行气消导。用法用量：每粒装 0.4g。每次 3 粒，每日 2 次，口服。

5. 摩罗丹

功能主治：和胃降逆，健脾消胀，通络定痛。用法用量：小蜜丸每 55 粒重 9g。每次 55 ～ 110 粒，每日 3 次。

6. 胃康胶囊

功能主治：行气健胃，化瘀止血，制酸止痛。用法用量：每次 2 ～ 4 粒，每日 3 次，口服。

（四）其他中医特色疗法

1. 毫针

针刺对溃疡愈合的促进作用，其机制是与通过对自主神经的调整，增强胃肠蠕动，幽门括约肌舒缩、促进血液循环及降低细胞内 cAMP 含量，从而减少胃酸分泌有一定关系。

取穴以主穴为主（中脘、章门、脾俞、胃俞、内关、足三里），酌加配穴（公孙、三阴交、梁丘、期门、阳陵泉）。

2. 艾灸

操作时，让患者取适当姿势，或坐，或仰卧、俯卧，依病位而定。艾灸点燃后，对准一定穴位或疼痛部位进行熏烤。寒邪客胃之胃冷痛可灸足三里，中脏虚寒之胃痛可灸脐周围、足三里、中脘等穴。艾灸时，艾条距皮肤不要过远过近，以患者感觉温暖舒适为度，每次持续 10 ～ 20 分钟使皮肤发红为止。灸烤时，可将艾条在病位周围旋转，以便让较大面积受到热熨。

3. 耳穴贴压

人体发生病变，经过经络传导作用，在耳郭相应部位就会有所反应。耳郭有丰富的神经、血管、淋巴管，利用耳穴压豆的良性刺激，通过经络、神经、体液疏通经络、条畅气血，对机体产生双向调节作用。

二、常用西医治疗

（一）抑酸或制酸药物

1. H2 受体拮抗剂

（1）西咪替丁（泰胃美）

规格：片剂，1 片 0.2g。胶囊剂，1 粒 0.2g。

用法：每次 0.2g，每日 3 次，进餐时服用，睡前再服用 0.4g，一般 4～6 周为 1 个疗程。临床用于治疗消化道出血、消化性溃疡、反流性食管炎等。

（2）雷尼替丁

规格：片剂，1 片 150g。注射剂，1 支 2mL、50mg，1 支 2mL、150mg。

用法：每次 150mg，每日 2 次，早晨及睡前口服。静脉注射、每次 50mg 稀释后缓慢静脉滴注，每日 2 次。临床用于胃酸过多、胃炎等病的治疗，很多用西咪替丁治疗无效的消化性溃疡患者及不能耐受西咪替丁的患者。

（3）法莫替丁（高舒达）

规格：片剂，1 片 20mg。注射剂，1 支 20mg。

用法：每次 20mg，每日 2 次，口服。静脉滴注，每次 20mg，每日 2 次，或 40mg，每日 1 次。临床用于治疗消化道出血、消化性溃疡、反流性食管炎等。

2. PPI

（1）奥美拉唑（洛赛克）

规格：片剂，1 片 20mg。注射剂，1 支 40mg。

用法：口服，每次 20mg，每日 1～2 次。静脉注射或滴注，每次 40mg，每日 1～2 次。适用于胃溃疡、十二指肠溃疡、应激性溃疡、反流性食管炎和促胃液素瘤。

（2）兰索拉唑（达克普隆）

规格：片剂，1 片 30mg。肠溶胶囊剂，1 粒 30mg。

用法：每次 30mg，每日 1 次，口服。主要用于治疗十二指肠溃疡、反流性食管炎、促胃液素瘤。

（3）泮托拉唑（潘妥洛克）

规格：片剂，1 片 40mg。胶囊剂，1 粒 40mg。针剂，1 支 40mg。

用法：每次 40mg，每日 1 次，早晨顿服。十二指肠溃疡 2 ～ 4 周为 1 个疗程，胃溃疡、反流性食管炎 4 ～ 8 周为 1 个疗程。静脉滴注：每次 40mg，每日 1 ～ 2 次，加入 100mL 生理盐水稀释后给药。与奥美拉唑、兰索拉唑相比抑制作用强而不良反应少，适用于活动性消化性溃疡及其出血、急性胃黏膜病变和应激性溃疡出血、反流性食管炎和促胃液素瘤等。

（4）雷贝拉唑

规格：片剂，1 片 20mg。胶囊剂，1 粒 15mg。

用法：每次 20mg，每日 1 次，早晨顿服。

（二）胃黏膜保护药物

1. 硫糖铝

规格：片剂，1 片 0.25g，1 片 0.5g。

用法：口服，1 次 1g，1 日 4 次，饭前 1 小时及睡前空腹嚼碎服用。

2. 胶体果胶铋胶囊

规格：胶囊剂，1 粒 50mg。

用法：成人 1 次 3 粒，1 日 4 次，餐前半小时与睡前服用。

3. 枸橼酸铋钾

规格：颗粒剂，1 包 0.11g。胶囊，1 粒 0.3g（相当于 0.11g 铋）。片剂：1 片 0.3g（相当于 0.11g 铋）。

用法：每次 0.22g，口服，每日 2 次。

4. 替普瑞酮（施维舒）

规格：颗粒剂，1 粒 50mg。

用法：饭后 30 分钟内口服，每日 3 次，每次 1 粒。

5. 麦滋林 –S

规格：颗粒剂，1 包 670mg。

用法：每次 670mg，每日 3 次，饭后口服。

6. 瑞巴派特（膜固思达）

规格：片剂，1 片 100mg。

用法：每次 100mg，每天 3 次，早、晚及睡前口服。

7. 米索前列醇（喜克溃）

规格：片剂，1 片 200μg。

用法：每次 200μg，每日 4 次，于餐前和睡前口服，疗程 4 ～ 8 周。

（三）促胃肠动力药物及助消化药物

1. 甲氧氯普胺（灭吐灵）

规格：片剂，1 片 5mg。注射液，1 支 100mg。

用法：每次 5～10mg，每日 3 次，饭前 30 分钟口服。肌内注射：每次 10～20mg。

2. 多潘立酮（吗丁啉）

规格：片剂，1 片 10mg。

用法：每次 10mg，每日 3 次，饭前 15～30 分钟口服。

3. 复方阿嗪米特肠溶片

规格：片剂，1 片 75mg。

用法：每次 150mg，每日 3 次，饭后或饭中。

4. 胰酶肠溶胶囊

规格：片剂，1 片 0.15g。

用法：每次 1 片，每日 3 次，餐前服。

（四）治疗 HP 感染药物

目前推荐四联杀菌：PPI 标准剂量 + 铋剂 + 两种抗生素（阿莫西林 1.0g，克林霉素 0.5g，甲硝唑 0.4g，呋喃唑酮 0.1g）。疗程 14 天。

第五节　保健调理

起居调摄又称起居养生，是通过科学合理的生活方式来达到促进健康、治疗调养疾病目的的一种自我调养方法。保持生活起居规律化；保持心情愉快，避免不良情绪刺激；保证良好的睡眠；禁食生冷、刺激性食物；戒烟戒酒；避免服用对胃黏膜有刺激的药物，长期大量服用非甾体抗炎药如阿司匹林、吲哚美辛等可抑制胃黏膜前列腺素的合成，破坏黏膜屏障。

第六节　诊疗共识

中医诊疗共识意见

消化性溃疡中医诊疗专家共识意见（2017）

（一）概述

病名根据 PU 具有周期性、节律性上腹部疼痛及反酸、嗳气的临床表现特点，中医属"胃痛""嘈杂""胃疡"范畴。2009 年《消化性溃疡中医诊疗共识》中，以"胃痛""嘈杂"作为消化性溃疡的中医病名，本次共识根据多数专家意见在延续采用上述命名基础上，增加了"胃疡"病名。因本病的病理性质主要为黏膜损害形成溃疡，故"胃疡"更能准确描述本病特点。

（二）病因病机

1. 病因

主要有起居不适，外邪犯胃；饮食不节，食滞伤胃；情志内伤，肝气犯胃；素体脾虚，后天失养等。湿邪较易侵犯脾胃，阴虚之人易感湿热，阳虚之人易受寒湿，邪气所犯，阻滞气机，胃气不和，乃发本病；暴饮暴食，饥饱失常，损伤脾胃，运化失职，食滞不化，停滞胃脘，气机不畅，失于和降，而发胃脘痛；忧思恼怒，焦虑紧张，肝失疏泄，横逆犯胃，胃失和降，若肝郁化热，郁热耗伤胃阴，胃络失于濡润，致胃脘隐隐灼痛，若气郁日久，血行不畅，血脉凝滞，瘀血阻胃，致胃脘刺痛；素体脾胃虚弱，或劳倦内伤，或久病不愈，延及脾胃，或用药不当，皆可损伤脾胃，脾胃虚弱，气虚不能运化或阳虚不能温养，致胃脘疼痛。

2. 病位

PU 的病位在胃，与肝、脾二脏的功能失调密切相关。

3. 病机

PU 的病理性质有虚实寒热之异，病理因素包括虚实两方面。属实的病理因素主要有气滞，寒凝，食积，湿热，血瘀。属虚的病理因素主要有气（阳）虚，阴虚。其基本病机为胃之气机阻滞或脉络失养，致胃失和降，不通则痛，失荣亦痛。

消化性溃疡辨证分型按由简执繁原则可分为虚证和实证两大类，其中虚证包括脾胃虚寒、胃阴不足；实证主要包括肝胃不和、肝胃郁热、胃络瘀血。胃溃疡的发病原因多为长期的饮食不节或精神刺激。情志不畅,伤及于肝,肝气郁滞,横逆犯胃,胃失和降;肝气乘脾,脾失运化,湿浊内生或湿浊化热,湿热上泛,胃气上逆,并可进一步气郁化火而伤阴,气滞寒凝而伤阳,或由气滞血脉瘀阻而形成血瘀疼痛。本病病位在胃,但与肝、脾关系密切。

(三)病机转化

本病初起多为外邪、饮食、情志等单一病因,亦可相兼为病。病机多由寒邪客胃,胃气不降,寒凝血滞;肝气犯胃,气血瘀阻;食滞胃肠,腐蚀胃壁,均可使胃体充血、水肿络瘀、血败而成溃疡,故临床多表现为实证。发病日久则常由实转虚,由气及血,而因实致虚,或素体脾胃虚弱,气血运化无力,血分瘀阻,致胃黏膜失养溃烂,终成因虚致实之虚实夹杂证。

(四)辨证分型

1.肝胃不和证

主症:胃脘胀满或疼痛,两胁胀满。次症:每因情志不畅而发作或加重,心烦,嗳气频作,善叹息。舌脉:舌淡红,苔薄白;脉弦。

2.脾胃虚弱(寒)证

主症:胃脘隐痛,喜温喜按;得食痛减。次症:四肢倦怠,畏寒肢冷,口淡流涎,便溏,纳少。舌脉:舌淡或舌边齿痕,舌苔薄白;脉虚弱或迟缓。

3.脾胃湿热证

主症:脘腹痞满或疼痛,口干或口苦。次症:口干不欲饮,纳呆,恶心或呕吐,小便短黄。舌脉:舌红,苔黄厚腻;脉滑。

4.肝胃郁热证

主症:胃脘灼热疼痛,口干口苦。次症:胸胁胀满,泛酸,烦躁易怒,大便秘结。舌脉:舌红,苔黄;脉弦数。

5.胃阴不足证

主症:胃脘痛隐隐,饥而不欲食。次症:口干渴,消瘦,五心烦热。舌脉:舌红少津或舌裂纹无苔,脉细。

6.胃络瘀阻证

主症:胃脘胀痛或刺痛,痛处不移。次症:夜间痛甚,口干不欲饮,可见呕血或黑便。舌脉:舌质紫暗或有瘀点、瘀斑,脉涩。

证候诊断:主症必备,加次症2项以上即可诊断。

（五）临床治疗

1. 治疗目标

缓解临床症状，促进溃疡愈合，防止溃疡复发，减少并发症发生。

2. 治疗原则

针对消化性溃疡的发生机制，治疗以健脾理气、和胃止痛、清热化瘀为主要原则。本病初起活动期，以实证为主要表现者，主要采用理气导滞、清热化瘀等法；溃疡日久反复发作不愈者，多为本虚标实之候，临床宜标本兼顾，健脾与理气并用，和胃与化瘀同施。对有 HP 感染、巨大溃疡或有上消化道出血等并发症者，宜采用中西医结合方法进行综合治疗。

3. 辨证论治

（1）肝胃不和证

治法：疏肝理气，和胃止痛。

代表方：柴胡疏肝散（《景岳全书》）。

药物：柴胡、香附、川芎、陈皮、枳壳、白芍、炙甘草。

加减：心烦易怒者，加佛手、青皮；口干者，加石斛、沙参；畏寒者，加高良姜、肉桂；反酸者，加浙贝母、瓦楞子。

（2）脾胃虚弱（寒）证

治法：温中健脾，和胃止痛。

代表方：黄芪建中汤（《金匮要略》）。

药物：黄芪、白芍、桂枝、炙甘草、生姜、饴糖、大枣。

加减：胃寒重、胃痛明显者，加吴茱萸、川椒目、制附片；吐酸、口苦者，加砂仁、藿香和黄连；肠鸣腹泻者，加泽泻、猪苓；睡眠不佳者，加生龙骨、生牡蛎。

（3）脾胃湿热证

治法：清利湿热，和胃止痛。

代表方：连朴饮（《霍乱论》）。

药物：黄连、厚朴、石菖蒲、半夏、淡豆豉、栀子、芦根。

加减：舌红苔黄腻者，加蒲公英、黄芩；头身困重者，加白扁豆、苍术、藿香；恶心偏重者，加橘皮、竹茹；反酸者，加瓦楞子、海螵蛸。

（4）肝胃郁热证

治法：清胃泄热，疏肝理气。

代表方：化肝煎（《景岳全书》）合左金丸（《丹溪心法》）。

药物：陈皮、青皮、牡丹皮、栀子、白芍、浙贝母、泽泻、黄连、吴茱萸。

加减：口干明显者，加北沙参、麦冬；恶心者，加姜半夏，竹茹；舌苔厚腻者，加苍术；便秘者，加枳实。

（5）胃阴不足证

治法：养阴益胃。

代表方：益胃汤（《温病条辨》）。

药物：沙参、麦冬、冰糖、生地黄、玉竹。

加减：若情志不畅者，加柴胡、佛手、香橼；嗳腐吞酸、纳呆者，加麦芽、鸡内金；大便臭秽不尽者，加黄芩、黄连；胃刺痛、入夜加重者，加丹参、红花、降香；恶心呕吐者，加陈皮、半夏、苍术。

（6）胃络瘀阻证

治法：活血化瘀，行气止痛。

代表方：失笑散（《太平惠民和剂局方》）合丹参饮（《时方歌括》）。

药物：生蒲黄、五灵脂、丹参、檀香、砂仁。

加减：呕血、黑便者，加三七、白及、仙鹤草；畏寒重者，加炮姜、桂枝；乏力者，加黄芪、党参、白术、茯苓、甘草。

4. 常用中成药

（1）气滞胃痛颗粒：疏肝理气，和胃止痛。用于肝郁气滞、胸痞胀满、胃脘疼痛。

（2）三九胃泰颗粒：清热燥湿，行气活血，柔肝止痛。用于湿热内蕴、气滞血瘀所致的胃痛，症见脘腹隐痛、饱胀反酸、恶心呕吐、嘈杂纳减；浅表性胃炎、糜烂性胃炎、萎缩性胃炎见上述证候者。

（3）胃热清胶囊：清热理气，活血止痛。用于郁热或兼有气滞血瘀所致的胃脘胀痛、有灼热感、痛势急迫、食入痛重、口干而苦、便秘易怒、舌红苔黄等症；胃及十二指肠溃疡见上述证候者。

（4）复方田七胃痛胶囊：制酸止痛，理气化瘀，温中健脾，收敛止血。用于胃酸过多、胃脘痛、胃溃疡、十二指肠球部溃疡及慢性胃炎。

（5）金胃泰胶囊：行气活血，和胃止痛。用于肝胃气滞、湿热瘀阻所致的急慢性胃肠炎、胃及十二指肠溃疡等。

（6）甘海胃康胶囊：健脾和胃，收敛止痛。用于脾虚气滞所致的胃及十二指肠溃疡、慢性胃炎、反流性食管炎。

（7）胃康胶囊：行气健胃，化瘀止血，制酸止痛。用于气滞血瘀所致的胃脘疼痛、痛处固定、吞酸嘈杂，胃及十二指肠溃疡、慢性胃炎见上述症状者。

（8）东方胃药胶囊：疏肝和胃，理气活血，清热止痛。用肝胃不和，瘀热阻络所致的胃脘疼痛、嗳气、吞酸、嘈杂、饮食不振、躁烦易怒等；胃溃疡、慢性浅表性胃炎见上述证候者。

（9）胃乃安胶囊：补气健脾，活血止痛。用于脾胃气虚、瘀血阻滞所致的胃痛，症见胃脘隐痛或刺痛、纳呆食少；慢性胃炎、胃及十二指肠溃疡见上述证候者。

（10）香砂六君丸：益气健脾、和胃。用于脾虚气滞，消化不良、嗳气食少、脘腹胀满、大便溏泄。

（11）元胡止痛片：理气、活血、止痛。用于气滞血瘀的胃痛、胁痛。

（12）健胃愈疡片：疏肝健脾、生肌止痛。用于肝郁脾虚、肝胃不和所致的胃痛，症见脘腹胀痛、嗳气吞酸、烦躁不适、腹胀便溏；消化性溃疡见上述证候者。

（13）安胃疡胶囊：补中益气，解毒生肌。用于胃及十二指肠球部溃疡。对虚寒型和气滞型患者有较好的疗效。

5. 针灸治疗

根据不同症状证型选择相应的腧穴进行针灸治疗，主穴取中脘、足三里。

根据不同证型配穴：①脾胃虚寒证多配伍胃俞、脾俞、内关；②气滞血瘀证主要配伍胃俞、脾俞、内关、膈俞；③肝郁气滞证配伍胃俞、脾俞、期门；④肝气犯胃证配伍内关、太冲；⑤脾胃虚弱证配伍胃俞、脾俞；⑥胃寒证配伍胃俞、脾俞、内关、公孙；⑦胃阴不足证多配伍胃俞、脾俞、内关、三阴交；⑧痰湿壅滞证多配伍胃俞、脾俞、内关、阴陵泉、肝俞。

根据不同症状配穴：①泛酸多配伍胃俞、脾俞、内关、太冲；②腹胀多配伍胃俞、内关、天枢、公孙；③胃痛难忍多配伍胃俞、内关、梁丘、公孙；④乏力多配伍胃俞、脾俞、内关、气海、公孙。

（六）PU 的转归与随访

目前，经中医及中西医结合治疗，PU 大多数患者已能达到近期愈合，但复发率较高仍是临床存在的一个主要问题。且有少数患者由于饮食调摄不当，治疗不及时可出现出血、穿孔、梗阻，甚至癌变（胃溃疡患者为 1%～3%）等并发症。因少数溃疡型胃癌可像良性溃疡一样愈合，因此胃溃疡治疗后应复查胃镜。对于胃溃疡患者病理组织学等检查有上皮内瘤变者应根据级别高低，每半年至 1 年进行 1 次胃镜随访。

（七）中西医结合治疗目标人群与策略

Hp 感染者，应首先行根除 Hp 治疗。幽门螺杆菌的根除方案推荐铋剂 +PPI+2 种抗菌药物组成的四联疗法（具体治疗方案参见相关共识）。中药联合三联疗法可提高幽门螺杆菌的根除率。对难治性溃疡、巨大溃疡（GU > 2.5cm，DU > 1cm）宜采用 PPI+ 黏膜保护剂 + 中药辨证治疗和 PPI 制剂为维持应用，以加快黏膜愈合，提高愈合质量。病灶表面充血，表面有溃疡的胃上皮内瘤变可能存在进展为高级别上皮内瘤变或胃癌的风险；病灶直径 > 20mm 的低级别内上皮内瘤变可能存在或进展为高级别上皮内瘤变的风险，应积极随访，必要时行内镜下黏膜切除术（EMR）或内镜下黏膜剥离术（ESD）诊断性切除；病灶直径＞30mm的高级别内上皮内瘤变可能存在进展为胃癌的风险，应详细检查后行EMR/ESD或手术治疗。所以对于胃溃疡伴上皮内瘤变，低级别者单用中药辨证治疗或加PPI、黏膜保护剂治疗，定期复查胃镜，随访病情变化，高级别内瘤变者建议行EMR、ESD，而后再行中医辨证治疗。

（八）疗效评定

1. 主要单项症状疗效评价标准

患者报告结局指标（patient reported outcomes，PRO）进行评价，将患者不适症状分为0、Ⅰ、Ⅱ、Ⅲ共4级。①0级：没有症状，积0分。②Ⅰ级：症状轻微，不影响日常生活和工作，积1分。③Ⅱ级：症状中等，部分影响日常生活和工作，积2分。④Ⅲ级：症状严重，影响到日常生活，难以坚持工作，积3分。经过治疗后症状根据症状缓解分为4种情况：①症状消失：0分。②症状减轻：原有积分减1分。③症状无变化：原有积分不变。④症状加重：原有积分加1分。症状消失和减分可标记为有效；症状无变化和加重可标记为无效。最后计算全部人群总有效率。

2. 中医证候疗效评价标准

采用尼莫地平法计算：疗效指数＝（治疗前积分－治疗后积分）/治疗前积分×100%，分为临床痊愈、显效、有效、无效共4级。①临床痊愈：主要症状、体征消失或基本消失，疗效指数≥95%。②显效：主要症状、体征明显改善，70%≤疗效指数＜95%。③有效：主要症状、体征明显好转，30%≤疗效指数＜70%。④无效：主要症状，体征无明显改善，甚或加重，疗效指数＜30%。

3. 胃镜下疗效评定标准

胃镜下黏膜形态学变化是目前诊断和消化性溃疡疗效评价的重要指标。胃镜下分期为活动期（A期：A1、A2）、愈合期（H期：H1、H2）和瘢痕期（S期：S1、S2）。治疗前为活动期溃疡，经治疗后呈愈合期者为临床好转，呈瘢痕期者为临床治愈。具体评价方法：①临床治愈：溃疡瘢痕愈合或无痕迹愈合。②显效：溃疡达愈合期（H2）或减轻2个级别。③有效：溃疡达愈合期（H1）或减轻1个级别。④无效：内镜检查无好转。

4. PU的生活质量评价标准

PU生活质量可参考患者报告结局指标（patient reported outcomes，PRO）量表或汉化版SF-36健康调查量表进行评价。预防调摄PU的复发是综合因素造成的，季节因素、饮食因素、精神情志因素、环境因素、体质因素、药物因素以及一些未知因素等都可导致溃疡病复发，避免这些负性因素对于预防本病复发具有重要意义。

①按时规律进餐，戒进食过饱及睡前进食，戒烟酒，戒大量饮用浓茶或咖啡，戒辛辣等刺激性食物。②避免过度劳累及精神紧张。③慎用对胃黏膜有损害的药物，如非甾体抗炎药、肾上腺皮质激素、利血平等。④Hp为消化性溃疡病重要发病原因和复发因素之一，

故对消化性溃疡 Hp 阳性者，无论溃疡是活动期或者静止期都应行根除 Hp 治疗。

第七节　典型病例

病例一

患者蔡某，女性，50 岁，已婚。初诊时间：2012 年 5 月 4 日。

主诉：间断胃脘部灼热样疼痛半年余，加重伴纳呆 1 个月。

现病史：患者半年前无明显诱因出现胃脘灼热疼痛，近 1 个月症状加重，同时伴有纳呆食少。于河北省中医院门诊查电子胃镜：胃底多发溃疡，边缘光整，底部覆有灰黄色脓栓，周围黏膜出血、水肿；重度胆汁反流。现症：胃脘灼热疼痛，自觉口干，口苦，全身困重。纳呆，寐欠安，入睡困难，大便不爽，溲黄。舌质红，苔黄腻，脉弦滑。

既往史：患者否认高血压，糖尿病，冠心病史；无肝炎，结核及其他传染病史；无外伤及手术及输血史。

个人史：生于原籍，久居本地，生活居住环境良好，无吸烟、嗜酒。

婚育史：25 岁结婚，育 1 子，配偶及儿子均体健。

查体：T 36.4℃，R 20 次 / 分，P 80 次 / 分，BP 125/80mmHg。发育正常，营养中等。全身皮肤及黏膜无黄染，心肺无异常。腹软，无压痛，反跳痛及肌紧张，肝脾肋下未及，肠鸣音正常。双下肢无水肿，生理反射存在，病理反射未引出。

中医诊断：胃脘痛（浊毒内蕴）。

西医诊断：胃溃疡。

治法：化浊解毒。

药物：白花蛇舌草 15g，半枝莲 15g，半边莲 15g，黄药子 6g，茵陈 15g，黄连 15g，黄连 15g，生石膏 30g（先煎），栀子 12g，浙贝母 12g，乌贼骨 15g，广木香 9g，藿香 15g，鸡内金 15g，三七粉 2g（冲服）。

7 剂，水煎服，每日 1 剂，分两次温服。

医嘱：按时服药，禁食辛辣、油腻、刺激性食物，调节紧张情绪。

二诊：药后患者胃脘部疼痛感觉消失，饮食明显增加，口干，口苦症状明显缓解，但仍自觉胃脘灼热、反酸。

治法：化浊解毒，抑酸止痛。

药物：白花蛇舌草 15g，半枝莲 15g，半边莲 15g，黄药子 6g，茵陈 15g，黄连 15g，黄芩 15g，生石膏 30g（先煎），栀子 12g，浙贝母 12g，乌贼骨 15g，广木香 9g，藿香 15g，鸡内金 15g，蒲公英 15g，瓦楞子 30g，牡蛎 15g，三七粉 2g（冲服）。7 剂，水煎服，每日 1 剂，分两次温服。

三诊：药后患者胃脘灼痛消失，后自服河北省中医院自制中成药茵连和胃颗粒 1 个月，现自觉各方面正常，至今胃脘痛未再发作。

按语：此例患者为消化性溃疡，属于毒热炽盛期，同时伴有湿浊困脾的临床表现，故治疗首诊以化浊解毒为主。二诊后患者湿浊明显缓解，但仍有热象，故加用蒲公英以增强清热解毒的作用，瓦楞子、牡蛎制酸止痛。

病例二

患者张某，男性，44 岁。初诊时间：2015 年 3 月 12 日。

主诉：间断胃脘部胀痛 1 周。

现病史：患者 1 周前无明显诱因出现胃脘胀痛，每于进食或情志不遂后加重。同时伴有双侧胁肋胀闷，反酸，自觉口干、口苦。大便尚可，小便黄。舌质红，苔薄黄，脉弦数。

实验室检查：电子胃镜下见幽门口多发溃疡，边缘光整，周围黏膜充血、水肿，轻度胆汁反流。

中医诊断：胃疡（肝气犯胃）。

西医诊断：胃溃疡。

治法：疏肝理气，和胃止痛。

处方：柴胡 10g，香附 15g，紫苏 15g，厚朴 15g，枳实 15g，茵陈 15g，黄连 15g，龙胆草 15g，生石膏 30g（先煎），乌贼骨 10g。7 剂，水煎服，每日 1 剂，分两次服。

二诊：胃脘部胀闷感觉消失，反酸，口干、口苦症状明显缓解，但仍于进食后偶发疼痛。上方加用白芷 15g，延胡索 15g。7 剂，水煎服，每日半剂，分两次服。

三诊：患者胃脘痛逐渐消失，后自行到药店照方抓药 1 次，坚持服药，现自觉各方面正常后，自动停药，至今胃脘痛未再发作。

按语：根据患者临床症状结合舌脉，证属忧思恼怒，情志不遂，肝失疏泄，气机失常，横逆犯胃，胃失和降而引发之胃痛。故初诊采用疏肝理气，为增强其作用加用茵陈、黄连、广木香等药物；生石膏、乌贼骨能清胃热，制酸止痛。二诊患者仍有胃脘痛，加用延胡索、白芷等活血化瘀止痛，促进疮面的愈合。本例患者病程较短，属于发病初期，病机以气机郁滞为主，故治疗以疏肝理气、和胃止痛为主。

病例三

患者刘某，男性，63 岁，已婚。初诊时间：2015 年 1 月 29 日。

主诉：间断胃脘疼痛连及后背 10 年，加重 1 周。

现病史：患者缘于 10 年前饮食不节出现胃脘疼痛连及后背，进食后明显，伴有嗳气，胃脘胀满，无烧心泛酸，间断口服摩罗丹、胃康灵等药物，症状时轻时重，2005 年8 月 11 日于河北省医学科学院附属医院查电子胃镜：反流性食管炎、贲门炎、胃角溃疡、十二指肠球部溃疡。胃镜组织活检：胃溃疡病，伴腺体肠上皮化生，腺体Ⅰ～Ⅱ级不典型增生。间断口服奥美拉唑等药物，病情有所缓解。1 周前因着凉后胃脘疼痛加重，饭后明显，两胁胀满，偶嗳气泛酸，就诊于河北省中医院。现症：胃脘疼痛，饭后明显，两胁胀满，偶有嗳气反酸，口干口苦，纳少，寐可，大便质可，2 ～ 3 日一行，小便调。舌质紫暗，苔薄黄腻，脉弦细滑。

既往史：患者否认高血压、冠心病、糖尿病。

个人史：生于原籍，久居本地，生活居住环境良好，无吸烟、嗜酒。

婚育史：25 岁结婚，育 1 子，配偶及儿子均体健。

查体：T 36.9℃，R 18 次 / 分，P 70 次 / 分，BP 130/70mmHg。

发育正常，营养中等。全身皮肤及黏膜无黄染，心肺无异常。腹软，无压痛、反跳痛及肌紧张，肝脾肋下未及，肠鸣音正常。双下肢无水肿。生理反射存在，病理反射未引出。

中医诊断：胃脘痛（气滞血瘀，浊毒内蕴）。

西医诊断：胃溃疡；反流性食管炎；贲门炎；十二指肠球炎。

治法：行气活血止痛，化浊解毒。

药物：5 号方［为李佃贵教授以自身经验结合临床自创中药方，组成：石膏 30g，黄芩 9g，黄连 9g，炒栀子 9g，瓦楞子 15g(久煎)，海螵蛸 15g，浙贝母 12g，牡蛎 20g(先煎)］+ 砂仁 15g（后下），枳实 15g，厚朴 12g，青皮 9g，黄药子 6g，全蝎粉 3g，白花蛇舌草 15g，半枝莲 15g，半边莲 15g，延胡索 12g，白芷 12g。14 剂，水煎服，每日 1剂，分两次温服。

医嘱：按时服药，禁食辛辣、油腻、刺激性食物，调节紧张情绪，戒烟。

二诊：胃脘痛明显减轻，两胁胀消失，偶反酸嗳气，纳可，寐安，大便正常，舌紫红，苔中后微腻，脉弦滑。

治法：行气活血止痛，化浊解毒。

药物：百合 15g，乌药 12g，川芎 9g，白芍 30g，茯苓 15g，白术 6g，砂仁 15g（后下），厚朴 12g，青皮 9g，黄药子 6g，全蝎粉 3g，白花蛇舌草 15g，半枝莲 15g，半边莲15g，延胡索 12g，白芷 12g，蒲公英 15g，山甲珠 12g。14 剂，水煎服，每日 1 剂，分两次温服。

三诊：胃脘部隐痛好转，时伴嗳气，耳鸣消失，纳可，寐可，大便可，每日 1 行，舌红苔薄黄腻，脉弦细滑。

治法：行气活血止痛，化浊解毒。

药物：百合 15g，乌药 12g，川芎 9g，白芍 30g，茯苓 15g，白术 6g，砂仁 15g（后下），厚朴 12g，青皮 9g，黄药子 6g，全蝎粉 3g，白花蛇舌草 15g，半枝莲 15g，半边莲 15g，延胡索 12g，白芷 12g，蒲公英 15g，山甲珠 12g，檀香 6g，沉香 6g，藿香 15g。28 剂，水煎服。每日 1 剂，分两次温服。

四诊：胃痛基本消失，劳累及饥饿时胃脘部隐痛，偶有嗳气，纳可，寐安，大便正常，舌红苔薄黄根部微腻，脉弦细。

治法：疏肝理气，和胃降逆。

药物：百合 15g，乌药 12g，川芎 9g，白芍 30g，茯苓 15g，白术 6g，砂仁 15g（后下），枳实 15g，厚朴 12g，青皮 9g，黄药子 6g，全蝎粉 3g，白花蛇舌草 15g，半枝莲 15g，半边莲 15g，延胡索 12g，白芷 12g，蒲公英 15g，山甲珠 12g，檀香 6g，沉香 6g，藿香 15g，陈皮 12g，半夏 9g，瓜蒌 15g。30 剂，水煎服，每日 1 剂，分两次温服。

五诊：胃痛基本消失，偶隐痛，纳可，寐安，大便正常，舌红苔薄黄根部微腻，脉弦细。河北医科大学第四医院复查电子胃镜：反流性食管炎，贲门炎，胃角溃疡。胃镜织活检：黏膜慢性炎症，伴腺上皮增生。考虑患者黏膜不典型增生，嘱其继续服药以控制病理变化。

治法：养肝和胃，化浊解毒。

药物：百合 15g，乌药 12g，川芎 9g，白芍 30g，茯苓 15g，白术 6g，砂仁 15g（后下），枳实 15g，厚朴 12g，青皮 9g，黄药子 6g，全蝎粉 3g，白花蛇舌草 15g，半枝莲 15g，半边莲，延胡索 12g，白芷 12g，蒲公英 15g，山甲珠 12g，檀香 6g，沉香 6g，藿香 15g，陈皮 12g，半夏 9g，瓜蒌 15g，皂角刺 6g，白英 9g，五灵脂 15g，蒲黄 9g。28 剂，水煎服，每日 1 剂，分两次温服。

六诊：患者治疗后症状基本消失，精神状态良好，考虑患者黏膜不典型增生，嘱其继续服药以控制病理变化，防止发生癌变。患者依从性好，坚持服药至今，未进一步发展。

按语："胃脘痛"之名最早见于《黄帝内经》。《灵枢·邪气脏腑病形》指出："胃病者，腹膜胀，胃脘当心而痛。"《寿世保元·心胃痛》指出："胃脘痛者，多是纵恣口腹，喜好辛酸，恣饮热酒煎煿，复食寒凉生冷，朝伤暮损，日积月深，自郁成积，自积成痰，痰火煎熬，血亦妄行，痰血相杂，妨碍升降，故胃脘疼痛。"慢性胃病以溃疡病和慢性胃炎占绝大多数。慢性胃病发病主要因情志伤肝，肝失疏泄，木郁土壅，或饮食劳倦，损伤脾胃。土壅木郁，胃中气机郁滞。"气为血帅""气滞血瘀"，胃病初起在气，气滞日久必有血瘀，即"久病入络""胃病久发，必有聚瘀"。从症状辨析，可见胃痛固定持续，时有刺痛，或有包块，舌质暗红或有瘀斑瘀点。电子胃镜示胃黏膜凹凸不平，溃疡，出血点，息肉。胃黏膜活检提示胃黏膜不典型增生或肠上皮化生。瘀久生热，热极成毒，行气活血的同时配伍半枝莲、半边莲、白花蛇舌草、绞股蓝等解毒化瘀，瘀去毒清，药到病除。肠型化生及异性增属癌前病变，对该患者要注意密切随访。

第七章　功能性消化不良

第一节　中医对功能性消化不良的认识

一、病名

功能性消化不良是消化系统疾病中最常见的一种疾病，中医并无此病名，根据其临床表现，将其归属于"郁证""脏躁""百合病""腹痛病""痞满"等范畴，其中"痞满"最常见。

痞满是以胸脘痞塞满闷不舒，按之柔软，压之不痛，视之无胀大之形为主要临床特征的一种脾胃病证。

二、历代医家对本病病因病机及治疗上的认识

痞满早在《黄帝内经》中有记载。《素问·异法方宜论》言"脏寒生满病"，《素问·五常政大论》曰："备化之纪……其病痞。""卑监之纪……其病流满痞塞。"

《伤寒论》谓"但满而不痛者，此为痞""心下痞，按之濡"，提出了痞的基本概念，并指出该病病机是正虚邪陷，升降失调；拟定了寒热并用、辛开苦降的治疗大法，其所创诸泻心汤乃治痞满之祖方，一直为后世医家沿用。

《诸病源候论·痞噎病诸候》提出"八痞""诸痞"之名，包含了胃痞在内，论其病因有风邪外袭，忧恚气积，坠堕内损；概括病机为营卫不和，阴阳隔绝，血气壅塞，不得宣通。并对痞作了初步的解释："痞者，塞也。言腑脏痞塞不宣通也。"东垣所倡脾胃内伤之说，及其理法方药多为后世医家所借鉴，尤其是《兰室秘藏·卷二》之辛开苦降，消补兼施的消痞丸、枳实消痞丸更是后世治痞的名方。

《丹溪心法·痞》将痞满与胀满作了区分："与胀满有轻重之分，痞则内觉痞闷，而外无胀急之形。"在治疗上丹溪特别反对一见痞满便滥用利药攻下，认为中气重伤，痞满更甚。《景岳全书·痞满》对本病的辨证颇为明晰："痞者，痞塞不开之谓；满者，胀

满不行之谓。盖满则近胀，而痞则不必胀也。所以痞满一证，大有疑辨，则在虚实二字，凡有邪有滞而痞者，实痞也；无物无滞而痞者，虚痞也。有胀有痛而满者，实满也；无胀无痛而满者，虚满也。实痞、实满者，可散可消；虚痞、虚满者，非大加温补不可。"

《类证治裁·痞满》将痞满分为伤寒之痞和杂病之痞，把杂病之痞又分为胃口寒滞停痰、饮食寒凉伤胃、脾胃阳微、中气久虚、精微不化、脾虚失运、胃虚气滞等若干证型，分寒热虚实之不同而辨证论治，对临床很有指导意义。

三、中医对的功能性消化不良病因病机的认识

功能性消化不良的中医病因较为广泛和复杂，主要与外邪侵袭、脾胃虚弱、情志失调、饮食不节、药物损害等多种因素有关。胃主受纳，腐熟水谷，为五脏六腑之大源，以通为用，和降为顺，不宜郁滞，胃痛的病因虽多，但其基本病机是脾胃损伤，升降失司，胃气壅塞，即可发生痞满。胃痞的病机有虚实之分，实即实邪内阻，包括外邪入里，饮食停滞，痰湿阻滞，肝郁气滞等；虚即中虚不运，责之脾胃虚弱。实邪之所以内阻，多与中虚不运，升降无力有关；反之，中焦转运无力，最易招致实邪的侵扰，两者常常互为因果。如脾胃虚弱，健运失司，既可停湿生饮，又可食滞内停；而实邪内阻，又会进一步损伤脾胃，终至虚实并见。

第二节　西医对功能性消化不良的认识

消化不良是指源于胃十二指肠区域的一种症状或一组症状，其临床表现包括餐后饱胀、早饱感、上腹痛或上腹烧灼。经检查排除可以引起这些症状的器质性、全身性或代谢性疾病时的临床症候群便称为功能性消化不良。功能性消化不良（FD）是临床上最常见的一种功能性胃肠病，我国人群患病率为 18% ～ 45%，占消化门诊的 20% ～ 50%。

功能性消化不良的病因学尚未完全阐明，主要与胃肠动力不足、感觉异常、黏膜完整性破坏、低度炎症、脑 - 肠轴调节异常等有关。

（1）胃肠运动功能障碍：患者胃排空延迟、餐后胃窦动力降低，引起餐后腹胀、恶心、呕吐等症状。

（2）内脏感觉异常：胃、十二指肠对扩张或酸、脂肪等化学物质腔内刺激的敏感性增高。抑酸治疗对少数患者可起到缓解症状的作用。

（3）幽门螺杆菌感染：Hp 感染是 FD 的可能病因。根除幽门螺杆菌后可改善 FD 的临床症状。

（4）心理社会因素：功能性消化不良是一种公认的身心疾病，精神、心理因素可能是功能性消化不良的重要病因。躯体化、人际敏感、不良生活事件与功能性胃肠病呈显著相关。

（5）胃肠激素紊乱和脑－肠轴功能障碍：胃肠激素如胃动素、胃泌素、胆囊收缩素及血管活性肠肽等，可能参与了功能性消化不良的病理生理机制，且与胃电生理变化相关。

大多数功能性消化不良患者表现为进餐后加重的上腹不适、饱胀、无规律的腹痛、反酸、嗳气、烧灼感、食欲减退、恶心、呕吐等。功能性消化不良患者大多数无明显体征，有时可有上腹部轻压痛。

对于功能性消化不良，应给予针对性治疗，以缓解症状，提高患者的生活质量为主要目的。

第三节　常用检查

一、胃镜检查

可排除器质性病变。

二、幽门螺杆菌检测

1. 非侵入性方法

常用 ^{13}C 或 ^{14}C 尿素呼气试验，方法简便，准确性高，为 Hp 检测的"金标准"方法之一，目前广泛应用。

2. 侵入性方法

主要包括快速尿素酶试验，胃黏膜组织切片染色镜检（如银染、改良 Giemsa 染色、甲苯胺蓝染色、免疫组化染色）及细菌培养等。其中，胃黏膜组织切片染色镜检也是 Hp 检测的"金标准"方法之一。细菌培养则多用于科研。

三、X 线钡餐检测

适用范围：①了解胃的运动情况；②胃镜禁忌者；③不愿接受胃镜检查者和没有胃镜时。尽管气钡双重造影能较好地显示胃肠黏膜形态，但其效果仍逊于胃镜。其可以清晰地显示胃黏膜表面的微细结构，如黏膜壁破坏、消失或中断，邻近胃黏膜僵直，蠕动消失，则胃癌可能性大。为排除性检查。

四、血糖、肾功能、甲状腺功能检查及自身抗体检测

血糖、肾功能、甲状腺功能检查及自身抗体检测等可排除糖尿病、慢性肾功能不全、甲状腺功能亢进症及硬皮病等引起的消化不良症状。

第四节 中西医治疗

一、常用中医治疗

胃痞的治疗原则是调理脾胃，理气消痞。实者分别施以泄热、消食、化痰、理气，虚者则重在补益脾胃。对于虚实并见之候，治疗宜攻补兼施，补消并用。

（一）辨证论治

1. 胃热内蕴证

症状：胃脘痞满，灼热急迫，按之满甚，心中烦热，咽干口燥，渴喜饮冷，身热汗出，大便硬结，小便短赤，舌红苔黄，脉滑数。

病机：胃热内蕴，气机郁滞。

治法：泄热消痞，理气开结。

代表方：大黄黄连泻心汤加减。

常用药：大黄 6g，黄连 6g，金银花 6g，蒲公英 6g，枳实 6g，厚朴 6g，木香 6g。

2. 饮食伤胃证

症状：胃脘痞满，按之尤甚，嗳腐吞酸，恶心呕吐，厌食，大便不调，苔厚腻，脉弦滑。

病机：饮食积滞，壅阻胃气。

治法：消食导滞，行气消痞。

代表方：保和丸加减。

常用药：神曲 15g，山楂 15g，莱菔子 15g，茯苓 10g，半夏 6g，陈皮 15g，连翘 6g。

3. 肝气犯胃证

症状：胃脘痞满闷塞，脘腹不舒，胸膈胀满，心烦易怒，喜太息，恶心嗳气，大便不爽，常因情志因素而加重，苔薄白，脉弦。

病机：肝气郁结，横逆犯胃，气机阻滞。

治法：疏肝理气，和胃消痞。

代表方：越鞠丸加减。

常用药：香附 15g，川芎 6g，苍术 15g，神曲 15g，栀子 12g。

4. 痰湿内阻证

症状：脘腹痞满，闷塞不舒，胸膈满闷，头重如裹，身重肢倦，恶心呕吐，不思饮食，口淡不渴，小便不利，舌体胖大，边有齿痕，苔白厚腻，脉沉滑。

病机：痰湿内蕴，胃气痞阻。

治法：燥湿化痰，理气宽中。

代表方：二陈汤合平胃散加减。

常用药：半夏 6g，天南星 3g，橘红 12g，枳实 9g，茯苓 6g，苍术 6g，厚朴 6g，桔梗 6g，枳实 6g。

5. 脾胃虚弱证

症状：胃脘痞闷，胀满时减，喜温喜按，食少不饥，身倦乏力，少气懒言，大便溏薄，舌质淡，苔薄白，脉沉弱或虚大无力。

病机：脾胃虚弱，胃失温养。

治法：健脾益气，升清降浊。

代表方：补中益气汤加减。

常用药：人参 12g，黄芪 6g，白术 6g，甘草 6g，升麻 6g，柴胡 6g，当归 12g，陈皮 6g。

6. 浊毒内蕴证

症状：胃脘痞胀，日久不愈，嗳气频作，口苦口臭，恶心呕吐，面色晦暗，大便黏滞不爽，舌红或紫暗，或有瘀点瘀斑，苔黄腻或厚腻，脉滑数或濡数或弦涩。

病机：湿、热、瘀日久酝酿成毒，致浊毒内蕴，损脾碍胃。

治法：化浊解毒。

代表方：自拟化浊解毒方加减。

常用药：藿香 6g，佩兰 6g，白花蛇舌草 6g，半枝莲 6g，半边莲 6g，全蝎 3g，蜈蚣 1 条。

（二）功能性消化不良常用自制中成药

1. 茵连和胃颗粒

功能主治：和胃降逆，调气理血，化湿清热，解痉止痛。用法用量：温开水送服。每次 1 袋，每日 3 次；3 个月为一疗程。儿童服用量酌减或遵医嘱。

2. 芍药和胃颗粒

功能主治：和胃健脾，调气和血，化湿通络，解痉止痛。用法用量：米汤或白开水送服。每次 1 袋，每日 3 次；3 个月为一疗程。儿童服用量酌减或遵医嘱。

3. 十味百合颗粒

功能主治：清化湿热，和胃安肠，消胀定痛。用法用量：口服，每次 1 袋，每日 3 次。儿童服用量酌减或遵医嘱。

4. 金石利咽颗粒

功能主治：清肺利咽，清胃利膈，解毒散结，生津润燥。用法用量：温开水送服。每次 1 袋，每日 3 次。

5. 三仙消食颗粒

功能主治：和胃理气，消导化滞。用法用量：2 岁及以下，每次半袋，每日 2 次；3 ～ 5 岁，每次 1 袋，每日 2 次；6 岁及以上，每次 1 袋，每日 3 次。

（三）功能性消化不良常用中成药

1. 枳术宽中胶囊

功能主治：健脾和胃，理气消痞。用法用量：每次 3 粒（每粒重 0.43g），每日 3 次，温开水送服。

2. 复方香砂颗粒

功能主治：行气温中，健脾开胃，止痛消胀。用法用量：每次 1 袋（每袋重 10g），每日 3 次，开水冲服。

3. 气滞胃痛颗粒

功能主治：疏肝和胃，理气止痛。用法用量：每袋装 10g。每次 1 袋，每日 2 ～ 3 次，开水冲服。

4. 养胃舒胶囊

功能主治：扶正固本，滋阴养胃，调理中焦，行气消导。用法用量：每粒装 0.4g。每次 3 粒，每日 2 次，口服。

5. 摩罗丹

功能主治：和胃降逆，健脾消胀，通络定痛。用法用量：小蜜丸每 55 粒重 9g。每次 55 ～ 110 粒，每日 3 次。

（三）其他中医特色疗法

1. 毫针

采取一定的手法进行针灸治疗，可以起到通腑泄热、顺气导滞、益气养血、滋阴润肠及温阳开结等作用。如采用泻法针刺天枢可以疏泄腑气而通积导滞；针刺大肠俞，采用泻法、平补平泻法可以调理大肠气机而润燥通便；针刺合谷、曲池等穴位以清泄大肠实热；采用补法针刺照海等穴以滋阴生津等。

2. 艾灸

灸治穴位为中脘和神厥。灸法操作方法是取仰卧位，在中脘和神厥穴各切厚约 2mm 的生姜 1 片，在中心处回针穿刺数孔，上置大艾炷点燃，直到局部皮肤潮红，胃脘部无胀闷感为度。

3. 耳穴贴压

主穴：神门、胃、脾、交感、皮质下为主。耳穴压豆能起到调节人体气机的作用。选取的胃、脾穴与消化功能有关，能促进胃气下降，增加胃动力的作用，交感穴有调整自主神经的作用，神门、皮质下可安神、醒脑、定志。诸穴相互配合可疏通经络，调节阴阳，从而达到治疗的目的。本法简单方便，患者依从性强，对治疗功能性消化不良作用明显。

4. 生物反馈

生物反馈治疗可改善功能性消化不良患者症状、自主神经功能及心理焦虑抑郁状态。

二、常用西医治疗

（一）抑酸或制酸药物

1. H2 受体拮抗剂

（1）西咪替丁（泰胃美）

规格：片剂，每片 0.2g。胶囊剂，每粒 0.2g。

用法：每次 0.2g，每日 3 次，进餐时服用，睡前再服用 0.4g，一般 4～6 周为 1 个疗程。临床用于治疗消化道出血、消化性溃疡、反流性食管炎等。

（2）雷尼替丁

规格：片剂，每片 150mg。注射剂，2mL、50mg，2mL、150mg。

用法：每次 150mg，每日 2 次，早晨及睡前口服。静脉注射：每次 50mg 稀释后缓慢静脉滴注，每日 2 次。临床用于胃酸过多、胃炎等病的治疗，适用于西咪替丁治疗无效的消化性溃疡患者及不能耐受西咪替丁的患者。

（3）法莫替丁（高舒达）

规格：片剂，每片 20mg。注射剂，每支 20mg。

用法：每次 20mg，每日 2 次，口服。静脉滴注，每次 20mg，每日 2 次，或 40mg，每日 1 次。临床用于治疗消化道出血、消化性溃疡、反流性食管炎等。

2. PPI

（1）奥美拉唑（洛赛克）

规格：片剂，每片 20mg。注射剂，每支 40mg。

用法：口服，每次 20mg，每日 1～2 次。静脉注射或滴注，每次 40mg，每日 1～2 次。适用于胃溃疡、十二指肠溃疡、应激性溃疡、反流性食管炎和促胃液素瘤。

（2）兰索拉唑（达克普隆）

规格：片剂，每片 30mg。肠溶胶囊剂，每粒 30mg。

用法：每次 30mg，每日 1 次，口服。主要用于治疗十二指肠溃疡、反流性食管炎、促胃液素瘤。

（3）泮托拉唑（潘妥洛克）

规格：片剂，每片 40mg/ 片。胶囊剂，每粒 40mg。针剂，每支 40mg。

用法：每次 40mg，每日 1 次，早晨顿服。十二指肠溃疡 2～4 周为 1 个疗程，胃溃疡、反流性食管炎 4～8 周为 1 个疗程。静脉滴注：每次 40mg，每日 1～2 次，加入 100mL 生理盐水稀释后给药。与奥美拉唑、兰索拉唑相比抑制作用强而不良反应少，适用于活动性消化性溃疡及其出血，急性胃黏膜病变和应激性溃疡出血，反流性食管炎和促胃液素瘤等。

（4）雷贝拉唑

规格：片剂，每片 20mg。胶囊剂，每粒 15mg。

用法：每次 20mg，每日 1 次，早晨顿服。

（二）促胃肠动力药物

1. 甲氧氯普胺（灭吐灵）

规格：片剂，每片 5mg。注射液，每支 100mg。

用法：每次 5～10mg，每日 3 次，饭前 30 分钟口服。肌内注射：每次 10～20mg。

2. 多潘立酮（吗丁啉）

规格：片剂，每片 10mg。

用法：每次 10mg，每日 3 次，饭前 15～30 分钟口服。

3. 莫沙必利（快力）

规格：片剂，每片 5mg。

用法：口服，1 次 5 ～ 10mg，每日 3 次，饭前服用。

4. 西沙必利（普瑞博思）

规格：片剂，每片 5mg、10mg。

用法：每次 5mg，口服，每日 3 ～ 4 次，饭前 15 ～ 30 分钟和睡前服用；症状严重时，剂量加倍，每次 10mg，每日 3 ～ 4 次或每次 20mg，每日 2 次。

5. 曲美布汀（瑞健）

规格：胶囊，每粒 0.1g。

用法：每次 0.1g，口服，每日 3 次或遵医嘱。

（三）助消化药物

1. 复方阿嗪米特肠溶片

规格：每片 75mg。

用法：每次 150mg，每日 3 次，饭后或饭中。

2. 米曲菌胰酶片（慷彼申）

规格：片剂，胰酶 220mg 和米曲菌霉提取物 24mg。

用法：每次 1 片，每日 3 次，饭中或饭后。

（四）治疗 HP 感染药物

目前推荐四联杀菌：PPI 标准剂量 + 铋剂 + 两种抗生素（阿莫西林 1.0g，克林霉素 0.5g，甲硝唑 0.4g，呋喃唑酮 0.1g）。疗程 14 天。

（五）精神心理治疗

抗抑郁药作为二线治疗药物，临床常用氟哌噻吨美利曲辛片。用法：每次 1 片，每日 2 次。此外，行为治疗、认知疗法和心理干预等也可试用。

第五节　保健调理

一、日常起居调摄

功能性消化不良患者起居调摄的要点有以下几个方面。

1. 保持生活起居规律化，良好的生活规律是起居调理的重要基础。

2. 保持心情愉快，避免不良情绪刺激。

3. 保证良好的睡眠，可消除疲劳、恢复体力，有利于胃病的康复。

4. 保证合理饮食，注意饮食营养的均衡、全面，避免吃生冷、刺激性的食物。

5. 加强腹式呼吸，以促进胃肠蠕动和消化腺的分泌，对促进食物的消化和吸收，改善功能性消化不良的各种症状具有一定的治疗作用。

二、运动保健

患者的运动锻炼需要根据自己的体质强弱和病情的轻重程度量力而行。总的要求是运动应当由静到动、从慢到快、从简单到复杂、从短时间到长时间。以上几个方面的强度要逐渐增加，直到适合自己锻炼的需要为止。运动要持之以恒，长期坚持。运动时血液在周围血管较多，胃肠血管供血相对较少，在运动结束后立即进食，不管是食物，还是大量液体，都会增加胃肠道负担，应在休息片刻后，待呼吸、心率平稳，整个人平静后再进食为妥。

第六节 诊疗共识

一、中医诊疗共识意见

功能性消化不良中医诊疗专家共识意见（2017）

（一）概述

1. 病名

根据罗马Ⅳ诊断标准对 FD 亚型的划分，可将上腹痛综合征定义为中医的"胃痛"，餐后饱胀不适综合征定义为中医的"胃痞"。根据中医疾病的命名特点，在总结前人及当代医家学术观点的基础上，为了更好地与 FD 诊断及亚型划分对应，专家一致通过将上腹痛综合征定义为中医的"胃脘痛"，餐后饱胀不适综合征定义为中医的"胃痞"。

2. 西医诊断

FD 的诊断采用罗马Ⅳ诊断标准。①符合以下标准中的一项或多项：餐后饱胀不适；早饱感；上腹痛；上腹部烧灼感；②无可以解释上述症状的结构性疾病的证据（包括胃镜检查等），必须满足餐后不适或上腹痛综合征的诊断标准。

上腹痛综合征必须满足以下至少一项：上腹痛（严重到足以影响日常活动）；上腹部烧灼感（严重到足以影响日常活动），症状发作至少每周 1 天。

餐后不适综合征必须满足以下至少一项：餐后饱胀不适（严重到足以影响日常活动）；早饱感（严重到足以影响日常活动），症状发作至少每周 3 天。以上诊断前症状出现至少 6 个月，近 3 个月符合诊断标准。

幽门螺杆菌（Hp）胃炎伴消化不良症状患者根除 Hp 后基于症状变化情况可分为 3 类：①消化不良症状得到长期缓解；②症状无改善；③症状短时间内改善后又复发。目前认为第一类患者属于 Hp 相关消化不良（Hp-associated dyspepsia），这部分患者的 Hp 胃炎可以解释其消化不良症状，因此，不应再属于罗马Ⅳ标准定义（无可以解释症状的器质性、系统性和代谢性疾病）的 FD。后两类患者虽然有 Hp 感染，但根除后症状无改善或仅有短时间改善者不排除根除方案中质子泵抑制剂（PPI）的作用，因此，仍可视为 FD。但从临床实际操作来看，关于这点存在争议，我国现阶段关于诊断 FD，暂不考虑是否有 Hp 的感染。

关于相关检查，建议将胃镜检查作为消化不良诊断的主要手段。其他辅助检查包括血常规、血生化、便潜血、腹部超声检查等，必要时可行上腹部 CT 检查。对经验性治疗或常规治疗无效的消化不良患者可行 Hp 检查。对怀疑胃肠外疾病引起的消化不良患者，应选择相应的检查以利病因诊断。对部分症状严重或对常规治疗效果不明显的 FD 患者，可行胃感觉运动功能检测，但不作为常规检查手段。

（二）病因病机

1. 病因

本病多为感受外邪、饮食不节、情志失调、劳倦过度、先天禀赋不足等多种因素共同作用的结果。

2. 病位

本病病位在胃，与肝脾关系密切。

3. 病机转化

本病初起以寒凝、食积、气滞、痰湿等为主，尚属实证；邪气久羁，耗伤正气，则由实转虚，或虚实并见。病情日久郁而化热，亦可表现为寒热互见。久病入络则变生瘀阻。总之，脾虚气滞，胃失和降为 FD 基本病机，贯穿于疾病的始终。病理表现多为本虚标实，虚实夹杂，以脾虚为本，气滞、血瘀、食积、痰湿等邪实为标。

（三）辨证分型

1. 脾虚气滞证

主症：胃脘痞闷或胀痛，纳呆。次症：嗳气，疲乏，便溏。舌脉：舌淡，苔薄白；脉细弦。

2. 肝胃不和证

主症：胃脘胀满或疼痛，两胁胀满。次症：每因情志不畅而发作或加重，心烦，嗳气频作，善叹息。舌脉：舌淡红，苔薄白；脉弦。

3. 脾胃湿热证

主症：脘腹痞满或疼痛，口干或口苦。次症：口干不欲饮，纳呆，恶心或呕吐，小便短黄。舌脉：舌红，苔黄厚腻；脉滑。

4. 脾胃虚寒（弱）证

主症：胃脘隐痛或痞满，喜温喜按。次症：泛吐清水，食少或纳呆，疲乏，手足不温，便溏。舌脉：舌淡，苔白；脉细弱。

5. 寒热错杂证

主症：胃脘痞满或疼痛，遇冷加重；口干或口苦。次症：纳呆，嘈杂，恶心或呕吐，肠鸣，便溏。舌脉：舌淡，苔黄；脉弦细滑。

证候诊断：主症 2 项，加次症 2 项，参考舌脉，即可诊断。

（四）临床治疗

1. 治疗目标

FD 治疗目的为缓解临床症状，防止病情复发，提高生活质量。

2. 辨证论治

（1）脾虚气滞证

治法：健脾和胃，理气消胀。

代表方：香砂六君子汤（《古今名医方论》）。

药物：人参、白术、茯苓、半夏、陈皮、木香、砂仁、炙甘草。

加减：饱胀不适明显者，加枳壳、大腹皮、厚朴等。

（2）肝胃不和证

治法：理气解郁，和胃降逆。

代表方：柴胡疏肝散（《医学统旨》）。

药物：陈皮、柴胡、川芎、香附、枳壳、芍药、甘草。

加减：嗳气频作者，加半夏、旋覆花、沉香等。

（3）脾胃湿热证

治法：清热化湿，理气和中。

代表方：连朴饮（《霍乱论》）。

药物：制厚朴、川连、石菖蒲、制半夏、香豉、焦栀子、芦根。

加减：上腹烧灼感明显者，加乌贼骨、凤凰衣、煅瓦楞子等；大便不畅者，加瓜蒌、枳实等。

（4）脾胃虚寒（弱）证

治法：健脾和胃，温中散寒。

代表方：理中丸（《伤寒论》）。

药物：人参、干姜、白术、甘草。

加减：上腹痛明显者，加延胡索、荜芨、蒲黄等；纳呆明显者，加焦三仙、神曲、莱菔子等。

（5）寒热错杂证

治法：辛开苦降，和胃开痞。

代表方：半夏泻心汤（《伤寒论》）。

药物：半夏、黄芩、干姜、人参、炙甘草、黄连、大枣。

加减：口舌生疮者，加连翘、栀子等；腹泻便溏者，加附子、肉桂等。

3. 外治法

外治法治疗 FD 行之有效，主要包括针灸、穴位贴敷、中药热熨法等。

（1）针灸：主穴中脘、足三里、胃俞、内关。脾胃虚寒者，加气海、关元；肝气犯胃者，加太冲；饮食停滞者，加下脘、梁门；气滞血瘀者，加膈俞。

（2）穴位贴敷：用溶剂随证调制不同中药，贴于神阙、中脘、天枢等穴位。

（3）中药热熨法：食盐、吴茱萸、麦麸等炒热，装入布袋中，热熨痛处。

4. 常用中成药

（1）枳术宽中胶囊（丸）：健脾和胃，理气消痞。用于胃痞（脾虚气滞），症见呕吐、反胃、纳呆、反酸等，以及功能性消化不良见以上症状者。

（2）达立通颗粒：清热解郁，和胃降逆，通利消滞。用于肝胃郁热所致痞满证，症见胃脘胀满、嗳气、纳差、胃中灼热、嘈杂泛酸、脘腹疼痛、口干口苦；动力障碍型功能性消化不良见上述症状者。

（3）气滞胃痛颗粒：疏肝理气，和胃止痛。用于肝郁气滞，胸痞胀满，胃脘疼痛。

（4）胃苏颗粒：理气消胀，和胃止痛。用于气滞型胃脘痛，症见胃脘胀痛，窜及两胁，得嗳气或矢气则舒，情绪郁怒则加重，胸闷食少，排便不畅及慢性胃炎见上述证候者。

（5）四磨汤：顺气降逆，消积止痛。用于气滞食积证，症见脘腹胀满、腹痛、便秘。

（6）健胃消食口服液：健胃消食。用于脾胃虚弱所致食积，症见不思饮食，嗳腐酸臭，脘腹胀满；消化不良见上症者。

（7）荜铃胃痛颗粒：行气活血，和胃止痛。用于气滞血瘀引起的胃脘痛，以及慢性浅表性胃炎见有上述症状者。

（8）越鞠丸：理气解郁，宽中除满。用于胸脘痞闷，腹中胀满，饮食停滞，嗳气吞酸。

（9）三九胃泰颗粒：清热燥湿，行气活血，柔肝止痛。用于湿热内蕴、气滞血瘀所致的胃痛，症见脘腹隐痛、饱胀反酸、恶心呕吐、嘈杂纳减，浅表性胃炎、糜烂性胃炎、萎缩性胃炎见上述证候者。

（10）枫蓼肠胃康颗粒：清热除湿化滞。用于症见腹痛腹满、泄泻臭秽、恶心呕腐或有发热恶寒、苔黄、脉数等，亦可用于食滞胃痛而症见胃脘痛、拒按、恶食欲吐、嗳腐吐酸、舌苔厚腻或黄腻、脉滑数者。

（11）胃肠安丸：芳香化浊，理气止痛，健胃导滞。用于湿浊中阻、食滞不化所致的腹泻、纳差、恶心、呕吐、腹胀、腹痛。消化不良、肠炎、痢疾见上述证候者。

（12）理中丸：温中散寒，健胃。用于脾胃虚寒，呕吐泄泻，胸满腹痛，消化不良。

（13）温胃舒胶囊：温中养胃，行气止痛。用于中焦虚寒所致的胃痛，症见胃脘冷痛、腹胀嗳气、纳差食少、畏寒无力；慢性萎缩性胃炎、浅表性胃炎见上述证候者。

（14）虚寒胃痛颗粒：益气健脾，温胃止痛。用于脾虚胃弱所致的胃痛，症见胃脘隐痛、喜温喜按、遇冷或空腹加重；十二指肠球部溃疡、慢性萎缩性胃炎见上述证候者。

（15）荆花胃康胶丸：理气散寒，清热化瘀。用于寒热错杂证，气滞血瘀所致的胃脘胀闷疼痛、嗳气、反酸、嘈杂、口苦；十二指肠溃疡见上述证候者。

5. 心理治疗

心理治疗对 FD 的治疗有一定帮助。《景岳全书》云："若思郁不解致病者，非得情舒愿遂，多难取效。"叶天士亦强调让患者"怡情释怀"。心理干预治疗在消化不良防治越来越受到重视，"生物－心理－社会"疾病治疗模式在消化不良治疗值得推广。

（五）疗效评价

1. 症状疗效评价

（1）总体症状疗效评价：7 点 Likert 量表疗效评价：每周临床研究者询问受试者："在过去的 1 周内，您的消化不良症状与治疗前相比缓解程度如何"，患者在以下方面进行选择：①症状明显改善；②症状改善；③症状轻微改善；④没有变化；⑤症状轻微加重；⑥症状加重；⑦症状明显加重。在治疗周期的最后访视时点，选择①、②的患者定义为治疗有应答，选择③—⑦的患者定义为无应答。

二元结果疗效评价：在治疗周期内，每周对患者进行询问"在过去的 1 周内，您的消化不良症状有充分缓解吗？"受试者回答为"是"或"否"，在整个疗程中如果患者回答"是"的次数≥50%，被定义为对治疗有应答者。

（2）总体症状积分评价：总体症状包括餐后饱胀不适、早饱、中上腹痛、中上腹烧灼感。观察治疗前后症状的程度及频率，症状积分＝∑（症状严重程度×发作频率）主要症状综合疗效评价，可根据治疗前后症状积分变化进行统计分析。

（3）单项症状的疗效评价：①临床缓解：症状消失。②临床有效：症状发作频率和严重程度改善 1 级以上者。③无效：症状无改善或症状加重。

2. 中医证候疗效评价

中医证候疗效评价需考虑到不同证型的主症、次症特点及变化情况，制定合理的证候评价标准。根据症状轻重程度，每个症状采用 4 级分级标准进行计分。主症计分为 0、2、4、6 分，次症计分为 0、1、2、3 分。0 级：无。Ⅰ 级：症状轻微，不影响日常生活。Ⅱ 级：症状明显，部分影响日常生活。Ⅲ 级：症状严重，显著影响工作生活。

证候疗效指数应采用尼莫地平法计算，计算公式：证候积分减少百分率（%）=（治疗前积分 − 治疗后积分）/ 治疗前积分 ×100%。

3. 生活质量和精神心理疗效评价

FD 是功能性胃肠病，常会影响患者的生活质量及精神心理状态，相关评价应选用公认的评价工具。生活质量评分工具分为普适性量表和疾病专用量表工具。普适性量表常用的有世界卫生组织生存质量简表（WHOQOL–BREF）、简明健康状况量表（SF–36）等。疾病专用量表可选择尼平消化不良指数（Nepean dyspepsia index，NDI）、功能性消化不良生活质量量表（FDQOL）、中医脾胃系疾病患者报告结局量表等。常用的精神心理状态评价量表有汉密尔顿焦虑量表（Hamilton anxiety scale，HAMA）和汉密尔顿抑郁量表（Hamilton depression scale，HAMD）等。

4. 胃动力学功能评价

目前认为，放射性核素显像胃排空法是胃动力检查的金标准。胃排空检查的指标主要有：① T 50%：即指排出 50% 所需要的时间。②排出百分比：在某一时间占排出的百分比。液体排空先于固体排空，核素法一般需要观察 2～2.5 小时，观察不消化标志物排出的百分比要延迟至餐后 4～8 小时。以上 2 项指标已普遍用于表达胃排空功能是否异常。

5. 胃容受功能和感知功能评价

评价近端胃功能的"金标准"是电子恒压器检测技术，部分学者应用该检查方法对 FD 患者近端胃功能进行评价，每次于恒压扩张 60 秒后示意检查者记录此时的感觉评分，分别获得最小扩张压、压力及容积的感知阈值、不适阈值、疼痛阈值。此外，有学者应用水负荷试验联合 B 超评价 FD 近端胃运动功能，观察指标包括阈值饮水量、饱足饮水量、阈值近端胃容积和饱足近端胃容积。

（六）预防调摄

1. 保持心理健康

保持心理健康可以预防 FD 发生，减轻消化不良临床症状。

2. 重视饮食调护

有研究显示，超过 30% 的 FD 患者消化不良症状与下列食品有关：碳酸饮料、油炸食品、咖啡、牛奶、奶酪、甜食、豆类、面包及辛辣食物，提示饮食调护对于预防及治疗消化不良具有重要意义。

3. 定期复查

FD 患者一般预后良好，但应注意随访。FD 症状可反复或间断发作，影响生活质量，但一般预后良好。如果患者症状持续不缓解或者出现报警症状，应定期复查电子胃镜，排除其他器质性疾病。

二、西医诊疗共识意见

中国功能性消化不良专家共识意见（2015 年，上海）

（一）定义

1. 消化不良

消化不良是指位于上腹部的一个或一组症状，主要包括上腹部疼痛、上腹部烧灼感、餐后饱胀感及早饱，也包括上腹部胀气、嗳气、恶心和呕吐等。

证据等级：高质量 62.1%，中等质量 37.9%。推荐级别：A+ 82.8%，A 17.2%。罗马Ⅲ标准中消化不良是指起源于胃十二指肠的一个或一组症状，主要包括上腹部疼痛、上腹部烧灼感、餐后饱胀及早饱感。亚洲 FD 共识意见将另一常见症状上腹部胀气也纳入定义中，多数专家认为在亚洲消化不良患者中该症状十分常见。陈爱锦等分析福建省 1075 例 FD 患者的症状谱，发现依次为中上腹痛（65.3%）、餐后饱胀（52%）、腹部不适（57%）、腹胀（55.2%）。Wang 等对以罗马Ⅲ标准诊断的 457 例 FD 患者的症状谱进行研究，发现上腹部疼痛占 74.8%，餐后饱胀占 58.2%，早饱占 33.3%，上腹部烧灼感占 25.8%。吴改玲和柯美云对 300 例 FD 和器质性消化不良（organic dyspepsia, OD）患者分析发现，上腹胀、早饱和呃逆在 FD 组中更常见，而上腹痛在 OD 组中更常见。高晓阳等研究 158 例 FD 患者症状发现，上腹痛占 75.3%，上腹部烧灼感占 10.8%，早饱占 7.6%，餐后饱胀感占 20.9%，腹胀占 15.2%，上腹饱胀占 13.9%。闻春生和韩文对 120 例 FD 患者症状的研究显示，上腹痛占 68.3%，上腹胀占 47.5%，嗳气占 44.2%，上腹部烧灼感占 45.0%，早饱占 35.0%。据报道，美国消化不良患者中约一半有胀气症状，且在动力障碍型消化不良中常见。

2. 功能性消化不良（FD）

FD 指具有慢性消化不良症状，但不能用器质性、系统性或代谢性疾病等来解释产生症状原因的疾病。

证据等级：高质量 34.5%，中等质量 65.5%。推荐级别：A+ 37.9%，A 41.4%，A− 20.7%。慢性消化不良症状可分为持续性、间歇性或复发性。罗马Ⅲ标准中，病程 6

个月或以上者诊断为慢性消化不良。亚洲 FD 共识意见中多数专家认为该病程应设定为 3 个月。日本一项研究表明大多数有消化不良症状的患者在首次出现症状 6 个月内会就医。我国缺乏相关研究资料。但本共识专家组认为，若以研究为目的，为了结果的可比性，FD 诊断时间宜与罗马Ⅲ标准保持一致。很多器质性、系统性或代谢性疾病如消化性溃疡、胃肠道肿瘤、肝胆恶性肿瘤、寄生虫感染、慢性胰腺疾病、甲状腺功能亢进和（或）减退、慢性肾衰竭。电解质紊乱和部分药物治疗不良反应等均可能出现与 FD 相似的症状，在 FD 诊断之前应将这些原因排除。

（二）流行病学

1. 无警报症状的未经检查的消化不良多数为 FD

证据等级：高质量 14.3%，中等质量 75.0%，极低质量 10.7%。推荐级别：A+ 65.5%，A 24.1%，A- 10.4%。警报症状指不明原因消瘦、进行性吞咽困难、反复或持续性呕吐、消化道出血、贫血、发热等症状和有胃癌家族史或 40 岁以上新发的消化不良症状者。国外研究表明，未经检查的消化不良患者在胃镜检查后大多数诊断为 FD。新加坡一项研究发现，在 5066 例未经检查的消化不良患者中 79.5% 为 FD。一项包括亚洲 9 个国家和地区（中国、中国香港、中国台湾、印度尼西亚、韩国、马来西亚、新加坡、泰国和越南）的多中心研究显示，以罗马Ⅱ标准诊断的 1115 例未经检查的消化不良患者，经胃镜检查后 43% 诊断为 FD。李晓波等对上海地区 782 例消化不良患者进行研究，结果显示 69% 的患者为 FD，31% 的患者为 OD。吴改玲和柯美云对 300 例消化不良症状的患者进行内镜检查，发现 FD 占 51%。不同地区胃癌高发年龄有一定差异。我国一项对 102665 例消化不良患者的系统评价显示，将患者年龄 36 ～ 74 岁作为警报年龄对预测恶性肿瘤有一定价值。另一项关于亚洲消化不良人群的年龄界限（35、40、45 和 50 岁）对恶性肿瘤诊断意义的系统评价显示，35 岁应为消化不良患者警报年龄界限。一项研究认为 50 岁应作为胃癌警报年龄界限。另一项日本研究显示，1730 例胃癌患者中仅 27 例年龄 < 34 岁。亚洲 FD 共识意见中多数专家认为警报症状年龄界限应为 45 岁。我国新近发布的恶性肿瘤流行病学数据显示，40 ～ 64 岁胃癌患者占 53.4%。基于上述数据，并根据《中国早期胃癌筛查及内镜诊治共识意见（2014 年，长沙）》，将 40 岁作为我国未经检查消化不良者的警报年龄较为合适。

2. 部分 FD 与 IBS 重叠

证据等级：高质量 28.6%，中等质量 67.9%，极低质量 3.5%。推荐级别：A+ 71.4%，A 28.6%。我国一项依据罗马Ⅲ标准对 608 例 FD 患者的研究显示，24.8% 的 FD 患者重叠 IBS。孙艳芳等通过罗马Ⅱ标准诊断的 910 例 FD 患者，其中 20.0% 重叠 IBS。中国香港一项基于罗马Ⅰ标准的研究表明，消化不良患者中 16.9% 重叠 IBS。一项中国南方的研究显示，以罗马Ⅲ标准诊断的 165 例 FD 患者中，重叠 IBS 者占 38.2%。杨霞等以罗马Ⅲ标准诊断 FD 患者 100 例，其中重叠 IBS 者占 38.0%。广东城镇居民消化不良调查研究显示，消化不良重叠 IBS 发生率为 21.9%。焦阳依据罗马Ⅲ标准研究 1943 例 FD 患者，发现重叠 IBS 者占 7.4%。一篇关于亚洲人群的综述显示，FD 重叠 IBS 发生率为 1.6%～49.0%。上述结果显示 FD 重叠 IBS 常见，但发生率相差较大，可能与诊断标准、研究人群、社会文化或患者主观表述不同有关。

3. 部分 FD 与 GERD 重叠

证据等级：高质量 7.1%，中等质量 92.9%。推荐级别：A+ 69.0%，A 20.7%，A– 10.3%。姚欣等发现，在符合罗马Ⅲ标准的 111 例 FD 患者中，21.6% 达到 GERD 症状问卷量表的诊断标准。杨霞等研究符合罗马Ⅲ标准的 FD 患者 100 例，发现其中 22% 同时符合 GERD 的诊断标准。Xiao 等对 186 例符合罗马Ⅲ标准的 FD 患者进行胃镜检查及 24 小时食管 pH 值监测，发现 31.7% 的患者存在病理性胃食管酸反流。元刚等通过 24 小时 pH 值监测及内镜检查诊断 GERD 147 例，发现其中 36.7% 同时符合 FD 罗马Ⅱ诊断标准。亚洲一项流行病学问卷调查显示，FD 与 GERD 重叠在亚洲人群中较常见。

4. FD 患者生命质量下降

证据等级：高质量 44.8%，中等质量 55.2%。推荐级别：A+ 82.8%，A 13.8%，A– 3.4%。虽然 FD 为非致命疾病，但是患者生命质量下降。因症状导致患者缺勤、生产效率降低和占用大量医疗资源，给社会造成一定影响。曹佳懿等对 114 例 FD 患者和 100 名健康对照者进行问卷调查，通过填写 FD 症状评分表、生活事件量表和简明健康状况调查表（SF–36 量表）发现，FD 组在 SF–36 量表的 8 项健康概念维度上的得分均低于健康对照组，FD 对患者的生理健康和心理健康均有很大影响。患者的生理功能、生理职能、情感职能、精神健康、社会功能、总体健康得分均随症状严重程度加重而下降。孙艳芳等对 728 例 FD 患者和 128 例 FD 重叠 IBS 患者进行研究，发现 FD 重叠 IBS 对患者的生理、心理健康均有更大影响。刘静等对符合罗马Ⅲ标准的 1057 例 FD 患者进行研究，发现 FD 伴体质量减轻者较体质量正常 FD 患者的抑郁、焦虑情绪和睡眠障碍发生率更高，严重影响患者生命质量，且就诊次数多和医疗耗费高。韩国一项研究采用 SF–36 量表对健康相关生命质量进行评分，发现 FD 患者的 8 项评分均降低。马来西亚两项研究应用欧洲五维健康量表（EQ-5D）对 FD 患者进行评分，发现城乡患者健康相关生命质量评分均下降。

5. 精神心理因素影响 FD 患者的就医行为

证据等级：高质量 21.4%，中等质量 71.4%，极低质量 7.2%。推荐级别：A+ 72.4%，A 27.6%。精神心理状态与 FD 的症状频率、严重程度和就医模式有一定相关性。姚学敏等研究发现 FD 患者常合并精神心理异常，可能加重患者的临床症状。马来西亚一项前瞻性横断面研究显示，839 例消化不良患者中 472 例为 FD，367 例为 OD，两组消化不良症状均与焦虑相关，FD 患者健康相关性生命质量得分较 OD 患者更低。精神心理因素也可能影响 FD 患者就医行为。Porcelli 等调查认为情感障碍影响患者的就医行为和花费，伴有心理障碍的患者往往就医较频繁。个性特征和应对方式导致患者表现出更多的心理障碍及消化道症状。梁列新认为，最可能影响患者就医的因素是症状的严重程度和患者对消化不良的认知程度，即患者对这些症状是否由严重疾病所引起的关心程度。吴成跃和李兆申对 FD 患者就诊不同级别医院的影响因素进行研究，发现可能的影响因素包括症状发作频率、情感障碍和医疗费用等。中国香港一项研究显示消化不良患者的焦虑影响其医疗咨询和病假行为，焦虑程度可作为独立因素影响消化不良患者就医行为。一项亚洲 IBS 流行病学研究显示，相对于精神心理因素，胀气及胃不完全排空是影响患者就医行为更重要的决定因素，但这方面仍需更多研究。

（三）病因和发病机制

1. 多种因素共同参与 FD 的发病过程

证据等级：高质量 48.2%，中等质量 51.8%。推荐级别：A+ 78.6%，A 21.4%。目前认为多种因素共同参与 FD 的发病过程，这些因素包括以胃排空延迟和容受性舒张功能下降为主要表现的胃十二指肠动力异常、内脏高敏感、胃酸、H.pylori、精神心理因素和遗传、饮食、生活方式等。其中胃十二指肠动力异常和内脏高敏感被认为是 FD 发病的最重要病理生理学机制。FD 的各种发病机制之间并不是完全独立的，而是相互影响、相互作用的。一般认为不同的病理生理学机制可能与 FD 的不同症状相关，但各种机制与特定症状之间的具体关系尚不十分明确。

2. 胃十二指肠运动功能紊乱和内脏高敏感是 FD 的重要病理生理学机制

证据等级：高质量 34.5%，中等质量 65.5%。推荐级别：A+ 48.3%，A 41.4%，A- 10.3%。胃十二指肠运动功能紊乱主要表现为胃排空延迟和胃容受性舒张功能下降。与健康人相比，FD 患者胃排空时间显著延长，FD 人群中存在胃排空延迟的比例接近40%。胃排空延迟可能与恶心、餐后饱胀、早饱等症状相关口。胃容受性舒张是指进食后胃底反射性扩张以容纳食物，保证食物在胃内得到充分消化。相当比例的 FD 患者胃容受性舒张功能下降，可能与早饱、体质量下降等症状的产生相关。FD 患者对机械扩张表现为高敏感反应，可能是餐后腹痛、嗳气、恶心、饱胀等消化不良症状的重要原因，但是其与症状之间的确切关系尚待进一步证实。与 FD 的上腹痛综合征（epigastric pain syndrome，EPS）相比，餐后不适综合征（post prandial distress syndrome，PDS）患者对机械扩张的内脏高敏感表现更为明显。FD 患者餐后而非空腹时对机械扩张的高敏感与进食相关症状严重程度的关联性更为明显。酸、脂质、辣椒素等物质也被证实与部分 FD 患者的症状相关。

3. 部分 FD 患者的症状可能与胃酸、H.pylori 感染等因素有关

证据等级：高质量 21.4%，中等质量 71.4%，低质量 3.6%，极低质量 3.6%。推荐

级别：A+ 31.0%，A 58.6%，A– 10.4%。作为胃内局部环境的重要影响因素，胃酸和 H.pylori 在 FD 的发病中可能有一定作用。与健康人相比，FD 患者对酸的清除能力下降，十二指肠 pH 值更低，酸暴露时间更长，十二指肠酸化可导致近端胃松弛、对扩张的敏感度增加并抑制胃容受性舒张功能，从而导致消化不良症状的产生。对健康人胃内注酸亦可引起消化不良症状，而使用 PPI 进行抑酸治疗可有效缓解 FD 患者的症状。FD 患者 H.pylori 感染率较高。Jaakkimainen 等的 Meta 分析结果显示 FD 患者与健康对照者相比，H.pylori 感染的 OR 值为 1.6（95% CI 1.4 ~ 1.8），亚洲人群中 FD 患者的 H.pylori 感染率约 60%。H.pylori 可能通过影响胃部炎性反应、胃酸分泌、胃肠激素等途径引起 FD 症状。多项临床试验评价了 H.pylori 根除治疗对 FD 患者症状的改善作用，虽然各试验的条件和结论并不完全一致，但是 Meta 分析显示，与安慰剂相比，H.pylori 根除治疗可改善部分 FD 患者的消化不良症状。

4. 精神心理因素与 FD 的发病密切相关

证据等级：高质量 32.1%，中等质量 53.6%，低质量 10.7%，极低质量 3.6%。推荐级别：A+ 48.3%，A 44.8%，A– 6.9%。与健康人相比，FD 患者焦虑、抑郁评分更高，经历的应激生活事件也更多、更严重。在体质量下降的 FD 患者中，焦虑、抑郁的比例更高。抗焦虑、抗抑郁治疗对部分 FD 患者的症状有显著的缓解作用。这些证据均提示精神心理因素与 FD 的发病密切相关，但精神心理因素通过何种机制影响 FD 尚不明确。有研究显示 FD 患者中焦虑与胃容受性舒张功能受损显著相关，而应激生活事件的严重度与异常胃电活动相关。新近一项研究发现，FD 患者伴或不伴焦虑、抑郁时，脑区糖代谢显著不同，提示脑区糖代谢在二者之间的联系作用。

5. FD 的发病可能有遗传、饮食、生活方式等因素的参与

证据等级：高质量 3.7%，中等质量 59.3%，低质量 11.1%，极低质量 25.9%。推荐级别：A+ 51.7%，A 31.0%，A– 13.8%，D3.5%。研究发现多个基因多态性与 FD 的发病有一定关系。但尚未有某个特定基因被证实与 FD 发病之间有肯定的相关性。遗传因素与 FD 发病之间的关系有待进一步研究。某些特定饮食习惯、生活方式可能与 FD 症状的发生或加重相关。研究发现碳酸饮料、牛奶、洋葱等可能与腹胀症状相关，而咖啡、巧克力、辣椒等食物摄入可能与胃灼热症状有关。国内一项研究显示，跳餐、加餐、偏爱甜食和产气食物等不健康的饮食习惯是难治性 FD 的危险因素。与健康人相比，FD 患者有运动少、睡眠不足、进食不规律和压力大等特点。不同国家、地区和民族的饮食习惯、生活方式差异很大，与 FD 发病之间的确切关系及相关机制难以准确验证，仍需要设计良好的多中心研究进一步探讨，以进一步提高证据等级。

（四）诊断和评估

1. 对消化不良患者的评估需包括有无警报症状、症状频率和严重程度、心理状态等

证据等级：高质量 28.6%，中等质量 53.6%，极低质量 17.8%。推荐级别：A+ 46.4%，A 50.0%，A- 3.6%。尽管现有的研究提示警报症状对 FD 患者中器质性疾病的预测作用有限，但是大多数专家仍认为需对合并警报症状的患者进行认真评估。警报症状包括消瘦、黑便、贫血、进行性吞咽困难、发热和黄疸等。首次出现消化不良症状年龄 > 40 岁和有上消化道恶性肿瘤家族史者也应列入筛查范围。排除了警报症状相关器质性疾病后需行症状的频率和严重程度、心理状态等评估。我国目前仍然应用罗马Ⅲ诊断标准诊断 FD。FD 是基于症状的诊断，但 FD 症状的敏感度和特异度，往往需要结合相关检查排除可以引起类似症状的疾病。患者的症状评估包括症状频率和严重程度。症状频率和严重程度的评估有助于判断患者生命质量的受影响程度，也是判断各种治疗疗效的客观指标。心理状态的评估是功能性胃肠病患者的重要评估内容，对患者治疗方案的选择尤其是经验治疗无效的患者，后续治疗方案的制订有重要参考价值。

2. 对经验性治疗无效的消化不良患者可行 H.pylori 检测

证据等级：高质量 6.9%，中等质量 62.1%，极低质量 31.0%。推荐级别：A+ 24.1%，A 44.8%，A- 27.6%，D- 3.5%。H.pylori 与 FD 关系密切，中国地区流行病学调查显示部分人群中 H.pylori 的感染率高达 70%，欧美国家仅为 13%～27%。已有 Meta 分析结果提示 FD 患者合并 H.pylori 感染的风险增高。Zhao 等的 Meta 分析纳入了 2012 年前发表的 14 篇英文临床随机对照研究，结果提示 FD 患者根除 H.priori 后其消化不良症状可改善的 OR 值为 1.38（95% CI 1.18～1.62）。而 Jin 和 Li 则纳入了 1989 年至 2007 年发表的 7 篇中文临床随机对照研究进行 Meta 分析，结果提示中国 FD 患者根除 H.pylori 后其消化不良症状可改善的 OR 值为 3.61（95% CI 2.62～4.98）。Cochrane 数据库系统回顾 25 篇随机对照研究后，提出 H.pylori 检测和治疗的策略优于单纯抑酸治疗［相对危险度（relative risk，RR）=0.59，95% CI 0.42～0.831］。因此，在经验性治疗无效的消化不良患者中应检测 H.pylori 的感染状态。亚洲地区 FD 共识意见也提倡对 H.pylori 感染状态进行检测，阳性者建议根除治疗。最近发布的京都 H.pylori 胃炎全球共识提出，H.pylori 胃炎是消化不良的原因之一，建议对 H.pylori 阳性的胃炎患者行 H.pylori 根除治疗，如消化不良症状得以长期缓解，可以认为症状为 H.pylori 胃炎引起，有别于 FD。

3. 因我国 H.pylori 感染率和上消化道肿瘤患病率高，推荐初诊的消化不良患者及时进行胃镜检查

证据等级：高质量 17.2%，中等质量 69.0%，低质量 3.5%，极低质量 10.3%。推荐级别：A+ 44.8%，A 37.9%，A- 13.8%，D- 3.5%。西方国家消化不良诊治指南中推荐，仅在经验治疗无效的患者或者具有警报症状的患者中行进一步的检查如上消化道内镜等，而我国 2007 年的指南也未将内镜检查作为首诊患者需进行的检查项目。如前所述，中国地区 H.pylori 感染率高，部分人群中 H.pylori 的感染率高达 70%；此外中国地区上消化道肿瘤的发生率也较欧美国家高。流行病学调查提示，我国广州地区 1998 年至 2002 年期间，食管肿瘤的年龄标准化发病率（age-standardized rate，ASR）为 9.3/10 万，胃癌为 17/10 万；而同期上海地区食管肿瘤和胃癌的 ASR 则分别为 9.4/10 万和 34.1/10 万。在 2007 年至 2011 年间，美国食管肿瘤和胃癌的 ASR 分别为 4.4/10 万和 7.5/10 万。上海地区的一项研究回顾了 2002 年至 2003 年连续就诊的 14101 例消化不良患者，对其胃镜、H.pylori、症状等情况进行分析，结果提示对＜ 45 岁无警报症状的患者，如仅对 H.pylori 阳性患者进行内镜检查，16.7% 的胃癌会被漏诊。亚洲地区对早期胃镜在消化不良患者中作用的 Meta 分析提示，警报症状和年龄对预测消化不良患者肿瘤发生作用有限，鉴于亚洲地区上消化道肿瘤发生率高，建议在初诊的患者中及时进行胃镜检查。

4. 消化不良的辅助检查包括血常规、血生物化学、粪便隐血、上腹部超声等，根据需要还可行结肠镜、上腹部 CT 或 MRI 检查

在寄生虫感染流行区域，建议行相应的病原学检测。证据等级：高质量 14.8%，中等质量 85.2%。推荐级别：A+ 64.3%，A 32.1%，A- 3.6%。诊断 FD 需首先排除器质性疾病引起的相关症状。慢性肾病、甲状腺功能亢进和（或）减退、胰腺疾病和寄生虫感染等均可出现消化不良症状，需通过包括血常规、血生物化学、粪便隐血、上腹部超声、寄生虫检查等加以排除。此外，部分患者还需根据具体情况行结肠镜、上腹部 CT 或 MRI 检查排除恶性肿瘤如肝癌等。

5. 部分患者可能需要行胃感觉运动功能检测，目前尚不推荐其为常规临床检测项目

证据等级：高质量 3.6%，中等质量 64.3%，极低质量 32.1%。推荐级别：A+ 41.4%，A 37.9%，A- 17.2%，D 3.4%。胃感觉运动功能检测包括胃排空或胃容受性试验。尽管胃排空延迟和胃容受性下降与消化不良症状之间的相关性存在争议，但是消化不良发病机制的研究证实部分患者存在胃感觉运动功能异常。为研究 FD 的发病机制和评价药物疗效，可能需要进行胃感觉运动功能检测。已有多项临床药物研究采用胃恒压器试验，评估药物治疗对胃容受性舒张功能的改善作用。Lim 等也采用营养饮料试验研究胃感觉功能与消化不良症状的关系，定量评估伊托必利治疗消化不良的有效性。由于胃感觉运动功能的检测方法在我国普及率比较低，作为常规临床检测项目存在相当难度，因此不推荐将其作为临床常规检查项目。

（五）治疗

1. 饮食调整有助于改善 FD 症状

证据等级：高质量 3.6%，中等质量 57.1%，低质量 3.6%，极低质量 35.7%。推荐级别：A+ 28.0％，A 56.0％，A- 16.0％。虽然普遍认为不同食物、进食方式可能与FD 有关，但是相关高质量的研究较少。已有的研究提示某些食物或食物添加剂能够导致或加重 FD 患者的症状，如粗粮、高脂饮食、刺激或辛辣食物、碳酸饮料、乙醇和浓茶等。有的食物则可能有助于减轻症状，如米饭、面包、酸奶、蜂蜜、冰糖、苹果等。进餐方式和进餐是否规律也可能影响消化不良症状。Keshteli 等人对 4763 名普通人群的问卷调查研究显示，不规律进餐和快速进餐是导致 FD 患者症状的危险因素，而进餐过程中是否饮水和进餐与睡眠的间隔时间与 FD 患者的症状无相关性。来自中国的一项研究结果提示，不吃早餐、多餐、食用甜食和产气食物是诱发 FD 的危险因素，其中辛辣食物与 EPS 相关，而甜食和产气食物与 PDS 关系更密切。

2. PPI 和 H2 受体拮抗剂（H2 receptor antagonist，H2RA）可作为 FD 尤其是 EPS 的经验性治疗

证据等级：高质量 31.0％，中等质量 65.6％，极低质量 3.4％。推荐级别：A+ 75.9％，A 24.1％。西方国家的研究发现部分 FD 患者存在病理性胃食管酸反流，非糜烂性胃食管反流病（non—erosive gastroesophageal reflux disease，NERD）和 FD 重叠现象常见。6项基于西方国家患者进行的随机对照研究发现 PPI 改善 FD 患者症状的疗效优于安慰剂。2015 年日本消化病学会制订的 FD 指南认为 PPI 和 H2RA 都能有效改善 FD 症状，二者疗效相当。我国的研究也证实按罗马Ⅲ标准诊断的 FD 患者中，31.7％存在病理性胃食管酸反流，PPI 治疗可以缓解部分患者的症状。Meta 分析发现，PPI 对表现为 EPS 亚型的 FD 患者症状缓解疗效较好。我国 2007 年中国消化不良诊治指南提出 H2RA 和小剂量PPI 能有效治疗 FD。本共识意见依然推荐 PPI 或 H2RA 作为 FD 尤其是 EPS 患者的首选经验性治疗药物，疗程为 4～8 周。如症状改善不理想，可考虑调整治疗药物。

3. 在控制 FD 症状方面，大剂量 PPI 治疗并不优于标准剂量

证据等级：高质量 46.4％，中等质量 53.6％。推荐级别：A+ 86.2％，A 13.8％。2012 年亚洲 FD 共识意见认为，根据多项研究，PPI 的剂量不影响 FD 的治疗效果，因此推荐 PPI 治疗 FD 的剂量为标准剂量。长期大剂量 PPI 应用并不能增加疗效，反而增加小肠细菌过度生长等药物不良反应的风险。

（1）促胃肠动力药可作为 FD 特别是 PDS 的首选经验性治疗

证据等级：高质量 27.6％，中等质量 69.0％，极低质量 3.4％。推荐级别：A+ 75.0％，A 21.4％，A- 3.6％。部分 FD 患者存在胃排空延迟，早期的 Meta 分析显示疗程为 2～8 周的促动力药物治疗疗效优于安慰剂。国内应用较多的促动力药物主要是多潘立酮、莫沙必利和伊托必利。2011 年我国一项前瞻性、多中心研究显示伊托必利治疗 FD 安全有效，疗效随治疗时间的延长有增加趋势。也有研究显示莫沙必利能明显改善 FD 患者的临床症状，对 PDS 和 EPS 都有效。许多关于促动力药物疗效的临床研究存在患者异质性和样本量较小的局限性。

（2）对于 H.pylori 感染的 FD 患者，根除 H.pylori 能使部分患者受益

证据等级：高质量 3.6％，中等质量 75.0％，极低质量 21.4％。推荐级别：A+ 17.9％，A 42.9％，A– 39.2％。京都 H.pylori 胃炎全球共识提出 H.pylori 感染是慢性胃炎的病因之一，有症状的 H.pylori 慢性胃炎应该进行 H.pylori 根除治疗。HEROES 试验纳入 400 余例符合罗马Ⅲ标准的 FD 患者，发现根除 H.pylori 能显著缓解部分患者症状，使患者长期受益。另一项随机、单盲、安慰剂对照的研究发现，在上腹痛和上腹部烧灼感为主的 FD 患者中，根除 H.pylori 后症状缓解率分别达 77.2％和 82.0％，显著高于安慰剂组。而对于以餐后不适为主的 FD 患者，根除 H.pylori 对缓解症状的疗效与安慰剂治疗差异无统计学意义。一项纳入 644 例 FD 患者的多中心、随机回顾性研究发现，无论用三联还是四联疗法根除 H.pylori，都能使 FD 患者尤其是 EPS 患者获益。2012 年我国一项 H.pylori 与 FD 的 Meta 分析共纳入 7 项随机对照试验包括 1036 例 FD 患者，结果显示 H.pylori 根除组患者症状缓解率明显高于对照组，认为 H.pylori 根除治疗对 FD 患者症状的改善是有益的。除了改善 FD 的症状外，根除 H.pylori 还能降低日后发生消化性溃疡、胃癌和胃 MALT 淋巴瘤的风险。

（3）中药治疗可改善部分 FD 患者的症状

证据等级：中等质量 27.6％，低质量 17.2％，极低质量 55.2％。推荐级别：A+ 17.2％，A 62.1％，A– 20.7％。中医药在治疗功能性胃肠病方面有其独特的理论和经验。中国中西医结合学会消化系统疾病专业委员会也制订了《FD 的中西医结合诊疗共识意见（2010）》。日本的研究表明许多汉方草药对 FD 有一定的治疗效果。我国设计良好的随机对照研究不多。对于常规西医治疗效果不佳的患者可以尝试采用中医药治疗。

（4）消化酶可作为 FD 的辅助治疗

证据等级：中等质量 13.8％，低质量 17.2％，极低质量 69.0％。推荐级别：A+ 6.9％，A 58.6％，A– 34.5％。消化酶制剂有助于食物的消化吸收。近期国内一项随机双盲、双模拟、阳性药物平行对照的多中心研究入组了 203 例消化不良患者，分组给予复方消化酶片剂和复方消化酶胶囊治疗，两组的总有效率分别为 80.2％和 79.4％，由此认为复方消化酶制剂能有效缓解 FD 患者的症状。仍需要更多的高质量临床研究来证实消化酶对于 FD 症状的缓解作用。

（5）精神心理治疗对伴有焦虑抑郁的 FD 患者有效

证据等级：高质量 15.4％，中等质量 57.7％，极低质量 26.9％。推荐级别：A+ 53.6％，A 39.3％，A– 3.6％，D– 3.5％。精神心理治疗 FD 的证据等级不一。目前应用抗焦虑和抑郁药物治疗功能性胃肠病多为 IBS，对于 FD 治疗的临床大宗研究数据非常有限。Talley 等对 292 例 FD 患者随机分组，分别给予阿米替林、西酞普兰和安慰剂，结果提示各组疗效差异有统计学意义；进一步分析显示，阿米替林对具有溃疡样疼痛的 FD 患者疗效明显优于安慰剂（OR=3.1），且两种抗抑郁药对 FD 患者的生命质量具有明

显的改善作用。Van Kerkhoven 等研究显示文拉法辛治疗 FD 疗效并不优于安慰剂。一项小样本研究显示阿米替林对伴有睡眠障碍的 FD 患者疗效优于安慰剂。来自中国台湾的一项开放式研究结果显示，氟西汀对伴有抑郁的 FD 患者疗效明显优于不伴抑郁的 FD 患者。苏梅蕾等对伴有明显焦虑抑郁、常规药物治疗无效的 FD 患者，给予抗抑郁治疗能明显改善其消化不良症状。上述研究结果提示，抗焦虑抑郁药物对于 FD 症状的改善效果存在不一致性。对于 FD 患者是否给予抗焦虑抑郁治疗应有针对性地选择。如患者的焦虑抑郁症状比较明显，应建议患者咨询心理科医师。

（6）穴位刺激治疗对 FD 症状有一定疗效

证据等级：中等质量 24.1 %，低质量 10.4 %，极低质量 65.5 %。推荐级别：A 69.0 %，A- 31.0 %。穴位刺激治疗 FD 的高质量研究较少，绝大部分的研究来自我国中医领域。吴晓尉等评价针灸对比胃肠促动力药物治疗 FD 疗效的 Meta 分析结果表明，针灸治疗 FD 的总有效率明显优于促动力剂。但是该项分析纳入的研究文献质量偏低，结果可能存在偏倚。在临床中常选用的 4 种穴位刺激治疗方案分别为经皮穴位电刺激、电针、毫针针刺和穴位埋线，常选用的穴位通常以足阳明经脉和任脉为主，穴位刺激治疗能改善 FD 患者上腹痛、反酸、嗳气、腹胀、纳差等症状。Park 等比较了经典穴位刺激及非穴位刺激治疗 FD 患者的疗效，结果显示两者均能缓解 FD 症状，提示穴位刺激治疗虽然能改善 FD 患者的症状，但是也不能除外安慰效应所起的作用。

第七节　典型病例

病例一

患者张某，女性，46 岁，已婚。初诊时间：2008 年 5 月 8 日。

主诉：间断胃脘胀满 3 年，加重 2 周。

现病史：患者于 2005 年因生气导致上腹部胀满，嗳气频频，不思饮食，食后即胀，就诊于石家庄市第三医院，查胃镜示胃黏膜未见明显异常，诊为功能性消化不良。给予吗丁啉、健胃消食片口服，症状缓解。后间断出现胃脘胀满，口服上述药物尚能控制。2 周前，突然出现上腹胀满，伴隐痛，自行服药未能控制病情，故就诊于我院，复查胃镜：胃黏膜未见明显异常。现患者胃脘胀满，伴嗳气、隐痛，不思饮食，稍食即胀，口干苦，大便干，舌质红，苔黄腻，脉弦滑。

既往史：否认高血压、糖尿病史；无肝炎、结核及其他传染病史；无外伤、手术及输血史。

个人史：生于原籍，久居此地，住地无潮湿之弊，条件尚可。

婚育史：28 岁结婚，育有 1 女，体健。

查体：T 36.4℃，R 20 次/分，P 80 次/分，BP 120/85mmHg。发育正常，营养中等。全身皮肤黏膜无黄染，心肺无异常。腹部平软，未见肠型、胃型蠕动波，无腹壁静脉曲张。全腹无压痛、反跳痛及肌紧张。未触及包块，肝脾肋下未及，肠鸣音正常。

实验室检查：血常规正常。电子胃镜（2008 年 5 月 8 日，河北省中医院检查）：胃黏膜未见明显异常。腹部 B 超：胆囊炎。

中医诊断：痞满（浊毒内蕴，肝胃不和）。

西医诊断：功能性消化不良；胆囊炎。

治法：化浊解毒，疏肝和胃。

药物：白花蛇舌草 15g，半枝莲 15g，半边莲 15g，茵陈 15g，黄连 12g，板蓝根 15g，苦参 12g，黄药子 12g，黄芩 12g，绞股蓝 12g，鸡骨草 15g，砂仁 9g（后下），炒莱菔子 15g，槟榔 12g，鸡内金 15g，焦三仙各 10g，芦荟 0.5g，姜黄 9g，厚朴 15g，枳实 20g，清半夏 12g。7 剂，水煎服，每日 1 剂，早晚两次温服。

医嘱：按时服药，进松软易消化食物，忌辛辣、油腻、刺激之品，戒怒。

二诊：服药后患者胃脘胀满明显缓解，偶有嗳气、隐痛，食欲转佳，时有右胁下隐痛，大便质可，每日 1 行，舌红苔薄黄腻，脉弦滑。

治法：化浊解毒，疏肝和胃。

药物：白花蛇舌草 15g，半枝莲 15g，半边莲 15g，茵陈 15g，黄连 12g，板蓝根 15g，苦参 12g，黄药子 12g，黄芩 12g，绞股蓝 12g，砂仁 9g（后下），炒莱菔子 15g，延胡索 12g，厚朴 15g，枳实 20g，清半夏 12g，鸡内金 15g，焦三仙各 10g，芦荟 0.5g。7 剂，水煎服，每日 1 剂，早晚温服。

三诊：服药后患者胃脘胀满不显，偶有嗳气、隐痛，偶感右胁下隐痛，食欲可，夜寐安，大便质可，每日 1 行，舌红苔薄黄，脉弦滑。

治法：化浊解毒，疏肝和胃。

药物：白花蛇舌草 15g，半枝莲 15g，半边莲 15g，茵陈 15g，黄连 12g，板蓝根 15g，苦参 12g，黄药子 12g，黄芩 12g，绞股蓝 12g，姜黄 9g，厚朴 15g，枳实 20g，清半夏 12g，鸡内金 15g，郁金 12g，炒莱菔子 15g，延胡索 12g，焦三仙各 10g，芦荟 0.5g。7 剂，水煎服，每日 1 剂，早晚两次温服。

四诊：药后患者胃脘胀满消失，偶有嗳气、隐痛，右胁下隐痛不显，纳食可，夜寐安，大便质可，每日 1 行，舌红苔薄黄，脉弦滑，患者诸症均减，前方辨证加减继服 2 个月，后改为口服茵连和胃颗粒巩固治疗，随访一年未见复发。

按语：本病病机关键在于"浊毒"。浊毒阻于中焦，中焦乃气机升降之枢，浊毒阻滞导致气机壅塞，出现胃脘痞满；患者由郁怒而发病，怒则伤肝，肝气犯胃，又成肝胃不和之证。治疗以化浊解毒、养肝和胃。7 剂过后，症状明显好转，谨守病机，在前方基础上加减应用 2 个月，收效甚佳。浊毒之邪重浊黏腻，恐有留连之弊，继用成药巩固治疗，以防复发。

病例二

患者孙某，女性，35 岁，已婚。初诊时间：2013 年 1 月 23 日。

主诉：间断胃脘胀满 2 年，加重伴嗳气 1 周。

现病史：患者 2013 年因情志不畅后出现胃脘部胀满伴嗳气，就诊于河北医科大学第四医院，诊断为功能性消化不良。给予奥美拉唑、枸橼酸铋钾胶囊口服，症状好转。后稍有饮食不慎及情志不畅即出现胃脘胀满，口服上述药物尚能控制。1 周前，突然出现胃脘胀满伴嗳气，自行服药病情未见好转，遂就诊于河北省中医院门诊，查胃镜：胃黏膜未见明显异常。现患者胃脘胀满，伴嗳气，稍食即胀，口干有异味，纳呆，大便干，舌质暗红，苔黄腻，脉弦滑。

既往史：否认高血压、糖尿病史；无肝炎、结核及其他传染病史；无外伤、手术及输血史。

个人史：生于原籍，久居此地，住地无潮湿之弊，条件尚可。

家族史：否认家族性遗传病及传染病史。

查体：T 36.5℃，R 19 次 / 分，P 69 次 / 分，BP 125/75 mmHg。发育正常，营养中等。全身皮肤黏膜无黄染，心肺无异常。腹部平软，未见肠型、胃型蠕动波，无腹壁静脉曲张。全腹无压痛、反跳痛及肌紧张。未触及包块，肝脾肋下未及，肠鸣音正常。

实验室检查：血常规正常。电子胃镜（2013 年 1 月 16 日，河北省中医院检查）：胃黏膜未见明显异常。腹部 B 超：未见明显异常。

中医诊断：胃痞病（肝郁气滞，湿热中阻）。

西医诊断：功能性消化不良。

治法：疏肝解郁，清热利湿。

药物：白花蛇舌草 15g，半枝莲 15g，半边莲 15g，茵陈 15g，黄连 12g，苦参 12g，黄芩 12g，延胡索 15g，白芷 15g，蒲公英 15g，砂仁 9g（后下），清半夏 9g，鸡内金 15g，枳实 10g，厚朴 12g，芦荟 0.5g。7 剂，水煎服，每日 1 剂，早晚温服。

二诊：服药后患者胃脘胀满较前减轻，嗳气，无恶心，食欲好转，口干，大便可，每日 1 行，舌暗红，苔薄黄腻，脉弦滑。

治法：清热利湿，理气和胃。

药物：白花蛇舌草 15g，半枝莲 15g，半边莲 15g，茵陈 15g，黄连 12g，黄芩 12g，延胡索 15g，白芷 15g，蒲公英 15g，砂仁 9g（后下），鸡内金 15g，枳实 10g，旋覆花 15g，代赭石 15g，厚朴 12g，芦荟 0.5g，三七粉 2g（冲服）。7 剂，水煎服，每日 1 剂，早晚温服。

三诊：服药后患者胃脘胀痛明显减轻，嗳气不明显，纳可，口干减轻大便质软，每日1行，舌暗红，苔薄黄腻，脉弦滑。

治法：清热利湿，理气和胃。

药物：白花蛇舌草15g，半枝莲15g，半边莲15g，茵陈15g，黄连12g，黄芩12g，延胡索15g，白芷15g，蒲公英15g，砂仁9g（后下），鸡内金15g，枳实10g，旋覆花15g，代赭石15g，厚朴12g，芦荟0.5g，三七粉2g（冲服）。7剂，水煎服，每日1剂，早晚温服。

三诊：服药后患者胃脘胀痛明显减轻，嗳气不明显，纳可，口干减轻，大便质软，每日1行，舌红苔薄黄，脉弦滑。

治法：理气和胃，醒脾祛湿。

药物：白花蛇舌草15g，半枝莲15g，半边莲15g，茵陈15g，黄连12g，黄芩12g，延胡索15g，白芷15g，蒲公英15g，砂仁9g（后下），鸡内金15g，枳实10g，厚朴12g，夏枯草15g，玄参15g，冬凌草15g。7剂，水煎服，每日1剂，早晚两次温服。

四诊：患者无明显不适，舌红苔薄黄，脉弦滑。前方辨证加减继服3个月，巩固疗效。

按语：功能性消化不良系指上腹不适症状反复发作，排除器质性消化不良的一组症候群。初期根据患者舌脉诊断为肝郁气滞、湿热中阻证。经一诊、二诊治疗后患者症状好转，湿热减轻。故予以理气和胃、醒脾祛湿的治疗方法。经治疗后患者症状不明显，巩固治疗3个月，以防复发。同时嘱患者在饮食中应避免油腻及刺激性食物，戒烟、戒酒，养成良好的生活习惯，避免暴饮暴食及睡前进食过量，可采取少食多餐的方法，加强体育锻炼，要特别注意保持愉快的心情和良好的心境。

第八章　溃疡性结肠炎

第一节　中医对溃疡性结肠炎的认识

一、病名

溃疡性结肠炎，是消化系统常见的一种疾病，中医中并无此病名，而据其临床表现，可将其归属于"久痢""休息痢""肠澼""痢疾"等范畴，《中医内科学》将其归为痢疾范畴。严用和《济生方》首创"痢疾"病名，言："今之所谓痢疾者，古所谓滞下是也。"痢疾是以大便次数增多、腹痛、里急后重、痢下赤白黏冻为主症的疾病，是夏秋季常见的肠道传染病。

二、历代医家对本病病因病机及治疗上的认识

《黄帝内经》称本病为"肠澼""赤沃"，对其病因及临床特点作了简要的论述，指出感受外邪和饮食不节是两个致病的重要环节。《素问·太阴阳明论》说："食饮不节，起居不时者，阴受之……入五脏则䐜满闭塞，下为飧泄，久为肠澼。"《素问·至真要大论》又说："少阴之胜……呕逆躁烦，腹满痛溏泄，传为赤沃。"《伤寒论》《金匮要略》中将痢疾与泄泻统称为"下利"，其治疗痢疾的有效方剂白头翁汤等一直为后世沿用。《诸病源候论》中"热毒乘经络，血渗肠内，则变为脓血痢，热久不歇，肠胃转虚，故痢久不断"指出热毒蕴结于肠道而发病。《医宗必读》中"泄皆成于土湿，湿皆本于脾虚"指出本病脾虚为本，湿邪为标本。《医述》言："泄泻之本，无不由于脾胃……则水反为湿，谷反为滞，精华之气不能输化，乃致合污下降，而泻痢作矣。"指出本病的病位涉及脾胃。

三、中医对溃疡性结肠炎的病因病机的认识

中医认为本病多因外感时邪、饮食不节、情志内伤、素体不足所致，基本病机为湿热蕴肠、气滞络瘀，脾虚失健为主要发病基础，饮食不节为发病主要诱因。

其发病机制为湿热或寒湿与食滞交阻于大肠，肠道传导失司，气血壅滞，脂络受损，滞下脓血。其病位在肠，与脾胃密切相关，可涉及肾。脾胃运化失职，气机升降失调，肠道传导失司，致疫毒弥漫，湿热寒湿内蕴肠腑，腑气壅滞，气机受阻，造成气滞血阻，气血与邪气相搏结，夹糟粕积滞进入肠道，脂络受伤，腐败化为脓血而痢下赤白；气机阻滞，腑气不通，闭塞滞下，故见腹痛，里急后重。

病理性质有寒热虚实之分。本病初期多为实证，疫毒内侵，内盛于里，熏灼肠道，耗伤气血，下痢脓血，壮热口渴为疫毒痢。外感湿热或湿热内生，壅滞肠道，则成下痢赤白、肛门灼热之湿热痢。寒湿下痢皆因寒湿为阴邪，易困脾土，脾失健运，邪留肠中，气机阻滞，以痢下白多赤少为特点。病程日久，常由实转虚或虚实夹杂，寒热并见；疫毒热盛伤津或湿热内郁不清，日久伤阴伤气，亦有素体阴虚感邪可形成阴虚痢，因营阴不足故下痢黏稠，虚坐努责，阴亏热灼可出现脐腹灼痛。脾胃素虚而感寒湿患痢，或湿热痢过服寒凉药物致脾虚中寒，寒湿留滞肠中则下痢稀薄带有白冻，日久因脾胃虚寒，化源不足，累及肾阳，关门不固，下痢滑脱不禁，腰酸腹冷，此为虚寒征象。如痢疾失治迁延日久，或治疗不当，收涩太早，关门留寇，酿成正虚邪恋，可发展为下痢时发时止、日久难愈的休息痢。

湿热疫毒深重可致疫毒痢、噤口痢。本病虽在肠，但脾胃密切相连，如湿热、疫毒之气上攻于胃，或入病伤正，胃虚气逆，噤口不食，入口即吐之噤口痢实属危象。下痢兼见发热不休，口渴烦躁，气急息粗，甚或神昏谵语，虽见下痢次数减少，而反见腹胀如鼓者，常见于疫毒痢及湿热痢邪毒炽盛，热入营血之重证，如不及时救治，可发展为内闭外脱症。

第二节　西医对溃疡性结肠炎的认识

溃疡性结肠炎（ulcerative colitis，UC）又称非特异性溃疡性结肠炎，是一种发生在直肠和结肠黏膜层的弥漫性炎症病变，可发生在结肠、直肠的任何部位，其中以直肠和乙状结肠最为常见，可累及结肠的其他部位或整个结肠，少数情况下也可累及回肠末端。临床主要表现为反复发作的黏液脓血便和腹痛及肠外表现。该病病程长，反复发作。近

几年该病在我国的发病率明显增多，可发病于任何年龄，但以 20～40 岁最为常见。本病的发病机制尚不完全明确，其与环境因素、遗传因素、微生物因素、免疫因素相关，目前认为溃疡性结肠炎的发病机制可能为环境因素作用于遗传易感者，当先天免疫系统无法清除肠腔内微生物或事物等抗原时，增加肠上皮细胞通透性，最终导致了过度的免疫反应。

第三节　常用检查

一、肠镜检查

溃疡性结肠炎表现为从直肠开始，弥漫性直肠黏膜充血水肿，质脆、自发或接触性出血和脓性分泌物附着，常见黏膜粗糙，呈细颗粒状，黏膜血管纹理模糊、紊乱，多发性糜烂或溃疡；慢性病变可见假性息肉，结肠袋变钝或消失。

二、病理组织学检查

黏膜活检组织学检查建议多段、多点活检。UC 病理表现为上皮细胞坏死，固有层急性炎症细胞浸润，隐窝炎，隐窝脓肿，隐窝结构改变，杯状细胞减少，浅溃疡形成和肉芽组织增生。慢性病变则表现为淋巴细胞的浸润和隐窝结构变形紊乱，腺上皮和黏膜肌层间隙增宽、潘氏细胞化生。

三、影像学检查

结肠钡剂灌肠可显示 UC 者结肠黏膜粗乱和（或）颗粒样改变；肠管边缘呈锯齿状阴影，肠壁有多发性小充盈缺损；肠管短缩，袋囊消失呈铅管样。急性期及重型患者应暂缓检查，以免诱发中毒性巨结肠，甚至穿孔。用 CT 或 MR 肠道显像（CT/MR enterography，CTE/MRE）检查也可显示肠道病变。结肠钡剂灌肠已被结肠镜检查所代替，当 CD 者肠腔狭窄内镜无法检查时仍有诊断价值。

四、实验室检查

1. 血液检查

贫血常见，主要由消化道出血引起缺铁或吸收不良所致叶酸和维生素 B_{12} 等缺乏，也可能与溶血有关。急性期中性粒细胞可增高，血沉增快，C 反应蛋白升高，严重者白蛋白降低，同时伴有电解质紊乱及低钾血症。

2. 粪便检查

镜检可见红、白细胞，隐血阳性。钙卫蛋白主要存在于中性粒细胞内，肠道炎症时，粪便中钙卫蛋白明显增高，与疾病炎症程度有较好相关性，可重复检测及量化。

3. 免疫学检查

抗中性粒细胞核周胞质抗体（anti-neutrophil cytoplasmic，pANCA）在 UC 患者中阳性率 55%，CD 者阳性率仅 20%，但系统性血管炎，原发性硬化性胆管炎、自身免疫性肝炎、胶原性结肠炎、嗜酸性粒细胞性结肠炎等疾病也可检出，因此应用价值有一定限制。

第四节　中西医治疗

一、常用中医治疗

痢疾的治疗要辨虚实、寒热、气血。痢疾者，最当察虚实。初痢及年轻体壮患痢者多实证，久痢及年高体弱患痢者多虚证。腹痛胀满，痛而拒按，痛时窘迫欲便，便后里急后重暂时减轻者为实；腹痛绵绵，痛而喜按，便后里急后重不减，坠胀甚者为虚，反复发作之休息痢，常为本虚标实。

大便排出脓血，色鲜红，赤白甚至紫黑，浓厚黏稠腥臭，腹痛，里急后重感明显，口渴喜冷，口臭，小便黄或短赤，舌红苔黄腻，脉滑数者属热；大便排出赤白清稀，白多赤少，清淡无臭，腹痛喜按，里急后重感不明显，面白肢冷形寒，舌淡苔白，脉沉细者属寒。下痢白多赤少，邪伤气分；赤多白少，或以血为主者，邪伤血分。

（一）辨证论治

1. 湿热痢

症状：腹痛阵阵，痛而拒按，便后腹痛暂缓，痢下赤白脓血，黏稠如胶冻，腥臭，肛门灼热，小便短赤，舌苔黄腻，脉滑数。

病机：湿热蕴结，熏灼肠道，气血壅滞，脂络伤损。

治法：清肠化湿，解毒，调气行血。

代表方：芍药汤。

常用药：黄芩 9g，黄连 6g，大黄 3g，槟榔 9g，木香 6g，当归 12g，芍药 9g，甘草 6g，肉桂 6g。

2. 疫毒痢

症状：发病急骤，腹痛剧烈，里急后重频繁，痢下鲜紫脓血，呕吐频繁，寒战壮热，头痛烦躁，精神极其萎靡，甚至四肢厥冷，神志昏蒙，或神昏不清，惊厥抽搐，瞳仁大小不等，舌质红绛，苔黄腻或燥，脉滑数或微细欲绝。临床亦可下痢不重而全身症状重者，突然出现高热，神昏谵语，呕吐，喘逆，四肢厥冷，舌红苔干，脉弦数或微细欲绝。

病机：疫邪热毒，壅盛肠道。

治法：清热凉血，解毒清肠。

代表方：白头翁汤合芍药汤。

常用药：白头翁 12g，黄连 6g，黄芩 6g，黄柏 6g，秦皮 6g，当归 9g，芍药 12g，木香 6g，槟榔 6g，大黄 3g。

3. 寒湿痢

症状：腹痛拘急，痢下赤白黏冻，白多赤少，或纯为白冻，里急后重，脘胀腹满，头身困重，舌苔白腻，脉濡缓。

病机：寒湿客肠，气血凝滞，传导失司。

治法：温中燥湿，调气和血。

代表方：不换金正气散。

常用药：藿香 12g，苍术 9g，厚朴 9g，法半夏 6g，陈皮 6g，木香 6g，枳实 6g，桂枝 6g，炮姜 6g，芍药 9g，当归 9g。

4. 虚寒痢

症状：久痢缠绵不已，痢下赤白清稀或白色黏冻，无腥臭，甚则滑脱不禁，腹部隐痛，喜按喜温，肛门坠胀，或虚坐努责，便后更甚，食少神疲，形寒畏冷，四肢不温，腰膝酸软，舌淡苔薄白，脉沉细而弱。

病机：脾肾阳虚，寒湿内生，阻滞肠腑。

治法：温补脾肾，收涩固脱。

代表方：桃花汤合真人养脏汤。

常用药：党参 12g，白术 9g，粳米 12g，干姜 6g，肉桂 6g，当归 12g，芍药 9g，木香 6g，赤石脂 9g，诃子 9g，罂粟壳 3g，肉豆蔻 6g。

5. 休息痢

症状：下痢时发时止，日久难愈，常因饮食不当、感受外邪或劳累而诱发。发作时，大便次数增多，便中带有赤白黏冻，腹痛，里急后重，症状一般不及初痢、暴痢程度重。休止时，常有腹胀食少，倦怠怯冷，舌质淡苔腻，脉濡软或虚数。

病机：病久正伤，邪恋肠腑，传导不利。

治法：温中清肠，佐以调气化滞。

代表方：连理汤。

常用药：人参 12g，白术 9g，干姜 6g，甘草 6g，黄连 6g，木香 9g，槟榔 9g，枳实 9g，当归 9g。

6. 浊毒内蕴证

症状：腹痛阵阵，痛而拒按，便后腹痛暂缓，痢下赤白脓血，黏稠如胶冻，腥臭，肛门灼热，口苦口臭，恶心呕吐，面色晦暗，小便短赤，舌红或紫暗，或有瘀点瘀斑，苔黄腻或厚腻，脉滑数或濡数或弦涩。

病机：浊毒壅滞，肠络受损。

治法：化浊解毒。

代表方：自拟化浊解毒方加减。

常用药：藿香 12g，佩兰 9g，白花蛇舌草 12g，半枝莲 12g，半边莲 12g，全蝎 6g，蜈蚣 2 条。

（二）溃疡性结肠炎常用自制中成药

葛根清肠颗粒

功能主治：和胃理肠，清化湿热，行气消胀，止泄定痛。用于胃肠湿热、气机郁滞所致的泄泻，便溏，腹痛，肠鸣，里急后重，食少倦怠等；胃肠性腹泻见于上述证后者。用法用量：米汤或白开水送服。一次 1 袋，1 日 3 次。

二、常用西医治疗

（一）氨基水杨酸制剂

氨基水杨酸制剂包括不同制剂的美沙拉秦（5-aminosalicylic acid，5-ASA）和传统的柳氮磺胺吡啶（Sul-fasalazine，SASP），是治疗 UC 的主要药物，对 CD 治疗作用较小。活动性病变予 3～4g/d，维持期予 2g/d。SASP 在结肠内由细菌分解为 5-ASA 和磺胺，长期服用 SASP 者需补充叶酸并关注磺胺药相关的副作用。5-ASA 具有肠腔局部抗炎作用，理想剂型应尽量减少肠道内吸收使局部疗效作用更大。常用的美沙拉秦制剂：

前体药物有奥沙拉秦（偶氮二聚体）和巴柳氮（偶氮异二聚体），在结肠中释放起效；pH 值依赖包衣制剂在回肠末端 pH 值 5 ~ 7 时溶解释放，大部分仍进入结肠；时间依赖的制剂起效范围从远端空肠至结肠。5-ASA 肛栓剂和灌肠剂对溃疡性直肠和乙状结肠炎均有效。不良反应较少，包括恶心、消化不良、脱发、头痛、腹泻和过敏反应等。

（二）糖皮质激素

糖皮质激素适用于急性活动的中重度 UC 者，无维持缓解作用。另一方面因其不良反应，限制长期应用。常用剂量泼尼松 0.75 ~ 1mg/kg，2 个月左右病情缓解。起始剂量需足量，否则疗效降低。布地奈德是一种局部作用强而系统生物利用度较低（10%）的药物，提高治疗疗效，减少治疗的不良反应。若使用激素常用剂量超过 4 周，疾病仍处于活动期提示激素无效；若激素治疗有效，停用激素 3 个月内复发或激素治疗 3 个月后，泼尼松减量至 10mg/d 复发者提示激素依赖。

（三）免疫调节剂

免疫调节剂适用于激素依赖或无效以及激素诱导缓解后的维持治疗。硫唑嘌呤（azathioprine，AZA）是维持缓解最常用的药物，AZA 不能耐受者可换用 6- 巯基嘌呤（mercaptopurine，6-MP）或甲氨蝶呤（methotrexate，MTX）。国内 IBD 协作组推荐 AZA 剂量为 1mg/kg，欧洲共识推荐的目标剂量 1.5 ~ 2.5mg/kg，由于 AZA 存在量效关系，剂量不足会影响疗效，因此可在治疗观察中逐渐增加剂量。AZA 通常 3 ~ 4 个月才能达到稳态血药浓度，治疗时可先与激素联用，待免疫调节剂起效后，激素再逐渐减量。

（四）生物制剂

生物制剂主要适用于激素及免疫调节剂治疗无效或不能耐受者。英夫利昔单抗是抗肿瘤坏死因子抑制剂，是目前治疗炎性肠病应用时间最长的生物制剂。

（五）益生菌

益生菌为肠道防御系统构建正常肠道菌群，但尚无确切证据支持其疗效。

（六）干细胞移植

造血干细胞移植会重置免疫系统，因目前治疗的例数有限仍需严密谨慎的研究。

第五节　保健调理

《黄帝内经》中说："起居有常，不妄劳作。"溃疡性结肠炎患者应重视日常起居调摄，做到生活有规律，科学地安排每一天的生活。溃疡性结肠炎患者起居调摄的要点有以下几方面。

一、心理

心理变化与 UC 的病情活动密切相关，长时间承受较大压力可能会导致 UC 患者的病情复发或加重。保持心理健康可以减少 UC 的复发。

二、饮食

应结合患者的病情分期、证型与体质因素。活动期选择低脂流质或低脂少渣半流质饮食，如优质蛋白的淡水鱼肉、瘦肉、蛋类等，但避免含乳糖蛋白食品，如牛奶。缓解期选择低脂饮食，摄入充足的蛋白质，避免食用容易胀气和刺激性的食物，如粗纤维和辛辣食品。湿热证患者慎食牛羊肉和烧烤等温性食品，虚寒证患者避免进食生冷食物如海鲜、冷饮、冷菜冷饭等。同时可配合食疗，脾虚证可服用山药莲子粥，阴虚者可服用槐花百合粥，湿热体质可服用薏苡仁马齿苋粥等。

第六节　诊疗共识

一、中医诊疗共识意见

溃疡性结肠炎中医诊疗专家共识意见（2017）

（一）概述

1. 病名

UC 以腹痛、腹泻、黏液脓血便、里急后重为主要临床表现，2009 年中华中医药学会脾胃病分会制定的"溃疡性结肠炎中医诊疗共识意见"将本病归属中医"痢疾""久痢"和"肠澼"等病范畴。本病患者因其所处缓解期或发作期而具有不同的临床表现，且本病具有病程长、易复发的特点，因此"久痢"更能准确地描述本病。

2. 西医诊断

UC 的诊断应在建立在临床表现、特征性的内镜和病理组织学改变及排除感染性肠病的基础上。根据症状、体征及实验室检查明确临床类型、病变范围、疾病活动性及严重程度、有无肠外表现和并发症，以指导临床制定合理的治疗方法。典型的临床表现为黏液脓血便或血性腹泻、里急后重，可伴有腹痛、乏力、食欲减退、发热等全身症状，病程多在 6 周以上。内镜下特征性表现为持续性、融合性的结肠炎性反应和直肠受累，黏膜血管纹理模糊、紊乱或消失，严重者可见黏膜质脆、自发性出血和溃疡形成。病理可见结构改变（隐窝分叉、隐窝结构变形、隐窝萎缩和表面不规则）、上皮异常（黏蛋白耗竭和潘氏细胞化生）和炎性反应表现（固有层炎性反应细胞增多、基底部浆细胞增多、淋巴细胞增多，固有层嗜酸性粒细胞增多）。同时需排除细菌感染性肠炎、阿米巴肠病、肠道血吸虫病、肠结核、真菌性肠炎、人类免疫缺陷病毒感染、缺血性肠病、嗜酸粒细胞性肠炎、白塞病等疾病。UC 的临床类型分为初发型和慢性复发型。病变范围采用蒙特利尔（Montreal）分类法：病变仅累及直肠，未达乙状结肠者为直肠型；累及脾曲以远结肠者为左半结肠型；累及脾曲以近乃至全结肠为广泛结肠型。按疾病活动性分为活动期和缓解期。活动期临床严重程度分级采用改良的 Truelove 和 Witts 标准进行评估，血便次数每日 ≥ 6 次，且脉搏 > 90 次 / 分，或体温 > 37.8℃，或血红蛋白 < 10.5g/dL，或血沉 > 30mm/h，或 CRP > 30mg/L 为重度；血便次数每日 < 4 次，脉搏 < 90 次 / 分，体温 < 37.5℃，血红蛋白 > 11.5g/dL，血沉 < 20mm/h，或 CRP 正常为轻度；介于轻、重度之间者为中度。肠外表现包括皮肤黏膜表现、关节损害、眼部病变、肝胆疾病、血栓栓塞性疾病等，并发症包括中毒性巨结肠、肠穿孔、下消化道大出血、上皮内瘤变和癌变等。

（二）病因病机

1. 病因

素体脾气虚弱是发病基础，感受外邪、饮食不节（洁）、情志失调等是主要的发病诱因。

2. 病位

病位在大肠，与脾、肝、肾、肺诸脏的功能失调有关。

3. 病机

病理性质为本虚标实。病理因素主要有湿邪（热）、瘀热、热毒、痰浊、气滞、血瘀等。病理特征表现：活动期多属实证，主要病机为湿热蕴肠，气血不调，重度以热毒、瘀热为主，反复难愈者应考虑痰浊血瘀的因素。缓解期多属虚实夹杂，主要病机为脾虚湿恋，运化失健。部分患者可出现肝郁、肾虚、肺虚、血虚、阴虚和阳虚的临床证候特征。临床上应注意区分不同临床表现的病机侧重点，如脓血便的主要病机是湿热蕴肠，脂膜血络受伤。泄泻实证为湿热蕴肠，大肠传导失司；虚证为脾虚湿盛，运化失健。便血实证为湿热蕴肠，损伤肠络，络损血溢；虚证为湿热伤阴，虚火内炽，灼伤肠络或脾气亏虚，不能统血，血溢脉外。腹痛实证为湿热蕴肠，气血不调，肠络阻滞，不通则痛；虚证为土虚木旺，肝脾失调，虚风内扰，肠络失和。难治性 UC 的病机关键主要为脾肾两虚，湿浊稽留，气血同病，寒热错杂，虚实并见。

4. 病机转化

随着病情演变，可出现虚实、寒热、气血的病机转化。如脾气虚弱，运化不健，易为饮食所伤，酿生湿热之邪，由虚转实；而湿邪内蕴，情志不畅，或过用攻伐之品，损伤脾胃，常由实转虚，虚中夹实。素体脾胃虚弱，湿盛阳微，或过用苦寒之品，日久伤阳，可致病性由热转寒；脾虚生湿，久蕴化热，或过用温燥之品，可由寒转热，或寒热错杂。大便白多赤少，病在气分；大便赤多白少，病在血分，在病程中可出现气血转化和气血同病。

（三）辨证分型

1. 大肠湿热证

主症：腹泻，便下黏液脓血；腹痛；里急后重。次症：肛门灼热，腹胀，小便短赤，口干，口苦。舌脉：舌质红，苔黄腻；脉滑。

2. 热毒炽盛证

主症：便下脓血或血便，量多次频；腹痛明显；发热。次症：里急后重，腹胀，口渴，烦躁不安。舌脉：舌质红，苔黄燥；脉滑数。

3. 脾虚湿蕴证

主症：黏液脓血便，白多赤少，或为白冻；腹泻便溏，夹有不消化食物；脘腹胀满。次症：腹部隐痛，肢体困倦，食少纳差，神疲懒言。舌脉：舌质淡红，边有齿痕，苔薄白腻；脉细弱或细滑。

4. 寒热错杂证

主症：下痢稀薄，夹有黏冻，反复发作；肛门灼热；腹痛绵绵。次症：畏寒怕冷，口渴不欲饮，饥不欲食。舌脉：舌质红，或舌淡红，苔薄黄；脉弦，或细弦。

5. 肝郁脾虚证

主症：情绪抑郁或焦虑不安，常因情志因素诱发大便次数增多；大便稀烂或黏液便；腹痛即泻，泻后痛减。次症：排便不爽，饮食减少，腹胀，肠鸣。舌脉：舌质淡红，苔薄白；脉弦或弦细。

6. 脾肾阳虚证

主症：久泻不止，大便稀薄；夹有白冻，或伴有完谷不化，甚则滑脱不禁；腹痛喜温喜按。次症：腹胀，食少纳差，形寒肢冷，腰酸膝软。舌脉：舌质淡胖，或有齿痕，苔薄白润；脉沉细。

7. 阴血亏虚证

主症：便下脓血，反复发作；大便干结，夹有黏液便血，排便不畅；腹中隐隐灼痛。次症：形体消瘦，口燥咽干，虚烦失眠，五心烦热。舌脉：舌红少津或舌质淡，少苔或无苔；脉细弱。

证候诊断：主症 2 项，次症 2 项，参考舌脉，即可诊断。

（四）临床治疗

1. 治疗目标

①诱导病情深度缓解，包括临床症状缓解、黏膜愈合及组织学缓解；②防止病情复发，提高生活质量；③减少并发症，降低重症患者手术率。

2. 治疗原则

当分活动期、缓解期论治，可根据证型变化采用序贯或转换治疗。活动期的治法主要为清热化湿，调气和血，敛疡生肌。缓解期的治法主要为健脾益气，兼以补肾固本，佐以清热化湿。根据病情轻重程度采用不同的治疗方式。如重度患者应采取中西医结合治疗，中医治疗以清热解毒、凉血化瘀为主；轻中度可用中医辨证治疗诱导病情缓解；缓解期可用中药维持治疗。根据 UC 病变累及结肠部位的不同，采用对应的给药方法。如直肠型或左半结肠型可采用中药灌肠或栓剂治疗，广泛结肠型采用中药口服加灌肠联合给药。

3. 辨证论治

（1）大肠湿热证

治法：清热化湿，调气和血。

代表方：芍药汤（《素问病机气宜保命集》）。

药物：白芍、黄连、黄芩、木香、炒当归、肉桂、槟榔、生甘草、大黄。

加减：脓血便明显，加白头翁、地锦草、马齿苋等；血便明显，加地榆、槐花、茜草等。

（2）热毒炽盛证

治法：清热祛湿，凉血解毒。

代表方：白头翁汤（《伤寒论》）。

药物：白头翁、黄连、黄柏、秦皮。

加减：血便频多，加仙鹤草、紫草、槐花、地榆、牡丹皮等；腹痛较甚，加徐长卿、白芍、甘草等；发热者，加金银花、葛根等。

（3）脾虚湿蕴证

治法：益气健脾，化湿和中。

代表方：参苓白术散（《太平惠民和剂局方》）。

药物：党参、白术、茯苓、甘草、桔梗、莲子肉、白扁豆、砂仁、山药、薏苡仁、陈皮。

加减：大便白冻黏液较多者，加苍术、白芷、仙鹤草等；久泻气陷者，加黄芪、炙升麻、炒柴胡等。

（4）寒热错杂证

治法：温中补虚，清热化湿。

代表方：乌梅丸（《伤寒论》）。

药物：乌梅、黄连、黄柏、桂枝、干姜、党参、炒当归、制附子等。

加减：大便稀溏，加山药、炒白术等；久泻不止者，加石榴皮、诃子等。

（5）肝郁脾虚证

治法：疏肝理气，健脾化湿。

代表方：痛泻要方（《景岳全书》引刘草窗方）合四逆散（《伤寒论》）。

药物：陈皮、白术、白芍、防风、炒柴胡、炒枳实、炙甘草。

加减：腹痛、肠鸣者，加木香、木瓜、乌梅等；腹泻明显者加党参、茯苓、山药、芡实等。

（6）脾肾阳虚证

治法：健脾补肾，温阳化湿。

代表方：附子理中丸（《太平惠民和剂局方》）合四神丸（《证治准绳》）。

药物：制附子、党参、干姜、炒白术、甘草、补骨脂、肉豆蔻、吴茱萸、五味子。

加减：腰酸膝软，加菟丝子、益智仁等；畏寒怕冷，加肉桂等；大便滑脱不禁，加赤石脂、禹余粮等。

（7）阴血亏虚证

治法：滋阴清肠，益气养血。

代表方：驻车丸（《备急千金要方》）合四物汤（《太平惠民和剂局方》）。

药物：黄连、阿胶、干姜、当归、地黄、白芍、川芎。

加减：大便干结，加麦冬、玄参、火麻仁等；面色少华，加黄芪、党参等。

4. 中药灌肠

中药灌肠有助于较快缓解症状，促进肠黏膜损伤的修复。常用药物：①清热化湿类：黄柏、黄连、苦参、白头翁、马齿苋、秦皮等。②收敛护膜类：诃子、赤石脂、石榴皮、五倍子、乌梅、枯矾等。③生肌敛疮类：白及、三七、血竭、青黛、儿茶、生黄芪、炉甘石等。④宁络止血类：地榆、槐花、紫草、紫珠叶、蒲黄、大黄炭、仙鹤草等。⑤清热解毒类：野菊花、白花蛇舌草、败酱草等。临床可根据病情需要选用 4～8 味中药组成灌肠处方。灌肠液以 120～150mL，温度 39℃，睡前排便后灌肠为宜，可取左侧卧位 30 分钟，平卧位 30 分钟，右侧卧位 30 分钟，后取舒适体位。灌肠结束后，尽量保留药液 1 小时以上。

5. 常用中成药

（1）虎地肠溶胶囊：清热、利湿、凉血。用于 UC 湿热蕴结证，症见腹痛，下痢脓血，里急后重。

（2）补脾益肠丸：益气养血，温阳行气，涩肠止泻。用于脾虚气滞所致的泄泻，症见腹胀疼痛、肠鸣泄泻、黏液血便；慢性结肠炎、UC 见上述证候者。

（3）固本益肠片：健脾温肾，涩肠止泻。用于脾虚或脾肾阳虚所致的泄泻。症见腹痛绵绵、大便清稀或有黏液及黏液血便、食少腹胀、腰酸乏力、形寒肢冷、舌淡苔白、脉虚；慢性肠炎见上述证候者。

（4）肠胃宁片：健脾益肾，温中止痛，涩肠止泻。用于脾肾阳虚泄泻。UC、肠功能紊乱见上述证候者。

（5）固肠止泻丸：调和肝脾，涩肠止痛。用于肝脾不和，泻痢腹痛，慢性非特异性 UC 见上述证候者。

（6）龙血竭片（肠溶衣）：活血散瘀，定痛止血，敛疮生肌。用于慢性结肠炎所致的腹痛、腹泻等症。

（7）结肠宁（灌肠剂）：活血化瘀，清肠止泻。用于 UC 等。

（8）锡类散：解毒化腐。用于 UC 的灌肠治疗。

（9）克痢痧胶囊：解毒辟秽，理气止泻。用于泄泻，痢疾。中病即止，避免长久使用。

6. 中西医结合治疗目标人群与策略

（1）活动期：轻、中度 UC 中药治疗未能缓解症状，或结肠黏膜损伤无改善者，可考虑联合 5- 氨基水杨酸（5-aminosalicylic acid，5-ASA）治疗。在辨证治疗基础上选择：①直肠炎，直肠局部予 5-ASA 1g/d；②左半结肠炎，局部给予 5-ASA ≥ 1g/d，联合口服 5-ASA 2.0～4.0g/d；③广泛结肠炎，口服 5-ASA 2.0～4.0g/d，联合 ≥ 1g/d 5-ASA 灌肠液治疗。在第 4～8 周评估应答反应，如有应答，继续使用 5-ASA；如无应答，则口服或局部用糖皮质激素，按重度 UC 处理。重度活动性 UC 采用中西医结合治疗。在使用糖皮质激素的基础上结合清肠化湿、凉血解毒等方法治疗。静脉输注糖皮质激素，应在第 3 天评估应答反应，对于激素抵抗患者，应及早考虑转换治疗（环孢素、他克莫司、抗肿瘤坏死因子单抗、维多珠单抗等），以免延误病情。糖皮质激素抵抗 / 依赖型 UC 宜采用中医辨证施治与西医联合治疗。西医方面可选择硫嘌呤类药物，包括硫唑嘌呤和 6- 巯基嘌呤；亦可采用生物制剂（抗 TNF 单抗或维多珠单抗）。

（2）缓解期：UC 维持治疗方案的选择由病情类型及诱导缓解的药物所决定，可以西药维持量配合中药口服或灌肠，再逐渐减少西药用量，以中药维持。在西药选择方面，使用 5-ASA 诱导缓解的轻中度活动期直肠炎或左半结肠炎，维持缓解的用药同活动期。口服糖皮质激素诱导缓解者，使用 5-ASA 或硫嘌呤类药物维持缓解。对生物制剂（抗 TNF 单抗或维多珠单抗）治疗有应答的患者，继续原生物制剂维持缓解。中医方面治疗以健脾益气为主，辅以清化湿热、调气活血、敛疡生肌之品。

7. 针灸

针灸是 UC 的可选择治法。穴位多取中脘、气海、神阙等任脉穴位，脾俞、胃俞、大肠俞等背俞穴，天枢、足三里、上巨虚等足阳明胃经穴位，三阴交、阴陵泉、太冲等足三阴经穴位。治疗方法多用针刺、灸法或针灸药结合。

8. 手术

对于重度 UC 应重视多学科联合诊治，及时评估疗效及有无外科手术适应证。对伴有败血症或中毒性结肠炎的 UC 患者需进行外科会诊。对内科治疗无效的急重症患者，或连续使用泼尼松大于 20mg 超过 6 周时，推荐分阶段手术治疗。

9. 疗程

UC 的治疗需要较长的疗程，还应定期随访，病情缓解后应按需维持治疗，目前尚无固定的疗程，一般以 3 ～ 5 年为宜。

（五）疗效评定

1. 中医证候疗效评价标准

参照《中药新药临床研究指导原则》中《慢性非特异性溃疡性结肠炎的临床研究指导原则》中的证候疗效评定标准。①临床缓解：用药前、服药后，症状和体征明显改善（疗效指数≥ 95%）。②显效：服药后，症状和体征明显改善（70% ≤疗效指数< 95%）。③有效：服药后，症状和体征有改善（30% ≤疗效指数< 70%）。④无效：服药后，症状和体征无明显减轻或加重者（疗效指数< 30%）。计算公式（尼莫地平法）：疗效指数（%）=（治疗前积分 – 治疗后积分）÷ 治疗前积分 ×100%。

2. 疾病疗效

疾病疗效分为临床疗效（有效、缓解）和肠镜疗效（内镜应答、黏膜愈合）进行评估，采用改良的 Mayo 活动指数。①临床有效：总 Mayo 评分从基线水平降低≥ 30% 或≥ 3 分，同时伴有便血亚评分降低≥ 1 分或便血亚评分的绝对分为 0 分或 1 分。②临床缓解：总 Mayo 评分≤ 2 分且无单个分项评分> 1 分。③内镜应答：Mayo 评分内镜亚评分相对于基线下降至少 1 分。④黏膜愈合：Mayo 评分内镜亚评分的绝对分为 0 分或 1 分。

3. 黏膜组织学评分

黏膜组织学（Geboes）指数描述详细，可重复性好，效度高，是 UC 理想的组织学评分指数，广泛用于临床试验，作为疗效评估的终点指标之一。

4. 生活质量评分

UC 生活质量可参考 IBD 问卷（IBDQ）进行评价。IBDQ 为包括 32 个项目的健康相关生活量表，范围 32 ～ 224 分，准确性、可信度和反应度良好。

（六）预防调摄

1. 心理

心理压力的变化与 UC 的病情活动密切相关，长时间承受较大压力可能会导致 UC 患者的病情复发或加重。保持心理健康可以减少 UC 的复发。

2. 饮食

应结合患者的病情分期、证型与体质因素。活动期选择低脂流质或低脂少渣半流质饮食，如优质蛋白的淡水鱼肉、瘦肉、蛋类等，但避免含乳糖蛋白食品，如牛奶。缓解期选择低脂饮食，摄入充足的蛋白质，避免食用容易胀气和刺激性的食物，如粗纤维和辛辣食品。湿热证患者慎食牛羊肉和烧烤等温性食品，虚寒证患者避免进食生冷食物如海鲜、冷饮、冷菜冷饭等。同时可配合食疗，脾虚证可服用山药莲子粥，阴虚者可服用槐花百合粥，湿热体质可服用薏苡仁马齿苋粥等。

3. 随访

应重视对本病癌变的监测，按病情定期进行肠镜检查。若为直肠型，无需肠镜监测；广泛性结肠炎或左半结肠炎患者，从最初症状出现后的第 8 年起，每 1 ～ 2 年（高风险者）或者每 3 ～ 4 年（低风险者）行肠镜检查。风险评判主要依据 4 条：全结肠炎，内镜下和 / 或病理组织学的炎性反应（糜烂、溃疡 / 基底浆细胞增多，重度、弥漫性黏膜全层和固有层细胞增加），假息肉，结直肠癌家族史。低风险者具备 0 ～ 2 条，高风险者具备 3 ～ 4 条。伴有原发性硬化性胆管炎的患者发生结肠癌风险较高，应每年进行肠镜监测。对高度疑为癌变或确诊为癌变者及时行手术治疗。

二、西医诊疗共识意见

炎症性肠病诊断与治疗的共识意见（2018 年·北京）溃疡性结肠炎部分。

（一）诊断

溃疡性结肠炎

（1）诊断标准：UC 缺乏诊断的金标准，主要结合临床、实验室检查、影像学检查、内镜和组织病理学表现进行综合分析，在排除感染性和其他非感染性结肠炎的基础上做出诊断。若诊断存疑，应在一定时间（一般是 6 个月）后进行内镜及病理组织学复查。

（2）临床表现：UC 最常发生于青壮年期，根据我国资料统计，发病高峰年龄为 20 ～ 49 岁，男女性别差异不明显［男女比约为（1.0 ～ 1.3）：1]。临床表现为持续或反复发作的腹泻、黏液脓血便伴腹痛、里急后重和不同程度的全身症状，病程多在 4 ～ 6 周以上。可有皮肤、黏膜、关节、眼、肝胆等肠外表现。黏液脓血便是 UC 最常见的症状。不超过 6 周病程的腹泻需要与多数感染性肠炎相鉴别。

（3）肠镜检查：结肠镜检查并黏膜活组织检查（以下简称活检）是 UC 诊断的主要依据。结肠镜下 UC 病变多从直肠开始，呈连续性、弥漫性分布。轻度炎症的内镜特征为红斑、黏膜充血和血管纹理消失；中度炎症的内镜特征为血管形态消失，出血黏附在黏膜表面、糜烂，常伴有粗糙呈颗粒状的外观及黏膜脆性增加（接触性出血）；重度炎症则表现为黏膜自发性出血及溃疡。缓解期可见正常黏膜表现，部分患者可有假性息肉形成，或瘢痕样改变。病程较长的患者，黏膜萎缩可导致结肠袋形态消失、肠腔狭窄，以及炎（假）性息肉。伴巨细胞病毒（cytomegalovirus，CMV）感染的 UC 患者，内镜下可见不规则、深凿样或纵行溃疡，部分伴大片状黏膜缺失。内镜下黏膜染色技术能提高内镜对黏膜病变的识别能力，结合放大内镜技术通过对黏膜微细结构的观察和病变特征的判别，有助于 UC 诊断，有条件者也可以选用共聚焦内镜检查。如出现肠道狭窄，结肠镜检查时建议进行多部位活检以排除结直肠癌。如果不能获得活检标本或内镜不能通过狭窄段时，应完善 CT 结肠成像检查。

（4）黏膜活检：建议多段、多点取材。组织学上可见以下主要改变。活动期：①固有膜内有弥漫性、急性、慢性炎性细胞浸润，包括中性粒细胞、淋巴细胞、浆细胞、嗜酸粒细胞等，尤其是上皮细胞间有中性粒细胞浸润（即隐窝炎），乃至形成隐窝脓肿；②隐窝结构改变，隐窝大小、形态不规则，分支、出芽，排列紊乱，杯状细胞减少等；③可见黏膜表面糜烂、浅溃疡形成和肉芽组织。缓解期：①黏膜糜烂或溃疡愈合；②固有膜内中性粒细胞浸润减少或消失，慢性炎性细胞浸润减少；③隐窝结构改变可保留，如隐窝分支、减少或萎缩，可见帕内特细胞（Paneth cell）化生（结肠脾曲以远）。UC 活检标本的病理诊断：活检病变符合上述活动期或缓解期改变，结合临床，可报告符合 UC 病理改变。宜注明为活动期或缓解期。如有隐窝上皮异型增生（上皮内瘤变）或癌变，应予注明。隐窝基底部浆细胞增多被认为是 UC 最早的光学显微镜下特征，且预测价值高。组织学愈合不同于内镜下愈合。在内镜下缓解的病例，其组织学炎症可能持续存在，并且与不良结局相关，故临床中尚需关注组织学愈合。

（5）其他检查：无条件行结肠镜检查的单位可行钡剂灌肠检查。检查所见的主要改变：①黏膜粗乱和（或）颗粒样改变；②肠管边缘呈锯齿状或毛刺样改变，肠壁有多发性小充盈缺损；③肠管短缩，袋囊消失呈铅管样。肠腔狭窄时如结肠镜无法通过，可应用钡剂灌肠检查、CT 结肠成像检查显示结肠镜检查未及部位。

（6）手术切除标本病理检查：大体和组织学改变见上述 UC 的特点。手术标本见病变局限于黏膜及黏膜下层，肌层及浆膜侧一般不受累。诊断要点：在排除其他疾病（详见"鉴别诊断"部分）的基础上，可按下列要点诊断。①具有上述典型临床表现者为临床疑诊，安排进一步检查；②同时具备上述结肠镜和或放射影像学特征者，可临床拟诊；③如再具备上述黏膜活检和（或）手术切除标本组织病理学特征者，可以确诊；④初发病例如临床表现、结肠镜检查和活检组织学改变不典型者，暂不确诊 UC，应予密切随访。

（二）疾病评估

UC 诊断成立后，需全面估计病情和预后，制定治疗方案。

1. 临床类型

可分为初发型和慢性复发型。初发型指无既往病史而首次发作，该类型在鉴别诊断中应予特别注意，亦涉及缓解后如何进行维持治疗的考虑；慢性复发型指临床缓解期再次出现症状，临床上最常见。以往所称暴发性结肠炎（fulminant colitis），因概念不统一而易造成认识的混乱，2012 年我国 IBD 共识已经建议弃用，并将其归入重度 UC 中。

2. 病变范围

推荐采用蒙特利尔分型。该分型有助于癌变危险性的估计和监测策略的制定，亦有助于治疗方案的选择。

3. 疾病活动性的严重程度

UC 病情分为活动期和缓解期，活动期疾病按严重程度分为轻、中、重度。改良 Truelove 和 Witts 疾病严重程度分型标准易于掌握，临床上非常实用。改良 Mayo 评分更多用于临床研究的疗效评估（详见"UC 疗效标准"中的"疗效评定"中的"改良 Mayo 评分"部分）。

4. 肠外表现和并发症

肠外表现包括关节损伤（如外周关节炎、脊柱关节炎等）、皮肤黏膜表现（如口腔溃疡、结节性红斑和坏疽性脓皮病）、眼部病变（如虹膜炎、巩膜炎、葡萄膜炎等）、肝胆疾病（如脂肪肝、原发性硬化性胆管炎、胆石症等）、血栓栓塞性疾病等。并发症包括中毒性巨结肠、肠穿孔、下消化道大出血、上皮内瘤变以及癌变。

（三）鉴别诊断

1. 急性感染性肠炎

各种细菌感染，如志贺菌、空肠弯曲杆菌、沙门菌、产气单胞菌、大肠埃希菌、耶尔森菌等。常有流行病学特点（如不洁食物史或疫区接触史），急性起病常伴发热和腹痛，具有自限性（病程一般数天至 1 周，一般不超过 6 周）；抗菌药物治疗有效；粪便检出病原体可确诊。

2. 阿米巴肠病

有流行病学特征，表现为果酱样粪便，结肠镜下见溃疡较深、边缘潜行，间以外观正常的黏膜，确诊有赖于粪便或组织中找到病原体，非流行区患者血清阿米巴抗体阳性有助于诊断。高度疑诊病例采用抗阿米巴治疗有效。

3. 肠道血吸虫病

有疫水接触史，常有肝脾大。确诊有赖粪便检查见血吸虫卵或孵化毛蚴阳性。急性期结肠镜下可见直肠、乙状结肠黏膜有黄褐色颗粒，活检黏膜压片或组织病理学检查见血吸虫卵。免疫学检查有助于鉴别。

4. 其他

肠结核、真菌性肠炎、抗菌药物相关性肠炎（包括假膜性肠炎）、缺血性结肠炎、放射性肠炎、嗜酸粒细胞性肠炎、过敏性紫癜、胶原性结肠炎、肠白塞病、结肠息肉病、结肠憩室炎和人类免疫缺陷病毒（human immunodeficiency virus，HIV）感染合并的结肠病变应与 UC 鉴别。还需注意，结肠镜检查发现的直肠轻度炎症改变如不符合 UC 的其他诊断要点，常为非特异性，应认真寻找病因，观察病情变化。

5. UC 合并感染

UC 合并难辨梭状芽孢杆菌（Clostridium difficile，C.diff）或 CMV 感染重度 UC 或在免疫抑制剂维持治疗病情处于缓解期的患者时，应考虑到合并 C.diff 或 CMV 感染的可能。确诊 C.diff 感染可行粪便毒素试验（酶联免疫测定毒素 A 和毒素 B）、核苷酸 PCR、谷氨酸脱氢酶抗原检测等。确诊 CMV 结肠炎可予结肠镜下活检行 H–E 染色找巨细胞包涵体、免疫组织化学染色和 CMV DNA 实时荧光定量 PCR。特征性的内镜表现和外周血 CMV DNA 实时荧光定量 PCR > 1200/mL 拷贝时，临床上要高度警惕 CMV 结肠炎。具体详见《炎症性肠病合并机会性感染专家共识意见》。

溃疡性结肠炎与克罗恩病鉴别详见 CD "鉴别诊断"部分。

（四）诊断步骤

1. 病史和体格检查

详细的病史询问应包括从首发症状开始的各项细节，特别注意腹泻和便血的病程；近期旅游史、用药史［特别是非甾体抗炎药（NSAIDs）和抗菌药物］、阑尾手术切除史、吸烟、家族史；口、皮肤、关节、眼等肠外表现和肛周情况。体格检查应特别注意患者一般状况和营养状态，并进行细致的腹部、肛周、会阴检查和直肠指检。

2. 常规实验室检查

强调粪便常规检查和培养不少于 3 次。根据流行病学特点，进行排除阿米巴肠病、血吸虫病等的相关检查。常规检查包括血常规、血清白蛋白、电解质、红细胞沉降率（ESR）、C 反应蛋白（CRP）等。有条件的单位可行粪便钙卫蛋白和血清乳铁蛋白等检查作为辅助指标。结肠镜检查是建立诊断的关键。结肠镜检查遇肠腔狭窄镜端无法通过时，可应用钡剂灌肠检查、肠道超声检查、CT 结肠成像检查显示结肠镜检查未及部位。

3. 小肠检查

下列情况考虑行小肠检查：病变不累及直肠（未经药物治疗者）、倒灌性回肠炎（盲肠至回肠末端的连续性炎症），以及其他难以与 CD 鉴别的情况。小肠检查方法详见 CD 诊断部分。左半结肠炎伴阑尾开口炎症改变或盲肠红斑改变在 UC 中常见，部分患者不需进一步行小肠检查。小肠影像学检查包括全消化道钡餐、计算机断层扫描小肠成像（computer tomography enterography，CTE）、磁共振小肠成像（magnetic resonance imaging enterography，MRE）、胶囊内镜、腹部超声检查等，上述检查不推荐常规使用。对于有诊断困难者（直肠赦免、症状不典型、倒灌性回肠炎），应在回结肠镜检查的基础上考虑加做小肠检查。

4. 重度活动期患者检查的特殊性

以常规腹部 X 线了解结肠情况。缓行全结肠镜检查，以策安全。但为诊断和鉴别诊断，可行不做常规肠道准备的直肠、乙状结肠有限检查和活检，操作应轻柔，少注气。为了解有无合并 C.diff 和（或）CMV 感染，行有关检查（详见"鉴别诊断"中的"UC 合并 C.diff 或 CMV 感染"部分或《炎症性肠病合并机会性感染专家共识意见》）。

5. 疗效标准

结合临床症状和内镜检查作为疗效判断标准。

（1）缓解的定义：完全缓解是指完全无症状（排便次数正常且无血便和里急后重）伴内镜复查见黏膜愈合（肠黏膜正常或无活动性炎症）。关于 UC 患者黏膜愈合的定义，目前尚未达成共识。

（2）疗效评定

临床疗效评定：适用于临床工作，但因无量化标准，不适用于科研。

缓解：临床症状消失，结肠镜复查见黏膜大致正常或无活动性炎症。

有效：临床症状基本消失，结肠镜复查见黏膜轻度炎症。

无效：临床症状、结肠镜复查均无改善。

（3）复发的定义：自然或经药物治疗进入缓解期后，UC 症状再发，最常见的是便血，腹泻亦多见。可通过结肠镜检查证实。临床研究应选取某一评分系统进行定义。①复发的类型：复发可分为偶发（≤1 次/年）、频发（发作 2 次/年）和持续型（UC 症状持续活动，不能缓解）。②早期复发：经治疗达到缓解期开始计算至复发的时间 < 3 个月。

（4）与糖皮质激素（以下简称激素）治疗相关的特定疗效评价

①激素无效：经相当于泼尼松剂量达 0.75～1mg/（kg·d）治疗超过 4 周，疾病仍处于活动期。②激素依赖：虽能维持缓解，但激素治疗 3 个月后，泼尼松仍不能减量至 10mg/d，在停用激素 3 个月内复发。

（五）治疗

治疗目标：诱导并维持临床缓解以及黏膜愈合，防治并发症，改善患者生命质量。加强对患者的长期管理。

1. 活动期的治疗

治疗方案的选择建立在对病情进行全面评估的基础上。主要根据病情活动性的严重程度、病变累及的范围和疾病类型（复发频率、既往对治疗药物的反应、肠外表现等）制订治疗方案。治疗过程中应根据患者对治疗的反应以及对药物的耐受情况随时调整治疗方案。决定治疗方案前应向患者详细解释方案的效益和风险，在与患者充分交流并取得合作之后实施。

（1）轻度 UC

氨基水杨酸制剂：是治疗轻度 UC 的主要药物。包括传统的柳氮磺吡啶（sulfasalazine，SASP）和其他各种不同类型的 5- 氨基水杨酸（5-aminosalicylic acid，5-ASA）制剂。SASP 疗效与其他 5-ASA 制剂相似，但不良反应远较 5-ASA 制剂多见。尚缺乏证据显示不同类型 5-ASA 制剂的疗效有差异。每天 1 次顿服美沙拉秦和分次服用等效。

激素：对氨基水杨酸制剂治疗无效者，特别是病变较广泛者，可改用口服全身作用激素（用法详见中度 UC 治疗）。

（2）中度 UC

氨基水杨酸制剂：仍是主要药物，用法同前。

激素：足量氨基水杨酸制剂治疗后（一般 2～4 周）症状控制不佳者，尤其是病变较广泛者，应及时改用激素。按泼尼松 0.75～1mg/（kg·d）（其他类型全身作用激素的剂量按相当于上述泼尼松剂量折算）给药。达到症状缓解后开始逐渐缓慢减量至停药，注意快速减量会导致早期复发。

硫嘌呤类药物：包括硫唑嘌呤（azathioprine）和 6- 巯基嘌呤（6-mercaptopurine，6-MP）。适用于激素无效或依赖者。欧美推荐使用硫唑嘌呤的目标剂量为 1.5～2.5mg/（kg·d）；我国的数据显示低剂量硫唑嘌呤 [（1.23±0.34）mg/（kg·d）] 对难治性 UC 患者有较好的疗效和安全性，但这篇文献证据等级较弱。另外对激素依赖 UC 患者，低剂量 [1.3mg/（kg·d）] 硫唑嘌呤可有效维持疾病缓解。总体上我国相关文献证据等级不强，剂量范围具体可参考 CD 治疗部分。临床上 UC 治疗常会将氨基水杨酸制剂与硫嘌呤类药物合用，但氨基水杨酸制剂会增加硫嘌呤类药物骨髓抑制的毒性，应特别注意。关于硫嘌呤类药物的使用详见 CD 治疗部分。

沙利度胺：适用于难治性 UC 治疗，但由于国内外均为小样本临床研究，故不作为首选治疗药物。具体剂量和用药参见 CD 治疗部分。

英夫利西单克隆抗体（infliximab，IFX）：当激素和上述免疫抑制剂治疗无效或激素依赖或不能耐受上述药物治疗时，可考虑 IFX 治疗。国外研究已肯定其疗效，我国 IFX Ⅲ期临床试验也肯定其对中重度 UC 的疗效，其 8 周临床应答率为 64%，黏膜愈合率为 34%。关于 IFX 的使用详见 CD 治疗部分。

选择性白细胞吸附疗法：其主要机制是减低活化或升高的粒细胞和单核细胞。我国多中心初步研究显示其治疗轻中度 UC 有一定疗效。对于轻中度 UC 患者，特别是合并机会感染者可考虑应用。远段结肠炎的治疗：对病变局限在直肠或直肠乙状结肠者，强调局部用药（病变局限在直肠用栓剂，局限在直肠乙状结肠用灌肠剂），口服与局部用药联合应用疗效更佳。轻度远段结肠炎可视情况单独局部用药或口服和局部联合用药；中度远段结肠炎应口服和局部联合用药；对病变广泛者口服和局部联合用药亦可提高疗效。局部用药有美沙拉秦栓剂每次 0.5 ～ 1.0g，1 ～ 2 次 / 天；美沙拉秦灌肠剂每次 1 ～ 2g，1 ～ 2 次 / 天。激素如氢化可的松琥珀酸钠盐（禁用酒石酸制剂）每晚 100 ～ 200mg；布地奈德泡沫剂每次 2mg，1 ～ 2 次 / 天，适用于病变局限在直肠者，且布地奈德的全身不良反应少。据报道不少中药灌肠剂如锡类散亦有效，可试用。难治性直肠炎（refractory proctitis）的原因有患者依从性不佳、药物黏膜浓度不足、局部并发症认识不足（感染等）、诊断有误（IBS、CD、黏膜脱垂、肿瘤等）、常规治疗疗效欠佳。需要全面评估患者诊断、患者用药依从性和药物充分性。必要时可考虑全身激素、免疫抑制剂和（或）生物制剂治疗。

（3）重度 UC：病情重、发展快，处理不当会危及生命。应收治入院，予积极治疗。

一般治疗：补液、补充电解质，防治水电解质、酸碱平衡紊乱，特别是注意补钾。便血多、血红蛋白过低者适当输红细胞。病情严重者暂禁食，予胃肠外营养；粪便和外周血检查是否合并 C.diff 或 CMV 感染，粪便培养排除肠道细菌感染（详见 UC "鉴别诊断" 部分），如有则做相应处理；注意忌用止泻剂、抗胆碱能药物、阿片类制剂、NSAID 等，以避免诱发结肠扩张；对中毒症状明显者可考虑静脉使用广谱抗菌药物。

静脉用糖皮质激素：为首选治疗。甲泼尼龙 40 ～ 60mg/d，或氢化可的松 300 ～ 400mg/d，剂量加大不会增加疗效，但剂量不足会降低疗效。

需要转换治疗的判断与转换治疗方案的选择：在静脉使用足量激素治疗 3 天仍然无效时，应转换治疗方案。所谓 "无效" 除观察排便频率和血便量外，宜参考全身状况、腹部体格检查、血清炎症指标进行判断。判断的时间点定为 "约 3 天" 是欧洲克罗恩病和结肠炎组织（European Crohn's and Colitis Organization，ECCO）和亚太共识的推荐，亦宜视病情严重程度和恶化倾向，亦可适当延迟（如7天）。但应牢记，不恰当的拖延势必大大增加手术风险。转换治疗方案有两大选择，一是转换药物的治疗，如转换药物治疗4～7天无效者，应及时转手术治疗；二是立即手术治疗。

环孢素（cyclosporine，CsA）：2～4mg/（kg·d）静脉滴注。该药起效快，短期有效率可达60%～80%，我国前瞻性随机对照临床研究显示2mg/（kg·d）和3mg/（kg·d）临床疗效相似。使用该药期间需定期监测血药浓度，严密监测不良反应。有效者待症状缓解，改为继续口服使用一段时间（不超过6个月），逐渐过渡到硫嘌呤类药物维持治疗。研究显示，以往服用过硫嘌呤类药物者的环孢素A短期和长期疗效显著差于未使用过硫嘌呤类药物者。

他克莫司：作用机制与CsA类似，也属于钙调磷酸酶抑制剂。研究显示，他克莫司治疗重度UC短期疗效基本与CsA相同，其治疗的UC患者44个月的远期无结肠切除率累计为57%。

IFX：是重度UC患者较为有效的挽救治疗措施。有研究显示，CRP增高、低血清白蛋白等是IFX临床应答差的预测指标。

手术治疗：在转换治疗前应与外科医师和患者密切沟通，以权衡先予"转换"治疗或立即手术治疗的利弊，视具体情况决定。对中毒性巨结肠患者一般宜早期实施手术。

血栓预防和治疗：研究显示中国IBD患者静脉血栓发生率为41.45/10万，大量文献显示重度UC患者活动期时血栓形成风险增加，故建议可考虑预防性应用低分子肝素降低血栓形成风险。

合并机会性感染的治疗：重度UC患者特别是发生激素无效时要警惕机会性感染，一旦合并C.diff感染和CMV结肠炎，应给予积极的药物治疗，治疗C.diff感染药物有甲硝唑和万古霉素等。治疗CMV结肠炎药物有更昔洛韦和膦甲酸钠等。具体见《炎症性肠病合并机会性感染专家共识意见》。

2. 缓解期的维持治疗

UC维持治疗的目标是维持临床和内镜的无激素缓解。

（1）需要维持治疗的对象：除轻度初发病例、很少复发且复发时为轻度易于控制者外，均应接受维持治疗。

（2）维持治疗的药物：激素不能作为维持治疗药物。维持治疗药物的选择视诱导缓解时用药情况而定。

氨基水杨酸制剂：由氨基水杨酸制剂或激素诱导缓解后以氨基水杨酸制剂维持，用原诱导缓解剂量的全量或半量，如用SASP维持，剂量一般为2～3g/d，并应补充叶酸。远段结肠炎以美沙拉秦局部用药为主（直肠炎用栓剂每晚1次，直肠乙状结肠炎用灌肠剂隔天至数天1次），联合口服氨基水杨酸制剂效果更好。

硫嘌呤类药物：用于激素依赖者、氨基水杨酸制剂无效或不耐受者、环孢素或他可莫司有效者。剂量与诱导缓解时相同。

IFX：以 IFX 诱导缓解后继续 IFX 维持，用法参考 CD 治疗。

其他：肠道益生菌和中药治疗维持缓解的作用尚待进一步研究。

（3）维持治疗的疗程：氨基水杨酸制剂维持治疗的疗程为 3～5 年或长期维持。对硫嘌呤类药物以及 IFX 维持治疗的疗程未达成共识，视患者具体情况而定。

3. 外科手术治疗

（1）绝对指征：大出血、穿孔、癌变，以及高度疑为癌变。

（2）相对指征：积极内科治疗无效的重度 UC（见上述重度 UC 治疗），合并中毒性巨结肠内科治疗无效者宜更早行外科干预；内科治疗疗效不佳和（或）药物不良反应已严重影响生命质量者，可考虑外科手术。

4. 癌变监测

（1）监测的时间：起病 8～10 年的所有 UC 患者均应行 1 次结肠镜检查，以确定当前病变的范围。如为蒙特利尔分型 E3 型，则此后隔年结肠镜复查，达 20 年后每年结肠镜复查；如为 E2 型，则从起病 15 年开始隔年结肠镜复查；如为 E1 型，不需结肠镜监测。合并原发性硬化性胆管炎者，从该诊断确立开始每年结肠镜复查。

（2）肠黏膜活检：多部位、多块活检，以及怀疑病变部位取活检。色素内镜有助于识别病变，指导活检。放大内镜、共聚焦内镜等可进一步提高活检的针对性和准确性。

（3）病变的处理：癌变、平坦黏膜上的高度异型增生应行全结肠切除；平坦黏膜上的低度异型增生可行全结肠切除，或 3～6 个月后随访，如仍为同样改变亦应行全结肠切除；隆起型肿块上发现异型增生而不伴有周围平坦黏膜上的异型增生，可予内镜下肿块摘除，之后密切随访，如无法行内镜下摘除则行全结肠切除。

（六）展望

纵观国际进展，各类新型药物不断涌现，为治疗 IBD 带来更多新前景。如第 2 代糖皮质激素，在结肠释放，有低全身性生物利用度，是传统剂型的替代选择。生物制剂的进展最为迅速，IFX 作为最早的抗 TNF-α 单克隆抗体，是鼠源性序列嵌合人源性序列，之后全人源化单克隆抗体阿达木单克隆抗体（adalimumab，ADA）和戈利木单克隆抗体（golimumab）相继问世，阿达木单克隆抗体在我国目前已经完成临床注册研究。美国 FDA 分别在 2012 和 2013 年批准了阿达木单克隆抗体和戈利木单克隆抗体用于治疗中度至重度 UC 的治疗。除了抗 TNF-α 单克隆抗体，2016 年美国 FDA 批准乌司奴单抗（阻 IL-12 和 IL-23 介导信号传导）用于治疗糖皮质激素无效或不耐受，或对 1 种或多种 TNF 抑制剂治疗失败或不耐受的中重度活动性 CD 患者。2017 年 ECCO 共识指南中推荐，对于激素和抗 TNF 抑制剂疗效不佳的患者，整合素拮抗剂维多珠单克隆抗体是较好的选择。该药物在我国正在进行Ⅲ期临床研究。除了这些国外已经获批的生物制剂之外，尚有一些生物制剂和小分子药物在国外处于临床试验中，如 JAK1/3 抑制剂、鞘氨醇磷酸化受体 1 和 5 激动剂和 SMAD7 抑制剂等，也展现了良好的前景。另外，干细胞移植和菌群移植 IBD 治疗中也提示了较好的疗效。相信将来也必将有更多符合成本—效益的临床治疗方案和更适合中国疾病人群的治疗手段供临床应用。另外对于 IBD 这个慢性疾病来说，定期随访、对患者的长期管理和患者自我管理也不容忽视，这些方面在我国也将会越来越规范。

第七节　典型病例

病例一

患者李某，女性，58 岁，已婚。初诊时间：2009 年 5 月 17 日。

主诉：腹泻 10 年，加重 2 年。

现病史：患者于 10 年前开始出现慢性腹泻，伴腹痛，疼痛以脐左为甚，大便每日 2 ～ 3 行，时间在上午，泻下物清稀有泡沫，泻前腹痛肠鸣，2 年前在市医院做纤维肠镜检查，诊断为慢性溃疡性结肠炎，曾经中西医多方治疗无效，于今日就诊。患者形体消瘦，面色萎黄，舌淡有齿痕，苔薄白，脉沉细数。

既往史：患者否认高血压、糖尿病史；无肝炎，结核及其他传染病史；无外伤、手术史。

个人史：生于原地，住地无潮湿之弊，条件尚可。

婚育史：22 岁结婚，育 1 子 1 女，身体尚健。

查体：T 36.5℃，R 22 次 / 分，P 82 次 / 分，BP 110/90mmHg。发育正常，体形消瘦。全身皮肤黏膜无黄染，心肺无异常。腹部平软，未见肠型，胃型蠕动波，无腹壁静脉曲张。全腹无压痛、反跳痛及肌紧张。未触及包块，肝脾肋下未及，肠鸣音正常。

实验室检查：血常规正常。纤维肠镜检查（2009 年 2 月 4 日，河北省中医院检查）：慢性溃疡性结肠炎。

西医诊断：溃疡性结肠炎。

中医诊断：泄泻（肝郁乘脾，肠腑湿热）。

治法：疏肝健脾，清热燥湿。

药物：香附 15g，苏梗 15g，青皮 15g，柴胡 15g，甘草 6g，防风 10g，苍术 10g，白芍 15g，陈皮 19g，乌梅 8g，黄连 8g，川椒 6g，当归 12g，木香 10g。7 剂，水煎服，每日 1 剂，分两次温服。

医嘱：按时服药，定期复查电子肠镜。进软食，忌辛辣刺激之品，戒怒。

二诊：药后患者泄泻减轻，现时有两胁隐痛、大便稀，每日 1 行，尿稍黄，舌淡紫，苔薄黄，脉弦细。

治法：疏肝理气，清肠止泻。

药物：香附 15g，苏梗 15g，青皮 15g，柴胡 15g，甘草 6g，姜黄 9g，厚朴 15g，枳实 20g，清半夏 12g，绞股蓝 9g，瓜蒌 15g，黄连 15g，广木香 9g，白花蛇舌草 15g，白头翁 15g。7 剂，水煎服，每日 1 剂，分两次温服。

三诊：药后患者泄泻明显减轻，腹痛消失，大便成形，每日 1 行，舌淡黄，苔薄黄，脉弦。

治法：养肝理气，固肠止泻。

药物：香附 15g，苏梗 15g，青皮 15g，柴胡 15g，秦皮 15g，石榴皮 15g，厚朴 15g，枳实 15g，砂仁 9g，清半夏 12g。水煎服，每日 1 剂，分两次温服，以此方为基础辨证加减，服药治疗 4 个月。

按语：患者初期以泄泻主要临床表现，中医辨证为肝气郁滞，肝病乘脾，故治疗上以疏肝健脾、清肠止泻为主。经治疗患者泄泻明显好转，气机通畅。因本病主要病机为肝郁乘脾、肠腑湿热，本阶段治疗主要以疏肝健脾、清肠止泻为主。辨证治疗一年患者总体状态良好，但余症未清，中医辨证为浊毒内蕴，治疗以化浊解毒为主，经治疗患者症状明显好转。

病案二

患者赵某，女性，53 岁，已婚。初诊时间：2009 年 10 月 4 日。

主诉：腹痛腹泻 5 年。

现病史：5 年前因情志原因突发腹痛、腹泻，在当地医院诊治数年，病情时好时坏，病势缠绵。初诊时腹痛、腹泻，便脓便血，夹有黏液，便前腹痛明显，大便日行 10 余次，伴有恶寒、乏力自汗，口干口苦，舌质暗红，苔黄腻，脉弦滑。

既往史：患者否认高血压、糖尿病史；无肝炎、结核及其他传染病史；无外伤、手术史。

个人史：生于原地，住地无潮湿之弊，条件尚可。

婚育史：22 岁结婚，育 1 子 1 女，身体尚健。

查体：T 36.5℃，R 22 次 / 分，P 82 次 / 分，BP 110/90mmHg。发育正常，体形消瘦。全身皮肤黏膜无黄染，心肺无异常。腹部平软，未见肠型、胃型蠕动波，无腹壁静脉曲张。全腹无压痛、反跳痛及肌紧张。未触及包块，肝脾肋下未及，肠鸣音正常。

实验室检查：血常规正常。纤维肠镜检查（2009 年 9 月 1 日，河北省中医院检查）：慢性溃疡性结肠炎。

西医诊断：溃疡性结肠炎。

中医诊断：痢疾（浊毒内蕴）。

治法：健脾利湿，化浊解毒。

药物：香附 15g，苏梗 15g，柴胡 15g，姜黄 9g，厚朴 15g，防风 10g，苍术 10g，白芍 15g，甘草 5g，陈皮 19g，乌梅 8g，黄连 8g，川椒 6g，柴胡 15g，黄芩 15g，黄连 15g，黄柏 15g，白头翁 35g，马齿苋 35g，血竭 15g，白及 25g，儿茶 20g，苦参 20g，地榆炭 35g，诃子 15g，肉豆蔻 20g，茯苓 15g，炒白术 15g，黄芪 25g，赤石脂 15g，甘草 15g。7 剂，水煎服，每日 1 剂，分两次温服。

医嘱：按时服药，定期复查电子肠镜。进软食，忌辛辣刺激之品，戒怒。

二诊：用药 7 天后复诊，患者自诉症状略缓解，大便每日 5 ～ 6 行，便质稀薄，肉眼脓血消失，乏力、口干、口苦等不适感亦减轻，但脘腹胀满仍明显，排气较多，舌红苔白，脉弦滑。

治法：疏肝理气，清肠止泻。

药物：香附 15g，苏梗 15g，柴胡 15g，姜黄 9g，乌药 10g，补骨脂 20g，山药 35g，山萸肉 15g，砂仁 15g，黄芩 15g，黄连 15g，黄柏 15g，白头翁 35g，马齿苋 35g，血竭 15g，白及 25g，儿茶 20g，苦参 20g，地榆炭 35g，诃子 15g。7 剂，水煎服，每日 1 剂，分两次温服。

三诊：药后患者泄泻明显减轻，腹痛消失，大便成形，每日 1 行，舌淡黄，苔薄黄，脉弦。

治法：养肝理气，固肠止泻。

药物：茯苓 15g，白术 12g，山药 15g，柴胡 15g，秦皮 15g，石榴皮 15g，厚朴 15g，枳实 15g，砂仁 9g，清半夏 12g，儿茶 20g，苦参 20g，地榆炭 30g。水煎服，每日 1 剂，分两次温服。以此方为基础辨证加减，服药治疗半年。

按语：该患病程初期湿热蕴结症状明显，故采用健脾利湿、清热解毒为治疗法则，用黄芩、黄连、黄柏、苦参等清热燥湿，柴胡、黄芪、炒白术益气健脾。20 剂后，湿热下注症状明显改善，用药强调以补肾健脾为主法拟方治疗，加补骨脂、山药、山萸肉补肾助阳兼温脾，乌药、砂仁以行气。经过综合调理，患者病情得到改善。

第九章　肠易激综合征

第一节　中医对肠易激综合征的认识

一、病名

肠易激综合征是消化系统疾病中常见的一种胃肠功能性疾病，是一组持续或间歇发作，以腹痛、腹胀、排便习惯和／或便性状改变为主要表现的胃肠道疾病，IBS 根据其主要症状分为腹泻型、便秘型、腹泻便秘交替型，临床以腹泻型最为常见。中医学中并无此病名，而据其临床表现，可将其归属于中医"肠郁""泄泻""腹痛""便秘"等范畴，其中"泄泻"最常见。脾胃虚弱和或肝郁气滞是 IBS 发病的重要环节，肝郁脾虚是导致 IBS 发生的重要病机，脾肾阳虚、虚实夹杂是导致疾病迁延难愈的重要因素。IBS 多为本虚标实之证，本虚以脾虚为主，标实有湿浊、湿热、湿滞、寒凝、血瘀、浊毒等。故而本病的发生以脾虚为根本原因。脾为后天之本，气血生化之源，主司运化水谷和水液，脾虚者可因虚易泻。因泻而愈虚；肝主疏泄，调畅气机，促进脾胃运化，肝气郁结则脾运受限，肝气横逆犯脾，导致木壅土郁而致虚发为泄泻。

二、历代医家对本病病因病机及治疗上的认识

《难经》云："湿多成五泄。""脾喜燥而恶湿。"《素问·六元正纪大论》云："湿胜则濡泄，甚则水闭胕肿。"《医述》记载："泄泻之本，无不由于脾胃。"认为本病的发生以脾虚为根本原因。《医方考》云："泻责之于脾，痛责之于肝，肝责之于实，脾责之于虚，脾虚肝实故令痛泻。"

第二节 西医对肠易激综合征的认识

一、概念

肠易激综合征（irritable bowel syndrome，IBS）是临床上最常见的一种功能性肠病，以与排便相关的反复发作的腹痛和排便习惯改变为主要特征。IBS 是最常见的消化性疾病之一，我国患病率 7% ～ 12%。本病可发生于任何年龄，以青壮年居多，女性发病率高于男性。

二、肠易激综合征的病因及发病机制

肠易激综合征是多因素影响的疾病，其确切病因至今尚未明确，可能与胃肠动力异常、肠道感染、内脏高敏感、精神心理障碍、遗传等相关。

1. 胃肠动力异常

胃肠动力异常是肠易激综合征的发生有密切关系，腹泻型患者结肠运动指数增多，各段结肠推进性蠕动明显增加，以降结肠较明显，可伴有腹泻。便秘型患者则多表现为痉挛性收缩和腹胀，结肠节段性收缩增加，高幅度推进性收缩减少。腹泻型胃结肠反射呈持续的增高反应，便秘型则相反。

2. 精神心理障碍

肠易激综合征的严重程度与心理因素密切相关。肠易激综合征患者中，50% ～ 90% 存在焦虑、抑郁、社交恐怖、躯体化障碍等精神障碍。近期研究表明，焦虑、紧张、抑郁可直接作用损伤肠黏膜屏障，激活免疫系统。

3. 肠道感染

研究表明，急性胃肠道感染后肠易激综合征的发生率明显升高。

4. 内脏高敏感性

大量研究表明，肠易激综合征患者对各种生理性和非生理性刺激（如进食、肠腔扩张、肠内化学物质等）极为敏感，较易感觉到腹痛。

5. 肠道细菌过度生长

肠道细菌过度生长，细菌的发酵作用可产生大量的气体，可能诱发某些肠易激综合征的症状，如腹部不适和腹胀。

此外，肠易激综合征存在家族聚集性。

第三节　常用检查

一、结肠镜检查

电子结肠镜为除外器质性病变的重要手段。

二、其他辅助检查

包括全血细胞计数、粪便潜血以及镜检，粪便培养、肝功能、肾功能、红细胞沉降率等生化检查，腹部彩超检查及消化系统肿瘤标志物检测，必要时行腹部 CT。可选择性的进一步检查，如血钙、甲状腺功能检查、甲烷呼气试验、肛门直肠压力测定等。

第四节　中西医治疗

一、常用中医治疗

（一）辨证论治

1. 肝气乘脾证

症状：腹胀腹痛，肠鸣泄泻，大便清稀，水气并下，泻后痛缓，发作常与情绪相关，伴有两胁胀满，舌质淡，苔薄白，脉象弦细。

病机：肝郁脾虚，气机郁滞。

治法：抑肝扶脾，理气燥湿。

代表方：痛泻要方加减。

常用药：白术 12g，白芍 9g，陈皮 6g，防风 6g，柴胡 6g，苍术 9g，枳壳 9g，厚朴 9g，苏梗 6g，芡实 9g，川楝子 9g，广木香 6g。

2. 脾胃湿热证

症状：腹痛泄泻，泻下急迫或不爽，肛门灼热，胸闷不舒，烦渴引饮，口干口苦，舌红苔黄腻，脉滑。

病机：脾胃湿热，大肠传导失司。

治法：清热利湿。

代表方：葛根芩连汤加减。

常用药：葛根 15g，黄芩 9g，黄连 9g，甘草 6g，苦参 6g，秦皮 9g，炒莱菔子 9g，薏苡仁 9g。

3. 肝郁气滞证

症状：大便干结，腹痛腹胀，生气时加重，胸闷不舒，喜善太息，嗳气，舌苔薄白，脉弦。

病机：肝气郁结，腑气不通。

治法：疏肝理气，行气导滞。

代表方：六磨汤加减。

常用药：木香 6g，乌药 6g，沉香 3g，枳实 6g，槟榔 6g，大黄 3g。

4. 肠道燥热证

症状：大便硬结，少腹疼痛，口干口臭，舌红，苔黄燥少津，脉数。

病机：肠道燥热，腑气不通。

治法：泄热润肠通便。

代表方：麻子仁丸加减。

常用药：火麻仁 30g，杏仁 10g，白芍 12g，大黄 3g，厚朴 10g，枳实 10g。

5. 脾肾阳虚证

症状：晨起腹痛腹泻，腹部怕冷，形寒肢冷，腰膝酸软，不思饮食，舌质淡胖，苔白滑，脉沉细。

病机：脾肾阳虚，大肠传导失司。

治法：温补脾肾。

代表方：附子理中汤加减。

常用药：人参 10g，白术 10g，茯苓 12g，山药 12g，五味子 9g，补骨脂 12g，肉豆蔻 6g，吴茱萸 3g。

（二）肠易激综合征常用自制中成药

1. 葛根清肠颗粒

功能主治：和胃理肠，清化湿热，行气消胀，止泄定痛。用于胃肠湿热、气机郁滞所致的泄泻，便溏，腹痛，肠鸣，里急后重，食少倦怠等；胃肠性腹泻见于上述证候者。

用法用量：米汤或白开水送服。每次 1 袋，每日 3 次。

2. 苁蓉通便胶囊

功能主治：补肾，清胃，凉肝，润肠，通便。用于肾虚，胃热，肝火所致的便秘及因此而引起的头痛、恶心、咽喉肿痛、腹胀、腹痛、食欲不振等；习惯性便秘见上述证候者。用法用量：饭后温开水送服。每次 2 粒，每日 3 次。

（三）肠易激综合征常用中成药

1. 小建中胶囊

功能主治：温中祛寒，缓急止痛。用法用量：每次 2 ～ 3 粒（每粒重 0.4g），每日 3 次，温开水送服。

2. 气滞胃痛颗粒

功能主治：疏肝和胃，理气止痛。用法用量：每袋装 10g。每次 1 袋，每日 2 ～ 3 次，开水冲服。

3. 麻仁润肠丸

功能主治：行气化湿，健脾和胃。用法用量：每 50 粒重 3g。每次 10g，每日 2 ～ 3 次，口服。

4. 四磨汤口服液

功能主治：顺气降逆，消积止痛。用法用量：成人每次 20mL，每日 3 次。

5. 四神丸

功能主治：温肾散寒，涩肠止泻。每次 9g，每日 1 ～ 2 次，口服。

（四）其他中医特色疗法

1. 针刺

泄泻，取足三里、天枢、三阴交。脾虚湿阻，加脾俞、章门；脾肾阳虚，加肾俞、命门、关元；肝郁，加肝俞、行间；便秘取大肠俞、天枢、支沟、丰隆；肠道燥热，加合谷、曲池；气滞，加中脘、行间。

2. 艾灸

艾灸法是我国的传统疗法，指将艾绒点燃，在穴位上方温灸，使温热感穿透肌肤，但不要烫伤肌肤。采用艾灸法能健身、防病、治病，具有见效快、操作方便、相对无药物伤害的优点。患者可以根据自身病情选择合适的灸法进行治疗。如脾胃虚寒，患者可灸神阙（即肚脐）。

3. 中药灌肠

便秘者，可予中药灌肠，方用大承气汤加减。

二、常用西医治疗

（一）解痉药

1. 匹维溴铵片

规格：片剂，每片 50mg。用法：每次 50mg，每日 3 次。临床用于对症治疗与肠道功能紊乱有关的疼痛、排便异常和胃肠不适；对症治疗与胆道功能紊乱有关的疼痛。

2. 盐酸曲美布汀片

规格：片剂，每片 0.1g，成人口服，每次 0.1 ～ 0.2g，每日 3 次，根据年龄、症状适当增减剂量。临床用于治疗用于胃肠道功能紊乱引起的食欲不振、恶心、呕吐、嗳气、腹胀、腹痛、腹泻、便秘等症状的改善。亦可用于肠道易激惹综合征。

（二）止泻药

1. 洛哌丁胺胶囊

规格：胶囊，每粒 2mg。用法：急性腹泻，成人首剂 4mg，以后每腹泻一次再服 2mg，直到腹泻停止或用量达每日 16mg，连服 5 日，若无效则停服；5 岁以上儿童首剂 2mg，以后每腹泻一次服 2mg，至腹泻停止，最大用量为每日 6mg。空腹或饭前半小时服药可提高疗效。慢性腹泻，成人起始剂量 2 ～ 4mg，每日 2 ～ 12mg，显效后每日给予 4 ～ 8mg 维持治疗；5 岁以上儿童 2mg，以后根据大便情况调节剂量。成人每日不超过 16mg，儿童每日不超过 3mg/20kg。

2. 蒙脱石散

规格：每袋含蒙脱石 3g。用法：成人每次 1 袋（3g），每日 3 次。

3. 复方地芬诺酯片

用法：每次 1 ～ 2 片，每日 2 ～ 3 次，首剂加倍，饭后服。

（三）导泻药

1. 乳果糖口服液

规格：每瓶 100mL。用法：每次 30mL，每日 1 次。

2. 复方聚乙二醇电解质散

规格：A 剂为聚乙二醇 4000 13.125g，B 剂为碳酸氢钠 0.1785g，氯化钠 0.3507g，氯化钾 0.0466g。用法：每天 2 袋（2 袋 A 剂、2 袋 B 剂溶于 250mL 温水中），每日 1 次，连续服用 6 天，空腹或饭前 2 小时服用。

（四）促动力药

1. 多潘立酮片

规格：每片 10mg。用法：每次 10mg，每日 3 次。

2. 莫沙必利片

规格：片剂，每片 5mg。用法：每次 5mg，每日 3 次。

（五）益生菌

1. 复方嗜酸乳杆菌片

规格：每片 0.5g（每 1g 含嗜酸乳杆菌 10^7 个）。用法：成人每次 1 ～ 2 片，每日 3 次。

2. 双歧杆菌乳杆菌三联活菌片

规格：每片 0.5g。用法：口服，每次 4 片，每日 2 ～ 3 次。温开水或温牛奶冲服。

（六）抗生素

利福昔明片

规格：每片 0.1g 或 0.2g。用法：每次 200mg，每日 4 次，疗程 10 ～ 14 天。

第五节　保健调理

起居调摄的要点有以下几个方面。

1. 养成规律的生活习惯，不熬夜，早睡早起。

2. 肠易激综合征症状反复发作，应密切关注心理的变化，积极调整心态。

3. 积极参加运动，有助于排便通畅，并且增强体质。

4. 保证合理饮食，注意饮食营养的均衡、全面，三餐定时定量摄入，避免吃油腻、生冷等食物。

第六节 诊疗共识

中医诊疗共识意见

肠易激综合征中医诊疗专家共识意见（2017）

肠易激综合征（irritable bowel syndrome，IBS）是一种反复腹痛，并伴排便异常或排便习惯改变的功能性肠病，诊断前症状出现至少6个月，且近3个月持续存在。该病缺乏可解释症状的形态学改变和生化检查异常，为消化科的常见病和多发病。IBS在亚洲国家的发病率为5%～10%。目前虽尚无大样本人群的流行病学资料，但已证实不同地区本病的患病率有所不同，北京地区的居民患病率为0.82%，广州地区为5.16%，武汉地区就诊于消化科门诊的患者有10.7%诊断为IBS。近十几年来，随着生活水平的提高，饮食结构、生活习惯的改变，环境的变化，本病就诊人数呈逐年增加趋势。作为中医药治疗的优势病种之一，IBS的中医治疗具有较好的疗效。中华中医药学会脾胃病分会于2009年发布了《肠易激综合征中医诊疗共识意见》。近年来，随着IBS中医研究认识的深化，有必要对中医诊疗共识意见进行更新，以满足临床诊治和科研的需要。中华中医药学会脾胃病分会于2014年8月在合肥牵头成立了《肠易激综合征中医诊疗专家共识意见》起草小组。小组成员依据循证医学的原理，广泛搜集循证资料，并先后组织国内脾胃病专家IBS的证候分类、辨证治疗、诊治流程、疗效标准等一系列关键问题进行总结讨论，形成本共识意见初稿，之后按照国际通行的德尔斐法进行了3轮投票。2015年9月在重庆进行了第一次投票，并根据专家意见，对本共识意见进行了修改。2015年12月，在北京进行了第二次投票。2016年6月中华中医药学会脾胃病分会在厦门召开核心专家审稿会，来自全国各地的20余名脾胃病学知名专家对本共识意见（草案）进行了第三次投票，并进行了充分讨论和修改。2016年7月，在哈尔滨第28届全国脾胃病学术会议上专家再次进行了讨论、修改和审定，并2016年9月在北京召开了本共识的最后专家定稿会议，完成了本共识意见的制定（表决选择：①完全同意；②同意，但有一定保留；③同意，但有较大保留；④不同意，但有保留；⑤完全不同意。如果＞2/3的人数选择①，或＞85%的人数选择①+②，则作为条款通过）。现将全文公布如下，供国内外同道参考，并冀在应用中不断完善。

（一）概述

1. 病名

根据 IBS 主要临床表现，中医病名属于"泄泻""便秘""腹痛"范畴。以腹痛、腹部不适为主症者，应属于"腹痛"范畴，可命名为"腹痛"；以大便粪质清稀为主症者，应属于"泄泻"范畴，可命名为"泄泻"；以排便困难、粪便干结为主症者，应属于"便秘"范畴，可命名为"便秘"。

2. 西医诊断

西医诊断首先应在详细采集病史和进行体格检查的基础上有针对性地选择辅助检查，排除器质性疾病及代谢异常，明确 IBS 的诊断。一般情况良好、具有典型 IBS 症状者，粪便常规（红细胞、白细胞、潜血试验、寄生虫）为必要的检查，建议将结肠镜检查作为除外器质性疾病的重要手段。其他辅助检查包括腹部超声检查、全血细胞计数、粪便培养、肝功能、肾功能、红细胞沉降率、消化系统肿瘤标志物等生化检查，必要时行腹部 CT 扫描，钡剂灌肠检查酌情使用。对诊断可疑和症状顽固、治疗无效者，应有选择地做进一步的检查如血钙、甲状腺功能检查、乳糖氢呼气试验、72 小时粪便脂肪定量、胃肠通过时间测定、肛门直肠压力测定等对其动力和感知功能进行评估，从而指导调整治疗方案。根据罗马Ⅳ标准，IBS 典型的临床表现为反复发作的腹痛，最近 3 个月内每周至少发作 1 天，伴有以下 2 项或 2 项以上：①与排便有关；②发作时伴有排便频率改变；③发作时伴有粪便性状（外观）改变。诊断前症状出现至少 6 个月，近 3 个月持续存在。

根据患者的主要异常排便习惯，IBS 可分为 4 个主要的亚型：① IBS 便秘型（IBS-C）：至少 25% 的排便为 Bristol 1～2 型，且 Bristol 6～7 型的排便小于 25%；② IBS 腹泻型（IBS-D）：至少 25% 的排便为 Bristol 6～7 型，且 Bristol 1～2 型的排便小于 25%；③ IBS 混合型（IBS-M）：至少 25% 的排便为 Bristol 1～2 型，且至少 25% 的排便为 Bristol 6～7 型；④ IBS 不定型（IBS-U）：如果患者满足 IBS 的诊断标准，但其排便习惯异常不符合上述三者中的任何一个。这一亚型并不常见，其原因可能是频繁改变饮食或药物，或无法停止使用对胃肠道运动有影响的药物。亚型的分类标准须根据至少 14 天的患者报告，使用"25% 原则"，即根据存在排便异常时的主要异常排便习惯，结合 Bristol 分类表对粪便性状进行记录，从而判断属于哪一亚型。其中，主要排便习惯依据至少出现 1 次异常排便的天数；粪便性状异常包括 Bristol 1～2 型（硬便或块状便），或 Bristol 6～7 型（稀便或水样便）；粪便频次异常包括每天排便大于 3 次，或每周排便小于 3 次。触发 IBS 症状发作或者加重的因素包括先前的胃肠炎、食物不耐受、慢性应激、憩室炎及外科手术等。在我国，临床以腹泻型 IBS 最为多见，便秘型、混合型和不定型 IBS 则相对较少。病史对于诊断至关重要，且应注意有无报警征象。报警征象包括发热、消瘦、贫血、腹部包块、频繁呕吐、呕血或黑便、年龄＞40 岁的初发病者、有肿瘤（结肠癌）家族史等。对有报警征象者建议及时行相关检查，对有精神心理障碍者建议根据相关心理量表及时进行心理评估，明确排除器质性疾病对解释病情更为有利。根据功能性胃肠病多维度临床资料剖析要求，目前诊断上需从 5 个维度对疾病状态进行多维度描述、评估，细化信息采集，充分完善临床资料，制定个性化治疗方案。5 个维度分别为：①功能性胃肠病的罗马 IV 标准诊断分型；②提示更多针对性治疗的相关诊断亚型的附加信息，如 IBS 的腹泻型、便秘型；③身体不适对患者个人生活的影响；④社会心理影响；⑤生理异常或生物标志物。

（二）病因病机

1. 病因

IBS 的发病基础多为先天禀赋不足和（或）后天失养，情志失调、饮食不节、感受外邪等是主要的发病诱因。

2. 病位

IBS 的病位在肠，主要涉及肝、脾（胃）、肾等脏腑，与肺、心亦有一定的关系。

3. 病机

IBS 发病包括 3 个主要环节，脾胃虚弱和（或）肝失疏泄是 IBS 发病的重要环节，肝郁脾虚是导致 IBS 发生的重要病机，脾肾阳虚、虚实夹杂是导致疾病迁延难愈的关键因素。诸多原因导致脾失健运，运化失司，形成水湿、湿热、痰瘀、食积等病理产物，阻滞气机，导致肠道功能紊乱；肝失疏泄，横逆犯脾，脾气不升则泄泻；若腑气通降不利则腹痛、腹胀；肠腑传导失司则便秘；病久则脾肾阳虚，虚实夹杂。此病初期，多为肝气郁结，失于疏泄，肝气横逆乘脾；继则脾失健运，湿从中生；脾虚日久而致脾阳不足，继则肾阳受累。所以此病以湿为中心，以肝气郁结而贯穿始终，气机失调为标，而脾肾阳虚为本。在整个发病过程中，肝失疏泄，脾失健运，脾阳及肾阳失于温煦，最终导致 IBS 的病机转归由实转虚，虚实夹杂。

（三）辨证分型

1. IBS–D 分型

（1）肝郁脾虚证

主症：腹痛即泻，泻后痛减；急躁易怒。次症：两胁胀满，纳呆，身倦乏力。舌脉：舌淡胖，也可有齿痕，苔薄白；脉弦细。

（2）脾虚湿盛证

主症：大便溏泄，腹痛隐隐。次症：劳累或受凉后发作或加重，神疲倦怠，纳呆。舌脉：舌淡，边可有齿痕，苔白腻；脉虚弱。

（3）脾肾阳虚证

主症：腹痛即泻，多晨起时发作；腹部冷痛，得温痛减。次症：腰膝酸软，不思饮食，形寒肢冷。舌脉：舌淡胖，苔白滑；脉沉细。

（4）脾胃湿热证

主症：腹中隐痛；泻下急迫或不爽；大便臭秽。次症：脘闷不舒；口干不欲饮，或口苦，或口臭；肛门灼热。舌脉：舌红，苔黄腻；脉濡数或滑数。

（5）寒热错杂证

主症：大便时溏时泻；便前腹痛，得便减轻；腹胀或肠鸣。次症：口苦或口臭；畏寒，受凉则发。舌脉：舌质淡，苔薄黄；脉弦细或弦滑。

2. IBS-C 分型

（1）肝郁气滞证

主症：排便不畅，腹痛或腹胀。次症：胸闷不舒，嗳气频作，两胁胀痛。舌脉：舌暗红；脉弦。

（2）胃肠积热证

主症：排便艰难，数日一行；便如羊粪，外裹黏液；少腹或胀或痛。次症：口干或口臭，头晕或头胀，形体消瘦。舌脉：舌质红，苔黄少津；脉细数。

（3）阴虚肠燥证

主症：大便硬结难下，便如羊粪；少腹疼痛或按之胀痛。次症：口干，少津。舌脉：舌红苔少根黄；脉弱。

（4）脾肾阳虚证

主症：大便干或不干，排出困难；腹中冷痛，得热则减。次症：小便清长，四肢不温，面色㿠白。舌脉：舌淡苔白；脉沉迟。

（5）肺脾气虚证

主症：大便并不干硬，虽有便意，但排便困难；便前腹痛。次症：神疲气怯，懒言，便后乏力。舌脉：舌淡苔白；脉弱。

证候诊断：主症 2 项，加次症 2 项，参考舌脉，即可诊断。

（四）临床治疗

1. 治疗目标

缓解病情，包括临床症状尤其是心理症状缓解；减少病情复发；提高生活质量。

2. 治疗原则

IBS 的中医治疗应当分型辨证论治，根据腹泻型、便秘型、混合型及不定型的特点结合证型变化，适当佐以通便止泻方法进行治疗。

3. 辨证施治

（1）IBS-D

①肝郁脾虚证

治法：抑肝扶脾。

代表方：痛泻要方（《丹溪心法》）。

药物：白术、白芍、防风、陈皮。

加减：腹痛甚者，加延胡索、香附；嗳气频繁者，加柿蒂、豆蔻；泻甚者，加党参、乌梅、木瓜；腹胀明显者，加槟榔、大腹皮；烦躁易怒者，加牡丹皮、栀子。

②脾虚湿盛证

治法：健脾益气，化湿止泻。

代表方：参苓白术散（《太平惠民和剂局方》）。

药物：莲子肉、薏苡仁、砂仁、桔梗、白扁豆、茯苓、人参、甘草、白术、山药。

加减：舌白腻者，加厚朴、藿香；泻下稀便者，加苍术、泽泻；夜寐差者，加炒酸枣仁、夜交藤。

③脾肾阳虚证

治法：温补脾肾。

代表方：附子理中汤（《太平惠民和剂局方》）合四神丸（《内科摘要》）。

药物：附子、人参、干姜、甘草、白术、补骨脂、肉豆蔻、吴茱萸、五味子。

加减：忧郁寡欢者，加合欢花、玫瑰花；腹痛喜按、怯寒便溏者，加重干姜用量，另加肉桂。

④脾胃湿热证

治法：清热利湿。

代表方：葛根黄芩黄连汤（《伤寒论》）。

药物：葛根、甘草、黄芩、黄连。

加减：苔厚者，加石菖蒲、藿香、豆蔻；口甜、苔厚腻者，加佩兰；腹胀者，加厚朴、陈皮；脘腹痛者，加枳壳、大腹皮。

⑤寒热错杂证

治法：平调寒热，益气温中。

代表方：乌梅丸（《伤寒论》）。

药物：乌梅、细辛、干姜、黄连、附子、当归、黄柏、桂枝、人参、花椒。

加减：少腹冷痛者，去黄连，加小茴香、荔枝核；胃脘灼热或口苦者，去花椒、干姜、附子，加栀子、吴茱萸；大便黏腻不爽、里急后重者，加槟榔、厚朴、山楂炭。

（2）IBS-C

①肝郁气滞证

治法：疏肝理气，行气导滞。

代表方：四磨汤（《症因脉治》）。

药物：枳壳、槟榔、沉香、乌药。

加减：腹痛明显者，加延胡索、白芍；肝郁化热见口苦或咽干者，加黄芩、菊花、夏枯草；大便硬结者，加麻仁、杏仁、桃仁。

②胃肠积热证

治法：泄热清肠，润肠通便。

代表方：麻子仁丸（《伤寒论》）。

药物：火麻仁、白芍、枳实、大黄、厚朴、杏仁。

加减：便秘重者，加玄参、生地黄、麦冬；腹痛明显者，加延胡索，原方重用白芍。

③阴虚肠燥证

治法：滋阴泄热，润肠通便。

代表方：增液汤（《温病条辨》）。

药物：玄参、麦冬、生地黄。

加减：烦热或口干或舌红少津者，加知母；头晕脑涨者，加枳壳、当归。

④脾肾阳虚证

治法：温润通便。

代表方：济川煎（《景岳全书》）。

药物：当归、牛膝、肉苁蓉、泽泻、升麻、枳壳。

加减：舌边有齿痕、舌体胖大者，加炒白术、炒苍术；四肢冷或小腹冷痛者，加补骨脂、肉豆蔻。

⑤肺脾气虚证

治法：益气润肠。

代表方：黄芪汤（《金匮翼》）。

药物：黄芪、陈皮、白蜜、火麻仁。

加减：气虚明显者，可加党参、白术；久泻不止、中气不足者，加升麻、柴胡、黄芪；腹痛喜按、畏寒便溏者，加炮姜、肉桂；脾虚湿盛者，加苍术、藿香、泽泻。

4. 常用中成药

（1）参苓白术颗粒（丸）：健脾、益气，用于体倦乏力，食少便溏。

（2）补中益气颗粒（丸）：补中益气、升阳举陷，用于脾胃虚弱、中气下陷所致的泄泻。

（3）肉蔻四神丸　温中散寒、补脾止泻，用于大便失调，黎明泄泻，腹泻腹痛，不思饮食，面黄体瘦，腰酸腿软。

（4）附子理中丸：温中健脾，用于脾胃虚寒所致脘腹冷痛、呕吐泄泻、手足不温。

（5）补脾益肠丸：补中益气、健脾和胃、涩肠止泻，用于脾虚泄泻。

（6）人参健脾丸：健脾益气、和胃止泻，用于脾胃虚弱所致腹痛便溏、不思饮食、体弱倦怠。

（7）参倍固肠胶囊：固肠止泻、健脾温肾，用于脾肾阳虚所致的慢性腹泻、腹痛、肢体倦怠、神疲懒言、形寒肢寒、食少、腰膝酸软；肠易激综合征（腹泻型）见上述证候者。

（8）固本益肠片：健脾温肾、涩肠止泻，用于脾虚或脾肾阳虚所致慢性泄泻。

（9）枫蓼肠胃康颗粒：清热除湿化滞，用于伤食泄泻型及湿热泄泻型。

（10）痛泻宁颗粒：柔肝缓急、疏肝行气、理脾运湿，用于肝气犯脾所致腹痛、腹泻、腹胀、腹部不适等症；肠易激综合征（腹泻型）见上述证候者。

（11）固肠止泻丸：调和肝脾、涩肠止痛，用于肝脾不和所致泻痢腹痛。

（12）麻仁软胶囊：润肠通便，用于肠燥便秘。

（13）麻仁润肠丸：润肠通便，用于肠胃积热所致胸腹胀满、大便秘结。

（14）清肠通便胶囊：清热通便、行气止痛，用于热结气滞所致大便秘结。

（15）滋阴润肠口服液：养阴清热、润肠通便，用于阴虚内热所致大便干结、排便不畅、口干舌燥、舌红少津等。

（16）苁蓉润肠口服液：益气养阴、健脾滋肾、润肠通便，用于气阴两虚、脾肾不足、大肠失于濡润而致的虚证便秘。

5. 针灸

泄泻，取足三里、天枢、三阴交，实证用泻法，虚证用补法；脾虚湿盛，加脾俞、章门；脾肾阳虚，加肾俞、命门、关元，也可用灸法；脘痞纳呆，加公孙；肝郁加肝俞、行间。便秘，取背俞穴和腹部募穴及下合穴为主，一般取大肠俞、天枢、支沟、丰隆，实证宜泻，虚证宜补，寒证加灸；肠燥，加合谷、曲池；气滞，加中脘、行间，用泻法；阳虚，加灸神阙。

6. 外治法

中医按摩、药浴、穴位注射、穴位埋线等外治法对改善患者临床症状有一定的帮助。推荐采用以神阙穴为主的敷贴疗法，虚性体质用当归、升麻、党参等，实性体质用大黄、黄芪、牡丹皮等。贴敷时间及疗程：每日 1 次，每次 2～4 小时, 7 天为一个疗程。采用多维度的综合治疗方法可以提高临床疗效。

7. IBS 治疗难点与中西医结合治疗策略

IBS 治疗难点在于如何在改善单项症状如腹痛、腹泻或便秘的同时达到长期症状的改善。许 IBS 患者除了肠道症状外，往往伴有精神症状。已证实 IBS 患者较正常人及其他胃肠道器质性疾病患者存在更多的焦虑、抑郁、躯体化障碍。目前身心医学的概念已经引入 IBS 的治疗观念中，抗焦虑抑郁药物的使用已经日益得到消化界的重视，但使用的起点与结点仍是目前关注的焦点，中医因其辨病与辨证相结合，整体调整，可弥补西医学对 IBS 重叠症状及伴焦虑抑郁障碍患者等治疗方案的不足，减少长期服用抗焦虑抑郁药物的不良反应。

（五）疗效评定

1. 单项症状评价

（1）腹痛程度：①0分，无任何腹痛感觉；②1～3分，轻度腹痛，不影响工作、生活；③4～6分，中度腹痛，影响工作，不影响生活；④7～10分，重度腹痛，疼痛剧烈，影响工作及生活。应答率评价：腹痛得分与基线相比改善至少30%，在整个观测时间内满足该标准达到50%者被定义为应答者。

（2）排便异常：IBS-D 依据 Bristol 评分表对粪便性状进行评分。应答率评价：与基线相比，大便性状属于 Bristol 6～7型的天数至少减少50%，在整个观测时间内满足该标准达到50%者被定义为应答者。IBS-C 依据患者报告的自发排便数（CSBM）对便秘情况进行评估。应答率评价：与基线相比，每周 CSBM 至少增加1次，在整个观测时间内满足该标准达到50%者被定义为应答者。

2. 总体症状评价

推荐采用 IBS 症状严重程度量表（IBS-SSS），包括腹痛程度、腹痛频率、腹胀程度、排便满意度及对生活的影响5个方面，每项满分均为100分，总分500分。评定标准：①正常：≤75分；②轻度：76～175分；③中度：176～300分；④重度：>300分。应答率评价：每周对患者询问"在过去的1周内，您的 IBS 症状有明显减轻吗"，患者回答"是"或"否"，在整个观测时间内患者回答"是"的次数≥50%者被定义为应答者。

3. 证候疗效评价

推荐依照《中药新药临床研究指导原则（试行）》，也可选用中医脾胃系疾病患者报告结局量表。采用尼莫地平法计算：疗效指数＝[（治疗前积分－治疗后积分）/治疗前积分]×100%，分为临床痊愈、显效、有效、无效共4级。

①临床痊愈：主要症状、体征消失或基本消失，疗效指数≥95%。②显效：主要症状、体征明显改善，70%≤疗效指数<95%。③有效：主要症状、体征明显好转，30%≤疗效指数<70%。④无效：主要症状、体征无明显改善，甚或加重，疗效指数<30%。

4. 生活质量评价

可选用中文版 SF-36 健康调查量表进行评价，IBS 特殊量表可参考 IBS-QOL 量表。

5. 精神心理评价

可选用汉密顿焦虑量表（HAMA）及汉密顿抑郁量表（HAMD）评价 IBS 患者的精神心理状态。

（六）预防调摄

保持心理健康，生活起居规律，养成良好的饮食习惯可减少 IBS 的发生。教育患者充分认识该病的发病本质、特点及治疗知识，对治疗该病有十分重要的作用。饮食原则：①要规律饮食，以饮食清淡、易消化、少油腻，避免冷食、辛辣刺激食物、生食。一日三餐定时定量，不过饥过饱，不暴饮暴食，这样有利于肠道消化吸收平衡，避免因无规律饮食而致肠道功能紊乱。② IBS-C 患者可适量补充水果、蔬菜、谷类、玉米等富含植物纤维食物以加速食物的运转，增加粪容量，使排便顺利。IBS-D 患者尽量避免纤维素含量丰富的食物，可能会促进肠道蠕动进一步加重腹泻症状。③已明确的可以引起症状的食物应该避免，例如含山梨醇的产品（低卡路里口香糖）、含高纤维或脂肪的食物和过量的咖啡因和酒精；乳糖不耐受可被认为是产生症状的原因之一；限制产气食物，如咖啡、碳酸饮料、酒精、豆类、甘蓝、苹果、葡萄、土豆以及红薯等的摄入。④低 FODMAP 饮食，即减少难吸收的短链碳水化合物如果糖、乳糖、多元醇、果聚糖、低乳半聚糖的摄入，可能有利于改善 IBS 症状。

（七）转归与随访

IBS 呈良性过程，症状可反复或间歇发作，影响生活质量但一般不会严重影响全身情况，预后良好。临床也发现少数功能性胃肠病患者由于病程长、病情反复发作而影响全身状况。IBS 的治疗应当重视健康教育（生活方式、饮食、心理疏导）的作用。IBS 发病多由情志因素诱发，症状又常伴有心烦、失眠等情志异常相关表现，因此必须重视情志在 IBS 中的作用。除了对 IBS 患者进行心理疏导外，还可以运用中医情志学的优势，在药物治疗之外，配合使用音乐疗法及传统中医导引术等。由于 IBS 受心理、社会影响因素较多，建议随访时间可在治疗症状消失 4 周后。

第七节 典型病例

病例一

患者周某，男性，28 岁。初诊时间：2013 年 6 月 3 日。

主诉：间断腹痛，腹泻 6 个月。

现病史：患者缘于6个月前因精神紧张，忧郁思虑致间断性腹痛，腹泻，每日行2～3次，症状因天气、情绪时好时坏，2013年3月23日查电子结肠镜未见明显异常，遂来诊。现主症：间断腹痛、腹泻，每日2～3行，质稀，手足不温，偶脘腹胀满，连及后背，心烦易怒，纳可，夜寐欠安，小便调，舌暗红苔黄，脉弦滑。

查体：全身皮肤未见黄染及出血点，浅表淋巴结无肿大，巩膜无黄染，咽部无充血。双侧桃体不大，气管居中，甲状腺不大，心肺无异常。腹平软，无压痛，反跳痛及肌紧张，肝区无叩击痛，肝脾肋缘下未触及，肠鸣音正常。

中医诊断：泄泻（浊毒内蕴，肝脾不调）。

西医诊断：肠易激综合征（腹泻型）。

治法：化浊解毒，调和肝脾。

药物：葛根15g，黄连15g，黄芩12g，柴胡15g，砂仁15g，紫蔻15g，枳实15g，白术9g，陈皮9g，防风9g，甘草6g。水煎取汁400mL，每日1剂，分早、晚两次腹。

二诊：2013年6月18日。患者服药后，手足不温、胃脘胀满明显缓解，大便每日1～2行，质稀，舌红苔黄，脉沉。此为肝脾不调得解，而仍有浊毒胶着于大肠，故治宜化浊解毒，调和脾胃。上方重用黄芩至15g，加炒车前子12g，茯苓15g，薏苡仁20g以健脾利湿化浊。

处方：葛根15g，黄连15g，黄芩15g，柴胡15g，砂仁15g，紫蔻15g，枳实15g，白芍15g，白术9g，陈皮9g，防风9g，甘草6g，茯苓15g，薏苡仁20g，车前子12g。水煎取汁400mL，每日1剂，分早、晚两次温服。

三诊：2013年7月3日。患者四肢厥冷，胃脘胀满消失，大便每日1～2行，质可，遇冷、生气时加重，舌淡红，苔薄白，脉缓。查体未见明显阳性体征。调方如下：

葛根15g，黄连15g，黄芩15g，柴胡15g，砂仁15g，紫蔻15g，枳实15g，白芍15g，白术9g，陈皮9g，防风9g，甘草6g，茯苓15g，薏苡仁20g，车前子12g，白芍20g，合欢花12g。煎服法同前。

四诊：2013年7月31日。患者未诉明显不适，大便每日1～2行，质可，遇冷、生气时未见加重，舌淡红，苔薄白，脉滑。查体未见明显阳性体征。患者体内浊毒已去，肝脾已调，临床症状基本得到缓解。去黄连、黄芩，加白扁豆15g培补脾胃善其后，并嘱患者畅情志、调饮食。后门诊调方3个月，随诊至今未见复发。

按语：患者因忧郁思虑，伤及于肝脾，肝失条达，脾气失和，故成肝脾不调之状，以致中焦气机不畅，运化失常，湿浊蕴于中焦，日久则化生浊毒。治以化浊解毒，调和肝脾。方中葛根、黄芩、黄连取葛根芩连汤之意，清热利湿，化浊解毒，祛大肠浊毒之壅滞，调脘腹气机之不畅，导滞升阳，调理升降。李杲曰："干葛，其气轻浮，鼓舞胃气上行，生津液，又解肌热，治脾胃虚弱泄泻圣药也。"黄连、黄芩清热燥湿而止泻，且黄连久服尤可厚肠胃；白术燥湿健脾，温中补虚；白芍养血柔肝，缓急止痛；陈皮化浊理气，醒脾和胃；防风散肝疏脾，祛风止泻。四药相伍，补脾祛湿而止泻，柔肝理气而止痛。砂仁、紫蔻化浊理气，温中止泻。柴胡、枳实、白芍、甘草取《四逆散》之意，透解郁热，疏肝理脾。二诊中，患者肝脾不调得解，而仍有浊毒下注大肠，故重用黄芩，并加炒车前子、茯苓、薏苡仁以化浊解毒，渗湿止泻，引浊毒之邪从小便分消。《药品化义》云："车前子主下降，味淡入脾，渗热下行，主治痰泻、热泻。"三诊中，患者浊毒已祛，仍可见肝脾不调，临床症状基本得到缓解，故去黄连、黄芩之苦寒之品，加合欢花、白芍解郁安神，柔肝调脾。四诊中诸症均消，加白扁豆健脾渗湿，培补脾胃以图治本。

病例二

患者边某，男性，42 岁，已婚。初诊时间：2013 年 2 月 22 日。

主诉：患者间断性腹痛便秘 5 年。

现病史：患者 5 年前无明显原因出现大便干燥，排解困难，并伴有腹部胀满，严重时心烦意乱，影响睡眠，且每因生气后病情加重。曾服用麻子仁丸等药物治疗，效果不明显，遂来诊治。现主症：大便干结如羊粪状，4 ～ 8 日排便 1 次，并伴有腹部胀满，心烦失眠，头晕耳鸣，潮热盗汗，腰膝酸软。舌红少苔，脉弦细数。

实验室检查：查大便常规加潜血未见异常，腹部透视及结肠镜均未见异常。

中医诊断：便秘（阴津亏虚，肝郁气滞）。

西医诊断：便秘型肠易激综合征。

处方：柴胡 15g，枳实 15g，厚朴 15g，木香 6g，青皮、陈皮各 12g，当归 9g，白芍 30g，甘草 6g，女贞子 20g，旱莲草 20g，火麻仁 20g，杜仲 12g，怀牛膝 12g。每日 1 剂，水煎服。

二诊：2013 年 3 月 1 日复诊。患者服药后，腹部胀满消失，便质已不呈羊粪状，较前软，排便较前通畅，1 周排便两次。心情较前舒畅，睡眠亦有好转。头晕耳鸣，潮热盗汗，腰膝酸软明显减轻，舌红少苔，脉弦细。继续服用上方。

三诊：2013 年 3 月 8 日复诊。患者排便通畅，使质基本正常，每日 1 行，偶有腰膝酸软。舌红少苔，脉弦细，续服用上方 15 剂调理，随访 3 个月患者病情未复发。

按语：便秘型肠易激综合征是常见的消化道功能性疾病。许多医者认为，本病的发生与精神因素、胃肠动力、内脏感觉异常、神经功能异常有关。西医对本病的治疗主要是对症治疗，疗效欠佳。本病属中医"脾约""便秘""气秘腹痛"等范畴。《万病回春·大便闭》云："身热烦渴，大便不通者，是热闭也；久病患虚，大便不通者，是虚闭也；因汗出多，大便不通者，精液枯竭而闭也。"本案乃本虚标实，为"虚秘"。虽有肠道腑实之标实，但究其病因大多为素体阴虚，津亏血少；或食辛辣刺激之物，损伤阳血，肠道失润，无水行舟或兼有气机郁滞，大肠传导失司，通降失常。临证当详辨，审因论治。治疗宜扶正通腑，在通腑的同时注意滋补肾阴，肾为先天之本，肾阴足则大肠津液得充，使大肠得以濡润而传导恢复正常。本案中，柴胡、木香、枳实、厚朴、青皮、陈皮有行气解郁之功；当归润肠通便且入血分，能够活血润燥；白芍养血润肠；女贞子、旱莲草滋补肝肾之阴；火麻仁润肠通便；杜仲、怀牛膝补肝肾，强腰膝；甘草调和诸药。诸药合用，共奏滋阴润肠、行气通便之功。

第十章　结肠癌

第一节　中医对结肠癌的认识

一、病名

结肠癌多属于中医"肠积""肠风""脏毒""下痢"等范畴。

二、历代医家对本病病因病机及治疗上的认识

（一）病因

1. 正气虚弱

古代医家认为，先天不足，脏腑亏虚，是大肠癌发生的根本原因。《灵枢·百病始生》云："风雨寒热，不得虚，邪不能独伤人……此必因虚邪之风，与其身形，两虚相得，乃客其形。是故虚邪之中人也，留而不去，传舍于肠胃之外，募原之间，留着于脉，稽留而不去，息而成积。"

2. 饮食失调

常见于饮食不节或不洁、恣食生冷、饮食过饱、嗜食肥甘厚味等，多种原因伤及脾胃，脾胃运化失司，日久痰湿内生，毒邪蕴结，大肠络脉受阻，结而成积。

3. 感受外邪

外邪也是导致大肠癌的重要原因之一。如《素问·风论》曰："久风入中，则为肠风飧泄。"认为感受风邪是肠风的主要致病原因。

4. 起居不节

如《灵枢·百病始生》曰："起居不节，用力过度，则络脉伤……阴络伤则血内溢，血内溢则后血。肠胃之络伤，则血溢于肠外，肠外有寒，汁沫与血相搏，则并合凝聚不得散而积成矣。"

5. 情志因素

忧思抑郁等是导致大肠癌类疾病的重要原因。如张子和《儒门事亲》曰："积之始成也，或因暴怒喜悲思恐之气。"说明七情不适，人体气血郁滞不通，可导致积聚的发生和发展。

（二）病机

1. 浊毒内蕴

或饮食不节，或情志内伤，损伤脾胃，水谷运化失常，反为湿滞，日久凝为浊毒，浊毒下注肠道，坏血伤形，发为癌病。

2. 脾胃虚弱

由于患者素体不足，或后天失养，或长期患慢性肠道疾病，久治不愈，脾胃损伤，运化失司，正气虚弱，火毒、湿邪、瘀血、气滞等邪相互交结，留而不化，日久成为肠癌。

3. 湿邪久困

因饮食不节，醉饮无时，恣食肥腻；或久坐湿地，或寒温失节，湿邪侵入；或情志失调，脾胃不和。湿邪留滞肠道，湿毒凝聚，反复发作，形成肿瘤。

4. 热毒内壅

因暴饮暴食，醇酒厚味，或误食不洁之品损伤脾胃。运化失司，湿热内生。热毒蕴结于脏腑，火热注于肛门，浸润流注肠道，毒结日久不化，逐渐蕴结成肿块。

5. 气滞血瘀

情志抑郁、痰饮、湿浊、瘀血、宿食等原因均可影响气的正常运行，引起气滞，日久不解，气滞血瘀，蕴结不散，蓄结日久，聚结成肿块。

（三）中医对结肠癌的病因病机的认识

古代医家认为，大肠癌病因主要有饮食因素、起居不节、感受外邪、先天因素、情志因素等方面，现代医家参合前人认识和临床经验，发展了大肠癌的病因病机理论，主要包括浊毒、气滞、血瘀、热毒、湿聚、正虚等6个方面。浊毒、湿热、火毒、瘀滞属病之标，脾虚、肾亏等正气不足乃病之根本，两者互为因果，由虚而致积，因积而益虚，逐渐形成恶性循环。

第二节 西医对结肠癌的认识

一、概念

结肠癌是常见的发生于结肠部位的消化道恶性肿瘤，好发于直肠与乙状结肠交界处，以40～50岁年龄组发病率最高，男女之比为2～3：1。发病率占胃肠道肿瘤的第3位。结肠癌主要为腺癌、黏液腺癌、未分化癌。大体形态呈息肉状、溃疡状等。结肠癌可沿肠壁环行发展，沿肠管纵径上下蔓延或向肠壁深层浸润，除经淋巴管、血液转移和局部侵犯外，还可向腹腔内种植或沿缝线、切口面扩散转移。慢性结肠炎患者、结肠息肉患者、男性肥胖者等为易感人群。

早期可以没有任何症状，中晚期可表现为腹胀、消化不良，而后出现排便习惯改变、腹痛、黏液便或黏血便。肿瘤溃烂、失血、毒素吸收后，常出现贫血、低热、乏力、消瘦、下肢水肿等症状。如出现腹胀、腹痛、便秘或不能排便，体检见腹部膨隆、肠型，局部有压痛，听诊闻及肠鸣音，提示可能出现不全性或完全性肠梗阻。若肿瘤与网膜、周围组织浸润粘连，形成不规则包块。晚期可出现黄疸、腹腔积液、水肿等肝、肺转移征象，恶病质，锁骨上淋巴结肿大等肿瘤远处扩散转移的表现。

二、临床表现

结肠癌部位不同，临床表现不同，分述如下。

右半结肠癌：右半结肠腔大，粪便为液状，癌肿多为溃疡型或菜花状癌，很少形成环状狭窄，不常发生梗阻。若癌肿溃破出血，继发感染，伴有毒素吸收，可有腹痛、大便改变、腹块、贫血、消瘦或恶病质表现。

左半结肠癌：左半结肠肠腔细，粪便干硬。左半结肠癌常为浸润型，易引起环状狭窄，主要表现为急、慢性肠梗阻。包块体积小，既无溃破出血，又无毒素吸收，罕见贫血、消瘦、恶病质等症状，也难扪及包块。

大便改变，早期粪便稀薄，有脓血，排便次数增多，与癌肿溃疡形成有关。待肿瘤体积增大，影响粪便通过，可交替出现腹泻与便秘。出血量小，随着结肠的蠕动与粪便充分混合，肉眼观察不易看出，但隐血试验常为阳性。

腹块就诊时半数以上患者可发现腹块。这种肿块可能就是癌肿本身，也可能是肠外浸润和粘连所形成的团块。前者形态较规则，轮廓清楚；后者形态不甚规则。肿块一般质地较硬，一旦继发感染时移动受限，且有压痛。

贫血和恶病质，少数的患者因癌肿溃破持续出血而出现贫血，并有体重减轻、四肢无力，甚至全身恶病质现象。

腹部绞痛是癌肿伴发肠梗阻的主要表现，梗阻可突发出现腹部绞痛，伴腹胀、肠蠕动亢进、便秘和排气受阻；慢性梗阻时则表现为腹胀不适、阵发性腹痛、肠鸣音亢进、便秘、粪便带血和黏液，部分性肠梗阻有时持续数月才转变成完全性肠梗阻。

三、转移

结肠癌往往有器官转移，远处转移主要是肝脏。淋巴转移一般由近而远扩散，也有不按顺序的跨越转移。癌肿侵入肠壁肌层后淋巴转移的概率更大。结肠癌的癌细胞或癌栓子也可通过血液转移，先到肝脏，后达肺、脑、骨等其他组织脏器。结肠癌也可直接浸润周围组织与脏器，脱落在肠腔内，可种植到别处黏膜上。播散至全腹者，可引起癌性腹膜炎，出现腹腔积液等。大部分的患者有腹部不适或隐痛，初为间歇性，后转为持续性，常位于右下腹部，类似慢性阑尾炎发作。如肿瘤位于肝曲处而粪便又较干结时，也可出现绞痛，应注意与慢性胆囊炎相鉴别。一部分患者有食欲不振、饱胀嗳气、恶心呕吐等现象。

四、发病机制

大肠癌的病因尚未明确，可能与下列因素有关。

1. 饮食因素

大肠癌的发病情况在不同国家、不同地区差异很大，一般认为高脂食谱与食物纤维不足是主要发病原因。高脂肪饮食，特别是含有饱和脂肪酸的饮食，食后使肠内的胆酸、胆固醇量增加，在肠道细菌的作用下，此两者的代谢产物可能为大肠癌的致病物质。食物纤维（如纤维素、果胶、半纤维、木质素等）能稀释肠内残留物，增加粪便量，使粪便从肠道排空加快，减少致癌物质和大肠黏膜接触的机会，故进食富含纤维的食物可减少大肠癌的发病机会。

2. 结肠息肉

据统计，大肠癌的发病率在有结肠息肉者比无结肠息肉者高约 5 倍。结肠息肉主要为管状腺瘤与乳头状腺瘤（亦称绒毛状腺瘤）。组织病理学证实，结肠腺瘤可癌变，尤其是后者的癌变率可达 40% ～ 50%，家族性多发性结肠息肉病的癌变发生率更高。

3. 慢性炎症

溃疡性结肠炎患者大肠癌发生率高于正常人群 5 ～ 10 倍，慢性阿米巴肠病以及克罗恩病患者发生大肠癌的概率比同年龄对照人群高。据认为，炎症增生常可形成炎性息肉，进而发生癌变，但所需时间较长，比结肠息肉的大肠癌发生率为低。

4. 其他因素

亚硝胺类化合物，可能是大肠癌的致病因素之一。钼是硝酸还原酶作用中不可缺少的成分，当土壤中钼含量减少或缺乏时，可使植物中的硝酸盐积聚，硝酸盐是形成亚硝胺的前身。原发性与获得性免疫缺陷症也能成为本病的致病因素。

第三节 常用检查

一、肛管指诊和直肠镜检

检查有无直肠息肉、直肠癌、内痔或其他病变。

二、乙状结肠镜和纤维结肠镜

镜检可发现癌肿，观察其大小、位置及局部浸润范围。

三、腹部 X 线

适用于急性肠梗阻，X 线下可见梗阻部位上方的结肠有充气、胀大现象。

四、钡剂灌肠

钡剂灌肠可见癌肿部位肠壁僵硬，扩张性差，蠕动减弱或消失，结肠袋形态不规则或消失，肠腔狭窄，黏膜皱襞紊乱、破坏或消失，充盈缺损等。钡剂空气双重对比造影更有助于结肠内带蒂肿瘤的诊断。

五、癌胚抗原（CEA）

CEA 对早期肿瘤的诊断价值不大，对推测预后和判断复发有一定的帮助。

第四节　中西医治疗

一、常用中医治疗

（一）辨证论治

1. 浊毒壅滞证

症状：腹部疼痛阵作，大便次数增多，下脓血和黏液便，里急后重，寒热腹痛，舌苔黄腻，脉滑数。

病机：浊毒壅滞，气血瘀滞。

治法：清热解毒，理气化滞。

代表方：自拟化浊解毒汤加减。

常用药：白花蛇舌草 30g，半枝莲 30g，莪术 10g，川楝子 10g，木香 10g，土茯苓 30g，薏苡仁 20g，红藤 30g，败酱草 30g，地榆 10g，藤梨根 30g，马齿苋 30g。

加减：腹痛剧烈加延胡索、白芷，便血加仙鹤草等。

2. 痰瘀互结证

症状：胸闷膈满，面黄虚胖，呕吐痰涎，腹胀便溏，腹部可扪及包块，质地坚硬，固定不移，舌边紫暗，或质紫，或见瘀斑，脉细涩。

病机：痰瘀交阻，坏血伤形。

治法：化痰散结，活血化瘀。

代表方：枯草慈姑化毒丸加减。

常用药：夏枯草 30g，牡蛎 30g，菝葜 15g，山慈菇 15g，穿山甲 10g，三棱 10g，莪术 10g，半夏 10g。

加减：黏液血便加地榆炭、马齿苋、仙鹤草、茜草炭、大黄炭等。

3. 脾虚湿盛证

症状：腹部胀满作痛，大便带黏液或脓血，胃纳不佳，形体消瘦，腹部可扪及包块，苔白或腻，脉细。

病机：脾气虚弱，湿邪凝聚。

治法：温补脾肾，健脾化湿。

代表方：参苓白术散加减。

常用药：黄芪 30g，白术 10g，茯苓 15g，山药 10g，生薏苡仁、熟薏苡仁各 20g，白花蛇舌草 30g，焦山楂、焦神曲各 15g，炒谷芽、炒麦芽各 15g，炙鸡内金 10g，炙甘草 5g。

加减：腹水加土茯苓、大腹皮、茯苓皮、车前子、泽泻等。疼痛酸胀，加川楝子、延胡索、乌药、白芍、甘草、炮姜。

4.气血两虚证

症状：全身乏力，心悸气短，头晕目眩，面色无华，虚烦不寐，自汗盗汗，舌质淡苔薄白，边有齿痕，脉细。

病机：气血两虚。

治法：益气养血。

代表方：归脾丸加减。

常用药：黄芪 30g，白术 10g，茯苓 15g，炒当归 10g，生白芍 10g，熟地黄 10g，阿胶 10g，茜草 10g，炙鸡内金 10g，炙甘草 5g。

加减：舌红光嫩，加西洋参。肛门下坠，加黄芪、葛根、升麻、炙甘草。

（二）结肠癌中成药

根据病情选择应用补脾益肠丸、参苓白术丸、平消片、补中益气丸、肠胃康颗粒、贞芪扶正胶囊、芪胶升白胶囊、金水宝胶囊、百令胶囊、六味安消散、养血健脾糖浆等。

二、常用西医治疗

1.手术治疗

早期癌在内镜下可以根治的病变可以采取内镜微创治疗。中晚期癌治疗方法是以手术为主，辅以化疗、免疫治疗、中药以及其他支持治疗的综合方案，以提高手术切除率，降低复发率，提高生存率。手术治疗的原则：尽量根治，保护盆腔自主神经，保存性功能、排尿功能和排便功能，提高生存质量。

手术方法简要介绍如下：右半结肠切除术适用于盲肠、升结肠及结肠肝曲部的癌肿；左半结肠切除术适用于降结肠、结肠脾曲部癌肿；横结肠切除术适用于横结肠癌肿；乙状结肠癌肿除切除乙状结肠外，还应做降结肠切除或部分直肠切除；伴有肠梗阻的手术，在患者情况允许前提下，可做一期切除吻合。如患者情况差，可先做结肠造口术，待病情好转后行二期根治性切除术；不能做根治手术的情况下，肿瘤浸润广泛，或与周围组织、脏器固定不能切除时，但肠管已梗阻或可能梗阻，可做短路手术，也可做结肠造口术。如果远处脏器转移而局部肿瘤尚允许切除时，可对局部姑息切除，以解除梗阻、慢性失血、感染中毒等症状。

2. 化疗

结肠癌随着生长发育逐渐向远处转移，有 3/4 的患者在诊断时就已经有转移，能够接受根治性手术切除者，也有半数患者最终发生远处转移。因此，根治术后的化疗即辅助化疗是结肠癌综合治疗的一个重要组成部分。辅助化疗的机制在于用化疗控制减灭根治术后体内的残留病灶。术后机体荷瘤减轻，远处微小转移灶的增殖导致其对化疗的敏感性增高，术后早期化疗可以达到最大的消灭肿瘤的目的。

3. 放疗

对于不能切除的肿瘤或有远处转移病灶者，局部放疗也是晚期结肠癌治疗常用的方法之一，可以使肿瘤缩小，改善患者的症状，常和其他治疗方案联合应用。目前研究较多、效果较好的是外科和放射综合治疗，包括术前放射、术中放射、术后放射、"三明治"放疗等。

但放疗对机体有较大的伤害，身体功能差的晚期结肠癌患者应慎用，尽量避免毒副作用造成的人体免疫功能损伤。

4. 生物治疗

免疫疗法和基因疗法均属于生物治疗，目前临床上应用较多的是免疫疗法。主要是调动人体的天然抗癌能力，恢复机体内环境的平衡，相当于中医的"扶正培本，调和阴阳"。生物治疗能够预防肿瘤的复发和转移，还能提高放疗、化疗的疗效，减少放疗、化疗的毒副作用。

5. 靶向治疗

所谓的分子靶向治疗，是在细胞分子水平上，针对已经明确的致癌位点（该位点可以是肿瘤细胞内部的一个蛋白分子，也可以是一个基因片段），来设计相应的治疗药物，药物进入体内会特异地选择致癌位点结合发生作用，使肿瘤细胞特异性死亡，而不会波及肿瘤周围的正常组织细胞，所以分子靶向治疗又被称为"生物导弹"。

第五节　保健调理

世界卫生组织提出了预防结肠癌的十六字方针，即"合理膳食、适量运动、戒烟限酒、心理平衡"。具体措施包括以下方面。

一、饮食调护

改变以肉类及高蛋白食物为主食的习惯。少吃高脂肪性食物，特别是要控制动物性脂肪的摄入。高脂肪、高蛋白、低纤维饮食产生的致癌物质多，作用于大肠时间长，会导致大肠癌的发生率增加。因此，少吃或不吃富含饱和脂肪和胆固醇的食物，包括猪油、牛油、肥肉、动物内脏、鱼子等。不吃或少吃油炸食品。适量食用含不饱和脂肪酸的食物，如橄榄油、金枪鱼等。每日补充膳食纤维素。多吃富含膳食纤维素的食物，如魔芋、大豆及其制品、新鲜蔬菜和水果、海藻类等。适当增加主食中粗粮、杂粮的比例，不宜过细过精。多吃新鲜蔬菜和水果，以补充胡萝卜素和维生素 C。适量食用核桃、花生、奶制品、海产品等，以补充维生素 E。注意摄取麦芽、鱼类、蘑菇等富含微量元素硒的食物。

结肠癌患者禁食辛辣食物，辣椒、胡椒等食物对肛门有刺激作用。结肠癌术后的患者，注意加强护理和饮食营养，促进患者身体恢复。初期不能正常进食时，应以静脉补液为主。能够进食后，饮食要以流食开始，逐渐过渡到半流食、软食，待胃肠道逐步适应后再增加其他饮食。应注意不要吃过多的油脂，要合理搭配糖、脂肪、蛋白质、矿物质、维生素等食物，每天都要有谷类、瘦肉、鱼、蛋、乳、各类蔬菜及豆制品，每一种的量不要过多。这样才能补充体内所需的各种营养。同时还要戒烟限酒。

二、运动调护

积极锻炼，寻找适合自己的锻炼方式，增强体质，提高免疫力；自我放松，缓解压力，保持良好的心态。康复期应根据具体情况，适当参加一些体育运动，如晨起散步、做操、打太极拳等。

三、情志调护

情志不畅，精神抑郁，可使气机逆乱，阴阳气血失调，脏腑功能失常，故平时要保持良好心态，避免一切不良精神刺激，以利气血调和，促进康复。

第六节　典型病例

患者贾某，女性，62 岁，已婚。初诊时间：2009 年 9 月 27 日。

主诉：泄泻、便血 1 年。

现病史：患者于 2008 年底因大便次数增多，黏液多，大便带血，伴有腹痛，里急后重，在当地医院就诊，查便常规：白细胞 25 ～ 45/HP，红细胞 35 ～ 60/HP。考虑为细菌性痢疾，经抗生素及中草药治疗后症状有所缓解出院，但饮食不当时仍大便次数增多，偶可见大便带血，患者未予重视，间断在当地（口服）中草药治疗控制。2009 年 5 月再次病情加重，大便黏液多，大便带血，腹痛、里急后重，经抗生素及中草药治疗不能缓解，并于右上腹可触及一鸡蛋大小包块，伴有触痛，质地偏硬，遂行钡灌肠检查，于结肠肝曲部位发现肠腔狭窄充盈缺损，遂到当地肿瘤医院行剖腹探查。术中发现结肠肝曲有一肿块约 3.4cm×4.5cm，向腔内突出，表面伴有糜烂出血，且于肝门附近有 3 个结节状物，质地硬，表面粗糙，最大者 3.2cm×2.8cm，最小者 1.5cm×2.0cm，因靠近肝门静脉，肝脏肿块无法切除，术中仅将结肠肿物切除，并行活检。术后病理为低分化腺癌。随予以 MFV 方案化疗，4 周为一疗程，行两疗程后因化疗反应不能耐受，中止化疗，前来本院就诊。初诊时见面色晦暗，神疲乏力，气短懒言，眼睑色淡，纳少恶心，腹痛嗳气，大便呈糊状，每日 3 ～ 5 行，舌暗淡，苔白腻，脉沉细。

既往史：患者否认高血压、糖尿病史；无肝炎、结核及其他传染病史；无外伤史，4 个月前行剖腹探查术。

个人史：生于原地，住地无潮湿之弊，条件尚可。

婚育史：21 岁结婚，育 1 子 1 女，身体尚健。

查体：T 36.5℃，R 22 次 / 分，P 82 次 / 分，BP 110/90mmHg。发育正常，体形消瘦，全身皮肤黏膜无黄染，心肺无异常；腹部平软，未见肠型、胃型蠕动波，无腹壁静脉曲张。全腹无压痛、反跳痛及肌紧张。未触及包块，肝脾肋下未及，肠鸣音正常。

实验室检查：血常规示白细胞 $3.2×10^9$/L，中性粒细胞比例 58%，血红蛋白 67g/L。便常规示红细胞 3 ～ 5/HP，白细胞 0 ～ 2/HP，潜血（±）。

中医诊断：肠澼（脾虚蕴湿，毒结大肠）。

西医诊断：结肠癌。

治法：健脾化湿，解毒抗癌。

药物：黄芪 30g，当归 12g，太子参 15g，生白术 30g，茯苓 15g，白蔻仁 10g，杏仁 10g，厚朴 10g，生薏苡仁 15g，竹叶 10g，何首乌 15g，凌霄花 15g，炒槐花 10g，红藤 10g，败酱草 10g，鳖甲 15g，阿胶珠 20g，山药 20g，鸡血藤 30g，代赭石 15g，鸡内金 30g，生麦芽 30g，香橼 15g。7 剂，水煎服，每日 1 剂，分两次温服。

医嘱：按时服药，进软食，忌辛辣刺激之品，戒怒。

二诊：药后患者有里急后重感。

治法：清热燥湿，化浊解毒。

药物：上方加瓜蒌 15g，黄连 15g，青皮 10g，儿茶 10g，秦皮 10g，广木香 9g，砂仁 9g，白花蛇舌草 15g。7 剂，水煎服，每日 1 剂，分两次温服。

以此方为基础辨证加减服药治疗 1 年，患者明显好转，未复发。

按语：患者初期以大便次数增多、黏液多、大便带血，伴有腹痛、里急后重为主要临床表现，中医辨证为脾虚蕴湿、毒结大肠，故治疗上以健脾化湿、解毒抗癌为主。经治疗患者泄泻、便血明显好转。因本病主要病机为脾虚蕴湿，此阶段治疗主要以健脾化湿为主。辨证治疗 1 年，患者总体状态良好，但余症不清，中医辨证为浊毒内蕴，治疗以化浊解毒为主，经治疗患者症状明显好转。

第十一章　急性胰腺炎

第一节　中医对急性胰腺炎的认识

一、病名

根据急性胰腺炎腹痛、腹胀、恶心、呕吐的主要临床表现及其腹痛的部位和性质，一般认为本病属中医"胃脘痛""胁痛""膈痛""腹痛""胃心痛"等病证范畴。重症胰腺炎多表现为腹痛、呕吐、便结、黄疸等症状，属于中医"结胸""厥脱""阳明腑实证"等范畴。本病的发生与肝、胆、脾、胃、肠等脏腑关系密切。本病病因或由情志不畅，肝失疏泄，肝气郁滞，日久化火化瘀；或由暴饮暴食，嗜酒过度，伤及脾胃，运化失职，湿热内结；或由寄生虫、结石阻于胆道，气机逆乱；从而导致本病。

二、辨证分型

1. 肝郁气滞化火

症状：突然发作的腹部剧痛，常在中上腹，走窜两胁、腰背，伴发热、咽干、口苦、嗳气、恶心、呕吐、大便干结。舌质红，苔黄，脉弦数。

证候分析：情志不畅，肝失疏泄，气滞不行，不通则痛，可有腹部剧痛突然发作；气病游走，故疼痛走窜两胁、腰背；气郁日久化火，可有发热、口喑、咽干；肝气犯胃，胃失和降，可有嗳气、恶心、呕吐；火热阻于肠道，故大便干结；舌质红、苔黄、脉弦数是为肝郁气滞化火之象。

2. 肝胆湿热内蕴

症状：持续的腹部、两胁绞痛或剧痛，阵发性加剧，胸闷，恶心，呕吐，发热或寒热往来，口喑，目黄、身黄、尿黄。舌红苔黄腻，脉弦滑或弦数。

证候分析：湿热蕴结于肝胆，肝络失和，则持续的腹部钻痛或剧痛，阵发性加剧；湿热中阻，则胸闷、恶心、呕吐、发热；胆不疏泄，故寒热往来，口苦、胁痛；湿热交蒸，胆液不循肠道而外溢，故见目黄、身黄、尿黄；舌红、苔黄腻、脉弦滑或弦数均为肝胆湿热内蕴之象。

3. 瘀热留滞肠胃

症状：腹痛持续不解，痛如刀割，走窜两胁、腰背，腹胀满、按之痛，高热寒战，恶心呕吐，口渴烦躁，大便秘结，或见腹部、脐周瘀斑。舌质紫暗，苔黄燥，脉洪数。

证候分析：气滞日久，化热化瘀，故持续腹痛，痛如刀割，走窜两胁、腰背；瘀血有形，则腹胀满、按之痛；邪正交争，故高热寒战；肝火犯胃，则恶心呕吐、口渴烦躁；热阻肠道，则大便秘结；腹部、脐周瘀斑，舌质紫暗均为瘀血内阻之象；苔黄燥、脉洪数是为内热炽盛之象。

第二节　西医对急性胰腺炎的认识

一、概念

急性胰腺炎是多种病因导致胰酶在胰腺内被激活后引起胰腺组织自身消化、水肿、出血甚至坏死的炎症反应。临床以急性上腹痛、恶心、呕吐、发热和血胰酶增高等为特点。病变程度轻重不等，轻者以胰腺水肿为主，临床多见，病情常呈自限性，预后良好，又称为轻症急性胰腺炎。少数重者的胰腺出血坏死，常继发感染、腹膜炎和休克等，病死率高，称为重症急性胰腺炎。临床病理常把急性胰腺炎分为水肿型和出血坏死型两种。

二、病因

胰腺炎的病因与过多饮酒、胆管内的胆结石等有关。

1. 梗阻因素

由于胆道蛔虫、乏特壶腹部结石嵌顿、十二指肠乳头缩窄等导致胆汁反流。如胆管下端明显梗阻，胆道内压力甚高，高压的胆汁逆流胰管，造成胰腺腺泡破裂，胰酶进入胰腺间质而发生胰腺炎。

2. 酒精因素

长期饮酒者容易发生胰腺炎，在此基础上，当某次大量饮酒和暴食的情况下，胰酶大量分泌，致使胰腺管内压力骤然上升，引起胰腺泡破裂，胰酶进入腺泡之间的间质而引发急性胰腺炎。酒精与高蛋白高脂肪食物同时摄入，不仅使胰酶分泌增加，同时又可引起高脂蛋白血症。这时胰脂肪酶分解甘油三酯释放出游离脂肪酸而损害胰腺。

3. 血管因素

胰腺的小动、静脉急性栓塞，梗阻，发生胰腺急性血循环障碍而导致急性胰腺炎；另一个因素是建立在胰管梗阻的基础上，当胰管梗阻后，胰管内高压，胰酶被动地"渗入"间质。胰酶的刺激引起间质中的淋巴管、静脉、动脉栓塞，继而胰腺发生缺血坏死。

4. 外伤

胰腺外伤使胰腺管破裂、胰腺液外溢以及外伤后血液供应不足，导致发生急性重型胰腺炎。

5. 感染因素

病毒或细菌是通过血液或淋巴进入胰腺组织，引发胰腺炎。一般情况下这种感染为单纯水肿性胰腺炎，发生出血坏死性胰腺炎者较少。

6. 代谢性疾病

可与高钙血症、高脂血症等病症有关。

7. 其他因素

如药物过敏、血色沉着症、遗传等。

三、临床表现

急性水肿型胰腺炎的主要症状为腹痛、恶心、呕吐、发热，而出血坏死型胰腺炎可出现休克、高热、黄疸、腹胀以至肠麻痹、腹膜刺激征以及皮下出现瘀斑等。

1. 腹痛

腹痛为最早出现的症状，往往在暴饮暴食或极度疲劳之后发生，多为突然发作，位于上腹正中或偏左。疼痛为持续性进行性加重，似刀割样。疼痛向背部、胁部放射。若为出血坏死性胰腺炎，发病后短时间内即为全腹痛、急剧腹胀，同时很快出现轻重不等的休克。

2. 恶心、呕吐

发作频繁，起初为食物、胆汁样物，随着病情进行性加重，很快即进入肠麻痹，则吐出物为粪样。

3. 黄疸

急性水肿型胰腺炎出现的较少，约占 1/4。而在急性出血性胰腺炎患者中出现较多。

4. 脱水

急性胰腺炎的脱水主要由肠麻痹、呕吐所致，而重型胰腺炎在短时间内即可出现严重的脱水及电解质紊乱。出血坏死型胰腺炎，发病后数小时即可呈现严重的脱水现象，表现为无尿或少尿。

5. 发热

胰腺有大量炎性渗出，以致胰腺坏死和局限性脓肿等，可出现不同程度的体温升高。若为轻型胰腺炎，一般体温在39℃以内，3～5天即可下降。而重型胰腺炎，体温常在39～40℃，常出现谵妄，持续数周不退，并出现毒血症的表现。

6. 出血

少数出血坏死性胰腺炎，胰液沿坏死溶解的组织间隙到达皮下，并溶解皮下脂肪，而使毛细血管破裂出血，使局部皮肤呈青紫色，有的可融成大片状，主要出现在前下腹壁，亦可在脐周出现。

7. 腹水

胰腺的位置较深，一般的轻型水肿型胰腺炎在上腹部深处有压痛，少数前腹壁有明显压痛。而急性重型胰腺炎，由于大量的胰腺溶解、坏死、出血，患者前、后腹膜均被累及，全腹肌紧张、压痛，全腹胀气，并可有大量炎性腹水，可出现移动性浊音。肠鸣音消失，出现麻痹性肠梗阻。

8. 胸腔积液

渗出液的炎性刺激，可致胸腔反应性积液，以左侧为多见，或引起同侧的肺不张，出现呼吸困难。

9. 肠梗阻

大量的坏死组织积聚于小网膜囊内，在上腹可以看到一隆起性包块，触之有压痛，包块的边界不清。少数患者腹部的压痛等体征已不明显，但仍然有高热、白细胞计数增高，以至经常性出现似"部分性肠梗阻"的表现。

四、局部并发症

1. 胰腺脓肿

胰腺脓肿常于起病2～3周后出现。此时患者高热伴中毒症状，腹痛加重，可扪及上腹部包块，白细胞计数明显升高。穿刺液为脓性，培养有细菌生长。

2. 胰腺假性囊肿

胰腺假性囊肿多在起病3～4周后形成。体检常可扪及上腹部包块，大的囊肿可压迫邻近组织产生相应症状。

五、全身并发症

常有急性呼吸衰竭、急性肾衰竭、心力衰竭、消化道出血、胰性脑病、败血症及真菌感染、高血糖等并发症。

第三节　常用检查

一、血常规

血常规多有白细胞计数增多及中性粒细胞核左移。

二、血尿淀粉酶测定

血清（胰）淀粉酶在起病后 6～12 小时开始升高，48 小时开始下降，持续 3～5 天，血清淀粉酶超过正常值 3 倍可确诊为本病。

三、血清脂肪酶测定

血清脂肪酶常在起病后 24～72 小时开始升高，持续 7～10 天，对病后就诊较晚的急性胰腺炎患者有诊断价值，且特异性也较高。

四、淀粉酶内生肌酐清除率比值

急性胰腺炎时可能由于血管活性物质增加，肾小球的通透性增加，肾对淀粉酶的清除率升高而对肌酐的清除率未变。

五、血清正铁白蛋白

当腹腔内出血时，红细胞被破坏，释放血红素，经脂肪酸和弹力蛋白酶作用能变为正铁血红素，后者与白蛋白结合成正铁血白蛋白，重症胰腺炎起病时常为阳性。

六、生化检查

暂时性血糖升高，持久的空腹血糖高于 10mmol/L 反映胰腺坏死，提示预后不良。高胆红素血症可见于少数临床患者，多于发病后 4～7 天恢复正常。

七、腹部 X 线

可排除其他急腹症，如内脏穿孔等，"哨兵襻"和"结肠切割征"为胰腺炎的间接指征，弥漫性模糊影腰大肌边缘不清提示存在腹腔积液，可发现肠麻痹或麻痹性肠梗阻。

八、腹部 B 超

B 超应作为常规初筛检查。急性胰腺炎在 B 超中可见胰腺肿大，胰内及胰周围回声异常；B 超亦可了解胆囊和胆道情况，后期对脓肿及假性囊肿有诊断意义，但因患者腹胀常影响其观察。

九、CT 显像

对观察急性胰腺炎的严重程度、附近器官是否受累提供帮助。

第四节　中西医治疗

一、常用中医治疗

（一）辨证论治

1. 肝郁气滞证

症状：脘腹胀闷疼痛，痛及两胁，阵阵加剧，低热、口苦、嗳气、干呕，善太息，舌质淡红，舌苔薄白或微黄，脉弦。

病机：肝气郁结，气机不畅，疏泄失司。

治法：疏肝解郁，理气止痛。

代表方：柴胡疏肝散加味。

常用药：柴胡 9g，醋炒陈皮 12g，川芎 9g，枳壳 9g，芍药 6g，香附 9g，炙甘草 3g。

加减：临证可加郁金、川楝子、延胡索增强理气止痛之力，加黄芩、蒲公英行清热解毒之功。若腑气不通，腹胀甚者，以枳实易枳壳，并加厚朴、大腹皮以行气止痛。肝郁化火明显者，见口苦咽干、头痛、目赤，加栀子、牡丹皮清肝泻火。呕恶明显者为肝胃不和、胃失和降，加法半夏和胃降逆止吐。

2. 胃肠热结证

症状：脘腹胀满作痛，牵及腰背，按之痛甚，高热烦渴，大便干结，呕吐剧烈，舌质红，舌苔黄厚，脉沉实或弦滑数。

病机：邪热壅滞，腑气不通。

治法：通腑泄热，理气止痛。

代表方：大柴胡汤加减。

常用药：柴胡 6g，黄芩 9g，半夏 6g，枳实 9g，白芍 9g，大黄 3g，生姜 6g，大枣 3 枚。

加减：若燥结明显，症见便秘干结难解，加芒硝冲服，软坚散结。若腑气不通，腹痛腹胀剧烈，加厚朴、川楝子等行气止痛。

3. 胆胰湿热证

症状：中上腹胀痛，身热不扬，渴不欲饮，口干而黏，恶心呕吐，周身困重，或见黄疸，口苦口腻，舌质红，舌苔黄腻，脉滑数。

病机：湿热内结，气机壅滞，腑气不通。

治法：清热利湿，散结止痛。

代表方：龙胆泻肝汤加减。

常用药：龙胆草 12g，黄芩 6g，栀子 9g，通草 6g，当归尾 9g，生地黄 9g，生甘草 6g，柴胡 6g，车前子 9g。

加减：若头困重、呕恶明显者为湿困脾胃，清阳不升，加藿香、白蔻仁化湿和中。若黄疸较深为湿热蕴阻、肝胆疏泄不利，加金钱草、茵陈利胆退黄。

4. 浊毒内蕴证

症状：上腹部剧痛，拒按，烦躁高热，呕吐频繁，吐少量血液，可见皮肤瘀斑，便结尿黄，舌质绛，舌苔黄或灰黑，脉滑数。

病机：浊毒蕴结，阻滞肠腑。

治法：化浊解毒，清热凉血。

代表方：黄连解毒汤合犀角地黄汤加减。

常用药：黄芩 6g，黄连 6g，黄柏 6g，栀子 9g，犀角（水牛角代）3g，生地黄 6g，赤芍 9g，牡丹皮 9g。

加减：若呕血多者，为热毒炽盛，热伤血络所致加生地榆、白茅根、三七粉凉血止血。若瘀热甚而发黄者，加茵陈、大黄荡涤邪热从二便而出，增强清热祛瘀作用；高热烦躁神昏者，为热毒内陷、蒙闭清窍，可送服安宫牛黄丸清热解毒，开窍醒神。

（二）其他中医特色疗法

1. 针刺

（1）体针（或电针）主穴：足三里、下巨虚、地机、内关、支沟、天枢。配穴：中脘、梁门、府舍、脾俞、胃俞、内庭、期门、上脘。每次选主穴 2～3 穴，配穴 1～2 穴。除针背腧穴外，患者均取仰卧位。针下巨虚、地机时，尽可能先在其周围找到压痛明显的点。针体垂直刺入，大幅度捻转提插以加强刺激，均用泻法。得气后留针 1 小时，每隔 5～10 分钟，至局部皮肤起红晕。上述穴位，亦可以用电针治疗，疏密波，强度以耐受为宜，刺激 30 分钟至 1 小时。无论体针或电针，急性期日针 2～4 次。另外行禁食，胃肠减压，抑制胰腺分泌，抑酸，抗感染，补液支持疗法。

（2）根据疼痛部位分选日月、期门、足三里、下巨虚、阳陵泉、内关、上脘、中脘、灵台、至阳、地机、胆囊、委中等穴，毫针刺用泻法，每 1～3 小时 1 次。

（3）主穴为足三里、下巨虚、内关，或中脘、梁门、内关、阳陵泉，或脾俞、胃俞、中脘，或血海、三阴交、胆囊，或府舍、章门、期门、足三里。以上穴位可任选一组或几组交替使用，一般用强刺激手法，有针感后留针 1 小时，若针刺后接用电针效果更好。

（4）取穴：足三里下 3～5 寸的压痛点（双侧），深刺，留针 20～30 分钟，间歇用重刺激手法。压痛较显著一侧做重点针刺。

2. 放血疗法

取穴金津、玉液、委中，以三棱针点刺放血，每次 5mL。

3. 耳针疗法

取穴胆区、胰区、交感、神门，强刺激后埋针，定时按压，以加强刺激。

4. 穴位注射

（1）选双侧足三里、胆囊穴，用丹参注射液 2～4mL 注入穴位，每日两次。

（2）主穴：足三里、下巨虚。配穴：腹痛加地机、日月，呕吐加内关、中脘。药液：10% 葡萄糖注射液、阿托品注射液。每次仅取一主穴，据症加一配穴。一般每穴注入 5～10mL 的 10% 葡萄糖注射液。均于注射针头深刺得气后，加速推入药液，务使感应强烈。如腹痛剧烈，则于地机或日月，注射 0.25mg 阿托品。每日治疗两次。

5. 中药灌肠

用大柴胡汤或承气汤水煎后，高位保留灌肠。

6. 药物敷贴

（1）双柏散：大黄、侧柏叶各两份，黄柏、泽兰、薄荷各 1 份，共研细末，每次取 100～150g 水蜜调成糊状，敷于中上腹或脐部。有良好减轻肿痛、抑制炎症作用。

（2）如意金黄散：凉开水或凉茶水调成糊状，敷于腹部痞块处。

（3）消炎散：本方由黄柏或虎杖、煅石膏、冰片等组成，共研细末，凉开水或凉茶水调成糊状，敷于中上腹或脐部，用于重症胰腺炎并发肠麻痹者。

（4）处方：皮硝 30 ~ 90g。操作：将皮硝打碎，布包，敷于脐部。每日两次，每次 10 分钟，6 次为一疗程。

7. 艾灸

处方：内关、阴陵泉。操作：用清艾条行雀啄灸，每穴灸 15 分钟，以皮肤潮红为度，每日两次，6 次为一疗程。

8. 拔罐

处方：上脘、脾俞、胃俞。操作：患者取侧卧位，选用中号火罐，用闪火法拔于以上穴位，留罐 20 分钟，每日两次，6 次为一个疗程。

9. 推拿疗法

处方：中脘、膻中、梁门、章门、内关、足三里、肝俞、胃俞。操作：患者取仰卧位，先用掌轻揉腹部，重点在中脘穴，约 5 分钟；再用拇指按揉膻中、梁门、章门、内关、足三里等穴，每穴约两分钟；最后患者取俯卧位，用掌推背部膀胱经，以潮红为度，约 10 分钟。掌揉肝俞、胃俞，力量可稍大，以患者能耐受为度，每穴约两分钟。

10. 中成药

（1）九气拈痛丸：含木香、香附、高良姜、陈皮、槟榔、甘草、莪术、五灵脂、郁金、延胡索等。功能行气化滞，消积止痛。每服 6g，每日服两次。适用于气滞型者。

（2）胰胆合剂：每次 50mL，每日 2 ~ 3 次口服，重症加倍。

二、常用西医治疗

（一）非手术治疗

防治休克，改善微循环、解痉、止痛，抑制胰酶分泌，抗感染，营养支持，预防并发症的发生，加强重症监护的一些措施等。

1. 防治休克：改善微循环应积极补充液体、电解质和热量，以维持循环的稳定和水电解质平衡。

2. 抑制胰腺分泌：①H2 受体阻断剂；②抑肽酶；③ 5- 氟尿嘧啶；④禁食和胃肠减压。

3. 解痉止痛：应定时给以止痛剂，传统方法是静脉内滴注 0.1% 的普鲁卡因用以静脉封闭，并可定时将盐酸哌替啶（度冷丁）与阿托品配合使用，既止痛又可解除 Oddi 括约肌痉挛。禁用吗啡，以免引起 Oddi 括约肌痉挛。另外，亚硝酸异戊酯、亚硝酸甘油等在剧痛时使用，特别是给年龄大的患者使用，既可一定程度地解除 Oddi 括约肌的痉挛，同时对冠状动脉供血也大有好处。

4.营养支持：急性重型胰腺炎时，机体的分解代谢高、炎性渗出、长期禁食、高热等，患者处于负氮平衡及低血蛋白症，故需营养支持，而在给予营养支持的同时，又要使胰腺不分泌或少分泌。

5.抗生素的应用：AP患者不推荐静脉使用抗生素以预防感染。针对部分易感人群（如胆道梗阻、高龄、免疫力低下等）可能发生的肠源性细菌易位，可选择喹诺酮类、头孢菌素、碳青霉烯类及甲硝唑等预防感染。

6.腹膜腔灌洗：对腹腔内有大量渗出者，可做腹腔灌洗，使腹腔内含有大量胰酶和毒素物质的液体稀释并排出体外。

7.加强监护。

8.间接降温疗法。

（二）手术治疗

虽有局限性区域性胰腺坏死、渗出，但无感染且全身中毒症状不十分严重的患者，不需急于手术。若有感染则应予以相应的手术治疗。

第五节 保健调理

胰腺炎的病因与饮食不合理有很大的关系。从健康饮食的角度考虑，胰腺炎患者的饮食注意事项有以下五点。

一、不能喝酒，不能吃脂肪含量过高的食物

胰腺炎患者在日常饮食中经常吃大鱼大肉，会导致病情的加重，不利于胰腺炎的治疗。所以，在日常饮食中，胰腺炎患者不能喝酒，不能吃脂肪含量高的食物。

二、少量多餐

少量多餐，是指在一日三餐中，要注意每顿饮食的量，不要暴饮暴食，要注意饮食搭配合理，不要吃撑，这样对健康才会有好处。

三、营养搭配

胰腺炎患者，尤其是慢性胰腺炎患者，经常会发生腹泻，这对身体健康是很不利的。所以，胰腺炎患者应该适当补充营养，吃一些有营养的东西，例如豆腐、鱼等，有利于病情。

四、烹调技巧

现代人大多喜欢油炸的食物，但是经常吃油炸食品对于胰腺炎的治疗没有好处。在饮食反面，胰腺炎患者应该多吃一些清淡的食物，最好以蒸、炖为主，这样不会增加胰腺的负担。

五、忌辛辣

辣椒、姜、蒜等食物都是胰腺炎患者的禁忌。刺激性的食物会加重胰腺的负担，延误胰腺炎的病情，不利于治疗，所以，为了使胰腺尽快恢复健康，饮食上一定要忌辛辣。

第六节　诊疗共识

一、中医诊疗共识意见

急性胰腺炎中医诊疗专家共识意见（2017）

急性胰腺炎（acute pancreatitis，AP）是指由于多种病因引起胰酶激活，以胰腺局部炎性反应为主要特征，伴或不伴其他器官功能改变的疾病。临床以急性上腹痛、恶心、呕吐、发热和血清淀粉酶升高等为特点，大多数患者的病程呈自限性，20% ～ 30% 患者的临床经过凶险，总体病死率为 5% ～ 10%。AP 具有起病急，病情重，并发症多，病死率高等特点，近年来发病率有增加的趋势，是临床常见的消化系统疾病之一。目前，中西医结合已成为本病主要的治疗手段，中医药发挥着重要作用，例如中药灌肠、腹部外敷等中医特色疗法在治疗 AP 合并麻痹性肠梗阻方面具有一定优势。此外，中医"治未病"思想在 AP 的临床防治中也有一定的指导作用。鉴于此，中华中医药学会脾胃病分会于 2013 年公布了《急性胰腺炎中医诊疗专家共识意见》。近年来，随着 AP 中医研究的进展，有必要对中医诊疗共识意见进行更新，以满足临床诊疗的需要。

2014 年 8 月，中华中医药学会脾胃病分会牵头成立了《急性胰腺炎中医诊疗专家共识意见》起草小组。小组成员依据循证医学原理，广泛搜集循证资料，并先后组织国内脾胃病专家针对急性胰腺炎的证候分类、辨证治疗、诊治流程、疗效标准等一系列关键问题进行总结讨论，形成本共识意见初稿，之后按照国际通行的德尔斐法进行了 3 轮投票。2015 年 9 月，在重庆进行了第一次投票，并根据专家意见，起草小组对本共识意见进行了修改。2015 年 12 月，在北京进行了第二次投票。2016 年 6 月，在厦门召开了核心专家审稿会，来自全国各地的 20 余名脾胃病学知名专家对本共识意见（草案）进行了第三次投票，并进行了充分的讨论和修改。2016 年 7 月，在哈尔滨举行的第 28 届全国脾胃病学术会议上对本共识意见（草案）再次进行了讨论、修改和审定。2016 年 9 月，在北京召开了专家定稿会议，最终完成了本共识意见（表决选择：①完全同意；②同意，但有一定保留；③同意，但有较大保留；④不同意，但有保留；⑤完全不同意。如果＞2/3 的人数选择①，或＞85% 的人数选择①＋②，则判定为条款通过）。现将全文公布如下，供国内外同道参考，并冀在应用中不断完善。

（一）概述

1. 病名

根据 AP 的发病部位及临床特点，中医可命名为"腹痛"，还可将其归属于"胃心痛""脾心痛""胰瘅"范畴。

2. 西医诊断根据

2012 版急性胰腺炎分类 – 亚特兰大国际共识的分类和定义的修订，急性胰腺炎的诊断须符合下列 3 项指标中的 2 项：①上腹部持续疼痛：疼痛发病急、较重，并常常向后背部放射。②血清淀粉酶或脂肪酶至少高于 3 倍正常值上限：其中血清脂肪酶于起病后 24 ～ 72 小时开始升高，持续 7 ～ 10 天；血清淀粉酶于起病后 2 ～ 12 小时开始升高，48 小时开始下降，持续 3 ～ 5 天；尿淀粉酶于起病后 8 ～ 12 小时开始升高，下降过程持续 3 ～ 10 天。③ CT 显示有特征性急性胰腺炎表现，根据 CT 表现将胰腺炎症的严重程度分为 A ～ E 级。A 级：影像学为正常胰腺。B 级：胰腺实质改变，包括胰腺局部或弥漫性肿大，胰腺内小范围积液（侧支胰管或直径＜ 3cm 的胰腺坏死所致）。C 级：胰腺实质及周围炎性改变，除 B 级所述胰腺实质的变化外，胰腺周围软组织也有炎性改变。D 级：胰腺外的炎性改变，以胰腺周围改变为突出表现而非单纯的液体积聚。E 级：广泛的胰腺外积液和脓肿，包括胰腺内显著的积液坏死，胰腺周围的积液和脂肪坏死，胰腺脓肿。

3. 病因病机

（1）病因

AP 的病因可分为主要病因和次要病因，主要病因包括胆石、虫积、素体肥胖、饮食不节（主要包括暴饮暴食、饮酒、嗜食肥甘厚腻），次要病因主要有创伤（包括跌打损伤及手术所致）、情志失调、素体亏虚（先天性胰腺疾病）及外感六淫之邪（如感染）等。

（2）病位

AP 的病位在脾，与肝、胆、胃密切相关，并涉及心、肺、肾、脑、肠。

（3）病机

AP 的病理性质为本虚标实，但以里、实、热证为主；病理因素包括虚实两种，属实的病理因素主要有食积、酒毒、气滞、血瘀、湿热、痰浊、热毒，属虚的病理因素主要有气虚、阴虚。AP 的基本病机为腑气不通，各种致病因素均可引起气机不畅，脾胃运化失司，痰湿内蕴，郁久化热，久则血瘀、浊毒渐生，有形邪实阻滞中焦，从而导致"腑气不通，不通则痛"。

（4）病机转化

"腑气不通"是 AP 发生的基本病机，瘀毒内蕴则是本病复杂多变、危重难治的关键病机。本病初起多因气滞食积或肝胆脾胃郁热，病久则生湿蕴热，进而演变为瘀、毒之邪内阻或互结，瘀毒兼夹热邪，或热伤血络，或上迫于肺，或内陷心包，从而导致病情复杂化。因此本病的病机演变多因湿、热、瘀、毒蕴结中焦而致脾胃升降传导失司，肝胆疏泄失常，脏腑气机阻滞为主，病机转变的关键则在于瘀毒内蕴。

（5）分期及其特征

AP 可分为初期、进展期、恢复期，其中初期及进展期可作为 AP 的急性期。初期：多因食积、气滞，正盛邪轻。进展期：湿、热、瘀、毒兼夹，正盛邪实，或痰热，或瘀热，或热毒之邪内陷，上迫于肺，热伤血络，成气血逆乱之危症。恢复期：正虚邪恋，耗阴伤阳，气血不足，阴阳失调，虚实夹杂。

4. 辨证分型

AP 可分急性期和恢复期，其中急性期分为 5 个证型，恢复期分为 2 个证型。

（1）急性期

①肝郁气滞证

主症：脘腹胀痛，腹胀得矢气则舒。次症：善太息，恶心或呕吐，嗳气，大便不畅。舌脉：舌淡红，苔薄白或薄黄；脉弦紧或弦数。

②肝胆湿热证

主症：脘腹胀痛，大便黏滞不通。次症：胸闷不舒，发热，烦渴引饮，小便短黄，身目发黄。舌脉：舌质红，苔黄腻或薄黄；脉弦数。

③腑实热结证

主症：腹满硬痛拒按，大便干结不通。次症：日晡潮热，胸脘痞塞，呕吐，口臭，小便短赤。舌脉：舌质红，苔黄厚腻或燥；脉洪大或滑数。

④瘀毒互结证

主症：腹部刺痛拒按，痛处不移；大便燥结不通。次症：躁扰不宁，皮肤青紫有瘀斑，发热，小便短涩。舌脉：舌质红或有瘀斑，脉弦数或涩。

⑤内闭外脱证

主症：意识模糊不清，大便不通。次症：肢冷抽搐，呼吸喘促，大汗出，小便量少甚或无尿。舌脉：舌质干绛，苔灰黑而燥；脉微欲绝。

（2）恢复期

①肝郁脾虚证

主症：胁腹胀满，便溏。次症：纳呆，恶心，善太息。舌脉：舌苔薄白或白腻，脉弦缓。

②气阴两虚证

主症：少气懒言，胃脘嘈杂。次症：神疲，口燥咽干，饥不欲食，大便干结。舌脉：舌淡红少苔或无苔，脉细弱。

证候诊断：主症2项，次症2项，参考舌脉，即可诊断。

5. 临床治疗

（1）治疗目标：①解决引起AP的原发病因；②争取早发现、早治疗，减少并发症，防止复发，提高生存质量；③降低手术率，减少死亡率。

（2）治疗原则：腑气不通是本病的基本病机，通里攻下应贯穿本病治疗的始终。根据"急则治标，缓则治本"的原则，急性期针对肝郁气滞、肝胆湿热、腑实热结、瘀毒互结及内闭外脱的病机特点，分别予疏肝解郁、清热化湿、通腑泄热、祛瘀通腑、回阳救逆的基本治疗原则；缓解期针对肝郁脾虚、气阴两虚的病机特点，分别予疏肝健脾、益气养阴的治疗原则。在上述治疗原则的指导下，可将内治法和外治法相结合进行多途径治疗。

（3）辨证论治

1）急性期

①肝郁气滞证

治法：疏肝解郁，理气通腑。主方：柴胡疏肝散（《景岳全书》）。药物：陈皮（醋炒）、柴胡、川芎、香附、枳壳（麸炒）、芍药、炙甘草。加减：因胆道蛔虫病引起者，加乌梅、苦楝根皮；痛甚加青皮、佛手、延胡索；大便干结者，加芦荟、芒硝。

②肝胆湿热证

治法：清热化湿，利胆通腑。

代表方：茵陈蒿汤（《伤寒论》）合龙胆泻肝汤（《医方集解》）。

药物：茵陈、大黄（后下）、栀子、龙胆草（酒炒）、黄芩（酒炒）、山栀子（酒炒）、泽泻、木通、车前子、当归、生地黄、柴胡、甘草。

加减：黄疸热重者，加蒲公英、败酱草、紫花地丁；大便黏滞不爽者，加滑石、薏苡仁。

③腑实热结证

治法：清热通腑，内泻热结。

代表方：大柴胡汤（《伤寒论》）合大承气汤（《伤寒论》）。

药物：柴胡、枳实、半夏、黄芩、生大黄（后下）、芒硝（冲）、白芍、栀子、连翘、桃仁、红花、厚朴、黄连。

加减：呕吐重者加紫苏梗、竹茹。

④瘀毒互结证

治法：清热泻火，祛瘀通腑。

代表方：泻心汤（《伤寒论》）或大黄牡丹汤（《金匮要略》）合膈下逐瘀汤（《医林改错》）。

药物：大黄、黄连、黄芩、当归、川芎、桃仁、红花、赤芍、延胡索、生地黄、丹参、厚朴、炒五灵脂、牡丹皮、水牛角（先煎）、芒硝（冲）。

加减：便血或呕血者，加三七粉、茜草根；瘀重者，加三棱、莪术。

⑤内闭外脱证

治法：通腑逐瘀，回阳救逆。

代表方：小承气汤（《伤寒论》）合四逆汤（《伤寒论》）。

药物：生大黄（后下）、厚朴、枳实、熟附子、干姜、甘草、葛根、赤芍、红花、生晒参（另炖）、代赭石（先煎）、生牡蛎（先煎）。

加减：大便不通者，加芒硝；汗多亡阳者，加煅龙骨、煅牡蛎。

注：禁饮食者，可置空肠营养管，推注食物及相关药物。

2）恢复期

①肝郁脾虚证

治法：疏肝健脾，和胃化湿。

代表方：柴芍六君子汤（《医宗金鉴》）。

药物：人参、炒白术、茯苓、陈皮、姜半夏、炙甘草、柴胡、炒白芍、钩藤。

加减：食积者，加焦三仙、莱菔子；腹胀明显者，加莱菔子、木香。

②气阴两虚证

治法：益气生津，养阴和胃。

代表方：生脉散（《医学启源》）或益胃汤（《温病条辨》）。

药物：人参、五味子、沙参、麦冬、冰糖、细生地、玉竹。

加减：口渴明显者加玄参、天花粉。

（4）常用中成药

①柴胡舒肝丸：疏肝理气，消胀止痛。适用于肝气不舒证。

②龙胆泻肝丸：清肝胆、利湿热。适用于肝胆湿热证。但本药长期服用可导致肝肾损伤，需在医生指导下使用。

③消炎利胆片：清热、祛湿、利胆。适用于肝胆湿热证。

④胆石通胶囊：清热利湿、利胆排石。适用于肝胆湿热证。

⑤大黄利胆胶囊：清热利湿、解毒退黄。适用于肝胆湿热证。

⑥茵栀黄颗粒：清热解毒、利湿退黄。适用于肝胆湿热热证。

（5）AP 的中西医结合治疗目标人群及策略：按严重程度分为三个方面：AP 按严重程度分为轻症 AP、中度重症 AP 和重症 AP。其中，轻症 AP 是指无脏器功能障碍，无局部或全身并发症；中度重症 AP 是指有一过性脏器功能障碍，和（或）有局部或全身并发症；重症 AP 是指有持续性脏器功能障碍，和（或）有局部或全身并发症。

对于轻症 AP 患者，可单独采用中医辨证治疗，若未能取效者，可结合西医治疗。对于中、重度急性胰腺炎，除非患者合并心血管疾病和（或）肾脏疾病，初始治疗均应给予大量补液治疗。当患者有胃内容物潴留或因之而引起的腹痛、腹胀、恶心呕吐时，可行胃肠减压，利用负压吸引出胃肠道中的潴留物，减轻胃肠道压力，缓解症状。

合并急性胆管炎的 AP 患者应在住院后的 24 小时内行 ERCP 检查，对于怀疑或已经证实的胆源型 AP 患者，如果符合重症指标，和（或）有胆管炎、黄疸、胆总管扩张，或最初判断为 MAP 但在治疗中病情恶化者，应行鼻胆管引流或内镜下十二指肠乳头括约肌切开术。

怀疑胰腺坏死感染时，应行 CT 引导下细针穿刺（CT-FNA）以鉴别感染性坏死和无菌性坏死；对于胰腺外感染患者，如胆管炎、导管相关性感染、菌血症、尿道感染及肺炎等，应予以抗生素治疗；在 AP 后期阶段，若合并胰腺脓肿和（或）感染，应考虑内镜或手术治疗。

（6）外治疗法

①灌肠治疗：生大黄 30g，加水 200mL 煮沸后再文火煎 5 分钟过滤去渣冷却至 38～40℃后灌肠，插管深度为 30～35cm，保留 1～2 小时，2 次 / 天。

②腹部外敷：将芒硝 500～1000g 研磨成粉末状，置于专门的外敷袋中，随后将外敷袋平铺均匀置于患者的中上腹部，当芒硝出现结晶变硬后更换，更换 2～4 次 / 天。

③针灸治疗：常在足三里、下巨虚、内关、胆俞、脾俞、胃俞、中脘等穴强刺激，也可电刺激。临床亦可酌情选取公孙、神阙、天枢、合谷、章门、气海、内庭、阳陵泉、期门、血海、膈俞、太冲、膻中等穴，以增强疗效。

6. 疗效评价

（1）疾病疗效判定标准

①痊愈轻症，5天内症状及体征消失，且实验室指标（血清淀粉酶、CT评分标准）恢复正常；重症，10天内达到上述标准。

②显效轻症，5天内症状及体征消失，实验室指标明显改善；重症，10天内达到上述标准，合并症未完全消失，或急性生理与慢性健康评分（APACHE-n）降低50%以上。

③有效轻症，5天内症状及体征好转，实验室指标改善；重症，10天内临床症状体征好转，相关辅助检查指标及影像检查（包括CT），较入院时有所恢复，但未恢复正常，或APACHE-n分数降低未达50%。

④无效轻症，5天内临床症状及体征无改变或加重；重症，10天内临床症状、体征无改变，或加重转手术治疗者，或APACHE-n分数降低未达30%。

⑤死亡指病情恶化，进而死亡。

（2）证候疗效判定标准：参照《中药新药临床研究指导原则》中消化系统疾病的临床研究指导原则中的证候疗效评定标准修订。所有症状均分为无、轻、中、重4级，主症分别记0、2、4分，次症分别记0、1、2、3分，舌脉分为正常和非正常2级。

①临床痊愈：症状消失或基本消失，证候积分减少为95%。

②显效：症状明显改善，证候积分减少为70%，但＜95%。

③有效：症状有好转，证候积分减少为30%，但＜70%。

④无效：症状无明显好转，甚至加重，证候积分减少＜30%。

注：计算公式（尼莫地平法）为［（治疗前积分－治疗后积分）/治疗前积分］×100%。

7. 预防调摄

（1）出院指导节饮食、戒烟酒、调情志、避寒暑、慎起居、适劳逸。

（2）饮食调理禁食水是治疗急性期AP的首要措施般轻、中度患者禁食时间为1～3天；避免暴饮暴食及进食过多的脂肪食物，尽量避免过度饮酒，虚痛者宜进食易消化的食物；热痛者忌食肥甘厚味、醇酒辛辣；食积者注意节制饮食，气滞者应保持心情舒畅。

（3）积极治疗应积极治疗胆道疾病及其他可以引起AP的各种疾病。应尽量查明AP的病因，防止复发。应注意补充营养、电解质、维生素等，严密观察患者的病情变化并及时处理。

第七节　典型病例

病例一

倪某，女，57岁，职工。两年前患胆囊炎，经治疗好转。数月后突发左上腹疼痛、腹泻，医院诊为急性胰腺炎，经治愈出院。近月来腰痛、腹泻反复发作，医院诊为慢性胰腺炎，屡治不愈，症状反复发作。来求治时形体消瘦，面萎黄，上腹疼痛时剧时缓，伴恶心，呕吐。脉细涩，苔薄黄，舌暗红，腹有压痛。诊为慢性复发性胰腺炎，属肝脾湿热、瘀毒内滞。投化浊清胰汤10剂。

化浊清胰汤：金银花30g，红藤30g，茵陈30g，龙胆草10g，栀子30g，蒲公英15g，赤芍30g，莪术10g，炮山甲6g，木香10g，蒲黄10g（包），五灵脂10g，炒枳壳6g，佩兰10g，白茯苓10g，柴胡10g，山楂30g，神曲10g，葛根10g。

用法：水煎2次，分3～4次服，每日1剂。

原方加减共服50余剂，患者腹痛、腹泻均减。复查血、便正常，诸症消除。原方制丸，每服5g，每日服3次。追访1年未复发。

病例二

张某，女，70岁。上腹持续性疼痛，并阵发性加剧2天，伴呕吐水样物，痛向背部牵引，大便2天未解，起病后食少，口干苦。医院诊断为急性胰腺炎（单纯水肿型），治效不显，故来求治。证系肝胆湿热郁滞，腑失通降。治宜疏肝清热利湿，通腑攻下。投泻胰汤治疗。

泻胰汤：生大黄15g，厚朴10g，炒枳壳10g，广木香10g，蒲公英30g，柴胡15g，黄芩15g，茵陈30g，玄明粉15g（冲服），川楝子10g，姜竹茹6g。

用法：水煎2次服，每日1剂。

张某服药1剂后，呕吐已止，腹痛减轻，大便不下。再服1剂，药后4小时泻下稀便5次，腹痛已止，有饥饿感，进流汁少许，第3天进半流质食物，第4天病已告痊愈。

病例三

方某，女，23岁。因食油荤过多，晚上腹部剧烈疼痛，拒按，并向腰背部放射，恶心欲吐，口干，便秘。医院诊断为急性胰腺炎。家人送患者来求治时，其体温38℃，脉小弦，苔薄黄腻。此乃湿热蕴结，腑气不通，"痛则不通，通则不痛"也。治宜清热解毒通腑，投大承气汤加减治疗。

大承气汤加减：生大黄 9g（后下），玄明粉 9g（冲服），枳实 12g，生山楂 15g，红藤 30g，败酱草 30g。

用法：水煎服，每日 2 剂。

患者服完 1 剂后，腹痛减轻，服完 2 剂后，腹痛除尽，热亦退净。医院复查血液已正常，病愈。

第十二章　胰腺癌

第一节　中医对胰腺癌的认识

胰腺癌在中医临床多属于"积聚""黄疸"范畴。肝气郁结，气机不畅，故见腹痛、脘腹不适、胀满；肝气犯脾，脾气虚弱，故见食欲不振，消瘦乏力，腹泻；脾虚生湿，湿郁化热，热毒内蓄，则发为黄疸，病程迁延日久，气滞血淤，热毒内结，则见腹块。

第二节　西医对胰腺癌的认识

一、概念

胰腺癌是一种较为常见的消化系统肿瘤，恶性程度极高。胰腺癌半数以上位于胰头，约90%是起源于腺管上皮的管腺癌。其发病率和死亡率近年来明显上升。5年生存率＜1%，是预后最差的恶性肿瘤之一。胰腺癌早期的确诊率不高，手术死亡率较高，而治愈率很低。本病发病率男性高于女性，男女之比为1.5～2：1，男性患者较绝经前的妇女多见，绝经后妇女的发病率与男性相仿。最新统计数据显示，发达国家（美国）胰腺癌新发估计病例数，男性列第10位，女性列第9位，占恶性肿瘤死亡率的第4位。据《2013年中国肿瘤登记年报》统计，胰腺癌位列我国男性恶性肿瘤发病率的第8位，人群恶性肿瘤死亡率的第7位，全球范围内均呈快速上升趋势。

二、发病机制

胰腺癌的病因尚不十分清楚，与吸烟、饮酒、高脂肪和高蛋白饮食、过量饮用咖啡、环境污染及遗传因素有关。近年来的调查报告发现糖尿病患者群中胰腺癌的发病率明显高于普通人群；也有人注意到慢性胰腺炎患者与胰腺癌的发病存在一定关系，发现慢性胰腺炎患者发生胰腺癌的比例明显增高；男性患者远较绝经前妇女多见，绝经后妇女的发病率与男性相仿，另外还有许多因素与此病的发生有一定关系，如职业、环境（长期接触某些化学物质如 F- 萘酸胺、联苯胺等）等。

三、临床表现

胰腺癌的临床表现取决于癌的部位、病程早晚、有无转移以及邻近器官累及的情况。其临床特点是整个病程短、病情发展快和迅速恶化。最多见的症状是上腹部饱胀不适、疼痛。虽然有自觉痛，但并不是所有患者都有压痛，如果有压痛，则和自觉痛的部位是一致的。

1. 腹痛

疼痛是胰腺癌的主要症状，不管癌位于胰腺头部或体尾部均有疼痛。除中腹或左上腹、右上腹部疼痛外，少数病例主诉为双侧下腹、脐周或全腹痛，甚至有睾丸痛，易与其他疾病相混淆。当癌累及内脏包膜、腹膜或腹膜后组织时，在相应部位可有压痛。

2. 黄疸

黄疸是胰腺癌，特别是胰头癌的重要症状。黄疸属于梗阻性，伴有小便深黄及陶土样大便，是由于胆总管下端受侵犯或被压所致。黄疸为进行性，虽可以有轻微波动，但不能完全消退。黄疸的暂时减轻，在早期与壶腹周围的炎症消退有关，晚期则由于侵入胆总管下端的肿瘤溃烂腐脱，壶腹肿瘤产生的黄疸比较容易出现波动。胰体尾癌在波及胰头时才出现黄疸。有些胰腺癌患者晚期出现黄疸是肝转移所致。约 1/4 的患者合并顽固性的皮肤瘙痒，往往为进行性。

3. 消化道症状

最多见的为食欲不振，其次有恶心、呕吐，可有腹泻或便秘甚至黑便，腹泻常常为脂肪泻。食欲不振与胆总管下端及胰腺导管被肿瘤阻塞，胆汁和胰液不能进入十二指肠有关。梗阻性慢性胰腺炎导致胰腺外分泌功能不良，也必然会影响食欲。少数患者出现梗阻性呕吐。约 10% 患者有严重便秘。

胰腺外分泌功能不良可致腹泻。脂肪泻为晚期的表现，但较罕见。胰腺癌也可发生上消化道出血，表现为呕血、黑便。脾静脉或门静脉因肿瘤侵犯而栓塞，继发门静脉高压症，也偶见食管胃底静脉曲张破裂大出血。

4. 消瘦、乏力

胰腺癌和其他癌不同，常在初期即有消瘦、乏力。

5. 腹部包块

胰腺位置较深，于后腹部难触摸到，腹部包块系癌肿本身发展的结果，位于病变所在处，如已摸到肿块，多属进行期或晚期。慢性胰腺炎也可摸到包块，与胰腺癌不易鉴别。

6. 症状性糖尿病

少数患者起病的最初表现为糖尿病的症状，即在胰腺癌的主要症状如腹痛、黄疸等出现以前，先出现消瘦和体重下降而被误以为是糖尿病，而不考虑胰腺癌；也可表现为长期患糖尿病的患者近来病情加重，或原来长期能控制病情的治疗措施变为无效，说明有可能在原有糖尿病的基础上又发生了胰腺癌。

7. 血栓性静脉炎

晚期胰腺癌患者出现游走性血栓性静脉炎或动脉血栓形成。

8. 精神症状

部分胰腺癌患者可表现焦虑、急躁、抑郁、性格改变等精神症状。

9. 腹水

腹水一般出现在胰腺癌的晚期，多为癌的腹膜浸润、扩散所致。腹水可能为血性或浆液性，晚期恶病质的低蛋白血症也可引起腹水。

10. 其他

此外，患者常诉发热、明显乏力。可有高热甚至有寒战等类似胆管炎的症状，故易与胆石症、胆管炎相混淆。当有胆道梗阻合并感染时，亦可有寒战、高热。部分患者尚可有小关节红、肿、痛、热，关节周围皮下脂肪坏死及原因不明的睾丸痛等。锁骨上、腋下或腹股沟淋巴结也可因胰腺癌转移而肿大发硬。

四、并发症

1. 体重减轻

胰腺癌造成的体重减轻最为突出，发病后短期内即出现明显消瘦，体重减轻可达15kg 以上，伴有衰弱乏力等。

2. 胆道梗阻

胰腺癌胆道梗阻现象是胰腺癌最常见的并发症，可行经皮胆道引流或胆总管空肠吻合术。胆囊空肠或胆总管空肠吻合的平均生存期分别为 5.3 个月和 6.5 个月，胆囊空肠吻合者常有黄疸复发和胆管炎的发生。

3. 十二指肠梗阻

胰腺癌十二指肠梗阻也是导致胰腺癌死亡的又一重要因素。治疗十二指肠梗阻可以通过胃空肠吻合术，加强营养也同样重要。

第三节　常用检查

一、B 型超声检查

B 超是胰腺癌诊断的首选方法。其特点是操作简便、无损伤、无放射性、可多轴面观察，并能较好地显示胰腺内部结构、胆道有无梗阻及梗阻部位、梗阻原因。局限性是视野小，受胃肠道内气体、体型等影响，有时难以清楚地观察胰腺，特别是胰尾部。

二、CT 检查

CT 是目前检查胰腺最佳的无创性影像检查方法，主要用于胰腺癌的诊断和分期。平扫可显示病灶的大小、部位，但不能准确定性诊断胰腺病变，显示肿瘤与周围结构的关系较差。增强扫描能够较好地显示胰腺肿物的大小、部位、形态、内部结构及与周围结构的关系。能够准确判断有无肝转移及显示肿大淋巴结。

三、增强磁共振及磁共振胰胆管成像（MRCP）检查

MRCP 不作为诊断胰腺癌的首选方法，但当患者对 CT 增强造影剂过敏时，可采用MR 代替 CT 扫描进行诊断和临床分期。另外，MRCP 对胆道有无梗阻及梗阻部位、梗阻原因具有明显优势，且与 ERCP、PTC 比较，安全性高。对于胰头癌，MR 可作为 CT扫描的有益补充。

四、血液免疫生化检查

1. 血液生化检查

早期无特异性血生化改变，肿瘤阻塞胆管可引起血胆红素升高，伴有谷丙转氨酶、谷草转氨酶等酶学改变。胰腺癌患者中有 40% 出现血糖升高和糖耐量异常。

2. 血液肿瘤标志物检查

胰腺癌血清中 CEA、CA19–9 升高。

第四节 中西医治疗

一、常用中医治疗

（一）辨证论治

1.湿热郁阻证

症状：脘腹胀闷，时或疼痛，口苦纳呆，身目俱黄，大便秘结或溏薄，小便短赤，消瘦，发热，舌质红，舌苔黄腻，脉象滑数或濡滑。

病机：湿热内结，气机壅滞，腑气不通。

治法：清热祛湿，利胆解毒。

代表方：茵陈蒿汤（《伤寒论》）加减。

常用药：茵陈 18g，栀子 12g，大黄 6g。

加减：腹痛较剧者，加川楝子、延胡索、莪术；恶呕重者，加竹茹、半夏、陈皮；发热较重者，加板蓝根、滑石；大便溏薄者，生大黄减半量，或改用熟大黄。

2.气血瘀滞证

症状：腹上区疼痛不已，呈持续性，常累及腰背，平卧痛剧，前屈及屈腿可减轻；胸腹胀满，恶心呕吐或呃逆，食少纳呆，口干口苦，形体消瘦，腹部可扪及包块；舌质淡红、暗红或青紫，有瘀斑，舌苔薄或微腻，脉象弦细涩。

病机：瘀血内停，气机阻滞。

治法：行气活血，化瘀软坚。

代表方：膈下逐瘀汤（《医林改错》）加减。

常用药：桃仁 9g，牡丹皮 6g，赤芍 6g，乌药 6g，延胡索 6g，甘草 6g，五灵脂 6g，当归 6g，川芎 9g，香附 9g，红花 9g，枳壳 6g。

加减：伴有黄疸者，加茵陈、黄芩、虎杖；胸腹满胀剧者，加瓜蒌皮、木香、大腹皮；疼痛剧烈者，加三棱、五灵脂、蒲黄；食欲不振者，加鸡内金、炒谷芽；消化道出血者，加仙鹤草；便秘者，加大黄。

3.阴虚热毒证

症状：低热不退，消瘦神疲，口干，烦躁失眠，食少纳呆，腹部闷痛，大便干，小便黄，或有腹水，舌质鲜红或嫩红或红暗，少津，舌苔少或光，脉象弦细数或虚。

病机：肝肾阴虚，热毒内结。

治法：养阴生津，泻火解毒。

代表方：一贯煎（《柳洲医话》）加减。

常用药：北沙参 10g，麦冬 10g，当归身 10g，生地黄 20g，枸杞子 10g，川楝子 5g。

加减：伴气虚者，加黄芪；血瘀症明显，加丹参、莪术；腹部胀满者，加八月札、制香附；腹水较多者，加泽泻、马鞭草。

4. 气虚湿阻证

症状：乏力消瘦，身目发黄，色泽晦暗，脘腹闷胀，恶呕纳呆，上腹疼痛，大便溏薄，可有下肢浮肿或腹水，腹部可触及包块，舌质淡红，或有齿印，舌苔腻，脉象细濡。

病机：阳不化气，水湿内停。

治法：益气化湿，健脾软坚。

代表方：五苓散（《伤寒论》）加减。

常用药：猪苓 9g，泽泻 15g，白术 9g，茯苓 9g，桂枝 6g。

加减：体虚明显、贫血者，加人参、熟地黄、紫河车；腹水明显者，加车前子、黑白丑；食欲不振者，加鸡内金、炒谷芽；大便溏稀者，加芡实。

（二）其他中医特色疗法

针灸疗法常用治疗穴位：肝俞、足三里、痞根、兴隆。恶心呕吐加呃逆、膈俞、内关、脾俞，食欲缺乏加胃俞、中脘、内关，消化不良加脾俞、天枢、公孙，腹痛腹胀加脾俞、积聚痞块、鬼信等穴。

二、常用西医治疗

胰腺癌的治疗主要包括手术治疗、放射治疗、化学治疗以及介入治疗等。综合治疗是任何分期胰腺癌治疗的基础，但对每一个病例需采取个体化处理的原则，根据不同患者身体状况、肿瘤部位、侵及范围、黄疸以及肝功能、肾功能水平，有计划、合理地应用现有的诊疗手段，最大幅度地控制肿瘤，减少并发症和改善患者生活质量。

（一）外科手术治疗

手术切除是胰腺癌患者获得最好效果的治疗方法。然而，超过 80% 的胰腺癌患者因病期较晚而失去手术机会，对这些患者进行手术并不能提高患者的生存率。因此，在对患者进行治疗前，应完成必要的影像学检查及全身情况评估，以腹部外科为主，包括影像诊断科、化疗科、放疗科等包括多学科的治疗小组判断肿瘤的可切除性和制定具体治疗方案。

（二）化学治疗

化学治疗的目的是延长生存期和提高生活质量，胰腺癌术后辅助化疗可延长生存。常用化疗药物为吉西他滨 $1000mg/m^2$ 静脉滴注 > 30 分钟，每周 1 次，用 2 周停 1 周，21 天为 1 个周期，总共 4 个周期（12 周）。

（三）介入治疗

1. 介入治疗原则

①具备数字减影血管造影机；②必须严格掌握临床适应证；③必须强调治疗的规范化和个体化。

2. 介入治疗适应证

①影像学检查估计不能手术切除的局部晚期胰腺癌。②因内科原因失去手术机会的胰腺癌。③胰腺癌伴肝脏转移。④控制疼痛、出血等相关症状。⑤灌注化疗作为特殊形式的新辅助化疗。⑥术后预防性灌注化疗或辅助化疗。⑦梗阻性黄疸（引流术、内支架置入术）。

3. 介入治疗禁忌证

（1）相对禁忌证：①造影剂轻度过敏。②KPS 评分 < 70 分。③有出血和凝血功能障碍性疾病，不能纠正及有明显出血倾向者。④白细胞 < $4.0×10^9/L$，血小板 < $70×10^9/L$。

（2）绝对禁忌证：①肝、肾功能严重障碍：总胆红素 > $51μmol/L$，ALT > $120U/L$。②大量腹水、全身多处转移。③全身多脏器衰竭者。

（四）姑息治疗

对于不适合做根治性手术的病例，常常需要解除梗阻性黄疸，一般采用胆囊空肠吻合术，无条件者可做外瘘（胆囊造瘘或胆管外引流）减黄手术。多数患者能够短期内减轻症状，改善全身状态，一般生存时间在 6 个月左右。

（五）生物治疗

生物治疗包括免疫与分子治疗。随着免疫与分子生物学研究的飞速发展，这将是最具有挑战性的研究，因为像胰腺癌这样的难治肿瘤，必须发展一些全新的方法来治疗。

基因治疗：多数仍然停留在临床前期，少有进入临床 I 期或 II 期试验。

免疫治疗：应用免疫制剂，增强机体的免疫功能，是综合治疗的一部分。

（六）其他疗法

胰腺癌属于对放、化疗敏感性低的低氧性肿瘤，但对热敏感性增高。近年来由于技术上的改进，温热疗法得到了应用。常用的温度是 44℃。但还需对加温和测温方法加以改进。

（七）对症支持治疗

胰腺癌晚期，因胰腺外分泌功能不全出现脂肪泻者，可于餐中服用胰酶制剂以帮助消化。对顽固性腹痛，给予镇痛药，包括阿片类镇痛剂；必要时用 50% ～ 75% 乙醇行腹腔神经丛注射或交感神经切除术。放疗可使部分患者疼痛缓解。还应加强营养支持，改善营养状况。

第五节　保健调理

一、饮食护理

胰腺癌患者养成科学合理的饮食习惯，可以在一定程度上减轻症状，减少治疗后复发的可能性。总的来说，胰腺癌的饮食护理有以下几个方面。

1. 改善患者营养状况，降低术后并发症。鼓励患者多进食富有营养的食物，必要时给予胃肠鼻饲或静脉高营养。有明显黄疸者，予维生素 K_1 改善凝血功能。因患者脂肪吸收障碍（如腹泻、大便性质改变），应限制脂肪食物。

2. 术后密切观察血压、脉搏、呼吸，预防休克，保持水、电解质、酸碱平衡。

3. 胰十二指肠切除术中有较多吻合，要密切观察腹腔引流管或引流条内渗出液的性状和量，观察有无胆瘘、胰瘘和出血等并发症发生。

4. 作胰体和胰尾切除术者，注意置于胰腺断面处的引流管内有无胰液渗出（胰液为清澈无色水样液）。如疑有胰瘘时，应立即将引流管接持续负压吸引，对胰瘘周围的皮肤用氧化锌糊剂保护。

二、心理护理

评估患者焦虑程度及造成其焦虑、恐惧的原因，鼓励患者说出不安的想法和感受。

三、控制继发性糖尿病

术后早期监测血糖、尿糖、酮体。记录尿量及比重。遵医嘱给予胰岛素。

四、化学疗法护理

预防感染，做好健康教育指导。皮肤毒性反应、化疗副反应的护理、消化道反应护理的质量，直接影响到患者能否坚持化疗和化疗效果。鼓励患者少量多餐，饮食宜清淡。

五、皮肤护理

手术位置皮肤出现瘙痒时，可用手拍打，切忌用手抓；瘙痒部位尽量不用肥皂等清洁剂清洁；瘙痒难忍影响睡眠者，按医嘱予以镇静催眠药物。

第六节 典型病例

杨某，男，45 岁，初诊时间：2015 年 11 月 21 日。

主诉：上腹部疼痛、纳呆半年。

现病史：患者半年前无明显诱因感上腹部疼痛，纳呆，两胁胀，身困乏力，在河北医科大学第四医院诊为胰头癌。由于粘连无法手术，且胆汁排泄不畅，置 T 形引流管，并进行化疗。现患者腹胀，纳差，乏力，两肩背沉困，出虚汗，气短。大便稀糊状，每日 2～3 次，呈灰白色，小便黄。引流物每天 600mL 左右。舌体胖，有瘀斑。脉弦细数。

辨证：肝郁脾虚，瘀痰结聚。

治法：疏肝健脾，软坚散结。

药物：柴胡 10g，白术 20g，白芍 15g，云苓 15g，郁金 15g，瓦楞子 30g，山豆根 10g，娑罗子 15g，蜂房 10g，全蝎 10g，生甘草 3g。水煎，分 2 次服。

二诊：仍感两肩沉困，口干，乏力，出虚汗多，大便不成形。舌质绛，舌苔花剥。脉沉细。辨证：中气虚弱，胃阴不足。药物：上方加黄芪 30g，玉竹 15g。煎服法同前。

三诊：服上药诸症减轻，但仍有口干，少气，乏力。舌脉同上。药物：上方加人参 10g。煎服法同前。

第十三章　胆囊炎

第一节　中医对胆囊炎的认识

中医对本病的病因病机、诊断、辨证治疗等阐述，散见于历代著作中的"胆胀""胁痛""黄疸"等有关章节。如《灵枢·胀论》云："胆胀者，胁下痛胀，口中苦，善太息。"中医认为，胆属中清之腑，负责存储和输送胆汁，喜通降下行。若患者情志不遂、饮食不节、寒暑失调或直接感染湿热之邪等，致肝胆气机不利，湿热瘀滞，久则致阴阳气血失调，胆汁瘀滞而为本病，其病机在于"不通"，故而治疗当以通利为主。胆囊炎发病机制错综复杂，病程长，反复发作，迁延难愈，严重影响患者的生活质量，其病在胆，与肝脾有关，病机为虚实夹杂。

一、病因

胆囊炎病位在胆，与肝之疏泄、脾之升清、胃之降浊均有密切关系，胆属六腑之一，位于胁下而附于肝，与肝相为表里，内藏精汁。中医认为胆是"中清之腑"，输胆液而不传化水谷糟粕。胆以通为用，以降为顺，任何因素影响胆腑的"中清不浊""通降下行"即可引起胆病。

（一）情志失调

肝胆同主疏泄，性喜畅达，能疏利气机，使人体气血运行保持畅通无阻。胆汁的分泌、输送、贮存、排泄、亦因之而正常进行。忧则气郁，思则气结，怒则气逆，情志致病，主要引起五脏的气机失调，故情志致病最易影响肝胆的疏泄功能。《医方考》说："胁者，肝胆之区也。肝为尽阴，胆无别窍，怒之则气无所泄，郁之则火无所越，故病症恒多。"《灵枢·邪气脏腑病形》说："有所大怒，气上而不下，积于胁下则伤肝。"又如《素问·奇病论》指出："数谋虑不决，故胆虚，气上逆而口为之苦。"说明过度的忧思郁怒，情志不舒，可引起肝胆疏泄失常，气机运行障碍，胆汁化生、输送、排泄失常而发病。

（二）饮食不节

饥饱失常，暴饮暴食，或五味偏嗜，过食肥甘厚味，酗酒过度，或恣食辛辣煎炒等物，损伤脾胃，脾失健运，水湿不化，湿浊内生，困阻气机，久遏蕴化为热，湿热熏蒸肝胆，肝失疏泄，则胆汁排泄不畅而发病。《景岳全书·胁痛》中认为："以饮食劳倦而致胁痛者，此脾胃之所传也。"《张氏医通·胁痛》说："饮食劳动之伤，皆足以致痰凝气聚……然必因脾气衰而致。"

（三）外邪侵袭

外感湿热之邪入侵人体，内阻中焦，郁而不达，使脾胃运化失常，湿热交蒸于肝胆，使肝胆失于疏泄。或循少阳、厥阴经络入于胆道，影响胆汁疏泄，即可发病。故《素问·咳论》云："邪气客于足少阳之络，令人胁痛，咳，汗出。"张仲景《伤寒论》认为本病发生是由于外邪入侵少阳胆经所致，原文266条言："本太阳病不解，转入少阳者，胁下硬满，干呕不能食，往来寒热……与小柴胡汤。"描述了邪气侵入少阳经可以出现类似于胆囊炎胁痛、腹胀、寒热、呕吐的表现，并提出了治疗的方剂。97条又描述了少阳病的发生机制"血弱气尽，腠理开，邪气因入，与正气相搏，结于胁下，正邪分争，往来寒热……小柴胡汤主之"，分析了邪入少阳经的条件和寒热产生的原因，此与胆囊炎的发病机制颇为相似。

（四）蛔虫上扰

进食生冷不洁之物，则可能发生肠蛔虫病，成为胆道蛔虫病的原发疾病。宿有蛔虫寄生肠道，若寒温不适，脾胃功能失调，蛔虫上窜，钻入胆道，肝胆气机郁闭，不通则痛，发生胆道蛔虫病。若失治误治，虫滞胆道，可产生湿热、火毒及砂石等一系列并发症。《伤寒论》厥阴病篇所论述的乌梅丸证就已经认识到蛔虫是致病因素，如原有蛔虫病，病机发展到厥阴病阶段，出现肝木横逆、犯胃乘脾的上热下寒证时，易致蛔虫不安而上窜。《伤寒论》中还详细描述了蛔厥的发病过程和临床表现："蛔厥者，其人当吐蛔，今病者静而复时烦者，此为脏寒，蛔上入其膈，故烦，须臾复止，得食而呕，又烦者，蛔闻食臭出，其人常自吐蛔。"

（五）肝肾阴虚

或久病耗伤，或劳欲过度，均可使精血亏损，导致水不涵木，肝阴不足，络脉失养，不荣则痛，而成胁痛。正如《金匮翼·胁痛统论》所说："肝虚者，肝阴虚也，阴虚则脉绌急，肝之脉贯膈布胁肋，阴虚血燥则经脉失养而痛。"

二、病机

/////////////////////////

（一）病机特点

胆囊炎主要责之于肝胆，且与脾、胃、肾相关。因肝与胆有表里关系，肝的疏泄功能在胆表现为胆汁的分泌、排泄，肝失疏泄可致胆道不利，以致胆汁淤积而为病。脾胃有运化水谷精微的作用，为气血生化之源。若脾失健运，胃失和降，水湿内停，日久蕴热，湿热熏蒸于中焦，也可使肝胆的疏泄不利。由此可知，肝胆病可传及脾胃，脾胃病亦可及肝胆，是互相影响的。病机转化较为复杂，既可由实转虚，又可由虚转实，而成虚实并见之证；既可气滞及血，又可血瘀阻气，以致气血同病。胆囊炎的基本病机为气滞、血瘀、湿热、浊毒蕴结致肝胆疏泄不利，或肝阴不足，络脉失养。

（二）主要病机

1.肝胆气郁，胆失通降

气机郁滞是胆道疾病最基本的病机之一。《医方考》说："胁者，肝胆之区也。肝为尽阴，胆无别窍，怒之则气无所泄，郁之则火无所越，故病证恒多。"肝性喜条达，恶抑郁，主疏泄，主司一身之气机。胆附于肝，内贮精汁，与肝之经脉，互为络属，共主疏泄。中医认为胆与精神情志活动也有联系，《素问·灵兰秘典论》说："胆者，中正之官，决断出焉。"情志忧郁不畅，易伤肝脏条达之性，影响其疏泄气机之职，以致肝气郁结，疏泄不利；胆附于肝，胆气不舒，腑气不通，而生胁痛。《灵枢·邪气脏腑病形》说："有所大怒，气上而不下，积于胁下则伤肝。"《金匮翼·胁痛统论》说："肝郁胁痛者，悲哀恼怒，郁伤肝气。"《杂病源流犀烛·肝病源流》也说："气郁，由大怒气逆，或谋虑不决，皆令肝火动甚，以致胠胁肋痛。"凡此皆可以说明胁痛与肝气郁结之关系最为密切。精神情志异常，可导致胆的功能失常，如《医学准绳·六要》说："若夫谋虑不决，不眠辛苦，胆气伤而作痛。"肝胆气机郁滞，经脉气血运行不畅，则见胸胁苦满，胀痛走窜，得嗳气则舒；胆气横逆犯胃，则见呕恶口苦；脘闷纳呆，反复发作，每与情绪波动有关。

2.浊毒内蕴，土壅木郁

浊毒之邪是胆囊炎最常见、最重要的致病因素，湿浊具有黏腻滞着之性，若困遏脏腑经络，可致气机壅滞，升降失常，湿浊黏滞还表现为病情的缠绵难愈。脾胃运化功能失调是浊毒内生的根本原因，因脾主运化水湿，其性喜燥恶湿，脾胃又是人体气机升降之枢纽，脾宜升则健，胃宜降则和，因此，脾健胃和是肝胆正常疏泄、排泌胆汁的重要保证。脾运失健，水液聚而生湿，胃为多气多血之腑，湿邪郁久易从热化毒，湿热胶结，浊毒蕴结尤难祛除。若饥饱失常，生冷不节，或五味偏嗜，过食肥甘厚味，饮酒过度，既可损伤脾胃，使脾胃运化失度，湿浊内生，困阻气机，或郁久化热成毒，成浊毒内蕴之势。脾胃虚弱，易招致外湿，浊邪内犯常先困脾，又湿浊为阴邪，易伤阳气，所以湿浊邪客于人体，最易困阻脾阳。终致脾虚为本、浊毒为标之本虚标实证。肝胆同主疏泄，协调脾胃升降运化，若浊毒蕴结中焦，势必熏蒸肝胆，影响肝胆之疏泄功能而致疏泄失常。肝胆失于疏泄，脾胃升降运化失常，则见腹胀、纳差、呕恶、口苦、便秘；浊毒蕴结胆道，气血阻滞，不通则痛；正邪交争，则见寒热；浊毒熏蒸肝胆，以致肝失疏泄，胆汁外溢，而形成黄疸；浊毒酿痰，上扰心神，则见心悸、怔忡；聚于局部，则成积聚；浊毒化火，失于清解，内陷心营，则见昏谵；腐败血肉，则成内痈；且湿性黏滞，阻遏气机，所以浊毒蕴结，与气机郁滞常互为因果，亦是胆道疾病最基本的病机之一。

3. 瘀血阻络，留而不去

肝胆调畅气机，主协调气血运行，气为血之帅，气行则血行，气止则血止。肝胆郁结，气血运行不利，日久结为瘀血；湿热留恋，火毒蕴结，久病邪气入血入络，脉道运行不畅，气行滞涩，或因病伤气，气虚则无力推动，血液瘀积于胆道及其脉络，可形成瘀血阻络病机。临床可见脘胁刺痛，固定不移，入夜尤甚，舌诊常见舌质紫暗、有瘀点或瘀斑、舌下静脉曲张等瘀血证候。瘀血结于肝胆，不通则痛，久痛入络，痛久必瘀，亦可引本病发作。

4. 浊毒伤阴，肝失濡养

胆囊炎虽以实证居多，但由于患者年老体弱，正气不足，或病程日久，浊毒长居体内，浊毒伤阴，肝失濡养，成虚实夹杂之证。本病多发于老年人，若素体阴亏，或年老阴精渐衰，复由胆病郁火浊毒所伤，致阴液亏乏，加之治疗过程中，苦寒清利，使阴津益损，胆道及脉络失于濡养，胆汁分泌不足，则形成阴亏失濡的病机，临床上出现胁肋隐痛、发热久不退、五心烦热，虚烦易怒、口渴咽干、脉细数等邪恋阴伤之证。《景岳全书·胁痛》说："内伤虚损胁肋疼痛者，凡房劳过度，肾虚阴弱之人，多有胸胁间隐隐作痛，此肝肾精虚不能化气，气虚不能生血而然。"《金匮翼·胁痛统论》也说："肝虚者，肝阴虚也，阴虚则脉绌急，肝之脉贯隔布胁肋，阴虚血燥则经脉失养而痛。"由此可见，肝阴不足与胁痛也有着密切的关系。

第二节　西医对胆囊炎的认识

胆囊炎是细菌性感染或化学性刺激（胆汁成分改变）引起的胆囊炎性病变，为胆囊的常见病。在腹部外科中其发病率仅次于阑尾炎，本病多见于 35 ～ 55 岁的中年人，女性发病较男性为多，尤多见于肥胖且多次妊娠的妇女。胆囊炎根据胆囊感染、梗阻程度和病程的不同阶段分为急性胆囊炎与慢性胆囊炎。

　　急性胆囊炎的症状，主要有右上腹疼痛、恶心、呕吐和发热等。急性胆囊炎会引起右上腹疼痛，一开始疼痛与胆绞痛非常相似，但急性胆囊炎引起的腹痛其持续的时间往往较长，作呼吸和改变体位常常能使疼痛加重，因此患者多喜欢向右侧静卧，以减轻腹疼。有些患者会有恶心和呕吐，但呕吐一般并不剧烈。大多数患者还伴有发热，体温通常在 38.0～38.5℃，高热和寒战并不多见。少数患者还有白睛和皮肤轻度发黄。当医生检查患者的腹部时，可以发现右上腹部有压痛，并有腹肌紧张，大约在 1/3 的患者中能摸到肿大的胆囊。化验患者的血液，会发现多数人血中的白细胞计数及中性粒细胞计数增高。B 超检查可发现胆囊肿大、囊壁增厚，并可见结石堵在胆囊的颈部。根据以上的症状、体格检查和各种辅助检查，医生一般能及时作出急性胆囊炎的诊断。

　　慢性胆囊炎是最常见的一种胆囊疾病，患者一般同时有胆结石，但无结石的慢性胆囊炎患者在我国也不少见。慢性胆囊炎有时可为急性胆囊炎的后遗症，但大多数患者过去并没有患过急性胆囊炎，由于胆囊长期发炎，胆囊壁会发生纤维增厚，瘢痕收缩，造成胆囊萎缩，囊腔可完全闭合，导致胆囊功能减退，甚至完全丧失功能。慢性胆囊炎患者主要会有以下两组症状：①结石一时性阻塞胆囊管，引起胆绞痛的发作，疼痛多位于上腹部或右上腹，持续数分钟至数小时不等，疼痛可牵涉背部或右肩胛处，可伴恶心和呕吐。②常有腹胀、上腹或右上腹不适、胃灼热、嗳气、吞酸等一系列消化不良的症状，进食油煎或多脂的食物会使这些症状加剧。因此，有的患者并无胆绞痛的发作，只有上腹不适、嗳气、吞酸等一些消化不良的症状，误认为自己患了"胃病"。这些患者"症"虽在"胃"，但病"根"却在"胆"，虽长期按"胃病"进行"对症治疗"，但因未消除病"根"，故病情经久不愈。胆囊造影和 B 型超声、肝胆 CT 扫描是诊断慢性胆囊炎很有价值的检查方法。胆囊造影可以发现胆结石、胆囊缩小变形，胆囊收缩不良以及胆汁浓缩等情况，有时胆囊不显影。B 超检查除了可探查出胆结石和胆囊外形改变以外，还能看到胆囊壁有变毛糙、增厚等征象。有上述症状的患者，应及时就医，通过以上检查，一般可以明确慢性胆囊炎的诊断。一般认为胆囊小结石易阻塞胆囊管，引起急性胆囊炎；而较大的结石常不会引起明显的腹部绞痛，仅引起慢性胆囊炎的表现。慢性胆囊炎的临床表现多不典型，亦不明显。平时可能经常有右上腹部隐痛、腹胀、嗳气、恶心和厌食油腻食物等消化不良症状，有的患者则感右肩胛下、右季肋或右腰等处隐痛，站立、运动及冷水浴后更为明显。患者右上腹肋缘下有轻度压痛，或压之有不适感。B 超检查可见胆囊增大，排空功能障碍。口服胆囊造影剂发现有结石时，则诊断可以确定。

第三节　常用检查

一、实验室检查

（一）白细胞总数及中性粒细胞

约 80% 患者白细胞计数增高，平均在（10 ～ 15）×10⁹/L。其升高的程度和病变严重程度及有无并发症有关。若白细胞总数在 20×10⁹/L 以上时，应考虑有胆囊坏死或穿孔存在。

（二）血清总胆红素

临床上约 10% 患者有黄疸，但血清总胆红素增高者约 25%。单纯急性胆囊炎患者血清总胆红素一般不超过 34μmol/L，若超过 85.5μmol/L 时应考虑有胆总管结石并存；当合并有急性胰腺炎时，血、尿淀粉酶含量亦增高。

（三）血清转氨酶

40% 左右的患者血清转氨酶不正常，但多数在 400U 以下，很少达到急性肝炎时所增高的水平。

二、B 超

B 超是急性胆囊炎快速简便的非创伤检查手段，其主要声像图特征为：①胆囊的长径和宽径可正常或稍大，由于张力增高常呈椭圆形。②胆囊壁增厚，轮廓模糊；有时多数呈双环状，其厚度大于 3mm。③胆囊内容物透声性降低，出现雾状散在的回声光点。④胆囊下缘的增强效应减弱或消失。

三、X 线检查

近 20% 的急性胆囊结石可以在 X 线中显影，化脓性胆囊炎或胆囊积液也可显示出肿大的胆囊或炎性组织包块阴影。

四、CT 检查

B超检查有时能替代CT，但有并发症而不能确诊的患者必须行CT检查。CT可显示增厚超过3mm的胆囊壁。若胆囊结石嵌顿于胆囊管导致胆囊显著增大，胆囊浆膜下层周围组织和脂肪因继发性水肿而呈低密度环。胆囊穿孔可见胆囊窝有气液平脓肿，如胆囊壁或胆囊内显有气泡，提示"气肿性胆囊炎"，这种患者的胆囊壁往往已坏死，增强扫描时，炎性胆囊壁密度明显增强。

五、静脉胆道造影

对难诊断的急性胆囊炎，血清胆红素如果在3mg%（51μmol/L）以内，肝功能无严重损害，可在入院后24小时内做静脉胆道造影。如果胆管及胆囊均显影，可以排除急性胆囊炎；仅胆囊延迟显影者，也可排除急性胆囊炎。胆管显影而胆囊经过4小时仍不显影，可诊断为急性胆囊炎。胆囊胆管均不显影者，大多是急性胆囊炎。目前由于超声显像已成为胆系疾病的首选检查方法，口服及静脉胆道造影已很少用。

六、放射性核素显像

静脉注射 ^{131}I-玫瑰红或99mTc-二甲基亚氨二醋酸（99mTc-HIDA）后进行肝及胆囊扫描，一般在注射后90分钟内胆囊如无放射性，提示胆囊管不通，这大都是急性胆囊炎所致。本法安全可靠，阳性率较高，故有报告99mTc-HIDA闪烁可作为急性胆囊炎的首选检查法。

第四节　中西医治疗

一、常用中医治疗

（一）辨证论治

1. 肝气郁滞证

症状：胁肋胀痛，走窜不定，甚则连及胸肩背，情志不舒则痛增，胸闷，善太息，得嗳气则舒，饮食减少，脘腹胀满，舌质红，苔薄白，脉弦。

病机：浊蕴肝胆，气机阻滞。

治法：疏肝理气化浊。

代表方：自拟化浊疏肝方。

常用药：柴胡 10g，青皮 10g，枳实 15g，厚朴 15g，槟榔 15g，炒莱菔子 20g。

加减：胁痛重者，酌加郁金、川楝子、延胡索；若兼见心烦急躁，口干口苦，尿黄便干，舌红苔黄，脉弦数等气郁化火之象，酌加栀子、黄芩、龙胆草等；若伴胁痛，肠鸣，腹泻者，为肝气横逆、脾失健运之证，酌加白术、茯苓、泽泻、薏苡仁以健脾止泻；若伴有恶心呕吐，是为肝胃不和，胃失和降，酌加半夏、陈皮、藿香、生姜等以和胃降逆止呕。

2. 浊毒内蕴证

症状：胁肋疼痛、胃脘胀满灼痛，烦躁易怒，泛酸嘈杂，口干口苦，舌质红，苔黄腻或黄厚腻，脉弦滑或弦滑数。

病机：湿热中阻，浊毒内蕴。

治法：化浊解毒。

代表方：自拟化浊解毒方。

常用药：白花蛇舌草 15g，半枝莲 15g，茵陈 15g，黄连 12g，黄芩 12g，龙胆草 15g，栀子 12g，柴胡 15g，生石膏 30g，泽泻 9g，车前草 10g。

加减：若便秘，腹胀满者为热重于湿，肠中津液耗伤，可加大黄、芒硝以泄热通便存阴。若白睛发黄，尿黄，发热口渴者，可加黄柏、金钱草以清热除湿，利胆退黄。久延不愈者，可加三棱、莪术、丹参、当归尾等活血化瘀。

3. 浊毒瘀滞证

症状：胁肋疼痛，痛有定处而拒按，疼痛持续不已，入夜尤甚，胃脘胀满疼痛，或胁下有积块，或面色晦暗，舌质紫暗、苔黄腻或薄黄腻，脉弦滑涩。

病机：浊毒内蕴，瘀血阻络。

治法：活血化瘀，化浊解毒。

代表方：自拟化浊活血方。

常用药：桃仁 15g，红花 15g，川芎 9g，赤芍 15g，茵陈 15g，黄连 9g，黄芩 12g，柴胡 15g，枳壳 15g，当归 12g，生地黄 20g。

加减：若胁肋部有积块，而正气未衰者，可酌加三棱、莪术、穿山甲以增强破瘀散结消坚之力。

4. 浊毒伤阴证

症状：胁肋隐痛，绵绵不已，遇劳加重，口干咽燥，两目干涩，心中烦热，头晕目眩，舌质红，少苔，脉弦细滑。

病机：浊毒内蕴，肝阴不足。

治法：化浊解毒，养阴柔肝。

代表方：自拟化浊滋阴方。

常用药：生地黄20g，枸杞子15g，沙参15g，麦冬15g，当归12g，川楝子15g，白花蛇舌草15g，红景天15g。

加减：若两目干涩，视物昏花，可加决明子、女贞子；头晕目眩甚者，可加钩藤、天麻、菊花；若心中烦热，口苦甚者，可加栀子、丹参。

（二）其他中医特色疗法

1. 中成药

（1）消炎利胆片：口服，每次6片，每日3次，清热祛湿利胆，用于肝胆湿热引起的胁痛、口苦、急性胆囊炎、胆管炎。

（2）阿拉坦五味丸：口服，每次11～15粒，每日1～2次。适用于肝胆热证，黄疸，胃肠炽热，宿食不消。

（3）双虎清肝颗粒：开水冲服，每次2袋，每日2次，清热利湿、化痰宽中、理气活血，适用于肝胆湿热型胆囊炎。

（4）清肝利胆颗粒：开水冲服，每次1袋，每日3次，用于治疗纳呆、胁痛、疲倦、乏力、尿黄、苔腻、脉弦，适用于肝郁气滞、肝胆湿热未清等证。

（5）大黄利胆胶囊：口服，每次2粒，每日2～3次，清热利湿、解毒退黄，用于肝胆湿热所致的胁痛、口苦、食欲不振、胆囊炎、脂肪肝，脂肪肝酒精肝，胆囊炎，肝肿胀，右胁疼痛，肝区隐痛，酒后肝不适胆固醇升高等。

（6）利胆排石片：口服，每次4～6片，每日2次。清热利湿，利胆排石。用于湿热蕴毒、腑气不通所致的胁痛、胆胀，症见胁肋胀痛、发热、尿黄、大便不通；胆囊炎、胆石症见上述证候者。

（7）金茵利胆胶囊：口服，每1次5粒，每日3次，清热利湿，疏肝利胆，适用于肝郁气滞肝胆湿热证引起的胁痛胃痛食少纳呆症状的改善。

（8）利胆舒胶囊：口服，每次4粒，每日3次，疏肝利胆，理气活血，清热利湿。适用于慢性胆囊炎活动期属气滞血虚、湿热中阻所见的胁肋疼痛，目黄尿黄，呕恶腹胀等症状的改善。

2. 针刺疗法

（1）实证

治法：疏肝理气，活血止痛，逐浊通络。

处方：期门、阳陵泉、胆俞、中脘、足三里。

方义：肝经布胁肋，期门乃肝之募穴，可疏肝解郁，宽胸理气；配胆经合穴阳陵泉疏肝理胆，调理气血，共奏理气解郁、活血止痛之功。

配穴：肝气郁结加太冲，气滞血瘀加三阴交，肝胆湿热浊毒加支沟，绞痛加合谷；高热加曲池；呕吐加内关。

操作方法：毫针刺，泻法，每日1次，每次留针20～30分钟，10次为一个疗程。

（2）虚证

治法：补益肝肾。

处方：肝俞、肾俞、期门、三阴交。

方义：肝藏血，肾藏精，取肝、肾之背俞穴，充益精血以柔肝；取肝之募穴期门，和络止痛；三阴交扶助脾胃，以资气血生化之源，充益精血，濡养肝络。

操作方法：毫针刺，补法，每日1次，每次留针30分，10次为一个疗程。

3. 耳穴贴压

（1）肝气郁滞型

材料：皮内针或王不留行子。

耳穴：肝、胆、脾、胃、交感、神门、皮质下。

功能：疏肝理气，健脾和胃。

主治：肝气郁滞所致胁肋部胀痛，胃脘胀满，嗳气。

方法：耳穴局部先用碘酒擦拭，再用酒精脱碘，再将皮内针或王不留行子对准已选好的耳穴贴敷，然后稍加压力按压1～2分钟，一般为单耳取穴，两耳轮换，每日自行按压耳穴3～4次，留针3～5天，5次为一个疗程，疗程间隔3～5天，可继续进行第二疗程。

注意事项：埋针处不宜淋湿、浸水；夏季炎热多汗，贴敷时间不宜过长。

禁忌：孕妇，对胶布及本药过敏者，耳郭有冻伤或炎症者禁用。

（2）浊毒内蕴型

材料：皮内针或王不留行子。

耳穴：肝、胆、脾、胃、大肠、小肠、交感、神门、胰。

功能：化浊解毒，清热利湿。

主治：浊毒所致的胁肋部胀满、疼痛、口苦、大便黏滞不爽等。

方法：耳穴局部先用碘酒擦拭，再用酒精脱碘，再将皮内针或王不留行子对准已选好的耳穴贴敷，然后稍加压力按压1～2分钟，一般为单耳取穴，两耳轮换，每日自行按压耳穴3～4次，留针3～5天，5次为一个疗程，疗程间隔3～5天，可继续进行第二疗程。

注意事项：埋针处不宜淋湿、浸水；夏季炎热多汗，贴敷时间不宜过长。

禁忌：孕妇，对胶布及本药过敏者，耳郭有冻伤或炎症者禁用。

（3）瘀血阻络型

材料：皮内针或王不留行子。

耳穴：脾、胃、肝、胆、三焦、胰、肺、交感、神门。

功能：化浊解毒，化瘀止痛。

主治：浊毒瘀血所致的胁肋疼痛、固定不移等。

方法：耳穴局部先用碘酒擦拭，再用酒精脱碘，再将皮内针或王不留行子对准已选好的耳穴贴敷，然后稍加压力按压1～2分钟，一般为单耳取穴，两耳轮换，每日自行按压耳穴3～4次，留针3～5天，5次为一个疗程，疗程间隔3～5天，可继续进行第二疗程。

注意事项：埋针处不宜淋湿、浸水；夏季炎热多汗，贴敷时间不宜过长。

禁忌：孕妇，对胶布及本药过敏者，耳郭有冻伤或炎症者禁用。

（4）肝阴不足型

材料：皮内针或王不留行子。

耳穴：肝、胆、肾、三焦、交感、神门、皮质下。

功能：养阴柔肝。

主治：肝阴不足所致胁肋隐痛、口干、目涩等。

方法：耳穴局部先用碘酒擦拭，再用酒精脱碘，再将皮内针或王不留行子对准已选好的耳穴贴敷，然后稍加压力按压1～2分钟，一般为单耳取穴，两耳轮换，每日自行按压耳穴3～4次，留针3～5天，5次为一个疗程，疗程间隔3～5天，可继续进行第二疗程。

注意事项：埋针处不宜淋湿、浸水；夏季炎热多汗，贴敷时间不宜过长。

禁忌：孕妇，对胶布及本药过敏者，耳郭有冻伤或炎症者禁用。

4. 穴位敷贴

（1）疏肝理气贴

取穴：肝俞、胆俞、脾俞、胃俞、中脘、日月、气海。

方药：柴胡、木香各1份。

功能：疏肝理气，化浊止痛。

主治：肝气郁滞所致胁肋部胀痛，胃脘胀满，嗳气等。

用法：研末醋调，敷于上述穴位，12小时后去除，每日1次，5次为一个疗程。

禁忌：孕妇及对本药过敏者禁用。

（2）化浊解毒贴

取穴：肝俞、胆俞、脾俞、胃俞，日月、期门。

方药：藿香、砂仁各1份。

功能：化浊解毒，清热利湿。

主治：浊毒所致的胁肋部胀满、疼痛、口苦等。

用法：研末醋调，敷于上述穴位，12小时后去除，每日1次，5次为一个疗程。

禁忌：孕妇及对本药过敏者禁用。

（3）解毒活血贴

取穴：肝俞、胆俞、脾俞、胃俞、中脘、血海。

方药：赤芍2份，大黄1份。

功能：化浊解毒，活血通络。

主治：浊毒瘀血所致胁肋疼痛、固定不移等。

用法：研末醋调，敷于上述穴位，12小时后去除，每日1次，5次为一个疗程。

禁忌：孕妇及对本药过敏者禁用。

（4）柔肝养阴贴

取穴：肝俞、胆俞、肾俞、三焦俞、脾俞、神阙。

方药：生地黄2份，枸杞子1份。

功能：柔肝养阴。

主治：肝阴不足所致胁肋隐痛、口干、目涩等。

用法：研末醋调，敷于上述穴位，12小时后去除，每日1次，5次为一个疗程。

禁忌：孕妇及对本药过敏者禁用。

5. 足浴

（1）化浊解毒通络方

方药：藿香20g，佩兰20g，鸡血藤30g，络石藤30g，伸筋草30g。

功能：化浊解毒，活血通络。

主治：浊毒阻络所致的胁肋部疼痛，口干口苦等。

用法：水煎取汁300mL，用时加适量热水泡足，每晚1次，每次泡30分钟，10天为一个疗程。

注意事项：餐后30分钟内不宜泡脚；不宜使用金属及塑料盆，以保温性能较好的木盆、陶盆为佳；水温以40～45℃为宜；水位达踝关节以上10～20cm。

禁忌：对本药过敏者，孕妇、严重心脑血管疾病、精神患者及足部皮肤有破损者禁用。

（2）养阴通络方

方药：生地黄20g，枸杞子20g，沙参20g，麦冬20g，当归15g。

功能：柔肝养阴，活血通络。

主治：肝阴不足所致胁肋隐痛、口干、目涩等。

用法：水煎取汁300mL，用时加适量热水泡足，每晚1次，每次30分钟，10天为一个疗程。

注意事项：餐后30分钟内不宜泡脚；不宜使用金属及塑料盆，以保温性能较好的木盆、陶盆为佳；水温以 40 ～ 45℃为宜；水位达踝关节以上 10 ～ 20cm。

禁忌：对本药过敏者，孕妇、严重心脑血管疾病、精神患者及足部皮肤有破损者禁用。

二、常用西医治疗

（一）解痉镇痛治疗

阿托品 0.5mg 或盐酸消旋山莨菪碱注射液肌内注射；硝酸甘油 0.3 ～ 0.6mg，舌下含化；维生素 K_3 8 ～ 16mg，肌内注射；盐酸哌替啶或美沙酮等镇痛，不宜用吗啡。

（二）抗感染治疗

急性胆囊炎需应用抗感染治疗，抗生素的使用是为了预防菌血症和治疗化脓性并发症，氨苄西林、环丙沙星、甲硝唑；还可选用氨基糖苷类或头孢菌素类抗生素，最好根据细菌培养及药敏试验结果选择抗生素。

（三）利胆治疗

舒胆通（曲匹布通）、消炎利胆片、苗岭胆炎方、蒲草清胆方或清肝利胆口服液口服，发作缓解后方可应用。

（四）手术治疗

手术治疗适应证：①临床症状严重，药物治疗无效，病情继续恶化，非手术治疗不易缓解的患者。②胆囊肿大或逐渐增大，腹部压痛明显，腹肌严重紧张或胆囊坏疽及穿孔，并发弥漫性腹膜炎者。③急性胆囊炎反复发作，诊断明确，经治疗后腹部体征加重，有明显腹膜刺激征者。④化验检查，血中白细胞计数明显升高，总数在 $20×10^9/L$ 以上者。⑤黄疸加深，属总胆管结石梗阻者。⑥畏寒，寒战，高热并有中毒休克倾向者。急性胆囊炎一般主张经 12 ～ 24 小时积极的内科治疗，待症状缓解再择期手术。慢性胆囊炎微创腹腔镜下胆囊切除是首选，极少数患者胆囊已经萎缩和癌变，更应尽早切除胆囊。

第五节　保健调理

胆囊炎的预后与其病情变化轻重有关，一般慢性胆囊炎预后良好，伴有胆囊结石及胆管结石则胆囊炎易反复发作，可选用中药治疗效果较佳，急性胆囊炎病情发展较快，当有并发症出现的时候则病情危重，应及时选择有效的治疗方法，必要时可行手术治疗，手术后长期服用中药治疗，并配合饮食、情志、运动调护等。

一、饮食调护

1. 急性发作胆绞痛时应予禁食，可由静脉补充营养。

2. 慢性或急性发作缓解后，可食清淡流质饮食或低脂、低胆固醇、高碳水化合物饮食。选择鱼、瘦肉、奶类、豆制品等含优质蛋白质且胆固醇含量相对不太高的食物，蛋白质应适量，过多可刺激胆汁分泌，过少不利于组织修复。每日脂肪摄入量应限制在45g以内，主要限制动物性脂肪，控制动物肝、肾、脑或鱼子等食品摄入。植物油如玉米油、葵花子油、花生油、豆油等具有利胆作用，可补充摄入适量。

3. 保证新鲜蔬菜、水果的供给。绿叶蔬菜，可提供必要的维生素和适量纤维素，酸奶、山楂、糙米等食物也对患者有利，但脂溶性维生素A、维生素E、维生素K，类胡萝卜素如虾青素等需要胆汁分泌参与消化吸收，所以要根据患者恢复情况适量进补，以免导致病情恶化。

4. 适量膳食纤维，可刺激肠蠕动，预防胆囊炎发作。

5. 大量进饮料有利胆汁稀释，每日可饮入1500～2000mL。

6. 少量多餐，可反复刺激胆囊收缩，促进胆汁排出，达到引流目的。

7. 忌用刺激性食物和酒类。

8. 合理烹调，宜采用煮、软烧、卤、蒸、烩、炖、焖等烹调方法，忌用熘、炸、煎等。高温油脂中含有丙烯醛等裂解产物，可刺激胆道，引起胆道痉挛急性发作。

9. 食物温度适当，过冷、过热食物都不利于胆汁排出。

二、情志调护

气机郁滞是胆道疾病最基本的病机之一。吴崐《医方考·胁痛门》说："胁者，肝胆之区也。肝为尽阴，胆无别窍，怒之则气无所泄，郁之则火无所越，故病证恒多。"肝性喜条达，恶抑郁，主疏泄，主司一身之气机。《灵枢·经脉》中说："肝足厥阴之脉……挟胃，属肝，络胆，上贯膈，布胁肋。"胆附于肝，内贮精汁，与肝之经脉，互为络属，共主疏泄，故维持肝脏正常的疏泄功能，使气机通畅，是保证胆汁能够正常地生成和排泄，进而协助脾胃运化的重要前提。情志忧郁不畅，易伤肝脏条达之性，影响其疏泄气机之职，以致肝气结，疏泄不利；胆附于肝，胆气不舒，腑气不通，而生胁痛，《灵枢·邪气脏腑病形》说："有所大怒，气上而不下，积于胁下则伤肝。"《金匮翼·胁痛统论》说："肝郁胁痛者，悲哀恼怒，郁伤肝气。"《杂病源流犀烛·肝病源流》也说："气郁，由大怒气逆，或谋虑不决，皆令肝火动甚，以致胁肋痛。"故只有保持精神调畅、肝气不郁，气血运行通畅，脾胃升降如常，生浊无源，就不会产生浊毒郁结的情况，则不会发生疾病。在日常生活中我们要做到立志养德，形成正确的精神调养，树立正确的人生观，对生活充满信心，性格豁达，心理宁静，心态平和才能很好地进行道德风貌的修养和精神调摄，有利于神志安定，气血调和，精神饱满，形体健壮。《论语》中说："发愤忘食，乐以忘忧，不知老之将至云尔。"乐观的情绪是调养精神，舒畅情志，防衰抗老最好的精神营养。还可开展文化娱乐、养鱼种花、琴棋书画、读书看报、旅游活动等，这样做可以移情志、除烦恼、陶冶情操，从而达到治病防病的效果。

三、生活起居调护

外邪之中，胆道疾病与浊毒关系最为密切，所以《金匮要略》说："黄家所得，从湿得之。"《圣济总录·三十六黄》言："黄病有三十六种……大抵东南之域，其地湿，其气热，湿热相燕，易成瘴毒，人感其邪，有此黄病，疗不及时，则伤害至速。"外感浊毒之邪入侵人体，内阻中焦，郁而不达，使脾胃运化失常，湿热交蒸于肝胆，使肝胆失于疏泄。或循少阳、厥阴经络入于胆道，影响胆汁疏泄，即可发病。故《素问·缪刺论》云："邪客于足少阳之络，令人胁痛不得息，咳而汗出。"故在生活起居中应顺应自然，避风寒，节劳逸，对机体进行全面调理保养，使机体内外协调，适应自然变化，增强抗病能力，达到人与自然、体内脏腑气血阴阳的平衡统一。同时应注意运动养生，适量运动，持之以恒，使气血运行畅达，防止浊毒邪气郁结体内而发病。

第六节　诊疗共识

一、中医诊疗共识意见

胆囊炎中医诊疗专家共识意见（2017）

胆囊炎（Cholecystitis）可根据发病急缓分为急性胆囊炎和慢性胆囊炎。急性胆囊炎是由胆囊管梗阻、化学性刺激和细菌感染等引起的胆囊急性炎症性病变，临床见发热、右上腹疼痛，或右胁肋胀痛放射至肩背部，伴恶心呕吐，可兼见黄疸、墨菲征阳性、外周白细胞计数增高等表现。慢性胆囊炎因胆囊结石、高脂饮食等诱发，呈慢性起病，也可由急性胆囊炎反复发作、失治所致，临床表现为反复右上腹胀痛或不适、腹胀、嗳气、厌油腻，右上腹部有轻度压痛及叩痛等体征，是临床常见病与多发病，随着人们饮食结构的改变，胆囊疾病发病率不断增加。目前尚无全国性本病流行病学资料，上海松江地区统计胆囊炎患病率为3.91%。宁波镇海地区统计胆囊炎发病率为1.42%。有研究发现乙型肝炎病毒并发胆囊炎的发病率为47%，非乙型肝炎病毒并发胆囊炎的发病率仅为5.1%，有肝病基础的胆囊炎发病率明显增高。2011年11月，中华中医药学会脾胃病分制定了《胆囊炎中医诊疗共识意见》。近年来，随着中医药治疗胆囊炎研究的深化，有必要对该诊疗共识意见进行更新，以满足临床诊治和科研的需要。

2014年8月中华中医药学会脾胃病分会牵头成立了《胆囊炎中医诊疗专家共识意见》起草小组。小组成员依据循证医学的原理，广泛搜集循证资料，并先后组织国内脾胃病专家就胆囊炎的证候分类、辨证治疗、诊治流程、疗效标准等一系列关键问题进行总结讨论，形成本共识意见初稿，之后按照国际通行的德尔斐法进行了3轮投票。2015年9月，在重庆进行了第1次投票，并根据专家意见，起草小组对本共识意见进行了修改。2015年12月，在北京进行了第2次投票。2016年6月，在厦门中华中医药学会脾胃病分会召开核心专家审稿会，来自全国各地的20余名脾胃病学知名专家对本共识意见（草案）进行了第3次投票，并进行了充分地讨论和修改。2016年7月，在哈尔滨第28届全国脾胃病学术会议上专家再次进行了讨论、修改和审定。并于2016年9月在北京召开了本共识的最后专家定稿会议，完成了本共识意见。（表决选择：①完全同意；②同意，但有一定保留；③同意，但有较大保留；④不同意，但有保留；⑤完全不同意。如果＞2/3的人数选择①，或＞85%的人数选择①＋②，则作为条款通过）现将全文公布如下，供国内外同道参考，并冀在应用中不断完善。

（一）概述

1. 病名

急性胆囊炎可归于"胁痛"范畴，慢性胆囊炎归属于"胆胀"范畴，中医虽无急性胆囊炎及慢性胆囊炎的病名，但早在《黄帝内经》便有相关论述。《灵枢·五邪》曰："邪在肝，则两胁中痛。"《素问·缪刺论》曰："邪客于足少阳之络，令人胁痛不得息。"《灵枢·本脏》谓："胆胀者，胁下满而痛引小腹。"根据急性胆囊炎右上腹疼痛为主的临床表现，中医病名为"胁痛"；慢性胆囊炎右上腹胀满或隐痛，伴见恶心、腹胀等表现，中医病名为"胆胀"。

2. 西医诊断

胆囊炎的明确诊断是建立在患者典型症状及体征、实验室及影像学阳性结果的基础上。根据其发病急缓，有无反复发作，可分为急性胆囊炎和慢性胆囊炎。

（1）急性胆囊炎的诊断

①症状：以右上腹急性疼痛为主，常伴发热、恶心、呕吐等症。②体征：查体可见

右上腹压痛，同时伴有反跳痛、腹肌紧张，Murphy 征阳性。③实验室检查：可见血白细胞计数及中性粒细胞计数增高。④超声检查：胆囊体积增大（胆囊横径＞4cm），胆囊壁水肿，胆囊壁增厚（≥3mm）或毛糙。

（2）慢性胆囊炎的诊断：症状：以反复右上腹胀痛或不适为最常见症状，可伴有腹胀、嗳气、厌油腻等消化不良症状。②体征：查体可见右上腹部有轻度压痛及叩击痛，但大多数患者可无任何阳性体征。③超声检查：可见胆囊体积常缩小或正常，也可见胆囊体积略有增大，胆囊壁增厚（≥3mm）或毛糙。

此外，胆囊结石患者 70% 伴有胆囊炎。

3. 病因病机

（1）病因：情志不遂、饮食失节、感受外邪、虫石阻滞及劳伤过度是胆囊炎发病的主要诱因。

外感湿热毒邪，湿热由表入里，内蕴中焦，肝胆疏泄失职，腑气不通；或热毒炽盛，蕴结胆腑，使血败肉腐、蕴而成脓，发为胁痛；或因湿热内蕴，肝胆疏泄失职，胆汁郁积，排泄受阻，煎熬成石，胆腑气机不通，不通则痛，发为胁痛或胆胀；外感寒邪，邪入少阳，寒邪凝滞，肝胆疏泄失职，胆腑瘀滞；或蛔虫上扰，枢机不利，胆腑通降受阻，发为胆胀；暴怒伤肝，抑郁不舒，情志所伤致肝气郁结，胆失通降，胆液瘀滞发为胆胀；嗜食肥甘厚味，或嗜酒无度，损伤脾胃致中焦运化失职，升降失常，土壅木郁，肝胆疏泄不畅，胆腑不通发为胆胀；久病体虚，劳欲过度，使得阴血亏虚，胆络失养，脉络拘急，胆失通降，不荣则痛，发为胆胀。

（2）病位：胆囊炎病位在胆腑，与肝、脾、胃的功能失调有关。

本病病位在胆腑，与肝失疏泄、脾失健运、胃失和降密切相关。肝主疏泄，调畅气机，令胆道畅通，若肝失疏泄，可导致胆汁排泄不利，胆汁瘀积，肝胆气机不利，导致肝胆同病，发为胁痛或胆胀。脾主运化，胃主通降，脾主升清，运化水谷，为气血生化之源，胃气以降为顺，胆汁的排泄依赖于脾之升清，胃之和降，故脾失健运，胃失和降均可致胆腑不通。

（3）病机：本病的基本病机是胆失通降，不通则痛；胆络失养，不荣则痛。

情志不遂、饮食失节、感受外邪、虫石阻滞，均致肝胆疏泄失职，腑气不通，发病多为实证。久病体虚，劳欲过度，使得阴血亏虚，胆络失养，脉络拘急，胆失通降，发为虚证。属实的病理因素有"湿、热、毒、滞"，急性胆囊炎以"热、毒"为主，慢性胆囊炎以"湿、热"为主；属虚的病理因素有"脾虚、阴虚"，慢性胆囊炎反复发作，可见"脾虚、阴虚"。

（4）病机转化：随着胆囊炎的病情演变，急性胆囊炎的病机转化表现在邪实积聚与正气耗损两方面。邪实积聚，湿热蕴积肝胆，化火生毒，熏灼肝体，炼液为痰，致痰火毒瘀内蕴之胁痛重证；或湿热久羁，脏腑失和，湿浊痰毒内生积于肝，进而致痰湿毒瘀迁延肝胆之杂证。正气耗损，即由实转虚之变。肝胆湿热、肝胆实火或肝郁化火，火热灼伤阴液，及肝血瘀阻，瘀血不去，新血不生，均可致肝阴亏虚；火热灼津耗气，或肝郁乘脾，日久可致脾气虚弱，肝阴亏耗，久竭肾精，致肝肾阴虚，又气阴两伤，或阴损及阳，则可成肝阳虚或肝脾肾阳虚之证。慢性胆囊炎即胆胀的病机转化为日久不愈，反复发作，邪伤正气，正气日虚，加之邪恋不去，痰浊湿热，损伤脾胃，脾胃生化不足，正气愈虚，后可致肝肾阴虚或脾肾阳虚的正虚邪实之候。

4. 辨证分型

（1）急性胆囊炎可分为2个证型

①胆腑郁热证

主症：上腹持续灼痛或绞痛；胁痛阵发性加剧，甚则痛引肩背。次症：晨起口苦，时有恶心，饭后呕吐，身目黄染，持续低热，小便短赤，大便秘结。舌脉：舌质红，苔黄或厚腻；脉滑数。

②热毒炽盛证

主症：持续高热；右胁疼痛剧烈、拒按。次症：身目发黄，黄色鲜明；大便秘结；小便短赤；烦躁不安。舌脉：舌质红绛，舌苔黄燥；脉弦数。

证候诊断：具备主症2项和次症2项，参考舌脉即可诊断。

（2）慢性胆囊炎可分为7个证型

①肝胆气滞证

主症：右胁胀痛，心烦易怒。次症：厌油腻，时有恶心，饭后呕吐，脘腹满闷，嗳气。舌脉：舌质淡红，舌苔薄白或腻；脉弦。

②肝胆湿热证

主症：胁肋胀痛，晨起口苦，口干欲饮。次症：身目发黄，身重困倦，脘腹胀满，咽喉干涩，小便短黄，大便不爽或秘结。舌脉：舌质红，苔黄或厚腻；脉弦滑数。

③胆热脾寒证

主症：胁肋胀痛，恶寒喜暖。次症：口干不欲饮；晨起口苦；恶心欲呕；腹部胀满；大便溏泄；肢体疼痛，遇寒加重。舌脉：舌质淡红，苔薄白腻；脉弦滑。

④气滞血瘀证

主症：右胁胀痛或刺痛，胸部满闷，喜善太息。次症：晨起口苦，咽喉干涩，右胁疼痛夜间加重，大便不爽或秘结。舌脉：舌质紫暗，苔厚腻；脉弦或弦涩。

⑤肝郁脾虚证

主症：右胁胀痛，腹痛欲泻。次症：体倦乏力，腹部胀满，大便溏薄，喜善太息，情志不舒加重，纳食减少。舌脉：舌质淡胖，苔白；脉弦或弦细。

⑥肝阴不足证

主症：右胁部隐痛，两目干涩。次症：头晕目眩，心烦易怒，肢体困倦，纳食减少，失眠多梦。舌脉：舌质红，苔少；脉弦细。

⑦脾胃气虚证

主症：右胁隐痛，体倦乏力。次症：胃脘胀闷，纳食减少，肢体困倦。舌脉：舌质淡白，苔薄白；脉缓无力。

证候诊断：具备主症＋另1项主症和次症2项，参考舌脉即可诊断。

5. 临床治疗

（1）治疗目标

①临床症状缓解、相关检查指标的改善；②防止病情复发；③减少并发症，降低患者手术率。

（2）治疗原则：胆囊炎的辨证治疗，根据症状的急、缓、虚、实变化采用相应的治疗方法。

急性胆囊炎治疗上以清热利湿，行气利胆，通腑泻火为主；慢性胆囊炎实证以祛邪为主，如清热利湿，疏肝利胆，行气活血等；虚证以扶正为主，如健脾益气，养阴柔肝等，同时可配合中医特色疗法，如针灸、耳穴、药物贴敷及穴位埋线等。

（3）辨证论治

1）急性胆囊炎的分型论治

①胆腑郁热证

治法：清热利湿，行气利胆。主方：大柴胡汤（《伤寒论》）。药物：柴胡、黄芩、芍药、半夏、生姜、枳实、大枣、大黄。加减：身目黄染者，加茵陈、栀子；心烦失眠者，加合欢皮、炒酸枣仁；恶心呕吐者，加姜竹茹；壮热者，可加石膏、蒲公英、虎杖。

②热毒炽盛证

治法：清热解毒，通腑泻火。主方：茵陈蒿汤（《伤寒论》）合黄连解毒汤（《外台秘要》）。药物：茵陈、栀子、大黄、黄连、黄柏、黄芩。加减：小便黄赤者，加滑石、车前草；大便干结者，加火麻仁、芒硝；身目黄染重者，加金钱草。

2）慢性胆囊炎的分型论治

①肝胆气滞证

治法：疏肝利胆，理气解郁。主方：柴胡疏肝散（《景岳全书》）。药物：陈皮、柴胡、川芎、香附、枳壳、芍药、甘草。加减：疼痛明显者，加延胡索、郁金、木香；腹部胀满者，加厚朴、草豆蔻；口苦心烦，加黄芩、栀子；恶心呕吐者，加代赭石、炒莱菔子；伴胆石者，加鸡内金、金钱草、海金沙。

②肝胆湿热证

治法：清热利湿，利胆通腑。主方：龙胆泻肝汤（《医方集解》）或大柴胡汤（《伤寒论》）。药物：龙胆草、黄芩、山栀子、泽泻、木通、车前子、当归、生地黄、柴胡、甘草。加减：伴胆石者，加鸡内金、金钱草、海金沙；小便黄赤者，加滑石、通草；大便干结者，加大黄、芒硝、牡丹皮。

③胆热脾寒证

治法：疏利肝胆，温脾通阳。主方：柴胡桂枝干姜汤（《伤寒论》）。药物：柴胡、桂枝、干姜、栝楼根、黄芩、牡蛎、炙甘草。加减：腹痛较甚者，加川楝子、延胡索；久泻，完谷不化者，加补骨脂、赤石脂；恶心呕吐甚者，加姜半夏、姜竹茹。

④气滞血瘀证

治法：理气活血，利胆止痛。主方：血府逐瘀汤（《医林改错》）。药物：桃仁、红花、当归、生地黄、牛膝、川芎、桔梗、赤芍、枳壳、甘草、柴胡。加减：胁痛明显者，加郁金、延胡索、川楝子；口苦者，加龙胆草、黄芩；脘腹胀甚者，加厚朴、木香。

⑤肝郁脾虚证

治法：疏肝健脾，柔肝利胆。主方：逍遥散（《太平惠民和剂局方》）。药物：柴胡、当归、白芍、炒白术、茯苓、炙甘草、薄荷、煨姜。加减：右胁胀痛者，加郁金、川楝子、青皮；急躁易怒者，加香附、钩藤；腹胀明显者，加郁金、石菖蒲。

⑥肝阴不足证

治法：养阴柔肝，清热利胆。主方：一贯煎（《续名医类案》）。药物：北沙参、麦冬、当归、生地黄、枸杞子、川楝子。加减：心烦失眠者，加柏子仁、夜交藤、炒酸枣仁；急躁易怒者，加栀子、青皮、珍珠母；右胁胀痛者，加佛手、香橼；头目眩晕者，加钩藤、菊花、白蒺藜。

⑦脾胃气虚证

治法：理气和中，健脾和胃。主方：香砂六君子汤（《古今名医方论》）。药物：人参、白术、茯苓、半夏、陈皮、木香、砂仁、炙甘草。加减：脘腹胀甚者，加枳实、厚朴、槟榔；纳食减少者，加神曲、鸡内金。

（4）胆囊炎常用中成药

①消炎利胆片：清热，祛湿，利胆。用于急性胆囊炎、胆管炎肝胆湿热证。

②胆胃康胶囊：疏肝利胆，清热利湿。用于肝胆湿热证所致的胁痛、黄疸以及胆汁反流性胃炎，胆囊炎见上述症状者。

③胆宁片：疏肝利胆，清热通下。用于慢性胆囊炎肝郁气滞，湿热未清证。

④胆石利通片：理气解郁，化瘀散结，利胆排石。用于胆石症气滞型。

⑤鸡骨草胶囊：疏肝利胆，清热解毒。用于胆囊炎肝胆湿热证。

⑥金胆片：利胆消炎。用于急慢性胆囊炎、胆石症以及胆道感染。

⑦胆舒胶囊：疏肝解郁，利胆溶石。用于慢性结石性胆囊炎、慢性胆囊炎及胆结石。

⑧胆炎康胶囊：清热利湿，排石止痛。用于急慢性胆囊炎、胆管炎、胆石症以及胆囊手术后综合征肝胆湿热蕴结证。

⑨舒胆片：清热化湿，利胆排石，行气止痛。用于胆囊炎、胆道感染、胆石症肝胆

湿热证。

⑩利胆片：疏肝止痛，清热利湿。用于胆道疾患肝胆湿热证。

⑪胆康胶囊：疏肝利胆，清热解毒，理气止痛。用于急、慢性胆囊炎，胆道结石。

（5）胆囊炎的中西医结合治疗目标人群与策略：胆囊炎可采取中西医结合的治疗方式，根据病情发病急缓，急性胆囊炎采取手术治疗及非手术治疗的方式；慢性胆囊炎一般采取内科保守治疗。急性胆囊炎治疗上以清热利湿，行气利胆，通腑泻火为主；慢性胆囊炎实证以祛邪为主，如清热利湿、疏肝利胆、行气活血等，虚证以扶正为主，如健脾益气、养阴柔肝等，同时可配合中医特色疗法，如针灸、耳穴、药物贴敷及穴位埋线等。

（6）其他中医特色疗法

①针灸

常用穴：阳陵泉、胆囊、肩井、日月、丘墟、太冲。采用捻转强刺激手法，每隔 3 ～ 5 分钟行针 1 次，每次留针时间为 20 ～ 30 分钟。也可采用电刺激。辨证配穴：肝郁气滞者加太冲，疏肝理气；瘀血阻络者加膈俞，化瘀止痛；肝胆湿热者加行间，疏泄肝胆；肝阴不足者加肝俞、肾俞，补益肝肾。

②耳穴

常用穴：胰胆、十二指肠、耳背肝区、耳迷根、内分泌、皮质下、交感、神门。操作方法一般采用针刺或用王不留行籽常规消毒后用胶布将王不留行籽固定于耳穴上，每日按 4 ～ 6 遍，每次每穴按压 1 分钟。注意事项：每次贴压单侧耳穴，3 天 / 次，两侧交替使用。换贴 10 次为 1 个疗程，一般治疗 3 ～ 5 个疗程。

③药物贴敷

胆囊区（右上腹压痛点）外敷药物（栀子 10g，大黄 10g，冰片 1g，乳香 6g，芒硝 10g，研粉，调匀成糊状），纱布覆盖，每天更换 1 次，5 天为 1 个疗程。

④穴位埋线

常用穴：鸠尾、中脘、胆囊、胆俞、胃俞、足三里、阳陵泉。操作方法一般 1 个月埋线 1 次，病情重者 20 天 1 次，5 次为 1 个疗程。

（7）手术：行胆囊切除术是急性胆囊炎的根本治疗。手术适应证：①胆囊坏疽及穿孔，并发弥漫性腹膜炎者；②急性胆囊炎反复急性发作，诊断明确者；③经积极内科治疗，病情继续发展并恶化者；④无手术禁忌证，且能耐受手术者。慢性胆囊炎伴有胆石者，诊断确立，行胆囊切除术是合理的根本治法。如患者有心、肝、肺等严重疾病或全身情况不能耐受手术，可予内科治疗。

（8）疗程：胆囊炎的平时预防较为重要。一般急性胆囊炎的疗程多为 2 周，慢性胆囊炎疗程多为 1 个月。

6. 疗效评价

（1）单项症状疗效评价：每个单项症状按轻重分为 0、Ⅰ、Ⅱ、Ⅲ 4 级。

0 级：没有症状。Ⅰ级：症状轻微，不影响日常生活。Ⅱ级：症状中等，部分影响日常生活。Ⅲ级：症状严重，影响到日常生活，难以坚持工作。

评价标准：①临床痊愈：原有症状消失。②显效：原有症状改善 2 级者。③有效：原有症状改善 1 级者。④无效：原有症状无改善或原症状加重。

（2）证候疗效评价：按症状轻重分为 4 级（0、Ⅰ、Ⅱ、Ⅲ），积分分别为 0 分、1 分、2 分、3 分，证候总积分为症状积分之和。①临床缓解：症状和体征明显改善（疗效指数 ≥ 95%）。②显效：症状和体征明显改善（70% ≤疗效指数 < 95%）。③有效：症状和体征有改善（30% ≤疗效指数 < 70%）。④无效：症状和体征无明显减轻或加重者（疗效指数 < 30%）。

计算公式采用尼莫地平法计算。疗效指数（%）=［（治疗前积分 – 治疗后积分）/ 治疗前积分］×100%。参照《中药新药临床研究指导原则（试行）》的疗效评定标准。

（3）彩色超声疗效评价

①急性胆囊炎：应以血常规、全身症状及彩超等进行评价，彩超评价标准如下。痊愈：超声检查胆囊大小、胆囊壁厚度、胆囊壁毛糙恢复正常。有效：超声检查胆囊大小恢复正常（胆囊横径 < 4cm），胆囊壁厚度 < 3mm，胆囊壁略毛糙。好转：超声检查胆囊横径较前缩小，胆囊壁厚度 > 3mm，胆囊壁毛糙。无效：超声检查胆囊大小、胆囊壁厚度、胆囊壁毛糙未见明显变化。②慢性胆囊炎：主要以症状和彩超进行评价，彩超评价标准如下。痊愈：超声检查胆囊大小、胆囊壁厚度、胆囊壁毛糙 3 项均恢复正常。有效：超声检查胆囊大小、胆囊壁厚度、胆囊壁毛糙 3 项中 2 项恢复正常。好转：超声检查胆囊大小、胆囊壁厚度、胆囊壁毛糙 3 项中 1 项恢复正常。无效：超声检查胆囊大小、胆囊壁厚度、胆囊壁毛糙均未见明显变化。

7. 预防调摄

（1）心理：注意劳逸结合，寒温适宜，限烟限酒，心情舒畅。已患有急、慢性胆囊炎的患者，应积极治疗，按时服药，预防复发。注意起居有常，防止过劳，避免过度紧张，适当运动，忌恼怒忧思，保持心情舒畅。

（2）饮食：胆囊炎患者以低脂肪、低胆固醇、适量蛋白和高维生素饮食为宜。急性发作期应禁食或无脂饮食，充分休息，以缓解疼痛。慢性期或缓解期的患者以低脂肪、低胆固醇饮食为主。适量摄入蛋白质和碳水化合物，丰富维生素，避免进食辛辣刺激性食物，要注意卫生，防止肠道寄生虫和细菌感染，注意营养的均衡，规律饮食。

（3）随访：应重视对本病癌变的监测，应定期 CT 或 B 超随访，虽然不易发现胆囊内微小病变，但是能观察到胆囊壁增厚变化、胆囊内肿块，以及相邻肝脏病变和肿瘤蔓延情况。结合 CT 和 B 超对胆囊癌早发现、早诊断和早治疗，从而提高胆囊癌患者的生存质量。

第七节　典型病例

病例一

患者耿某，女性，69 岁，已婚。初诊时间：2012 年 9 月 24 日。

主诉：患者右胁胀痛，不欲饮食 1 年，加重 2 周。

现病史：患者右胁胀痛，不欲饮食 1 年，加重 2 周。1 年前患者出现右胁胀痛，后逐渐不欲饮食。近 2 周来因生气后右胁胀痛加重遂来诊治。现主症：右胁胀痛，伴嗳气、反酸、口苦随情绪加重。食欲欠佳，厌油腻。大便干，两日一行。舌红，苔黄腻，脉沉弦。B 超示胆结炎。

中医诊断：胁痛（肝郁气滞）。

西医诊断：胆结石。

治法：疏肝理气。

处方：金钱草、茵陈各 20g，柴胡 15g，枳实 15g，川芎 15g，香附 15g，大黄 9g，芍药 20g，延胡索 12g，牡蛎 15g，昆布 15g，丹参 15g。7 剂，水煎服，每日 1 剂。

二诊：患者服药后右胁及上腹胀痛明显减轻，反酸，口苦消失，饮食增加，大便可，每日 1 行。舌红，苔薄黄，脉弦。处方：金钱草、茵陈各 30g，柴胡、枳实、川芎、香附各 15g，大黄 9g，厚朴、芒硝各 15g，芍药、延胡索各 12g，1 剂。

此后患者右胁及上腹胀满基本消失，已无背痛，饮食、大便均正常，继进上方 15 剂，复查 B 超肝胆未见异常。

按语：胆结石属中医"胁痛""黄疸"等范畴。本案以右胁胀痛为主，故诊为"胁痛"。由于感受外邪、七情内郁、恣食油腻厚味食物，肝胆疏泄失常，气血郁滞，胆汁瘀积；再者肝郁克脾，脾虚生湿，湿聚而浊生。患者由肝郁而气滞，气滞而血瘀，进而导致脉络不通，故见胀痛。治疗应疏肝理气。对以肝郁气滞为主，右胁胀痛，痛势每随情绪变化，甚至出现满腹胀痛、便闭、恶心呕吐等急腹症症状，舌红苔黄腻脉滑者。本方以金钱草、茵陈、大黄清利肝胆，以柴胡、香附、川芎、枳实疏肝理气，以大黄、芒硝、厚朴通腑理气，以芍药、延胡索柔肝止痛。

病例二

患者周某，男性，65 岁，已婚。初诊时间：2014 年 9 月 18 日。

主诉：间断右胁肋下疼痛 2 个月，加重 7 天。

现病史：右胁肋下疼痛，饭后加重，无烧心反酸，口干口苦，纳可，夜寐欠佳，大便偶有不成形，排泄不尽。舌暗红，苔黄腻，脉弦滑。B 超示胆囊炎。

中医诊断：胁痛（浊毒内蕴）。

西医诊断：胆囊炎。

治法：化浊解毒。

处方：金钱草 30g，黄芩 12g，黄连 12g，茵陈 20g，柴胡 15g，枳实 15g，川芎 15g，香附 15g，大黄 9g，芍药 20g，延胡索 12g，鸡内金 15g，海金沙 15g（包煎），丹参 15g。7 剂，水煎服，每日 1 剂。

二诊：右胁肋下疼痛较前减轻，无烧心反酸，口干口苦，纳可，夜寐欠佳，大便偶有不成形，排泄不尽。舌暗红，苔黄腻，脉弦滑。

处方：金钱草 30g，茵陈 20g，黄芩 12g，黄连 12g，柴胡 15g，枳实 15g，川芎 15g，香附 15g，大黄 9g，芍药 20g，延胡索 12g，鸡内金 20g，海金沙 15g（包煎），夜交藤 15g，百合 30g，夏枯草 15g，丹参 15g。7 剂，水煎服，每日 1 剂。

三诊：右胁肋下疼痛较前减轻，无烧心反酸，口干口苦较前减轻，纳可，夜寐好转，大便可。舌暗红，苔薄黄腻，脉弦滑。调整处方：金钱草 30g，茵陈 15g，黄芩 12g，黄连 12g，柴胡 15g，枳实 15g，川芎 15g，香附 15g，延胡索 12g，白芷 9g，鸡内金 20g，海金沙 15g（包煎），夜交藤 15g，百合 30g，夏枯草 15g，丹参 15g。14 剂，水煎服，每日 1 剂。

此后患者右胁肋疼痛基本消失，饮食、大便均正常，继进上方 14 剂，复查 B 超肝胆未见异常。

按语：胆囊炎可以引起剧烈的腹痛、黄疸、发热等症状。对于无症状胆囊炎患者而言，治疗方法是饮食调整，有症状时可利胆对症治疗，继续观察等。对某些高风险患者可采取预防性胆囊切除。根据患者症状舌脉等可诊断为浊毒内蕴证，予以化浊解毒治疗后患者症状明显好转。嘱患者按时合理早餐，规律三餐，多进食高纤维饮食，减少高热量食物的摄入，避免不合理的快速减肥，适当增加运动。

第十四章 肝纤维化

第一节 中医对肝纤维化的认识

纵览古代医书，并无关于肝纤维化之名的论述，但是根据其临床表现特点，可将其归属于"胁痛""肝癖""鼓胀""黄疸""肝积""肝着""腹痛""肝水""积聚"或"癥瘕"等范畴。其中对病因病机的认识，可谓百家争鸣。

一、先秦时期

先秦时期对肝纤维化的认识处于萌芽时期，虽然理论体系不完整，但其中蕴含的整体观以及运用阴阳、五行、六气、经脉学说指导药物、食物、艾灸等的治疗方法，对今天的临床诊治仍具有重要意义。如最早的医学专著马王堆帛书《足臂十一脉灸经》有"足少阴脉……肝痛，心痛，烦心""腹痛，腹胀……诸病此物者，皆灸足太阴脉"。《五十二病方》也有"痈者，身热而数惊，颈脊强而腹大""蛊者，燔扁辐以荆薪，即以食邪者"的论述。说明当时已经对其治疗方法进行了实践探讨。

二、秦汉时期

伴随着《黄帝内经》《难经》《神农本草经》《伤寒杂病论》四部中医经典的问世，中医整体理论体系基本形成，对肝纤维化的认识也日趋深入。

《素问·通评虚实论》言："邪气盛则实，精气夺则虚。"《灵枢·五邪》曰："邪在肝，则两胁中痛。"说明人体正邪的消长盛衰，是病证虚实变化的基本因素。仲景指出了疾病发生的三个内外因途径，《金匮要略·脏腑经络先后病脉证》言："千般疢难，不越三条。"《灵枢·邪气脏腑病形》言："若有所大怒，气上而不下，积于胁下，则伤肝。"说明肝主疏泄、调情志，七情之怒气郁积肝脏经络而致病。由此可见，这一时期的医家认为肝纤维化的主要病因既包括六淫疫毒、虫兽外伤、饮食劳倦等外因，也包括正气亏虚、先天不足、内伤七情、脏腑经络失调等内因。

对于肝纤维化的病位，《灵枢·百病始生》云："留而不去，传舍于肠胃之外，募原之间，留着于脉，稽留而不去，息而成积。"《难经·五十六难》云："脾之积，名曰痞气，在胃脘，覆大如盘，久不愈，令人四肢不收，发黄疸。"说明其病位虽在肝，但与脾、胃、肠、肺等密切相关。

《灵枢·百病始生》云："留而不去，则传舍于络脉。"《素问·举痛论》云："寒气客于小肠膜原之间，络血之中，血泣不得注于大经，血气稽留不得行，故宿昔而成积矣。"《灵枢·百病始生》曰："湿气不行，凝血蕴里而不散，津液涩渗，著而不去，而积皆成矣。"《金匮要略·水气病脉证并治》言："沉则络脉虚，伏则小便难，虚难相搏，水走皮肤，即为水矣。"《素问·至真要大论》曰："诸腹胀大，皆属于热。"以上论述说明肝纤维化的病机较为复杂，但其特点是本虚标实，虚实夹杂。其病机要点可归结为正气亏虚，邪毒蕴结肝络，主要病理因素有湿、热、痰、瘀、郁、毒。

在疾病的治疗方面，调和阴阳为其必须遵循的治疗法则。因肝为阴脏，为阴中之阳，体阴而用阳；肝属厥阴，系于胆少阳，为阴阳之枢，故肝纤维化以调治阴阳枢机为特点。在具体治疗方面，张仲景首创辨证论治的诊疗体系，创立了治疗血瘀肝络而致肝着的旋覆花汤、肝络瘀阻日久而致癥瘕（疟母）的鳖甲煎丸、虚寒侵入肝络而致疼痛的小建中汤、寒湿内蕴肝络的附子粳米汤、湿热蕴结肝胆而致黄疸的茵陈蒿汤等行之有效的良方。

三、魏晋时期至明清时期

这一时期是对肝纤维化认识的成熟时期，这一时期的认识流派纷呈，百家争鸣。西晋王叔和认为肝病以胃气为要，与五脏相关，如在《脉经》中指出"胃者，土也，万物禀土而生，胃亦养五脏，故肝王以胃气为本也"，说明肝脏安和，有赖于后天之本脾胃的濡养。此外，《脉经·肝足厥阴经病证》言："病先发于肝者，头目眩，胁痛支满；一日之脾，闭塞不通，身痛体重；二日之胃，而腹胀；三日之肾，少腹腰脊痛。"指出肝纤维化病证循经脉演化，传变至脾胃肾。魏晋皇甫谧亦认为不同肝病合并肝纤维化发展演化及转归，病变常累及胃腑，如《针灸甲乙经·五脏大小六腑应候》言："肝小则安，无胁下之病；肝大则逼胃迫咽，迫咽则善膈中，且胁下痛；肝高则上支贲加胁下急，为息贲；肝下则逼胃，胁下空，空则易受邪。"

在对病因病机的认识方面，这一时期的医家承袭了前代医家的观点，认为疾病的发生不外乎肝络瘀积、热毒内蕴、气机郁结、痰瘀内阻等。这一时期的发展在于对疾病的治疗方面，提出了更为丰富的药物选择和临床处方。如陶弘景认为大黄可"破癥瘕积聚"，硝石可"涤去蓄结饮食，推陈致新"等。其他如牡丹皮、贯众、牛黄等均是医家推崇的经验用药，至今仍有重要的指导意义。

在疾病的辨证论治方面，方药的选择更为精准，认识也更加深入。归结起来，主要有以下病证。

1. 热毒内蕴证

巢元方认为该证的发生主要是"大饮酒后，渴而引饮无度，酒与饮俱不散，停滞在于胁肋下"，并提出了"酒癖"的病名，其临床表现主要是"小便先黄，腹痛多卧，身热"，但未提出治疗的方剂。到了唐代，王焘在《外台秘要》中提出了矾石散方治疗湿疸，并提出了"肝瘅"的病名。唐代孟诜认为决明子"主肝家热毒"，对热毒内蕴肝络疗效较好。宋代陈言在《三因极一病证方论》中提出泻肝汤可"治肝实热，阳气伏邪，胁痛"，用于治疗阳毒伤肝病证。

2. 气机郁结证

宋代陈师文等在校正《太平惠民和剂局方》指出，气机不畅、郁滞经络是癥瘕积聚病机之一，"癥积气块，皆因气虚及寒气、热气、怒气、恚气、喜气、忧气、愁气内结积聚"，治疗"可与七气汤、丁香丸、青木香丸、木香推气丸"。

3. 痰瘀内阻证

清代吴鞠通在《温病条辨》中以鳖甲胶化瘀散结通络论治癥瘕胁痛，"鳖甲胶通补肝气，而消癥瘕，余俱芳香入络而化浊，且以食血之虫，飞者走络中气分，走者走络中血分，可谓无微不入，无坚不破"。清代王清任《医林改错》创立活血化瘀系列方证，谓鼓胀"用通窍活血汤，以通血管；用血府逐瘀汤，清午后潮热；用膈下逐瘀汤，消化积块"。

4. 肝络瘀积证

清代喻昌《医门法律》据"淫气乏竭，痹聚于肝"，肝厥阴经络痹阻，故提出"肝痹，用人参散"论治。

中医对肝纤维化的认识，包含了古人对疾病认识的积极探索精神。从先秦时期的萌芽，到秦汉时期的认识深入，再到明清时期的认识成熟，无不蕴含了先辈们的心血。尤其是魏晋隋唐医药学全面继承发展，"肝王以胃气为本"说、"推陈致新"药证论、热毒内蕴肝络证治观点相继提出。宋金元时期学派纷呈，见解独到，如气机郁结肝络证治观点、推崇脾胃学说。至明清，肝纤维化中医认识已比较完善成熟，经方时方通变论、痰瘀内阻肝络论、经络病证论等注重临证通变。

现代医家继承了古代医家的理论思想，但又有创新之处。在对病因病机、辨证分型和治疗方面各有不同。

在对肝纤维化的病因病机认识上，姚希贤等认为气滞血瘀贯穿于肝纤维化的各个阶段，血瘀是肝纤维化病理过程的最终结局。刘绍能等认为湿热疫毒是本病的始发因子和持续活动因素，正是由于湿热与疫毒胶着难去，导致疾病的持续存在和慢性过程。吕志平认为湿热疫毒入侵与正气不足是慢性肝炎肝纤维化的主要病因，肝郁脾虚血瘀兼湿热是病机关键。可见，虽然对病因病机有不同的观点，但可以肯定的是，在肝纤维化的初期，病机以湿热疫毒和气机郁滞为主，而在肝纤维化的后期，血瘀与正气不足当为主要的病理过程。

中医诊疗疾病最大的特色在于辨证论治，据证选方。现代医家对肝纤维化的临床分型和证治方面也做了积极探索。付月箫认为肝纤维化常见的证型有气阴两虚证、瘀血阻络证、肝胆湿热证、肝郁脾虚证、肝肾阴虚证。高志扬等认为，热湿毒结型治以清热利湿解毒，用茵陈五苓散加味；气滞血瘀型，治以理气活血、化瘀散结，选用柴胡疏肝散、膈下逐瘀汤加减；肝脾肾虚损，治以扶正补虚，分别选用六君子汤、一贯煎等。赵玲等从活血、软坚、清热入手，运用复方鳖甲软肝片治疗慢性乙型肝炎肝纤维化，取得了良好的疗效。张赤志治疗早期肝纤维化多在采用活血化痰、通络软坚治疗的同时，兼顾补益健脾、补肾化湿等方法，并倡导肝纤维化从络病辨治，治疗以软坚化痰、活血化瘀通络为法，攻补兼施。

此外，运用中成药进行治疗是中医发展的一大特点。刘少庭等应用黄白愈肝汤治疗乙型肝炎肝纤维化患者，结果显示黄白愈肝汤能有效地改善乙型肝炎肝纤维化患者的肝脏功能及肝纤维化的相关指标，延缓病情的进展；王静滨等应用柔肝丸治疗乙型肝炎肝纤维化患者，结果提示能有效改善乙型肝炎肝纤维化患者的肝功及肝纤维化指标；刘汶等应用强肝胶囊治疗慢性乙型肝炎肝纤维化患者，结果显示强肝胶囊不仅可改善患者临床症状及肝功能，而且具有明显改善肝脏纤维化程度的作用；龙海东应用疏肝化纤汤治疗慢性乙型肝炎肝纤维化，结果提示该方可抑制胶原纤维合成并加速其降解，从而起到抗肝纤维化作用；来丽群等应用芪蒲汤治疗酒精性肝纤维化患者，结果提示芪蒲汤能明显降低肝纤维化指标，并能改善肝功能，显著减缓肝纤维化的进程。

第二节　西医对肝纤维化的认识

一、概述

肝纤维化是指各种致病因子致肝内结缔组织异常增生，导致肝内弥漫性细胞外基质过度沉积的病理过程。它不是一个独立的疾病，许多慢性肝脏疾病中都可见肝纤维化。其病因大致可分为感染（慢性乙型、丙型和丁型病毒性肝炎，血吸虫病等）、先天性代谢缺陷（肝豆状核变性、血色病、α1-抗胰蛋白酶缺乏症等）及化学代谢缺陷（慢性酒精性肝病、慢性药物性肝病）、自身免疫性肝炎、原发性胆汁性肝纤维化和原发性硬化性胆管炎等。轻者称为肝纤维化，重者使肝小叶结构改建，假小叶及结节，成为肝硬化。

早期肝纤维化系指临床上无任何特异性症状或体征，肝功能检查无明显异常，但在肝脏组织学上已有明显的病理变化。国内外研究均已证实，早期肝纤维化患者，肝内各种胶原含量均有所增加，其中以Ⅰ、Ⅲ型胶原沉积增多为主。晚期肝纤维化以Ⅰ型增多为主，早期以Ⅲ型为主，随着肝纤维化的进展，Ⅰ/Ⅲ型胶原比率由1增至1.59，Ⅰ型胶原纤维增多，参与结缔组织形成，其可逆性强，主要见于晚期肝纤维化。

二、肝脏的解剖和生理

（一）肝脏的解剖结构

肝脏主要位于右季肋区和腹上区，大部分肝为肋弓所覆盖，仅在腹上区、右肋弓间露出并直接接触腹前壁，肝脏上面则与膈及腹前壁相接。从体表投影看，肝脏上界在右锁骨中线第5肋骨，右腋中线平第6肋骨处；肝脏下界与肝前缘一致，起自肋弓最低点，沿右肋弓下缘左上行，至第8、9肋软骨结合处离开肋弓，斜向左上方，至前正中线，到左侧至肋弓与第7、8软骨之结合处。一般认为，成人肝脏上界位置正常的情况下，如在肋弓下触及肝脏，则多为病理性肝大。幼儿的肝下缘位置较低，露出右肋下一般均属正常情况。

1. 肝的形态

正常肝脏呈红褐色质地柔软。成人的肝脏重量相当于体重的2%。肝脏的长、宽、厚约为25.8cm、15.2cm、5.8cm。肝脏分为左右两叶，左叶小而薄，右叶大而厚。在肝脏下边中央有一个门，称为肝门，有血管、神经和淋巴管从这里进入肝脏，负责把肝脏分泌的胆汁输送出来的输胆总管也是从这里出肝，把胆汁送到胆囊和十二指肠里去。

2. 肝的组织结构

肝脏构造的基本单位是肝小叶，肝小叶的直径约1.5mm。在显微镜下可以清楚地看到肝小叶内有无数不规则的多边形肝细胞。肝小叶中央有1～2根中央静脉血管，肝细胞围绕中央静脉呈放射状排列。在肝小叶与肝小叶之间有动脉、静脉血管和小胆管。肝小叶分泌的胆汁进入小胆管，小胆管最后汇合成一根粗大的输胆总管。肝脏右叶上方与右胸膜和右肺底相邻；肝脏左叶上方与心脏相连，小部分与腹前壁相邻；肝脏右叶前面部与结肠相邻，后叶与右肾上腺和右肾相邻；肝脏左叶下方与胃相邻。

（二）肝脏的生理功能

肝脏是人体内最大的消化腺，也是体内新陈代谢的中心站。据估计，在肝脏中发生的化学反应有500种以上，实验证明，动物在完全摘除肝脏后即使给予相应的治疗，最多也只能生存50多个小时。这说明肝脏是维持生命活动的一个必不可少的重要器官。肝脏的血流量极为丰富，约占心输出量的 1/4。每分钟进入肝脏的血流量为 1000～1200mL。肝脏的主要功能是进行糖的分解、储存糖原，参与蛋白质、脂肪、维生素、激素的代谢，解毒，分泌胆汁，吞噬、防御功能，制造凝血因子，调节血容量及水、电解质平衡，产生热量等。在胚胎时期肝脏还有造血功能。

1. 肝脏的胆汁分泌作用

肝细胞能不断地生成胆汁酸和分泌胆汁，胆汁在消化过程中可促进脂肪在小肠内的消化和吸收。每日有 600～1100mL 的胆汁经胆管输送到胆囊。胆囊起浓缩和排放胆汁的功能。

2. 肝与糖代谢

单糖经小肠黏膜吸收后，由门静脉到达肝脏，在肝内转变为肝糖原而储存。一般成人肝内约含 100g 肝糖原，仅够禁食 24 小时之用。肝糖原在调节血糖浓度以维持其稳定中具有重要作用。当劳动、饥饿、发热时，血糖大量消耗，肝细胞又能把肝糖原分解为葡萄糖进入血液循环，所以患肝病时血糖常有变化。

3. 肝与蛋白质代谢

由消化道吸收的氨基酸在肝脏内进行蛋白质的合成、脱氨、转氨等作用，合成的蛋白质进入血循环供全身器官组织需要。肝脏是合成血浆蛋白的主要场所，由于血浆蛋白可作为体内各种组织蛋白的更新之用，所以肝脏合成血浆蛋白的作用对维持机体蛋白质代谢有重要意义。肝脏将氨基酸代谢产生的氨合成尿素，经肾脏排出体外。所以肝病时，血浆蛋白减少，血氨可以升高。

4. 肝、脂肪与糖代谢

肝脏是脂肪运输的枢纽。消化吸收后的一部分脂肪进入肝脏，转变为体脂而储存。饥饿时，储存的体脂可先被运送到肝脏，然后进行分解。在肝内，中性脂肪可水解为甘油和脂肪酸，此反应可被肝脂肪酶加速，甘油可通过糖代谢途径被利用，而脂肪酸可完全氧化为二氧化碳和水。肝脏还是体内脂肪酸、胆固醇、磷脂合成的主要器官之一。当脂肪代谢紊乱时，脂肪会堆积于肝脏内形成脂肪肝。

5. 热量的产生

水、电解质平衡的调节，都有肝脏参与。安静时，机体的热量主要由身体内脏器官提供。在劳动和运动时，产生热的主要器官是肌肉。在各种内脏中，肝脏是体内代谢旺盛的器官，安静时，肝脏血流温度比主动脉高 0.4～0.8℃，说明其产热较大。

6. 维生素、激素代谢

肝脏可储存脂溶性维生素，人体 95% 的维生素 A 都储存在肝内，肝脏是维生素 C、维生素 D、维生素 E、维生素 K、维生素 B_1、维生素 B_6、维生素 B_{12}、烟酸、叶酸等多种维生素储存和代谢的场所。正常情况下，血液中的各种激素都保持一定含量，多余的经肝脏处理失去活性。患肝病时，可能出现雌激素灭活障碍，醛固醇和抗利尿激素灭活障碍；出现肝掌、毛细血管扩张等临床表现。

7. 解毒功能

在机体代谢过程中，门静脉收集自腹腔流来的血液，血中的有害物质及微生物抗原性物质，将在肝内被解毒和清除。肝脏解毒主要有四种方式。①化学方法：如氧化、还原、分解、结合和脱氧作用。②分泌作用：一些重金属如汞，以及来自肠道的细菌，可随胆汁分泌排出。③蓄积作用。④吞噬作用。肝脏是人体的主要解毒器官，它可保护机体免受损害，使毒物成为无毒的或溶解度大的物质，随胆汁或尿排出体外。

8. 防御功能

肝脏是最大的网状内皮细胞吞噬系统。肝静脉窦内皮层含有大量的肝巨噬细胞，有很强的吞噬能力，门静脉血中 99% 的细菌经过肝静脉窦时被吞噬。因此，肝脏的这一滤过作用的重要性极为明显。

9. 调节血液循环量

正常时，肝内静脉窦可以储存一定量的血液。机体失血时，肝内静脉窦可以排出较多的血液，以补偿周围循环血量的不足。

10. 制造凝血因子

肝脏是人体内多种凝血因子合成的主要场所，人体内 12 种凝血因子，其中 4 种都是在肝内合成的。肝病可引起凝血因子缺乏造成凝血时间延长及出血倾向。

（三）肝纤维化的病因病理与发病机制

1. 病因

肝纤维化的西医病因有很多，在临床上多见有病毒性肝炎、酒精肝、脂肪肝、自身免疫性疾病等。

（1）病毒性肝炎：研究发现，慢性病毒性肝炎一般都伴有程度不等的肝纤维化。病毒的持续性存在，反复或持续的炎症浸润，无疑是对肝细胞的一个损伤，可导致肝实质发生炎症、坏死等病理变化，致使肝脏持续不断的纤维增生而逐渐形成肝纤维化。

（2）酒精肝：酗酒可导致酒精肝病情发展。因其中间代谢产物乙醛不仅直接损伤肝脏，而且可对肝脏产生氧化应激和脂质过氧化损伤，进而可诱发肝脏代谢紊乱，促进炎症免疫反应和肝纤维化的发生，长此以往可导致酒精性肝纤维化的发生。

（3）脂肪肝：各种原因引起的脂肪在肝内过度蓄积，造成肝脏的持续性损伤，导致肝细胞的脂肪变性、脂质代谢紊乱，使肝脏对炎症反应和各种肝损伤因素的易感性增高，进而促进肝脏纤维化的发生及发展。

（4）自身免疫性疾病：肝细胞受累的自身免疫性肝炎或是胆管细胞受累的原发性胆汁性肝纤维化和原发性硬化性胆管炎患者，其自身的免疫系统会攻击肝脏，而引起感染，导致肝纤维化的发生。

总之，引起肝纤维化的病因很多，不管什么病因的都应积极治疗，以最大限度地逆转肝纤维化，对疾病的治疗及预后有益。

2. 病理

慢性肝病所致的持续或反复的肝实质炎症坏死可引起纤维结缔组织大量增生，而其降解活性相对或绝对不足，因此大量细胞外基质沉积下来形成肝纤维化。如果肝纤维化同时伴有肝小叶结构的破坏（肝再生结节）则称为肝硬化。但是，临床上难以将两者截然分开，因为慢性肝病由肝纤维化到肝硬化是一个连续的发展过程。近年的基础和临床研究表明，如果能给予有效的病因治疗，或能直接抑制细胞外基质的合成和（或）促进其降解，则已经形成的肝纤维化甚至早期肝纤维化也是可以逆转的。其病理改变表现为肝脏细胞外基质合成增多，降解减少。

3. 发病机制

（1）肝纤维化与肝硬化：肝纤维化是许多慢性致病因素作用于肝脏，以细胞外基质（ECM）在肝脏内沉积为特征的疾病。在急性肝脏损伤后，肝组织出现炎症反应和有限的 ECM 沉积，肝实质细胞再生来取代坏死或凋亡的细胞。如果肝脏损害持续存在，最终肝脏重建失败，肝细胞被大量富含胶原的 ECM 取代而导致肝纤维化发生。肝脏纤维性物质的分布特点与肝损伤的原因相关。在乙醇性肝病和非酒精性脂肪性肝炎（NASH）中，ECM 沉积起始于窦周间隙，引发中央静脉周围肝纤维化的初期表现，原发性胆汁性肝硬化（PBC）和原发性硬化性胆管炎，纤维组织最初分布在门静脉区，形成门静脉区 – 门静脉区的纤维间隔。慢性乙型肝炎和慢性丙型肝炎以门静脉区 – 中央静脉区形成纤维间隔为特征，随着各种慢性肝病的进展，肝脏病理进程可从早期的肝纤维化，继而发展为以纤维组织环绕增生肝细胞团的硬化结节为特征的肝硬化。

（2）细胞外基质与肝纤维化：肝纤维化是由过多的 ECM 在肝内沉积所致，伴随肝纤维化的进程，ECM 的量和成分发生变化。在肝纤维化的高级阶段，肝脏内的 ECM 约为正常的 6 倍，胶原是 ECM 的主要成分，间质胶原 I、III 型和模型胶原 IV 型是主要的骨架蛋白。ECM 的其他成分包括纤维连接素、粗纤维调节素、弹性蛋白、层粘连蛋白、透明质酸和蛋白多糖。肝脏的基质金属蛋白酶（MMPs）可特异地水解胶原和其他基质蛋白。人类肝脏可表达 MMP-1、MMP-2、MMP-3、MMP-8、MMP-9、MMP-12、MMP-13 和 MMP-14。在肝脏疾病的急性期，过多的 ECM 受到 MMPs 的水解而被去除。在严重和反复的损伤因子作用下，纤维产生大于纤维降解导致过量的 ECM 沉积，引起肝纤维化。肝纤维化的发生受到 ECM 合成的上调，MMPs 分泌和活性的下调。MMPs 组织抑制剂（TIMPs）的过多表达通过抑制 MMPs 活性而对 ECM 的合成和沉积起上调作用。

（3）肝星状细胞（HSC）：在正常肝脏，HSC 位于窦周间隙，是维生素 A 的储存场所。在慢性损伤的肝脏或培养的塑料器皿表面上，HSC 从含有维生素 A 脂滴的静止状态转化为另一种"激活"的肌成纤维样细胞。完全激活的 HSC 不再含有维生素 A，能够表达 α- 平滑肌动蛋白（α-SMA），具有收缩性、原始炎症性、高增殖性，并能产生肝脏绝大部分 ECM。因此，HSC 是在损伤因子作用下，肝纤维化发生过程中起主要作用的细胞。激活的 HSC 受细胞因子、基质蛋白的趋化可从邻近部位迁移并聚集在组织损伤修复的场所，既可分泌大量的 ECM，又能调节 ECM 的降解。正常肝脏门静脉区没有固定的 HSC，如门静脉周围的慢性炎症扩展波及肝小叶内部，HSC 由于细胞因子和基质蛋白的趋化能够从窦周间隙迁移至门静脉区。HSC 通过这种方式参与门静脉区血吸虫性肉芽肿纤维形成。静止的 HSC 可表达脂肪细胞具有的标志，如过氧化物酶体增殖受体 -γ、瘦素等，激活的 HSC 能表达肌源性标志，如 α-SMA、肌细胞加强因子 -2。此外，HSC 还可表达大量神经内分泌标志和神经传导介质的受体，这些特征使得 HSC 远比我们已知其在肝纤维化发生学的生物学功能和调节机制复杂。

（4）调节肝纤维化的细胞因子：不同的肝脏细胞在肝纤维化发生过程中产生复杂的相互作用。致病因素如肝炎病毒、乙醇代谢产物和胆汁酸等可引起肝细胞损伤，受损的肝细胞释放活性氧物质（ROS）和纤维源性介导物质，引起炎症细胞浸润。巨噬细胞是肝内的巨噬细胞，主要通过释放 ROS 和细胞因子对肝脏炎症发挥作用。其他如肝内窦周内皮细胞和来自肝外的细胞（血小板、淋巴细胞、中性粒细胞）亦可释放细胞因子引起炎症反应。这些旁分泌的细胞因子作用于静止的 HSC，使其形态转化，合成和自分泌细胞因子及表达相应的受体，继而激活 HSC 并发挥致纤维化作用。在众多的细胞因子中，转化生长因子 β1 和血小板衍化生长因子（PDGF）是肝纤维化发生过程中最重要的。TGF-β 可刺激 HSC 转化为肌成纤维样细胞，促进 ECM 的合成和抑制其降解。TGF-β1 在肝脏过度表达可引起严重的肝纤维化。PDGF 可刺激 HSC 分裂增殖，上调肝纤维化的发生。其他细胞因子在肝纤维化发生学的作用也引发人们的关注。

（5）调节肝纤维化的细胞内信号途径：目前体外和体内研究信号通路在肝纤维化中的作用主要采用 HSC 培养和基因敲除小鼠模型。TGF-β 是调节肝纤维化发生的重要细胞因子，因而其信号通路的研究备受关注。TGF-β 家族含有 3 种密切关联的异构体（TGF-β1、TGF-β2、TGF-β3），他们和 HSC 膜上相应的受体结合。TGF-β 主要通过细胞内 Smad 通路介导其生物学活性。目前从哺乳类动物分离出 8 种 Smad 蛋白，其中 Smad2 和 Smad3 属于受体介导性。TGF-β 可引起静止 HSC 内 Smad2 磷酸化，从胞质转移至胞核内，而引起激活的 HSC 内 Smad3 磷酸化和细胞核内转移。Smad3 在 HSC 内过度表达引起纤维连接素、Ⅰ型胶原沉积增加和 α-SMA 应力纤维加速组合，而缺乏 Smad3 小鼠的 HSC 对纤维源性刺激反应降低。因此，Smad3 通路在介导慢性肝病肝纤维化发生起主要作用，同时为肝纤维化干预性治疗提供了一个靶目标。PDGF 可以激活 HSC 的细胞外信号调节激酶（ERK1/2）和 FAK-PI3K-Akt 通路而引起 HSC 增殖及致纤维化作用。c-Jun 氨基端激酶（JNK）和 NF-κB 通路调节 HSC 分泌炎性细胞因子。其他一些转录因子（如 JunD、KLF6、c-Myb）及过氧化物酶体增殖受体路径也参与了 HSC 的激活及肝纤维化的发生。

第三节　常用检查

一、组织病理学检查

肝组织病理学检查是明确诊断、衡量炎症与纤维化程度，以及判定药物疗效的最重要依据。肝活组织检查的基本要求：力求用粗针穿刺（最好用 16G），标本长度 1cm 以上，至少在镜下包括 6 个以上汇管区。肝活组织检查标本应做连续切片，常规做苏木精 - 伊红染色、Masson 三色染色和（或）网状纤维染色。根据纤维增生程度与部位，将肝纤维化程度分别为 1 ～ 4 期。也可参照 Knodell、Ishak、Scheuer、Chevallier 等评分系统了解肝脏纤维化程度。

二、影像学检查

B 型超声波、电子计算机断层扫描（CT）和（或）核磁共振成像（MRI）的合理选用及相互对照验证，有助于动态观察纤维化程度。量化或半定量化标准观察肝脏弹性、肝脏体积、肝脏表面的形态、肝包膜厚度、肝实质、肝内血管和胆管、脾脏和脾静脉以及胆囊等指标的改变，对纤维化的诊断和评估病变的活动度可提供有价值的参考资料。现有资料表明，门静脉主干内径宽度、门静脉每分钟血流量、脾脏厚度、脾静脉宽度及肝右叶最大斜径等参数的改变与肝纤维化程度有较好的相关性。CT 和（或）MRI 检查提示，肝左叶和脾脏的大小以及肝表面形态、门静脉侧支血管等的影像学改变，有助于观察肝纤维化的程度和进展。

三、血清纤维化标志物检查

血清纤维化标志物有助于反映肝脏炎症和纤维化，主要包括：① ECM 代谢成分，包括透明质酸（HA）、Ⅲ型前胶原肽或其代谢片段（包括 P Ⅲ P 或 PC Ⅲ）、Ⅳ型胶原或其代谢片段（包括Ⅳ C、Ⅳ 7S、Ⅳ NC1）及层黏蛋白（LN）；② ECM 代谢相关酶及其抑制物，如基质金属蛋白酶组织抑制因子 -1 等；③纤维化形成的细胞因子，如转化生长因子 β1 等。上述指标的综合应用对判定有无肝纤维化及区分肝纤维化与肝硬化有指导意义，但血清纤维化标志物仍然缺乏特异性与敏感性，对纤维化具体分期无直接指导意义，宜联合检测与动态观察。

四、其他预测指标与相关危险因素

其他指标包括血清天冬氨酸氨基转移酶（AST）水平与丙氨酸氨基转移酶（ALT）比值，谷氨酰转肽酶（GGT）和碱性磷酸酶（ALP）水平，总胆红素（TBIL）含量，AST/血小板比值（APRI），α2-巨球蛋白与γ-球蛋白含量等。其中以 AST/ALT 比值、GGT、APRI 等数值升高意义尤为重要。相关危险因素有患者病程较长与年龄较大，长期大量饮酒、体重指数（BMI）增加、胰岛素抵抗与肝脂肪变性、人类免疫缺陷病毒感染与使用免疫抑制剂、反复血吸虫感染等。

第四节　中西医治疗

一、常用中医治疗

1. 浊毒内蕴证

症状：胁肋胀痛或灼热疼痛，腹胀如鼓，胸闷纳呆，口渴而苦，小便黄赤，大便不爽，舌质红，苔黄燥，脉象弦数。

病机：脾胃虚弱，肝气不疏，木克脾土，脾失健运，湿浊内生，浊邪内蕴，日久化热成毒，浊毒使气、血、水搏结，水湿内停，肝络瘀阻，肝体失养，硬结变性。

治法：化浊解毒，软肝化坚。

代表方：化浊解毒软肝方。

常用药：白花蛇舌草 12g，半枝莲 12g，半边莲 12g，茵陈 9g，板蓝根 9g，苦参 6g，黄芩 6g，黄连 6g，山栀子 6g，黄柏 6g，猪苓 9g，茯苓 9g，白术 9g，泽泻 6g，陈皮 6g，木香 6g，车前子 9g，泽兰 6g，鳖甲 6g。

加减：肝功能异常者，常选用龙胆草、五味子、垂盆草保肝降酶。

2. 痰瘀互结证

症状：身困体倦，头晕眼花，两胁隐痛，肌肤甲错，食少便溏，胁肋下或见癥块，舌质淡紫有瘀斑，脉象滑数。

病机：体内邪毒内侵，阻滞肝络，化热灼津，脾不运化，水湿成痰，气滞血瘀而致。

治法：健脾化痰，活血祛瘀。

代表方：二陈汤合四物汤加减。

常用药：陈皮 10g，半夏 10g，茯苓 9g，当归 12g，川芎 9g，赤芍 6g，生地黄 9g，红景天 12g，桃仁 9g，红花 6g，甘草 6g。

3. 肝肾阴虚证

症状：面色黧黑，胁肋隐痛，口干咽燥，潮热盗汗，心烦易怒，失眠多梦，头晕目眩，舌红少苔，脉细弦而数。

病机：肝肾同源，肝病日久，势必伤及肾脏，耗伤阴液，致肾阴亏虚。

治法：滋养肝肾，育阴清热。

代表方：一贯煎加减。

常用药：沙参 10g，麦冬 10g，生地黄 15g，枸杞子 12g，川楝子 10g，白蒺藜 9g，牡丹皮 9g，栀子 12g，知母 9g，黄柏 6g，赤芍 9g，甘草 6g。

4. 肝脾阳虚证

症状：两胁胀痛，胸腹满闷，嗳气纳差，畏寒肢冷，倦怠乏力，面色萎黄，大便溏薄，脉象弦细，舌质淡，苔黄。

病机：肝主疏泄，脾主运化，肝脾功能失职，木横克土，致水湿停滞，气机不畅而致。

治法：疏肝健脾，温阳利湿。

代表方：柴胡疏肝散。

常用药：柴胡 9g，白芍 12g，枳壳 9g，白术 12g，香附 9g，川芎 6g，厚朴 9g，茯苓 12g，桂枝 6g，干姜 6g，甘草 3g。

二、常用西医治疗

（一）针对原发病去除致病因素，如抗乙型肝炎、丙型肝炎病毒治疗，抗血吸虫治疗，戒酒等。

（二）针对肝纤维化本身的治疗，如通过抑制炎症或脂质过氧化，或者抑制肝星状细胞的增生、活化，以及促进胶原降解等。目前已发现具有抗纤维化作用的药物，其中很多仅在各种动物模型中验证了效果并且探讨了机制。在这里我们重点讨论的是已经在各种临床慢性肝病中应用过的抗纤维化药物，特别是探讨了 2017—2022 年进行的临床试验中这些药物的疗效。

1. 皮质类固醇激素

皮质类固醇常被用作各种肝病时的抗炎症药物，但是目前仅在两类慢性肝病中被证实有效。一类是自身免疫性肝炎。2004 年 Czaja 等报道 87 例自身免疫性肝炎患者应用皮质类固醇平均治疗 5 年的结果，通过对 325 个肝活组织样本分析提示，53% 患者的纤维化积分改善，26% 患者纤维化无进展。与以前报道的临床疗效一致。另一类是重症酒精性肝炎，特别是对有脑病症状的患者，类固醇短期治疗者存活期延长。但 2006 年 Phillips 等报道认为，这种对生存率的提高在 1 年后变得不再显著。

2. 秋水仙碱

秋水仙碱是一种植物碱类，其机制是通过抑制胶原分泌过程中的微管聚合达到抑制纤维化的目的。从 1986 年开始，秋水仙碱被报道对原发性胆汁性肝纤维化患者的许多生物化学指标有改善，但是没有减轻纤维化。然而 1988 年 Kershenobich 等报道了秋水仙碱治疗酒精性肝炎和其他多种肝病纤维化患者的随机双盲临床试验，他们对 100 例患者随访了 14 年，结果表明秋水仙碱不仅可以改善纤维化，还可以显著提高患者生存率。但是此项研究被质疑方法学有问题而没有常规应用于临床。随后进行的多项荟萃分析和 2005 年 Morgan 等用秋水仙碱治疗酒精性肝纤维化的随机双盲临床试验中，秋水仙碱对于纤维化和生存率均没有明显改善。

3. 水飞蓟素

水飞蓟素是植物乳蓟的活性成分，有抗脂质过氧化和纤维形成的作用。所有临床研究证实其使用是安全的，但是对抗纤维化的结果不一致。Ferenci 等报道在酒精性肝纤维化中，水飞蓟素可以降低病死率，缓解早期肝纤维化。但 Parés 等报道对 200 例肝活组织检查或腹腔镜证实有酒精性肝纤维化的患者进行随机双盲安慰剂对照试验，结果却不支持水飞蓟素可以改善酒精性肝纤维化患者的生存率。2002 年 Lucena 等其他小样本研究也发现 6 个月的短期临床治疗仅有抗脂质过氧化等作用。

4. 干扰素（干扰素 –α 和干扰素 –γ）

Poynard 等报道 4 个临床试验的 3010 例初治的丙型肝炎纤维化患者用干扰素 –α 联合利巴韦林治疗 24 周，以 METAVIR 积分减轻最少 1 期为标准，大多患者的纤维化都比治疗前有所减轻。入组时有肝纤维化的患者中，49% 有肝纤维化逆转。纤维化的减轻与试验前的纤维化程度、对病毒的应答率、病毒水平、年龄和体重均有关。干扰素 –γ 虽然抗病毒的效果弱于干扰素 –α，但是可以通过抑制星状细胞的细胞外基质合成等机制产生抗肝纤维化效果。Muir 等报道对 20 例干扰素 –α 治疗无效或不能耐受的丙型肝炎患者，用干扰素 –γ 治疗 24 周，治疗前后做肝穿刺检查。结果提示，应用干扰素 –γ 是安全的，有 30% 的患者有纤维化改善。Weng 等用干扰素 –γ 治疗 99 例乙型肝炎肝纤维化患者，疗程 9 个月，通过肝活组织检查，治疗组有 63% 的患者肝纤维化有改善，对照组有 21% 的患者肝纤维化有改善。

5. 熊去氧胆酸

熊去氧胆酸可以通过稳定细胞膜的细胞保护作用减轻炎症和纤维形成。Poupon 等对 367 例原发性胆汁性肝纤维化患者用熊去氧胆酸治疗 2 年，随机对照研究提示该药可以减轻纤维化，特别是在开始阶段Ⅰ/Ⅱ期的早期的患者，可以显著改善纤维化的进展。除了原发性胆汁性肝纤维化以外，熊去氧胆酸可以减轻儿童的家族性肝内胆汁淤积和囊性纤维化的纤维化形成。Lindor 等报道 166 例非酒精性脂肪性肝炎患者的随机、安慰剂对照研究，随访 2 年的配对肝活组织检查提示熊去氧胆酸对肝纤维化，甚至对脂肪肝和炎症坏死均没有改善。Dufour 等应用熊去氧胆酸和维生素 E 联合治疗非酒精性脂肪性肝炎患者的研究，结果提示 2 年的治疗仅可以改善实验室生物化学指标和脂肪肝程度。

6. 多不饱和磷脂酰胆碱

多不饱和磷脂酰胆碱对肝脏炎症和纤维化形成中的氧化应激过程进行有效的抗氧化作用。Lieber 等报道对 789 例酒精性肝病患者的随机、双盲、安慰剂对照试验中，观察持续 2 年时间后，由于没有料想到入选患者的平均每日饮酒量从 224g 乙醇减少至 35g 乙醇，结果显示多不饱和磷脂酰胆碱没有比安慰剂更显著地改善纤维化，但是一些亚组患者的转氨酶和胆红素降低。

7. 白介素 –10（IL–10）

IL–10 是抗炎和免疫抑制的细胞因子，通过减少炎症前细胞因子肿瘤坏死因子 –α 和 IL–1 等减轻炎症反应，并使 T 细胞向 Th2 转化。Nelson 等报道 IL–10 治疗抗病毒无效的 30 例丙型肝炎肝纤维化患者的 1 年试验中，IL–10 可以减轻肝内炎症和纤维化，但是 HCV–RNA 从治疗开始的 12.3mEq/mL 增加到 38mEq/mL。这使得病毒性肝炎患者长期应用 IL–10 受到了质疑。

8. 氯沙坦

肾素 – 血管紧张素 – 醛固酮系统在纤维化形成中有重要作用。其主要的效应因子血管紧张素Ⅱ可以通过诱导转化生长因子 β1 表达刺激胶原沉积。应用血管紧张素转换酶抑制剂氯沙坦可以观察到肝组织纤维化程度减轻。Yokohama 等观察了 7 例非酒精性脂肪性肝炎合并高血压的患者，口服氯沙坦 48 周后，有 4 例肝组织学纤维化改善，与丙型肝炎肝纤维化后肝移植患者的回顾性试验研究结果相似。

9. 吡非尼酮

2005 年 Azuma 报道包括 107 例肺间质纤维化患者的随机、双盲、安慰剂对照的临床研究，结果提示患者的氧和能力显著改善，肺功能急性加重频率显著降低，治疗组生存率显著提高。随后在多种肝纤维化动物模型中证实了吡非尼酮可阻断纤维化，表现为病理纤维化评分改善、组织胶原含量降低、α- 平滑肌肌动蛋白阳性细胞减少等，同时伴有转化生长因子 β1 表达下降、促进胶原降解的基质金属蛋白酶表达上调等。

2006 年 Armenda'riz-Borunda 等报道应用吡非尼酮（1200mg/d）治疗丙型肝炎肝纤维化患者 15 例的小样本临床研究，疗程 12 周，治疗前后肝活组织检查比较，53% 患者肝脏炎症指数改善，30% Ishak 肝纤维化分期降低，60% 患者脂肪变性好转。

10. 复方牛胎肝提取物

蔡卫民等做了复方牛胎肝提取物片治疗大鼠肝纤维化的实验研究，结果显示治疗组大鼠死亡数和肝纤维化组织学半定量计分，明显低于对照组。李谦等采用多中心、自身对照研究，观察复方牛胎肝提取物片治疗 115 例肝纤维化患者的效果，患者口服复方牛胎肝提取物片每次 2 片，每日 3 次，治疗 24 周，治疗前均做肝活组织检查，其中有 38 例患者在治疗后再次做肝活体组织检查。结果显示，血清肝纤维化标志物透明质酸、层黏连蛋白、Ⅳ型胶原蛋白在治疗后 24 周和 36 周，较治疗前（0 周）比较显著降低，差异有统计学意义。肝活组织病理检查显示，治疗后肝组织纤维化分期比治疗前有明显降低（$P < 0.01$）。

11. 汉防己甲素

汉防己甲素为中药汉防己中提取物，用量每次 50mg，每日 3 次，6 个月为一个疗程，可使血清中Ⅲ型前胶原肽及透明质酸酶比治前下降，肝组织纤维化程度减轻。

12. 秋水仙碱

秋水仙碱可降低胶原的合成，治疗慢性肝炎，阻止其向肝纤维化方向发展，有效率达 66%。每次用量 0.5mg，分次温服，每周用药 5 次，疗程至少 3 个月。

13. 其他

如中药柴苓汤、赖氨酸、精氨酸及其同分异构体、山黧豆衍生物、D- 青霉胺等可根据医生的不同经验酌情使用。

第五节　保健调理

一、心理防护

心理疗法包括一般心理疗法和特征性心理疗法。一般心理疗法，即通过交谈，解除患者心理上的负担，消除紧张情绪，排解心中郁闷，保持良好向上的情绪和规律的生活方式。特征性心理疗法，包括精神分析疗法、行为疗法、认知疗法等。一般来说，应用心理疗法进行肝纤维化康复保健的具体方法为支持疏导疗法，由医务人员耐心倾听患者陈诉病情，同情其遭遇，关怀其痛苦，然后给予解释，或安慰疏导，或分析启发，或支持鼓励，或说服劝告等，使患者从疾病的痛苦、悲观、焦虑中解脱出来，鼓励患者勇敢面对，以促进疾病的康复。

二、运动疗法

病情稳定期可做些轻松工作或适当活动，进行有益的体育锻炼，如散步、做保健操、太极拳、气功等。活动量以不疲劳为度。

三、饮食疗法

肝纤维化患者多出现食欲缺乏、精神萎靡，严重时还会出现恶心呕吐。肝纤维化是一种消耗性疾病，所以肝纤维化食疗原则可归结为"两高两适"：适宜能量、高蛋白、高维生素、适量脂肪。能量应该维持平衡，然后根据病情、年龄、劳动强度做调整；蛋白质原则上维持氮平衡可以促进肝细胞再生；脂肪以占能量 25% 为宜，此时胆汁合成和分泌减少，脂肪的消化和吸收功能减退。过多则沉积于肝内并影响糖原合成；糖类不应摄入太多。半乳糖血症引起的肝纤维化应限制奶及奶制品；而果糖不耐受症引起的肝纤维化则需限制蔗糖、含果糖的果蔬。同时加强口腔护理，以增进食欲。

（一）对肝纤维化影响的某些鱼类

消化道出血是肝纤维化患者常见的并发症和死亡原因，吃鱼是引起出血的原因之一。金枪鱼、沙丁鱼、秋刀鱼、青花鱼等鱼中含有一种叫廿碳五烯酸的不饱和有机酸，含量高达 1% ～ 1.5%。廿碳五烯酸在鱼油中含量最丰富。人体不能从其他自由脂肪酸中合成廿碳五烯酸，完全靠从食物中获得。廿碳五烯酸的代谢产物之一是前列环素，它能够抑制血小板聚集，而肝纤维化患者本来就有凝血因子生成障碍和血小板数量少，一旦进食含廿碳五烯酸多的鱼，血小板的凝聚作用就更低，很容易引起出血，而且难以止住。所以，有出血倾向的肝纤维化患者，最好禁止吃上述四种鱼。其他鱼类含廿碳五烯酸的含量相对较少，比如鲤鱼、比目鱼、真鲷鱼。肝纤维化患者若为了增加体内蛋白质以消除腹水，可以吃鲤鱼汤。

（二）饮食中的蛋白质

肝纤维化患者多吃一些蛋白质，不仅能提高血浆蛋白含量，防止或减少肝脏的脂肪浸润，而且还可以促进肝组织恢复和再生。然而，如果一日三餐吃进去的蛋白质总量超过了每天每千克体重 2 ～ 3.5g 的限度，就会有不良反应。过量的蛋白质会在体内产生过多的氨，肝脏不能将其转化为无毒物质排出，最终会导致肝昏迷。如果已经发生过肝昏迷或有肝昏迷前兆的患者，更应严格限制蛋白质的摄入量，每天每千克体重不应超过0.5g。可见，对于肝纤维化患者，根据病情适当调整蛋白质摄入量有着非常重要的意义。

（三）影响肝脏的酒和烟

长期饮酒可导致酒精性胃炎甚至酒精性肝纤维化。饮酒还会引起上腹不适、食欲缺乏、蛋白质与维生素 B 族缺乏。另外酒精对肝细胞有直接毒性作用。尼古丁有收缩血管作用，造成肝脏供血减少，影响肝脏的营养，不利于稳定肝病。因此，肝纤维化患者忌烟酒。

（四）食糖过多不可取

肝炎患者要适当补充一些糖，但肝纤维化患者则不同。由于肝纤维化时肝细胞遭到严重破坏，肝脏将单糖合成糖原贮存和将一部分单糖转化为脂肪的功能已显著降低。此时，若患者长期大量吃糖，就会出现糖尿并发肝性糖尿病，给肝纤维化的治疗增添困难。

（五）辛辣食物少食用

肝纤维化、肝硬化时，门静脉高压会引起食管下段、胃底和直肠下静脉扩张，而且肝纤维化常常并发胃黏膜糜烂和溃疡病。患者若再进食辣椒等辛辣食物，会促使胃黏膜充血、蠕动增强，从而诱发上消化道出血，引起肛门灼痛和大便次数增多，加重痔疮，引起肛裂。

（六）食用食盐勿过量

肝纤维化硬化患者的肝脏破坏抗利尿素的功能减弱，因此尿量减少，使盐潴留在体内，加之血浆蛋白减少而出现水肿或腹水。因此，肝纤维化硬化患者应严格控制食盐的摄入量。肝纤维化硬化无水肿或水肿轻微者，每日吃盐不得超过 5g；水肿严重者，盐的摄入量不得超过 1g。

（七）不吃过硬食物

肝纤维化、肝硬化时门静脉高压引起食管下段和胃底血管变粗、管壁变薄，粗糙食物未经细嚼慢咽就吞入胃中，可能刺破或擦破血管而引起大出血。上消化道出血是肝纤维化患者的常见并发症和死亡原因之一。

四、生活起居疗法

提供安静、整洁的环境，保持室内空气新鲜，使患者有舒适感。晚期患者多伴有黄疸、腹腔积液，如长期卧床，应预防褥疮的发生，适度锻炼，以散步为主，加强皮肤护理，根据病情定时翻身。

第六节　诊疗共识

肝纤维化中西医结合诊疗指南（2019 年版）

（一）概述

肝纤维化是存在于大多数慢性肝脏疾病过程中的病理变化，主要表现为肝组织内细胞外基质（extracellular matrix，ECM）过度增生与沉积，从而导致肝脏组织结构异常改变，并影响肝脏正常生理功能。其本质是慢性肝病过程中一种可逆的肝组织损伤过度修复反应，肝纤维化持续存在，伴随正常肝实质细胞的坏死和凋亡，而 ECM 不断累积，肝实质逐步被 ECM 形成的瘢痕组织取代，最终形成肝硬化，甚至引起门静脉高压或肝癌，导致肝功能衰竭。

慢性肝病包括肝炎病毒、乙醇、药物与毒物、寄生虫、代谢和遗传、胆汁淤积、免疫异常等病因所致病程超过半年的各种肝病。因长期病因刺激、异常代谢及免疫炎症反应，肝实质细胞损伤，启动肝纤维化发生。故肝纤维化可见于大多数慢性肝脏疾病，进一步发展，可形成肝硬化，严重影响患者健康与生命。一项前瞻性研究表明，慢性乙型肝炎发展为肝硬化的年发生率为 2% ～ 10%。因此积极治疗肝纤维化，使之逆转或延缓发展，对提高患者生活质量，改善疾病预后，有着十分重要的意义。研究表明，西医的病因治疗有助于抑制甚至逆转肝纤维化，例如长期抗乙型肝炎病毒治疗，可以有效抑制病毒复制，逆转慢性乙型肝炎肝纤维化。但是，针对病因治疗肝纤维化仍存在一定的局限性，并不能完全抑制炎症，而肝纤维化的机制一旦启动往往呈主动进展，因此针对纤维组织增生与降解的抗肝纤维化治疗十分必要，是慢性肝病的重要治疗措施。对于缺乏针对病因治疗的慢性肝病，抗肝纤维化治疗则更为重要。肝硬化是肝纤维化发展的结局，阻止或逆转肝纤维化是其基础治疗手段之一。

由于肝纤维化病理机制复杂，是肝损伤后机体整体参与的修复反应，针对单一靶标研发的药物在临床很难奏效，因此目前尚无疗效明确的化学药物或生物学药物可供临床应用。中医药是中国各族人民在几千年生产、生活实践和与疾病的斗争中逐步形成并不断丰富发展的医学科学，具有完整的理论体系。近数十年的研究和应用实践已经表明，中医药治疗肝病有效，尤其在肝纤维化防治领域显示出疗效优势。一项回顾性分析表明，服用抗肝纤维化中成药扶正化瘀胶囊的肝硬化患者中位生存时间为 351.6 周，对照组为 112.1 周，两组 5 年生存率差异有统计学意义（$P < 0.001$）。虽然中药复方治疗肝纤维化的作用机制尚未完全揭示，但不妨碍临床应用。我国已批准的多种抗肝纤维化中药制剂在临床广泛应用了 20 多年，积累了大量临床资料，尚未有不良反应的报道。

　　为了充分认识肝纤维化防治的重要性，为从事肝脏疾病防治的中医、中西医结合临床医师提供指导性意见，本学会组织国内专家，经多次讨论修改，于 2006 年发布了《肝纤维化中西医结合诊疗指南》。近 10 年来，国内外有关各种慢性肝病的基础和临床研究取得了快速进展，加深了对肝纤维化及其逆转过程的认识，丰富了诊疗手段。因此需对该指南加以更新修订。本指南旨在帮助医师对肝纤维化的诊断和治疗作出正确、合理决策，不是强制性标准，也不可能包括或解决肝纤维化诊断和治疗中的所有问题。临床医师在针对某一具体患者时，应充分了解本病的最佳临床证据和现有医疗资源，并在全面考虑患者具体病情及其意愿的基础上，根据自己的知识和经验，制订合理的诊疗方案。由于肝纤维化的诊疗共识迅速，本指南仍将根据学科进展和临床需要不断更新和完善。

　　本指南中的证据等级根据 GRADE 分级修订，分为 A、B、C 3 个级别，推荐强度分为 1 和 2 两个级别。

（二）肝纤维化的病理机制

1. 西医学机制

　　参与肝纤维化过程的细胞中，活化的肝星状细胞（hepatic stellate cell，HSC）是生成纤维组织的关键细胞。不同的病因刺激可以造成肝脏慢性损伤，肝细胞发生凋亡、坏死或坏死性凋亡，导致肝脏炎症。肝细胞、Kupffer 细胞、肝窦内皮细胞和淋巴细胞可以通过释放细胞内容物、细胞因子和活性氧簇等，刺激位于狄氏间隙内的静止期 HSC，使之活化成为肌成纤维细胞，产生大量 ECM，形成纤维间隔和肝窦的毛细血管化，造成肝纤维化，并伴有纤维间隔内的血管增生。机体感染血吸虫后，虫卵随血流行止于肝窦入口处形成肉芽肿后发生肝纤维化。肝窦毛细血管化、肌成纤维细胞收缩和虫卵肉芽肿都可致肝窦狭窄、血流阻力增大，是导致门静脉高压的重要病理基础。肝窦微循环障碍会延迟抗病毒 T 淋巴细胞的募集，从而延缓病毒的清除，最终加重了由抗原持续激活的 T 淋巴细胞造成的组织损伤，成为慢性肝炎迁延不愈的原因之一。淋巴细胞可以激活 HSC 或促进其凋亡，在肝纤维化形成和消退过程中都可发挥作用。慢性肝损伤时自由基的活化导致肝内氧化应激和抗过氧化防御机制效能降低，参与了组织重构和肝纤维化的发生，该机制在酒精性肝炎和非酒精性脂肪性肝炎中尤其重要。肝内促纤维化微环境近年来得到关注，可吸引淋巴细胞特别是巨噬细胞的一些亚型调控肝纤维化的形成或消解。此外，肠道微生物作用、形成厌氧促炎环境的组织缺氧作用、肝纤维化进展调控的后天修饰作用和肝纤维化发展过程中组织硬度等也都影响肝纤维化的进展。

2. 中医学病因病机

　　中医学原无此病名记载。根据肝纤维化（包括肝硬化）的病理变化和临床表现，用中医病名概括，多将其归集在"积聚""胁痛"等。这种认识数十年来在临床得到普遍认同。肝纤维化的原发病因各异，临床表现虽有不同，但是基本病机为正虚邪盛，邪毒久稽，肝络受损，气滞血瘀，可归纳为"虚损生积"。依患者病情不同还可有寒热转化、肝气郁结、脾运失调、湿热内蕴、寒凝积滞等不同病机的临床表现。肝纤维化本质上是肝脏形质损伤，阴精亏损，无以化气为用，以致气血不行，凝血蕴里不散而成积。其中"虚损"主要表现在脾气虚、肝气虚和肝肾阴精虚损等方面，气虚反映了机体功能的损伤与降低，而肝肾阴精虚损则指肝脏形质损伤，是虚损更深层次的病机变化。通过基础研究进一步明确"虚损"主要体现在肝实质细胞数量的减少与功能的衰退以及肝窦壁的损伤，而"血瘀"主要表现为肝脏ECM的过度沉积以及肝窦的毛细血管化等病理改变。

3. 致肝纤维化的危险因素

对于慢性肝病特别是慢性病毒性肝病患者，大量饮酒、病程较长、年龄较大、体质量指数（body mass index，BMI）增加、胰岛素抵抗、肝细胞脂肪变性、人类免疫缺陷病毒感染与药物使用不当等是导致或加重肝纤维化的危险因素。

（三）诊断

对慢性肝病肝纤维化程度的评估是判断病情、决定治疗、随访疗效、评估预后的关键环节。早期诊断肝纤维化尤为重要，有益于控制疾病的发展或促进逆转。

1. 临床表现

肝纤维化患者的临床表现多为原发慢性肝病的临床表现，差异较大。常见的临床表现有疲倦乏力、食欲缺乏、大便异常、肝区不适或胀或痛、睡眠障碍、舌质暗红或暗淡、舌下静脉曲张、脉弦细等。肝硬化患者还可有面色晦暗、蜘蛛痣、肝掌、脾脏肿大、舌有瘀斑等体征。部分患者可无明显症状与体征，或可表现为伴同于原发慢性肝病的其他临床表现。

2. 病理学、影像学和实验室检查

由于肝纤维化的临床表现缺乏特异性，诊断主要依赖于病理学、影像学和实验室检查，迄今肝活组织病理学检查是不可替代的"金标准"，但其属于有创检查，并存在标本及读片者的误差等不足。近年来，影像学等物理学检查技术发展较快，具有无创、简便、快速、易于操作、可重复性、安全性和依从性好的特点，可以在一定程度上弥补组织病理学观察的不足，如将实验室检查的不同指标组合建立的各种诊断纤维化的血清学模型、瞬时弹性成像（transient elastography，TE）、磁共振弹性成像（magnetic resonance elastography，MRE）等。如果能将多种检查方法组合应用，有望提高肝纤维化诊断的准确率。以下是我国目前临床常用的诊断方法。

（1）肝组织病理学检查：肝组织病理学检查是明确诊断、衡量炎症与纤维化程度以及判定药物疗效的重要依据。肝活组织检查的基本要求包括粗针穿刺（最好用16G），标本长度1.5cm以上或镜下包括10个以上汇管区，如果标本长度＜1cm，难以作出明确病理学诊断。肝活组织检查标本应做连续切片，常规做HE染色、Masson三色染色和（或）

网状纤维染色。肝脏炎症坏死分级和纤维化程度分期推荐采用国际上常用的 Metavir 评分系统，也可参照 Knodell、Ishak、Scheuer、Chevallier 等评分系统了解肝脏纤维化程度。

部分肝硬化可以逆转的观点已被临床和组织病理学观察所证实。为了更准确地评估治疗过程中肝硬化病理的动态变化，肝硬化病理分期的进一步细化十分必要。Laennec 评分系统根据纤维间隔的宽窄及结节大小，将肝硬化进一步细分为 4a（轻度：细小纤维间隔，最多有 1 个宽大纤维间隔）、4b（中度：至少有 2 个宽大纤维间隔）及 4c（重度：至少有 1 个显著宽大纤维间隔或多个小结节），该评分系统与肝硬化的临床分期及肝静脉压力梯度具有良好相关性，可以预测肝硬化相关终点事件的发生，建议临床参考应用。

（2）瞬时弹性成像（TE）：TE 是近年发展起来的肝纤维化无创诊断技术。其原理是通过超声波测量剪切波在肝组织中的传播速度来推算硬度。剪切波是低频声波，在组织中的传播速度为 $1 \sim 10m/s$，组织硬度越高，传播速度越快，传播速度可衡量组织硬度。超声波为高频声波，在组织中的传播速度为 1500m/s 以上，超声波可以捕捉剪切波的传播过程，计算剪切波的传播速度。剪切波速度可转化计算成肝脏硬度（liver stiffness measurement，LSM），以 kPa 为单位，从而判断肝纤维化程度，具有无创、无痛、快速、安全、易学、操作简便、重复性好、客观定量的特点。

目前临床常用的 TE 仪器包括 Fibro Scan 和 Fibro Touch，多项研究结果显示两者在评估肝纤维化程度效能上相关性良好，其中 Fibro Touch 因具备超声引导定位功能，检测成功率较高，且采用动态宽频探头，无需为适应不同体型更换探头。TE 在判断病情、决定治疗、随访疗效、评估预后等方面有重要作用。2015 年欧洲肝病学会与拉丁美洲肝病学会"无创检查评估肝脏疾病严重程度及预后临床指南"指出：TE 可作为低风险患者判定是否出现严重肝纤维化或肝硬化的首选方法，患者应定期行血清学标志物或 TE 检测用于肝纤维化进展的预后评估。脂肪性肝病患者可以借鉴。但是，TE 所测 LSM 值会受多种因素影响，如肝脏炎症损伤（丙氨酸氨基转移酶升高）、肝内外胆汁淤积（胆红素升高）、肝脏水肿或淤血、肝淀粉样变性、脂肪变性、进食以及占位性病变引起的肝包膜张力增高等，对检测结果均会有影响。中重度脂肪肝可能导致 LSM 值虚高。此外，TE 对于纤维化分期评价的准确性尚显不足，各期 LSM 临界值也有一定重叠。临床医生须熟悉 TE 检测的优缺点，最大限度地发挥其优势，避免不足。

（3）磁共振弹性成像（MRE）：MRE 用来诊断肝纤维化的界值为 2.93kPa，预测的敏感度为 98%，特异度为 99%。MRE 可完整评估肝脏实质病变，且不受肥胖、腹水的影响。其对纤维化分期（F2 ～ F4）的受试者工作特征曲线下面积接近 1，显著优于 TE 和声频辐射加压脉冲影像技术。缺点在于其他原因如炎症、脂肪变、血管充血、胆汁淤积、门静脉高压等亦可导致肝脏硬度增加，从而使 MRE 评估纤维化受到干扰。此外，检查费用昂贵、设备要求高等限制性因素使 MRE 的普及程度不及 TE。

（4）影像学检查腹部超声（ultrasonography，US）：检查操作简便、直观、无创、价廉，已成为肝脏检查最常用的重要方法。常用的 B 型超声是根据肝脏大小、边缘钝度、肝实质粗糙程度、表面结节、肝动脉周围淋巴结大小、门静脉血流速度、脾脏大小等评估肝纤维化程度，但 US 检查诊断肝纤维化的特异度和敏感度差异较大，也容易受到仪器设备、解剖部位及操作者技术和经验等因素的影响。肝纤维化指数（FI = HARI/PVPV×100）是一项用于区分肝硬化与慢性肝炎的新指数，公式中 PVPV 为门静脉峰值流速，HARI 为肝动脉阻力指数。肝硬化患者的 FI 要高于慢性肝炎患者，鉴别慢性肝炎与肝硬化的最佳临界值为 3.6，准确率为 96%。根据多普勒参数计算的 FI 具有应用前景，但尚需对其进行验证。

（5）血清无创诊断模型：近年来，以肝组织学纤维化分期为基础，综合临床相关资料建立无创诊断模型已有较多的探索和报道，估计目前约有 30 种血清无创诊断模型，但大多临床运用有一定的局限性，其特异度和敏感度均有较大差异，可参照进行验证性应用以积累更多的临床证据。

目前常用的血清无创诊断模型有以下几种。① APRI 评分：天冬氨酸氨基转移酶（AST）和血小板（PLT）比率指数，可用于肝硬化的评估。其计算公式为 [（AST/正常值上限）×100/PLT（10^9/L）]，成人 APRI 评分 > 2 分，预示患者已经发生肝硬化。② FIB-4 指数：可用于慢性乙型肝炎患者肝纤维化的诊断和分期。FIB-4 =（年龄×AST）/（PLT×ALT 的平方根）。③ FibroTest 模型：由法国学者建立，基于 α_2 巨球蛋白、结合珠蛋白、γ- 谷氨酸转移酶、TBil 和载脂蛋白 A 指标，并结合年龄和性别进行运算。

评估血清无创诊断模型时需注意以下几点。①对轻度或重度进展性肝纤维化有一定的预测价值；对于 F2/F3 的判别较差，45%～65% 的受试者处于模型设置的两个界值之间的不确定值范围，难以判别中度肝纤维化分期。②存在假阳性和假阴性：标本错误，观察者差异；患者的年龄、炎症活动、溶血、胆汁淤积、脂肪肝、药物影响、BMI 改变、饮食因素、肾功能衰竭及实验室检测的偏差等。③病因差异对标记组合的影响。

（6）血清学标志物：常用的肝纤维化血清学标志物主要有透明质酸（HA）、Ⅲ型前胶原（PC Ⅲ）及Ⅲ型前胶原肽或氨基端肽（P Ⅲ P 或 P Ⅲ NP）、Ⅳ型胶原（C Ⅳ）、层黏连蛋白（LN，国外缩写 LM），国内临床应用广泛。这些标志物均为 ECM 或其代谢产物，主要由 HSC 产生，代表不同的 ECM 代谢方面。如 P Ⅲ NP 与 PC Ⅲ 倾向于反映胶原代谢的情况，HA 反映肝纤维化活动及肝损伤，C Ⅳ 反映基底膜的形成与破坏增加，而 LN 则反映基底膜转化，与门静脉高压有一定关系。血清学标志物的检测结果只能提示 ECM 代谢异常，不能表示已沉积的肝纤维化程度，特异度受到肝细胞坏死及炎症影响，同时在一些内科疾病中，也可出现纤维指标的升高，容易混淆判断。因此血清纤维化 4 项指标不是诊断肝纤维化程度的特异性指标。这些标志物在肝炎不同的发展时期有不同的变化，其动态观察的临床意义远远大于单次的检测结果。

理想的肝纤维化血清学标志物应具备以下条件：①对肝脏特异度高。②不受肝、肾和网状内皮细胞廓清的影响。③能反映 ECM 合成和降解的动力学平衡。④有助于诊断临床显著性肝纤维化并监视其进程和治疗反应。⑤易测定并具有良好的重复性。

（7）其他基于 US 技术的实时剪切波弹性成像又称二维剪切波弹性成像（2D-shear wave elastography，2D-SWE）：操作者依照肝实质硬度图的颜色及定量数据（以 kPa 为单位），可直观、快速判断患者是否发生肝纤维化（≥ F2 期），并有望用于辅助临床评估抗病毒及抗纤维化治疗的疗效。

声辐射力脉冲成像技术（acoustic radiation force impulse，ARFI）不同于其他弹性技术，它不需要通过外部加压就能够评价深部组织弹性信息，其测量值为 VTQ（virtual touch quantification，以 m/s 为单位），弥补了常规 US 成像方法的不足，且与肝活组织检查病理结果有较好的相关性。该技术还应用于评价脾脏、胰腺等组织弹性。

3. 诊断要点

（1）慢性肝病病史：有慢性乙型肝炎、慢性丙型肝炎、寄生虫感染、酒精性肝病、非酒精性脂肪性肝病、肝豆状核变性、药物性或中毒性肝病、胆汁淤积与自身免疫性肝病等病史，病原学诊断参考中华医学会肝病学分会与感染病学分会制订的相关标准。

（2）临床表现：临床症状无特异性，可无症状或体征。除原发疾病临床表现外可有疲倦乏力、食欲缺乏、肝区不适或胀或痛、大便异常、舌质暗红或暗淡、舌下静脉曲张、脉弦细等。肝硬化患者还可有面色晦暗、蜘蛛痣、肝掌、脾脏肿大、舌有瘀斑等体征。

（3）肝组织病理学：检查肝组织切片作 HE 染色、Masson 三色染色、天狼猩红染色和（或）网状纤维染色，光镜下可观察到纤维组织不同程度增生（F1 ~ F4）。对于明确 F4 的患者，应结合临床，作胃镜检查，明确有无食管胃静脉曲张。

（4）TE 检查：参考我国《瞬时弹性成像技术（TE）临床应用专家共识（2015年）》的建议，对于 HBV 感染者，通常在 ALT 及 TBil 均正常的情况下，LSM 临界值 7 ~ 8.5kPa 可以确定为显著肝纤维化（F2），排除及确诊肝硬化的临界值为 11 ~ 14kPa；对于 HCV 感染者，显著肝纤维化（≥ F2）的 LSM 临界值定为 7 ~ 8.5kPa，肝硬化（F4）的 LSM 临界值为 11 ~ 14kPa；对于非酒精性脂肪性肝病，LSM ≥ 9.8kPa 则考虑为进展性肝纤维化；对于酒精性肝病，LSM ≥ 8.0kPa 诊断为进展性肝纤维化（F3），LSM ≥ 12.5kPa 则诊断为肝硬化（F4）；对于胆汁淤积性肝病，肝纤维化 ≥ F1、≥ F2、≥ F3 及 F4 者，参考的 LSM 临界值分别为 7.1 ~ 7.3、8.8、9.8 ~ 10.7 及 16.9 ~ 17.3kPa。

（5）影像学检查：腹部 B 型超声检查发现肝包膜粗糙，回声增密、增粗、增强且分布不均匀或呈网络状，血管走向不清等，或见门静脉内径增宽、脾脏增厚等。应用 2D-SWE、ARFI 或 MRE，可参照相应的技术标准。

（6）实验室检查：肝脏生物化学指标异常或正常。

（7）无创诊断模型：APRI、FIB-4、FibroTest等可异常升高，具体标准请参照相关文献。

（8）诊断标准：临床上慢性肝病史患者如经肝组织病理学检查确定纤维化程度在F2以上，即可确诊为肝纤维化；未行肝活组织检查的患者，可用无创诊断方法如血清无创诊断模型，TE检测LSM、MRE、2D-SWE或ARFI达到肝脏纤维化硬度值，可确诊为肝纤维化。如不具备以上检查条件，肝脏B型超声检查见肝包膜粗糙、回声增密增粗不均匀或呈网络状，血管显示欠清晰、门静脉内径增宽、脾脏增厚等；肝功能生化检查正常或长期不稳定；血清纤维化标志物水平异常升高等，则高度怀疑肝纤维化。

推荐意见1：识别和定量肝纤维化动态评估是判断病情、决定治疗、随访疗效、评估预后的关键环节，具有非常重要的临床意义。（A1）

推荐意见2：肝活组织病理学检查是不可替代的"金标准"，但属于有创检查，存在组织标本及读片者误差等缺陷，在评估时需注意。（A1）

推荐意见3：在资源有限的情况下，推荐使用APRI作为无创肝纤维化评估的首选检测；在有设备且经济条件允许的情况下，则推荐TE或FibroTest作为无创肝纤维化评估的首选检测。TE比APRI和FIB-4两种血清学指标更准确。（A2）

推荐意见4：慢性乙型肝炎、慢性丙型肝炎病情评估是患者管理和治疗决定必需的步骤，在疾病治疗前无创肝纤维化分期是重要环节。在疾病治疗期和随访期，无创肝纤维化和肝硬化动态评估能够判断疾病进展情况，并间接评估治疗应答。达到抗病毒治疗标准的患者、正在接受治疗的患者和停药随访的患者，应该在治疗和随访期间接受疾病监测，监测频率为每半年1次。（A1）

推荐意见5：非酒精性脂肪性肝病患者评估肝脏有无炎症、进展性纤维化，是决定治疗、判断预后的关键。应常规行肝纤维化检测，尤其是合并代谢综合征、2型糖尿病等具有肝纤维化高危因素的患者。无创评估手段包括血清学标志物或TE可作为判定低风险患者是否出现严重肝纤维化或肝硬化的首选方法。非酒精性脂肪性肝病患者宜定期行血清学标志物或TE检测用于肝纤维化进展的预后评估，但须考虑中重度脂肪肝对LSM值虚高的影响。（A1）

推荐意见6：对于基线LSM较高或有共存疾病的患者，每半年复查TE可能有助于识别和治疗更具侵袭性的疾病状态。如果LSM值随时间增加，可能提示肝纤维化或肝硬化患者预后差。（A2）

推荐意见7：不推荐单用肝纤维化血清学标志物及腹部超声检查来评估肝纤维化程度。（A2）

（四）治疗

1. 目标与策略

抗肝纤维化治疗的近期目标在于抑制肝纤维化进一步发展；远期目标在于逆转肝纤维化，改善患者的肝脏功能与结构，延缓肝硬化失代偿期的出现，减少肝癌的发生，改善生活质量，延长患者生存期。

肝纤维化是一主动进展与动态变化的复杂病理学过程，涉及多个环节与因素，治疗策略上应针对肝纤维化形成和发展的各环节多点抑制，包括治疗原发病或去除致病因素，消除肝脏炎症，抑制胶原纤维形成，促进活化 HSC 的凋亡或转化回静止期状态，或直接促进纤维组织的降解等。这实际上是一种广义的抗肝纤维化综合疗法。其中，病因治疗是抗肝纤维化的首要对策，如长期有效抑制肝炎病毒复制、戒酒等可减轻肝脏持续损伤，从而促进纤维化肝组织的修复。慢性炎症反应是纤维化形成的前提，抑制炎症、促进肝损伤修复是抗肝纤维化的重要措施。而抑制肝脏 ECM 生成与沉积，促进其降解则是抗肝纤维化治疗的关键对策。有效抑制 HBV 复制或清除 HCV 可明显改善乙型或丙型肝炎患者的肝纤维化程度，部分患者可实现肝纤维化的逆转，但仍有部分即使取得良好病毒学和生化学应答的患者，其肝纤维化依然存在，甚至持续进展，最终发展为肝硬化或肝癌。可见，病因治疗与抗炎治疗不等于，也不能完全替代针对 ECM 代谢与 HSC 活化的直接抗肝纤维化治疗，对于部分抗病毒治疗无效的患者，则更需要抗肝纤维化治疗。无论采用干扰素或是核苷（酸）类药物抗 HBV 联合扶正化瘀胶囊 / 片、复方鳖甲软肝片、安络化纤丸等抗肝纤维化药物治疗慢性乙型肝炎，临床观察到联合方案改善肝功能及肝纤维化指标的疗效均优于单用抗病毒药物。

因此，肝纤维化 / 肝硬化的基本治疗策略是病因治疗联合抗肝纤维化治疗。对于缺乏特异性病因治疗或不能进行特异性病因治疗的肝纤维化患者，应积极采取抗肝纤维化治疗措施。

2. 治疗原则

推荐病因治疗和抗肝纤维化治疗并重的原则，在治疗原发病的同时需及时治疗肝纤维化。原则上肝纤维化 / 肝硬化的任何阶段都适合抗肝纤维化治疗，抗肝纤维化治疗被推荐用于防治肝硬化门静脉高压食管胃静脉曲张出血。

3. 适应证

各种病因引起的、伴有肝纤维化的慢性肝病。

4. 治疗手段

（1）病因治疗：慢性肝炎需采用有效病因治疗，具体方案与药物可参照中华医学会发布的相关指南，如《慢性乙型肝炎防治指南（2015 年更新版）》《丙型肝炎防治指南（2015 年更新版）》《原发性胆汁性肝硬化（又名原发性胆汁性胆管炎）诊断和治疗共识

（2015）》《非酒精性脂肪性肝病诊疗指南》《酒精性肝病诊疗指南》《自身免疫性肝炎诊断和治疗共识（2015）》等。

（2）肝纤维化治疗：截至目前，尚无明确可用于临床的抗纤维化化学或生物药物，而中医药在该领域有明确的优势，已有多种注册适应证为肝纤维化的中成药上市，也有较多文献报道能用于治疗肝纤维化的中成药以及经验方，遵从病证结合，可根据相应中医证候病机应用。

①适应证为肝纤维化的药物（组成及功效依据药品说明书）

扶正化瘀胶囊（片）由丹参、虫草菌粉、绞股蓝、桃仁、松花粉、五味子（制）等组成。功能：益精养肝，活血祛瘀。适应证：乙型肝炎肝纤维化属"肝肾不足，瘀血阻络"证者。症见胁下痞块，胁肋疼痛，面色晦暗，或见赤缕红斑，腰膝酸软，疲倦乏力，头晕目涩，舌质暗红或有瘀斑，苔薄或微黄，脉弦细。用法：口服，胶囊每次 1.5g，片剂每次 1.6g，3 次 / 天，宜饭后服，早期湿热盛者慎用。

复方鳖甲软肝片由鳖甲（制）、莪术、赤芍、当归、三七、党参、黄芪、紫河车、冬虫夏草、板蓝根、连翘等组成。功能：软坚散结，化瘀解毒，益气养血。症见胁隐痛或胁下痞块，面色晦暗，脘腹胀满，纳差便溏，神疲乏力，口干且苦，赤缕红丝等。适应证：慢性肝炎肝纤维化及早期肝硬化属瘀血阻络，气阴亏虚，热毒未尽证候者均可使用。用法：口服，每次 4 片，3 次 / 天。

安络化纤丸由地黄、三七、水蛭、僵蚕、地龙、白术、郁金、牛黄、瓦楞子、牡丹皮、大黄、生麦芽、鸡内金、水牛角浓缩粉等组成。功能：健脾养肝、凉血活血、软坚散结。用于慢性乙型肝炎，乙型肝炎后早、中期肝硬化，表现为肝脾两虚、瘀热互结证候者。症见胁肋疼痛，脘腹胀满，神疲乏力，口干咽燥，纳食减少，便溏不爽，小便黄等。用法：口服，每次 6g，2 次 / 天。

强肝胶囊（丸）由茵陈、板蓝根、当归、白芍、丹参、郁金、黄芪、党参、泽泻、黄精、地黄、山药、山楂、六神曲、秦艽、甘草等组成。功能：清热利湿，补脾养血，益气解郁。适应证：慢性肝炎、早期肝硬化、脂肪肝、中毒性肝炎等证属气血不足，湿热蕴结者。妇女经期暂停服用，胃十二指肠溃疡或高酸性慢性胃炎患者减量服用。用法：口服，每次 5 粒（胶囊），3 次 / 天。

安珐特主要成分为牛胎肝提取物、维生素 B_{12}、肌醇。用于急、慢性肝炎，肝纤维化，脂肪肝，肝硬化等辅助治疗。肝衰竭、肝性脑病患者禁用。用法：口服，每次 1～2 片，3 次 / 天。

肝爽颗粒由党参、柴胡（醋制）、白芍、当归、茯苓、白术（炒）、枳壳（炒）、蒲公英、虎杖、夏枯草、丹参、桃仁、鳖甲（烫）组成。功能：疏肝健脾，清热散瘀，软坚散结。用于急、慢性肝炎，肝硬化，肝功能损伤，表现为肝郁脾虚夹湿热血瘀证候者。症见乏力，纳差，腹胀，厌油腻，口苦口干，胁肋胀满，肝区疼痛等。用法：口服，每次 3g，3 次 / 天。

②文献报道抗肝纤维化药物

大黄䗪虫丸出自《金匮要略》。功能活血破瘀、通经消痞。原为治疗五劳虚极，瘀血内结而设。现用于瘀血内停，腹部肿块，肌肤甲错，目眶暗黑，潮热羸瘦，经闭不行。孕妇禁用，过敏者停服。临床观察发现具有一定改善肝纤维化的作用。

鳖甲煎丸出自《金匮要略》。功能消癥化积，原用于治疗疟母（疟疾所致的脾脏肿大），症见疟疾日久不愈，胁下痞硬肿块，近代也用于肝脾肿大属血瘀气滞者。对于慢性乙型肝炎肝纤维化、早期肝硬化、肝硬化门静脉高压等均有治疗效果。

小柴胡汤出自《伤寒论》。功能解表散热，疏肝和胃；用于寒热往来，胸胁苦满，心烦喜呕，口苦咽干。原方主治少阳病，可用于慢性肝炎与慢性胆囊炎，为国家基本药物（2005 中国药典一部）。文献报道，该方对实验性肝纤维化及乙型肝炎后肝纤维化均有治疗作用。另有文献报道许多经验方如"复方 861 合剂"、复肝丸等，临床上可参考选用。

（3）中医辨证治疗：肝纤维化的基本证候病机为虚损生积、正虚血瘀，"血瘀为积之体（标）、虚损为积之根（本）"。正虚主要表现为气阴两虚，血瘀则主要表现为瘀血阻络。其基本证型为气阴虚损、瘀血阻络。但在肝纤维化病变的不同阶段，依患者感受病邪不同或体质差异，可表现为不同的证候类型，常见肝胆湿热、肝郁脾虚、肝肾阴虚等证型。在辨证治疗时，应病证结合，基本治法与辨证论治结合灵活运用。

①基本证型和基本治法：症见疲倦乏力、食欲缺乏、肝区不适或胀或痛、大便异常、舌质暗红、舌下静脉曲张、脉弦细等，严重者还可有面色晦暗、蜘蛛痣、肝掌、脾脏肿大、舌有瘀斑等。治法：益气养阴，活血化瘀。益气药可选用黄芪、白术、炙甘草等，养阴药可选用生地黄、沙参、麦冬、白芍等，活血化瘀药可选用丹参、桃仁、当归、赤芍、川芎等。

②主要证型与治法：方药在上述基本证型和基本治法基础上，还可针对下述证候和结合原发病进一步辨证用药。

肝胆湿热证典型证候：口干苦或口臭，胁胀或痛，纳呆，胃脘胀闷，倦怠乏力，巩膜皮肤黄染，大便黏滞秽臭或干结，舌质红，苔黄腻，脉弦数或弦滑数。治法：清热祛湿。代表方药：茵陈蒿汤加味。茵陈、栀子、制大黄、黄芩、泽泻、车前子等。

肝郁脾虚证典型证候：胁肋胀满疼痛，胸闷善太息，精神抑郁或性情急躁，纳食减少，脘腹痞闷，神疲乏力，面色萎黄，大便不实或溏泄。舌质淡有齿痕，苔白，脉沉弦。治法：疏肝健脾。方药：逍遥散加减。柴胡、芍药、当归、薄荷、甘草、川芎、白术、茯苓等。

肝肾阴虚证典型证候：胁肋隐痛，遇劳加重，腰膝酸软，口燥咽干，心中烦热，头晕目眩，失眠多梦，两目干涩。舌质红，苔薄白少津，脉弦细数。治法：滋养肝肾。方药：一贯煎与六味地黄丸加减。生地黄、当归、沙参、麦门冬、枸杞子、山药、山茱萸、牡丹皮、泽泻、茯苓等。

5. 调摄与护理

禁止饮酒，宜进清淡而富有营养的饮食。规律作息，劳逸结合。注意心理疏导。对原发病给予相应的调摄与护理。

推荐意见 8：肝纤维化治疗策略上应针对肝纤维化形成和发展的各环节多点抑制，包括治疗原发病或去除致病因素，消除肝脏炎症，抑制胶原纤维形成，促进活化 HSC 的凋亡或转化回静止期状态，或直接促进纤维组织的降解等。（A1）

推荐意见 9：明确病因的慢性肝病患者，确定存在纤维化时，除病因治疗外，应进行抗纤维化治疗。（A2）

推荐意见 10：截至目前，尚无明确可用于临床的抗纤维化化学或生物学药物，而中医药在该领域有明确的优势。已有多种注册适应证为肝纤维化的中成药上市，也有许多文献报道能用于治疗肝纤维化的中成药以及经验方，建议在中医理论指导下辨证用药。（A2）

（五）疗效评估

肝纤维化如未得到适当治疗，将持续进展。美国 Friedman 教授等建议用 "regression" 代替 "reversal" 表示 "逆转" 肝纤维化或肝硬化，其定义是纤维化的程度较前减轻，而不必对逆转的幅度量化或要求组织学完全恢复到正常。相应的临床重要概念是达到纤维化稳定或面对持续的肝损伤不再进展。肝组织病理学观察是肝纤维化分期的最重要依据，因此肝纤维化治疗前后的肝活组织病理学检查是判定疗效的最佳方法，但由于肝活组织检查的创伤性，临床难以普遍应用，重复检查更难实施；建议在条件允许的情况下积极开展。经治后，Metavir 肝组织病理评分下降 ≥ 1 分，为肝纤维化逆转；评分上升 ≥ 1 分，为肝纤维化进展。如治疗前后同为 F4，则可参照 Laennec 评分系统评估，按照 abc 字母排列，逆序为逆转，顺序为进展。如治疗后 F 值未发生变化，参照 P-I-R 评分标准评估疗效。肝纤维化明显进展：厚而宽大、疏松、淡染的纤维间隔伴有炎症。肝纤维化消退为主：纤细致密、断裂的纤维间隔。不确定性：纤维间隔显示处于进展和消退的平衡状态。

TE 技术可作为评估肝纤维化治疗效果的重要指标，可参考治疗前后 LSM 的下降值动态评估肝纤维化的治疗效果。但仅以 LSM 区间变化判断肝纤维化的疗效仍存在缺陷，有必要结合肝纤维化血清学标志物、肝脏血清生物化学及相关酶学指标、证候等变化进行综合评价。建议每半年检测 LSM。

推荐意见 11：肝纤维化治疗前后的肝活组织病理学检查是判定疗效的最佳方法，但需要注意标本及读片者的误差。（A1）

推荐意见 12：TE 和血清学标志物模型均可用于监测、动态评估治疗期间肝纤维化的改善情况。（A2）

（六）抗肝纤维化治疗的疗程、停药与随访

可根据治疗目标和患者的具体病情个体化设定疗程。

推荐意见 13：肝纤维化一般需长期治疗。如果 LSM 下降到正常值范围后，1 年期间至少连续 2 次以上检查均正常且其血清酶学指标及影像学指标稳定，相关证候消失，可考虑停止肝纤维化治疗，并长期随访。但尚无证据证明停用抗肝纤维化治疗后的长期疗效。（A2）

推荐意见 14：肝硬化患者在治疗食管胃曲张静脉破裂出血的禁食期间，须暂时停服抗肝纤维化药物。（A1）

推荐意见 15：慢性肝炎肝纤维化、肝硬化患者，特别是肝细胞癌高危人群（年龄 > 40 岁，男性、嗜酒、肝功能不全或已有甲胎蛋白水平增高），治疗期间和停药后，宜每 3 个月左右检测 AFP 和腹部 B 型超声（必要时作 CT 或 MRI 上腹部增强扫描或肝脏超声造影），以便早期发现肝细胞癌。（A1）

推荐意见 16：对肝硬化患者还应每 1 ～ 2 年进行胃镜检查或上消化道 X 线造影，以观察有无食管胃静脉曲张及其进展情况。（A1）

（七）存在的问题

中医药抗肝纤维化研究虽已取得较大成效，但仍存在诸多问题：

1. 由规范的多中心规模化双盲随机临床对照试验获得的可靠资料不多，治疗前后以肝脏组织形态学评估肝纤维化疗效的临床设计较少。

2. 不同功效中成药的临床适应证需要加强研究。

3. 中医药抗肝纤维化机制研究存在瓶颈。

4. 制剂的质控应进一步加强，中药安全问题需引起重视，积累临床数据。

临床医生和科研工作者应在医疗实践和科研中对于这些问题给予充分重视并努力改进，必将有益于中医药抗肝纤维化的疗效进一步提高。

第七节　典型病例

病例一

李某，女，54 岁。初诊时间：2015 年 6 月 17 日。

主诉：间断右胁胀满 1 年余，加重伴乏力 10 天。

现病史：右胁胀满不适，口干，无烧心反酸，汗出，夜间尤甚，乏力，纳可，寐可，大便可。舌质紫暗，苔黄腻，脉弦滑。查体：腹饱满，右上腹轻压痛，肝区轻叩痛，移动性浊音阳性，双下肢无水肿。

中医诊断：臌胀。

证型：浊毒内蕴，肝络瘀阻。

西医诊断：肝硬化合并腹水。

治法：化浊解毒，活血化瘀。

处方：茵陈 20g，黄连 15g，黄芩 15g，茯苓 15g，猪苓 15g，泽泻 15g，大腹皮 15g，车前子 15g（包煎），桑白皮 15g，当归 15g，郁金 15g，赤芍 15g，生白芍 15g，鳖甲 20g（先煎），龟甲 20g（先煎），桂枝 15g，枳实 15g，厚朴 15g，青蒿 30g，生薏苡仁 30g。

用法：水煎服，每日 1 剂，分早、晚 2 次温服。

二诊：服药 14 剂后右胁胀满减轻，无发热，仍汗多，乏力。舌暗红，苔黄腻，脉弦滑。此为浊毒渐解，但浊毒及虚象仍在，治拟解毒化浊，软肝散结，兼以扶正。上方去猪苓、赤芍、桂枝，加地骨皮 15g，红景天 15g，生黄芪 30g。

三诊：服药 14 剂后右胁胀满、汗多已除，乏力减轻，舌暗红，苔薄黄腻，脉弦稍滑。此为浊毒被逐，虚象渐解，治拟软肝化坚，佐以扶正，上方去泽泻、郁金，加茜草 15g，枸杞子 15g，鸡内金 10g，香附 15g，苏梗 12g。

以上方随症加减治疗半年，患者右胁胀满未作，余症均除。

按语：肝硬化属于西医病名，中医没有对肝硬化的疾病称谓。但中医对肝硬化认识久远，可归纳为胁痛、积聚、黄疸、臌胀等疾病的范畴。目前，各医家对肝硬化的病因病机认识基本一致。即肝硬化属本虚标实之症，李佃贵教授认为本虚即气血不足、正气亏损，标实即浊毒内蕴。见水不应单独利水，李教授临床上常用麻黄、杏仁、防风等宣通肺气，以开发上焦；用党参、白术、茯苓、生薏苡仁、川厚朴、大腹皮等健运脾气，以理中焦；选用防己、木通、车前子、猪苓、泽泻、滑石等通利下焦。"血不利则为水"，基于此，李教授十分注意水血同治，肝脾兼调，常以当归芍药散养血活血、健脾利水。新瘀宜急散，久瘀宜缓攻，在活血化瘀药物的选用上，李教授根据患者病情轻重、病程长短、体质特色用药。病轻、病程短、体质强者，选用三棱、莪术、水蛭等峻攻破血之品；病重、病程长、体质弱者选用当归、丹参、赤芍、白芍、郁金等平和之品，同时配合应用软坚消癥之法治之，如鳖甲、龟甲、穿山甲、生瓦楞子、生牡蛎、鸡内金、三棱、莪术、山慈菇等。病由肝脾传入肾，症情进一步恶化，若腹水特别严重，症见腹大如瓮，脐突尿少，腰痛如折，气短不得卧，下肢水肿等。这时用黄芪、党参、肉苁蓉、菟丝子、熟地、山茱萸、山药、茯苓等补真阳行肾气，力图使气得峻补，则上行而启上，中焦运行，壅滞疏通，中满自消，下虚自实。若真阴涸竭，亦可用熟地、枸杞子、山茱萸、首乌、山药、龟甲等厚味滋阴，育阴化气，全在审时度势，灵活运用。

病例二

张某，男，61 岁。初诊时间：2016 年 3 月 21 日。

主诉：间断胃脘疼痛 5 个月，加重伴腹部胀满 10 天。

现病史：患者患有慢性乙型肝炎病史 15 年，5 个月前出现胃脘疼痛。现胃脘疼痛，伴有腹部胀满，口干口苦，乏力，无烧心反酸，纳少，夜寐欠安，小便量少，大便正常。舌暗红，少苔，脉弦细。2014 年 5 月于河北省中医院查上腹部强化 CT 考虑肝硬化、脾大、腹水。2012 年 3 月于河北省中医院查电子胃镜：十二指肠溃疡。

中医诊断：胃痛。

证型：浊毒内蕴。

西医诊断：肝炎肝硬化（乙型，失代偿期）合并腹水；十二指肠溃疡。

治法：化浊解毒。

处方：茵陈 20g，半枝莲 15g，山药 15g，生薏苡仁 30g，白花蛇舌草 15g，藤梨根 15g，龙葵 12g，桑白皮 15g，桑寄生 15g，冬葵果 15g，炒白术 15g，枳壳 15g，女贞子 15g，墨旱莲 15g，茯苓 15g，猪苓 15g，车前子 15g（包煎），大腹皮 15g，延胡索 15g，白芷 9g。

用法：水煎服，每日 1 剂，分早、晚 2 次温服。

二诊：服药 7 剂后胃脘疼痛较前减轻，伴有腹部胀满较前减轻，仍口干口苦，乏力，无烧心反酸，纳少，夜寐欠安，大便正常。舌暗红，少苔，脉弦细。此为浊毒渐逐，但虚象仍在。治拟解毒化浊，软肝散结，兼以扶正。上方去桑白皮，加夏枯草 15g，茯苓 15g，龟甲 15g（先煎），鳖甲 15g（先煎）。

三诊：服药 14 剂后胃脘疼痛较前减轻，伴有腹部胀满较前减轻，口干口苦较前减轻，乏力，无烧心反酸，纳稍多，夜寐好转，大便正常。舌暗红，苔薄黄，根少苔，脉弦细。此为浊毒被逐，虚象渐解。治拟化浊解毒，佐以扶正。上方去夏枯草、猪苓，加用枸杞子 15g，百合 30g。

以上方随症加减治疗 1 年，患者胃痛未作，乏力好转，纳稍多，余症均除。

按语：十二指肠溃疡的发病机制并不是单一明确的过程，而是损害因素和防御间的平衡失常共同造成的。Hp 是除胃酸和胃蛋白酶之外消化性溃疡的主要致病因素，尤其与十二指肠溃疡关系密切。在中医各证型中以脾胃湿热型 Hp 感染率最高，湿乃浊之源，浊为湿之重，热乃毒之渐，毒乃热之极，体内浊毒壅滞，可以诱发 Hp 感染，同时 Hp 感染日久亦可导致体内浊毒壅盛。肝病并发溃疡的病机制不明。有人认为肝硬化患者胃肠道充血，使胃、十二指肠黏膜易于发生溃疡；有人认为正常肝脏能调节从门脉进入肝内的胃泌素量，从而调节胃壁细胞的胃酸分泌，肝硬化时胃泌素灭活受限制，致兴奋胃酸分泌，促进溃疡的形成；还有认为肠原性组织胺经门脉至肝，在肝内灭活，而肝功能不全时灭活减少，经血循环至胃黏膜，或门腔分流术后经短路至胃黏膜，兴奋胃酸分泌，是肝原性溃疡形成的主要原因。肝硬化并发溃疡病率较高，方中生薏苡仁淡渗利湿、清热健脾，《药品化义》指出："薏米，味甘气和，清中浊品，能健脾阴，大益肠胃。"白英、龙葵、茵陈、半枝莲、白花蛇舌草等清热燥湿，化浊解毒；茯苓、猪苓、车前子、大腹皮行气利水，治疗肝硬化伴有腹水；延胡索、白芷和胃止痛；桑寄生、女贞子、墨旱莲补益肝肾。诸药共用，肝胃同治。

附篇：河北省中医院优势病种诊疗方案

第一章　吐酸病（胃食管反流病）中西医诊疗方案

第一节　诊断

一、疾病诊断

（一）中医诊断标准

参照 2009 年中华中医药学会脾胃病分会的胃食管反流病中医诊疗共识意见。

目前胃食管反流病尚无对应固定中医病名。根据主证归属于"吐酸""食管瘅"等范畴。

（二）西医诊断标准

参照 2006 年中华医学会消化病分会中国胃食管反流病共识意见专家组的中国胃食管反流病共识意见。

1. 临床症状

当患者出现反酸、烧心、胸骨后疼痛或不适、嗳气等典型症状，或同时出现咽喉不适、咳嗽等食管外症状时，可考虑为胃食管反流病。如能证实存在食管黏膜炎症和 / 或反流，则能明确诊断。

2. 内镜检查

内镜检查可明确有无反流性食管炎（RE）及 Barrett 食管（BE）。

RE 的分级参照 1994 年美国洛杉矶世界胃肠病大会制订的 LA 分类法。

A 级：食管黏膜有一个或几个黏膜破损，直径小于 5mm。

B 级：一个或几个黏膜破损，直径大于 5mm，但破损间无融合现象。

C 级：超过 2 个皱襞以上的黏膜融合性损伤，但小于 75% 的食管周径。

D 级：黏膜破损相互融合范围累积至少 75% 的食管周径。

BE 的诊断主要根据内镜检查和食管黏膜活检，当内镜检查发现食管远端有明显的柱状上皮化生并得到病理学检查证实时，即可诊断为 BE。

二、证候诊断

1. 肝胃郁热证

烧心，反酸、胸骨后灼痛，胃脘灼痛，脘腹胀满，嗳气反酸，心烦易怒，嘈杂易饥，舌红苔黄，脉弦。

2. 胆热犯胃证

口苦咽干，烧心，脘胁胀痛，胸痛背痛，反酸，嗳气反流，心烦失眠，嘈杂易饥，舌红苔黄腻，脉弦滑。

3. 浊毒内蕴证

烧心，反酸，胃脘胀痛，嗳气，口干、口苦，纳少，恶心，大便黏腻，小便黄，舌暗红苔黄腻，脉滑。

4. 中虚气逆证

反酸或泛吐清水，嗳气反流，胃脘隐痛，胃痞胀满，食欲不振，神疲乏力，大便溏薄，舌淡苔薄，脉细弱。

5. 气郁痰阻证

咽喉不适如有痰梗，胸膺不适，嗳气或反流，吞咽困难，声音嘶哑，半夜呛咳，舌苔白腻脉弦滑。

6. 瘀血阻络证

胸骨后灼痛或刺痛，后背痛，呕血或黑便，烧心、反酸，嗳气，胃脘隐痛，舌质紫暗或有瘀斑，脉涩。

以上主症必备，加次症两项以上即可诊断。

第二节　治疗方案

一、中医治疗

（一）辨证选择中药

1. 肝胃郁热证

治法：疏肝泄热，和胃降逆。

药物：制酸 1 号方加减。柴胡、枳壳、黄连、吴茱萸、延胡索、白芍、牡丹皮、煅瓦楞、香附、焦山栀、旋覆花、代赭石、甘草等。

2. 胆热犯胃证

治法：清化胆热，降气和胃。

药物：制酸 2 号方加减。柴胡、黄芩、陈皮、姜半夏、枳实、竹茹、旋覆花、代赭石、龙胆草、白芍、延胡索、甘草等。

3. 浊毒内蕴证

治法：化浊解毒。

药物：制酸 3 号方加减。瓜蒌、半夏、黄连、茵陈、蒲公英、黄芩、绞股蓝、半边莲、半枝莲、紫蔻、砂仁、藿香、佩兰、茯苓等。

4. 中虚气逆证

治法：健脾和胃，疏肝降逆。

药物：制酸 4 号方加减。党参、白术、茯苓、柴胡、枳实、白芍、半夏、陈皮、旋覆花、代赭石、砂仁、生姜等。

5. 气郁痰阻证

治法：开郁化痰，降气和胃。

药物：制酸 5 号方加减。旋覆花、代赭石、苏叶、苏梗、半夏、厚朴、枳壳、茯苓、川芎、香附、陈皮、砂仁、甘草等。

6. 瘀血阻络证

治法：活血化瘀，行气通络。

药物：制酸 6 号方加减。桃仁、红花、当归、赤芍、川芎、生地黄、延胡索、柴胡、枳壳、半夏、陈皮等。

制酸 1、2、3、4、5、6 号方为国医大师李佃贵教授根据自身经验自创的方剂，在临床上有良好的效果。

（二）辨证应用中成药

1. 自制药

茵连和胃颗粒、三仙消食颗粒、十味百合颗粒、芍地和胃颗粒等。

2. 中成药

疏肝颗粒、加味左金丸、阿拉坦五味丸、龙胆泻肝丸、摩罗丹、仁青芒觉丸、香砂六君丸、参苓白术胶囊、小建中胶囊、达立通颗粒、木香顺气丸、沉香顺气丸、血塞通滴丸、元胡止痛片等。

（三）辨证选择静脉滴注中成药注射液

根据辨证，可选用苦参碱注射液、莪术油注射液、热毒宁注射液、痰热清注射液、蟾酥注射液、丹参川芎注射液、丹红注射液、血塞通注射液、血栓通注射液、红花黄色素注射液、益气复脉注射液、参麦注射液等。

（四）其他中医特色治疗

根据病情，选择应用合适的治疗方法。

1. 针灸

根据病情，选择应用体针、电针、隔物灸法等治疗。推荐选穴：以中脘、足三里（双）为基础穴位，肝胃郁热证、胆热犯胃证可加行间（双）、太冲（双），浊毒内蕴证加阴陵泉（双）、天枢（双），中虚气逆证加脾俞（双）、胃俞（双）、气海（双）、肾俞（双），气郁痰阻证加膻中、阴陵泉（双），瘀血阻络证加膈俞（双）、血海（双）等。

2. 药物敷贴

功能：清胃制酸。

处方：

1 号方：吴茱萸 10g，肉桂 10g，延胡索 20g，白芷 10g。

2 号方：黄连 9g，木香 6g，延胡索 20g，白芷 10g，黄芩 12g。

3 号方：青皮 12g，白芷 10g，香附 12g，丁香 9g，鸡内金 10g，厚朴 12g。

4 号方：白术 12g，砂仁 12g，茯苓 20g，炒莱菔子 12g，鸡内金 9g。

5 号方：大黄 9g，芒硝 6g，枳实 20g，丁香 6g。

6 号方：黄芪 12g，白术 20g，厚朴 12g，枳实 20g，当归 15g。

7 号方：丁香 9g，诃子肉 30g，黄芩 12g，白芷 10g，黄连 9g，芡实 20g，葛根 20g。

8 号方：吴茱萸 9g，五倍子 20g，肉豆蔻 20g，补骨脂 20g，白术 12g，砂仁 9g，茯苓 20g，陈皮 9g，诃子肉 30g，芡实 20g。

方法：共研细末，黄酒调敷，贴敷穴位。取穴：中脘、天枢、胃俞、脾俞等，每日 1 次，每次 2 ~ 4 小时。

禁忌：对药物过敏者、孕妇等禁用。

3. 中药足浴

处方：当归、细辛、川芎、木瓜、红花、甘草等。根据具体情况辨证加减。

方法：将煎煮好的药液加入足浴器中，温度控制在恒定 40℃ ~ 42℃，每天 1 次，15 ~ 20 次为一个疗程。

禁忌：过敏、脱皮、有出血性疾病、安装有心脏起搏器、身体极度虚弱者。

4. 子午流注

操作方法：定时开穴，查询根据患者病症情况辨证查询适合患者的开穴。也可查询未来任意时间开穴。根据病症查询（辨证分型、症候分析、针灸处方，临床加减等）、十四经穴查询（部位、作用、主治、解剖、图形）、经外奇穴查询（部位、作用、主治、解剖、图形），治疗周期设定 10 ～ 60 分钟不同治疗周期设定。时区设定根据仪器使用城市选择当地经度后，仪器自动设定当地真太阳时。真太阳时自动计算打开真太阳时按钮可以自动显示自动计算出的开穴精确开穴。选择合适的强度、频率。

注意事项及禁忌证：对皮肤过敏者或过敏体质者慎用。置有心脏起搏器，体内有金属异物，心区，孕妇下腹部，对电流不能耐受者禁用。

5. 穴位埋线

功效：疏通经络，调和气血；补虚泻实，扶正祛邪。

方法：四诊合参，并进行经络诊查，制定穴位处方。7 ～ 14 天穴位埋线一次，3 ～ 5 次为一个疗程。

6. 背腧穴循经走罐

方法：结合中医辨证、经络诊查，以明确病变的脏腑经络及敏感部位。循环操作走、闪、坐罐及罐底揉按敏感腧穴等，后留罐，每日或隔日 1 次，每个疗程 15 天。

禁忌：身体极度消耗者，血液病患者，皮肤易过敏者、易起泡、发红者，孕妇等禁用。

7. 其他疗法

根据病情需要，可选用穴位注射、耳穴、热奄包等治疗，根据单位情况，积极使用中医诊疗设备，如超声波治疗、排酸治疗仪、中药离子导入、经络治疗仪、艾灸仪等。

二、西医治疗

（一）一般治疗原则

改善生活方式是 GERD 的基础治疗，包括抬高床头，睡前 3 小时不再进食，避免高脂肪和刺激性食物（如巧克力、薄荷、咖啡、洋葱、大蒜等），戒绝烟酒，减肥。体重指数增高是危险因素，减轻体重可减少反流症状。根据病情进行标本结合，采用综合性和个体化的治疗原则。

（二）西医药治疗

1. 静脉用药

（1）PPI 类药物：抑酸能力强，是治疗 GERD 最常用药。GERD 的食管炎应为首选

PPI，4～8周愈合率分别为80%、90%，标准剂量口服8周，无效剂量加倍或更换新一代的PPI（如雷贝拉唑、埃索美拉唑等）。NERD的治疗首选PPI，疗程未定，一般不少于8周。

（2）H2受体阻滞剂（H2RA）：仅适用于治疗轻、中度GERD，对GERD的食管炎愈合率60%～70%，烧心症状缓解率50%。

（3）维生素类：静脉输注维生素类制剂如12种复合维生素、复方三维B或脂溶性维生素等以补充因慢性炎症引起的维生素缺乏，促进黏膜修复。

2. 口服药物

（1）抑酸药：适用于黏膜糜烂或以烧心、反酸、上腹痛等症状为主者。可根据病情或症状严重程度选用H2受体阻断剂（西米替丁、雷尼替丁、法莫替丁等），质子泵抑制剂（奥美拉唑、兰索拉唑、泮托拉唑、雷贝拉唑、埃索美拉唑、艾普拉唑等），促胃肠动力药。胃食管反流是一种动力障碍性疾病，常存在食管、胃运动功能异常，H2RA、PPI治疗无效时，可应用促动力药。比如多潘立酮片、西沙比利等。黏膜保护剂适用于食管黏膜炎症明显者。常用的药物有铋剂（丽珠得乐、果胶铋等）、磷酸铝凝胶、康复新液等。

（2）制酸剂：可口服复方氢氧化铝（胃舒平）、碳酸氢钠、氢氧化铝等中和胃酸。

（3）其他：抗抑郁药和镇静药适用于睡眠差、有明显精神因素者。常用药物有神经阻滞剂氟哌噻吨美利曲辛片、三环类抗抑郁药（阿米替林、多虑平等）、选择性5-HT再摄取抑制药（帕罗西汀、盐酸氟西汀、西酞普兰、盐酸舍曲林）等。

3. 手术治疗

手术治疗包括开腹和腹腔镜下外科手术，如胃底完全折叠术和胃底部分折叠术，临床观察显示，相当一部分患者术后仍需规则用药，不能降低食管腺癌的风险。现已证实有癌变的BE患者，原则上应进行手术治疗。

4. 内镜治疗

内镜治疗包括内镜下针式射频治疗、胃底腔内折叠全层缝合术及注射治疗。由于其远期效果尚未明确，应谨慎对待。伴有异型增生和内癌的BE患者，超声内镜检查排除淋巴结转移后，可考虑内镜切除术，一般认为大多数GERD患者的症状可通过药物治疗得到控制，如无效时，应重新考虑诊断是否正确，或调整剂量。

三、护理与调摄

1. 情志调摄

胃食管反流患者往往存在一定程度的肝气郁结之象，所以保持心情舒畅尤为重要。针对患者不良情绪，指导采用移情相制疗法，转移其注意力，淡化、消除不良情志；针对患者焦虑或抑郁的情绪变化，可采用暗示疗法，如言语暗示、药物暗示、情境暗示等，解除患者心理上的压力和负担。鼓励患者间沟通，交流疾病防治经验，提高对疾病的认识，增强治疗信心。

2. 饮食宜忌

（1）肝胃郁热证患者宜食疏肝解郁、和胃清热的食品，如金橘根、猪肚；肝气犯胃者宜食理气降气的食品，如萝卜、佛手等。

（2）胆热犯胃证患者宜食疏肝利胆、清热和胃的食品，如猕猴桃、甘蔗（不宜空腹食用）、白菜、蚌肉等。

（3）中虚气逆证患者宜食补中益气、健脾和胃的食品，如粳米、莲藕、香菇、山药、猪肚、莲子等。

（4）气郁痰阻证患者宜食理气止郁、健脾化痰的食品，如扁豆、佛手、萝卜等。

（5）瘀血阻络证患者宜食活血化瘀、理气通络的食品，如莲藕、丝瓜等。

（6）烧心反酸的患者忌食生冷，少食甜、酸之品，戒烟酒、浓茶、浓咖啡、韭菜、茴香等，不宜过饱或过量饮水；胸骨后灼痛的患者忌食过热、过烫的食物以免损伤食管黏膜，忌食辛辣、肥甘、煎炸之品，戒烟酒；胃脘胀满的患者宜少量多餐，控制饮食摄入量，可进少量清淡易消化流食。

（7）食物应切细煮软，烹调以烧、蒸、煮等软性烹调为主，忌煎、炸、熏烤及腌制食品。

3. 起居调摄

（1）季节变化时注意胃区保暖，避免受凉。

（2）由于反流易发生在夜间，睡眠时应抬高床头 15 ～ 20cm。

（3）睡前不进食，晚餐与入睡的间隔应拉长，不得少于 3 小时，以减少夜间食物刺激泌酸。

（4）每餐后让患者处于直立位或餐后散步，借助重力促进食物排空，避免剧烈运动。

第三节　难点分析

一、治疗难点

如何有效根治吐酸病、预防吐酸病复发是目前治疗的难点。

二、解决的思路和措施

西药如 H2 受体阻滞剂或质子泵抑制剂，为治疗胃食管反流病首选药物，疗效非常显著而且快捷方便，但是，仍有不少患者停药后又复发。分析原因，胃食管反流病可从食管保护因子减弱、食管动力异常、食管高敏感、异常组织抵抗、食管攻击因子增强、患者依从性差六方面进行分析。具体解决思路与措施如下。

1. 优化治疗方案

从以上六方面对该病进行分析，单倍剂量 PPI、双倍剂量 PPI、短期加入 H2RA 对本病临床症状均有缓解，必要时联合用药，包括黏膜保护剂、促动力药及（或）神经调节类药物。如使用药物不能达到理想效果，可以通过手术或者内镜下治疗加强抗反流屏障，从而缓解症状。

2. 清胃、制酸相合

我们通过临床观察发现，易复发的吐酸病患者虽诱因有热、虚、瘀之不同，但究其病因病机多以实热为多。此类患者有舌质红，舌苔黄或黄腻，甚至心烦易怒、口苦、胁胀痛等肝胆胃实热症状，故临床辨证用药的同时，酌加清肝胆胃之热的药物，往往取得较好的临床疗效，吐酸病的复发率也有所下降。

3. 化浊、解毒同用

从中医辨证角度分析，吐酸病反复不愈的原因与浊毒致病迁延难愈有密切关系。浊毒既是一种对人体脏腑经络及气血阴阳均能造成严重损害的致病因素，同时也是指多种原因导致脏腑功能紊乱、气血运行失常，机体内产生的代谢产物不能及时正常排出，蕴积体内而化生的病理产物。浊毒之邪积聚体内，相互为用，日久必凝结气血，燔灼津液，致脏腑败伤，其病多深重难愈，病期冗长，病久入血入络，可致瘀血。浊毒黏滞，气机运行不畅，胃气不降，脾气不升，浊毒之邪黏滞不解，盘踞成积是胃食管反流病病程长、反复难愈的关键所在。故使用化浊类药物包括如藿香、佩兰、砂仁、紫蔻等，联合解毒类药物包括半枝莲、半边莲、黄芩、黄连、白花蛇舌草等，使浊得化、毒得解，有很高的临床实用价值。

第四节　疗效评价

一、评价标准

参照 2009 年中华中医药学会脾胃病分会《胃食管反流病中医诊疗共识意见》进行

评价。

1. 疗效评价标准

（1）主要症状（反酸、烧心、胸骨后疼痛或不适、嗳气反流等典型反流症状）的记录与评价

显效：原有症状消失。

有效：原有症状改善2级者。

进步：原有症状改善1级者。

无效：原有症状无改善或原症状加重。

（2）主要症状综合疗效评定标准

痊愈：症状消失。

显效：症状改善百分率≥80%。

进步：50%≤症状改善百分率<80%。

无效：症状改善百分率<50%。

恶化：症状改善百分率负值。

痊愈和显效病例数计算总有效率。

2. 证候疗效评定标准

痊愈：反流症状消失，症状积分减少≥95%。

显效：反流症状基本消失，虽偶有症状但很快消失，症状积分减少≥70%。

有效：反流症状未消失，但较以前减轻，症状积分减少≥30%。

无效：反流症状未消失，程度未减轻，症状积分减少不足30%。

3. 胃镜疗效判定标准

痊愈：内镜下食管黏膜正常。

显效：胃镜下炎症未消失，治疗前后积分差为2分。

有效：胃镜下炎症未消失，治疗前后积分差为1分。

无效：胃镜下炎症未消失，治疗前后积分差为0分或为负值。

二、评价方法

治疗结束后可参照《胃食管反流病中医诊疗共识意见》进行中医证候疗效评价。参照《中药新药临床研究指导原则》，按症状轻重，分别记为0、1、2、3分。

胃镜疗效根据内镜下食管炎分级A、B、C、D四级记为1、2、3、4分。

疗效评价采用尼莫地平法计算：疗效指数 =（治疗前积分 – 治疗后积分）/ 治疗前积分 ×100%。

第二章　胃脘痛（胃癌前病变）中西医诊疗方案

第一节　诊断

一、疾病诊断

（一）中医诊断

参照慢性萎缩性胃炎中医诊疗共识意见（中华中医药学会脾胃病分会，2010 年）及中医内科常见病诊疗指南（中医疾病部分）（中华中医药学会，2008 年）。

主要症状：胃脘部疼痛、胀满、痞闷。

次要症状：嗳气、吐酸、纳呆、胁痛、腹胀、疲乏、消瘦等。

可见于任何年龄段，以中老年多见，常反复发作，根治难度大。

具备 1 个主症、2 个次症，参考病史，结合组织学检查结果亦可确诊。

（二）西医诊断

参考中国慢性胃炎共识意见（中华医学会消化病学分会，2006 年）、消化道上皮性肿瘤新国际分类（维也纳分类）（1998 年）。

常见上腹部疼痛、腹胀、早饱、食欲减低，或伴有烧心反酸等。症状缺乏特异性，目前临床诊断主要依赖内镜检查，确诊需经活检病理组织学证实。

1. 内镜诊断

（1）肠上皮化生：根据肉眼形态学特征将肠上皮化生分为 4 类（普通内镜下，亦可结合放大内镜）。①淡黄色结节型：单发或多发的 2 ～ 3mm 大小淡黄色结节，略呈扁平状突出于胃黏膜，表面呈绒毛状或细颗粒状。②瓷白色小结节型：孤立或多发的细小结节，瓷白色半透明状，表面光滑，柔软，镜下反光较正常胃黏膜强。③鱼鳞型：胃小区呈条状扩大，排列呈鱼鳞状，一般呈条片状或弥漫性分布。④弥漫型：黏膜弥漫不规则颗粒状不平，略呈灰白色。

（2）异型增生：异型增生病变在放大内镜下有以下 3 种直接征象。①轻度凹陷伴细微结构消失或呈不规则的细微小凹，病变较大时在普通内镜下形似糜烂；②轻度隆起伴细微结构消失或呈不规则的细微小凹，病变较大时在普通内镜下形似息肉或结节样的轻度隆起；③平坦而细微结构消失或粗糙紊乱，这种表现在普通内镜下难以识别。间接征象为病变周围呈现中重度 IM 的 D、E 型黏膜。异型增生病变经 0.5% 美兰染色后常不着色或着色浅淡。

2. 病理诊断

病理组织学检查是确诊胃癌前病变的主要手段。因此，应按照《中国慢性胃炎共识意见》进行常规活检，提高胃癌前病变检出率，同时，对于经胃镜观察怀疑有肠上皮化生和异型增生的部分应重点活检。

（1）肠上皮化生：胃黏膜肠上皮化是指胃黏膜上皮及腺上皮在病理情况下转变为肠黏膜上皮及肠腺上皮。肠上皮化生表面上皮或 / 和腺体占黏膜 1/3 以下的为轻度，1/3 ～ 2/3 的为中度，2/3 以上为重度。

（2）异型增生：国际胃癌研究组将细胞的不典型性、组织结构的紊乱和细胞分化异常 3 项指标作为诊断标准，采用 3 级分类，即轻度、中度、重度。①轻度：腺管轻度增多，形状稍不规则，核杆状，略增大、深染，部分由基底上移，出现假复层；分泌空泡略减少。②中度：腺管结构紊乱较明显，大小形状不规则、密集、分支状；核增大、粗杆状、深染、密集呈假复层，排列较乱，参差不齐，核分裂象增多，但主要见于基底部；分泌明显减少或消失。③重度：腺管密集，大小形状、排列甚不规则，紊乱，甚至背靠背、共壁；核增大，变椭圆或圆形，染色质增多，核浆比值增大，核密集且多达细胞顶部，假复层明显，排列紊乱，顶部亦见核分裂象；分泌消失。

二、证候诊断

1. 肝胃气滞证

胃脘胀满或胀痛，胁肋胀痛，症状因情绪因素诱发或加重，嗳气频作，胸闷不舒。舌苔薄白，脉弦。

2. 肝胃郁热证

胃脘饥嘈不适或灼痛，心烦易怒，嘈杂反酸，口干口苦，大便干燥。舌质红苔黄，脉弦或弦数。

3. 脾胃湿热证

脘腹痞满，食少纳呆，口干口苦，身重困倦，小便短黄，恶心欲呕。舌质红，苔黄腻，脉滑或数。

4. 浊毒内蕴证

胃脘灼热疼痛，或伴痞闷、嘈杂，或口干喜冷饮，口臭，或牙龈肿痛，口舌生疮，或心烦不寐，大便秘结，小便短赤，舌暗红苔黄厚腻，脉滑或滑数。

5. 脾胃气虚证

胃脘胀满或胃痛隐隐，餐后明显，饮食不慎后易加重或发作，纳呆，疲倦乏力，少气懒言，四肢不温，大便溏薄。舌淡或有齿痕，苔薄白，脉沉弱。

6. 胃阴不足证

胃脘灼热疼痛，胃中嘈杂，似饥而不欲食，口干舌燥，大便干结。舌红少津或有裂纹，苔少或无，脉细或数。

7. 胃络瘀血证

胃脘痞满或痛有定处，胃痛拒按，黑便，面色暗滞。舌质暗红或有瘀点、瘀斑，脉弦涩。

第二节　治疗方案

一、中医治疗

（一）辨证选择中药汤剂、中成药、中药注射液

1. 肝胃气滞证

治法：疏肝解郁，理气和胃。

药物：止痛1号方加减。柴胡、香附、枳壳、白芍、甘草、陈皮、佛手、百合、乌药等。

中成药：气滞胃痛颗粒、胃苏颗粒、舒肝快胃丸、胃力康等。

中药注射剂：根据病情选择莪术油注射液、蟾酥注射液、苦参碱注射液、血栓通注射液、血塞通注射液等。

2. 肝胃郁热证

治法：疏肝和胃，解郁清热。

药物：止痛2号方加减。柴胡、赤芍、青皮、陈皮、龙胆草、黄连、吴茱萸、乌贼骨、浙贝母、牡丹皮、栀子、甘草等。

中成药：加味左金丸、阿拉坦五味丸等。

中药注射剂：根据病情选择莪术油注射液、蟾酥注射液、苦参碱注射液、血栓通注

射液、血塞通注射液等。

3. 脾胃湿热证

治法：清热化湿，宽中醒脾。

药物：止痛 3 号方加减。黄连、半夏、陈皮、茯苓、枳壳、竹茹、黄芩、滑石、大腹皮等。

中成药：三九胃泰胶囊等。

中药注射剂：莪术油、蟾酥注射液、苦参碱、热毒宁等。

4. 浊毒内蕴证

治法：化浊解毒，健脾和胃。

药物：止痛 4 号方加减。黄芩、黄连、绞股蓝、半边莲、半枝莲、紫蔻、砂仁、藿香、佩兰、茵陈、茯苓等。

中成药：茵连和胃颗粒、摩罗丹、达立通等。

中药注射剂：莪术油注射液、蟾酥注射液、苦参碱注射液、热毒宁注射液、痰热清注射液等，兼胃络瘀阻的可予丹参川芎注射液、丹红注射液、血塞通注射液、舒血宁注射液等。

5. 脾胃气虚证

治法：健脾益气，调胃和中。

药物：止痛 5 号方加减。党参、炒白术、茯苓、炙甘草、陈皮、木香、法半夏等。

中成药：香砂六君丸、参苓白术胶囊、小建中胶囊、健脾益肾颗粒等。

中药注射剂：益气复脉注射液、参麦注射液等。

6. 胃阴不足证

治法：养阴生津，益胃和中。

药物：止痛 7 号方加减。北沙参、麦冬、生地黄、玉竹、百合、乌药、佛手等。

中成药：十味百合颗粒（本院制剂）、养胃舒胶囊、阴虚胃痛颗粒等。

中药注射剂：参麦注射液、益气复脉注射液等。

7. 胃络瘀阻证

治法：活血通络，理气化瘀。

药物：止痛 8 号方加减。丹参、砂仁、蒲黄、莪术、五灵脂、三七粉（冲）、延胡索、川芎、当归等。

中成药：摩罗丹、胃复春等。此外，在辨证论治的基础上，酌情选用白花蛇舌草、半枝莲、半边莲、蜂房、薏苡仁、三七粉、莪术、丹参等以促进癌前病变逆转。

中药注射剂：丹参川芎注射液、丹红注射液、血塞通注射液、血栓通注射液、红花黄色素注射液、舒血宁注射液等。

止痛 1、2、3、4、5、7、8 号方为国医大师李佃贵教授根据自身经验的自创方，在临床中取得了良好的效果。

（二）其他中医特色疗法

1. 针灸治疗

根据病情，选择应用体针、电针、隔物灸法等治疗。

推荐选穴：以中脘、足三里（双）为基础穴位，肝胃气滞或肝胃郁热证加章门（双）、天枢（双），脾胃湿热证加丰隆（双）、天枢（双），脾胃气虚或脾胃虚寒证加关元、神阙，胃阴亏虚证加三阴交（双）。

2. 药物敷贴疗法

功能：温经通络，消痞止痛。

处方：

1 号方：吴茱萸 10g，肉桂 10g，延胡索 20g，白芷 10g。

2 号方：黄连 9g，木香 6g，延胡索 20g，白芷 10g，黄芩 12g。

3 号方：青皮 12g，白芷 10g，香附 12g，丁香 9g，鸡内金 10g，厚朴 12g。

4 号方：白术 12g，砂仁 12g，茯苓 20g，炒莱菔子 12g，鸡内金 9g。

5 号方：大黄 9g，芒硝 6g，枳实 20g，丁香 6g。

6 号方：黄芪 12g，白术 20g，厚朴 12g，枳实 20g，当归 15g。

7 号方：丁香 9g，诃子肉 30g，黄芩 12g，白芷 10g，黄连 9g，芡实 20g，葛根 20g。

8 号方：吴茱萸 9g，五倍子 20g，肉豆蔻 20g，补骨脂 20g，白术 12g，砂仁 9g，茯苓 20g，陈皮 9g，诃子肉 30g，芡实 20g。

方法：共研细末，黄酒调敷，贴敷穴位。取穴中脘、天枢、胃俞、脾俞等，每日 1 次，每次 2 ～ 4 小时。

禁忌：对药物过敏者、孕妇等禁用。

3. 中药足浴疗法

处方：当归、细辛、川芎、木瓜、红花、甘草等。据具体情况辨证加减。

方法：将煎煮好药液加入足浴器中，温度控制在恒定 40 ～ 42℃，每天 1 次，15 ～ 20 次为一个疗程。

禁忌：过敏、脱皮、有出血性疾病、安装有心脏起搏器、身体极度虚弱者禁用。

4. 子午流注治疗仪

操作方法：定时开穴查询根据患者病症情况，辨证查询适合患者的开穴，也可查询未来任意时间开穴。根据病症查询（辨证分型、症候分析、针灸处方，临床加减等）、十四经穴查询（部位、作用、主治、解剖、图形）、经外奇穴查询（部位、作用、主治、解剖、图形），治疗周期设定 10 ～ 60 分钟不同治疗周期设定。时区设定根据仪器使用城市选择当地经度后，仪器自动设定当地真太阳时。真太阳时自动计算打开真太阳时按钮可以自动显示自动计算出的开穴精确开穴。选择合适的强度、频率。

注意事项及禁忌证：对皮肤过敏者或过敏体质者慎用。置有心脏起搏器、体内有金属异物、心区、孕妇下腹部、对电流不能耐受者禁用。

5. 穴位埋线疗法

功效：疏通经络、调和气血；补虚泻实，扶正祛邪。

方法：四诊合参，并进行经络诊查，制定穴位处方。7～14天穴位埋线1次，3～5次为一个疗程。

6. 背腧穴循经走罐

方法：结合中医辨证、经络诊查，以明确病变的脏腑经络及敏感部位。循环操作走、闪、坐罐及罐底揉按敏感腧穴等，后留罐，每日或隔日1次，每个疗程15天。

禁忌：身体极度消耗者，血液病患者，皮肤易过敏、易起泡、发红者，孕妇等禁用。

7. 其他疗法

根据病情需要，可选用穴位注射、耳穴等治疗，根据单位情况，积极使用中医诊疗设备，如超声波治疗、胃病治疗仪、中药离子导入、经络治疗仪、艾灸仪等。

（三）中医特色护理技术

根据不同证型进行辨证施护、饮食指导、情志调摄及健康教育等。

1. 辨证施护

针对患者胃脘疼痛、嗳气反酸、纳呆等不同症状，观察患者疼痛部位、性质、持续时间、诱发因素，指导患者卧床休息，避免活动及精神紧张，遵医嘱取中脘、建里、神阙、关元、气海、天枢、胃俞、合谷、足三里等穴位进行点按、针刺、艾灸或按摩；或加耳针贴压；或对脾俞、胃俞、肝俞等穴位进行拔罐治疗，同时结合医嘱辨证口服或外用中药，或注射给药。

2. 情志调摄

责任护士与患者多沟通，指导其保持乐观心态，规律生活，避免过度紧张和劳累；针对患者忧思恼怒、紧张不安等不良情志，指导患者采用移情相制疗法，转移其注意力，淡化，甚至消除不良情志，针对患者焦虑或抑郁的情绪变化，可采用暗示疗法或顺情从欲法，提高自我控制能力及心理应急能力；鼓励家属多陪伴患者，给予患者心理支持；鼓励患者之间多沟通、交流疾病的防治经验，增强治疗信心，指导患者掌握简单控制疼痛的方法，减轻身体痛苦和精神压力。

3. 健康教育

（1）生活起居：病室安静整洁，空气清新无异味；生活规律，劳逸结合；急性发作时宜卧床休息；指导患者注意保暖，避免腹部受凉，根据气候变化及时增减衣服；避免服用止痛药物，尤其是非甾体抗炎药，以免掩盖病情及加重对胃黏膜的损害，避免服用对肠胃有刺激的药物，如清热镇痛药、泼尼松等。

（2）饮食指导：忌油炸、辛辣食物、酒类等助火之品，避免过饥过饱；肝胃不和患者宜食疏肝理气的食品，如佛手、山楂、山药、萝卜、生姜等，忌食壅阻气机的食物，如豆类、红薯、南瓜等，可用山药粥、萝卜汤作为食疗方；脾胃气虚患者宜食补中健胃食品，如大枣、白扁豆、山药等，可用大枣山药粥作为食疗方；脾胃虚寒患者宜食温中健脾的食物，如桂圆、大枣、生姜、羊肉等，可用姜汁羊肉汤作为食疗方；肝胃郁热患者宜食疏肝清热食品，如薏苡仁、莲子、菊花等，可用薏仁莲子粥作为食疗方；胃阴不足患者宜食健脾和胃食物，如蛋类、莲子、山药、白扁豆、百合、大枣、薏苡仁、枸杞子等，可用山药百合大枣粥作为食疗方。

二、西医治疗

（一）静脉用药

1. PPI 类 /H2RA 类

PPI 类包括奥美拉唑、艾司奥美拉唑、雷贝拉唑、兰索拉唑、泮托拉唑和艾普拉唑等；H2RA 类包括雷尼替丁、法莫替丁等。

2. 维生素类

静脉输注维生素类制剂如 12 种复合维生素、复方三维 B 或脂溶性维生素等以补充因慢性炎症引起的维生素缺乏，促进黏膜修复。

3. 其他

其他适合病情的药物，如复合辅酶、复方氨基酸等。

（二）口服药物

1. 抑杀 HP 药物

目前推荐四联杀菌：PPI 标准剂量 + 铋剂 + 两种抗生素（阿莫西林 1.0g，克林霉素 0.5g，甲硝唑 0.4g，呋喃唑酮 0.1g）。疗程 14 天。

2. 补充微量元素类

如维酶素等。

3. 黏膜保护剂

胃黏膜保护剂包括吉法酯、替普瑞酮、铝碳酸镁制剂、瑞巴派特、硫糖铝、依卡倍特、聚普瑞锌等。

（三）微创介入

1. ESD

可行内镜黏膜下剥离术。

2. EMR

可行内镜下黏膜切除术。

3. 内镜下息肉切除术

合并有胃肠道息肉者可考虑行内镜下息肉切除术。

第三节　难点分析

一、治疗难点

胃脘痛患者疼痛症状反复发作，久治不愈。

二、解决的思路和措施

1. 认识胃脘痛反复不愈的原因

浊毒致病迁延难愈，与浊毒本身的特性有密切关系。浊毒既是一种对人体脏腑经络及气血阴阳均能造成严重损害的致病因素，同时也是指多种原因导致脏腑功能紊乱、气血运行失常，机体内产生的代谢产物不能及时正常排出，蕴积体内而化生的病理产物。浊毒致病具有"三易、四性"的特征。"三易"指易耗气伤血、入血入络，易阻碍气机、胶滞难解，易积成形、败坏脏腑；"四性"指迁延性、难治性、顽固性、内损性。浊毒之邪积聚体内，相互为用，日久必凝结气血，燔灼津液，致脏腑败伤，其病多深重难愈，病期冗长，病久入血入络，可致瘀血出血。许筱颖等认为，浊性黏滞，易结滞脉络，阻塞气机，缠绵耗气；毒邪性烈善变，易化热耗伤阴精，腐食气血。若浊毒日久不解，深伏于内，耗劫脏腑经络之气血，而呈现虚实夹杂之证，在临床表现为缠绵难愈，变化多端。浊毒黏滞致使胃络瘀滞，气不布津，血不养经，胃失荣养，腺体萎缩久久不愈，终则发生肠上皮化生或异型增生。可见，浊毒之邪黏滞不解，盘踞成积是慢性胃炎病程长、反复难愈的关键所在，亦是肠上皮化生及异型增生形成的"启动因子"。

2. 解决的办法

针对浊毒致病的特点，治疗上我们要以化浊解毒为治疗大法，具体包括以下八法：

通腑泄浊解毒法，渗湿利浊解毒法，达表透浊解毒法，健脾除湿解毒法，芳香辟浊解毒法，祛痰涤浊解毒法，清热化浊解毒法，攻毒散浊解毒法。选用芳香辟浊类药物，如藿香、佩兰、砂仁、紫蔻等，以"解郁散结，除陈腐，濯垢腻"；同时攻毒散浊解毒，浊毒已成，胶结固涩，需以毒攻毒，活血通络，才能将聚集在一起的浊毒攻散，使浊毒流动起来，或排出体外，或归于清气，建议应用全蝎、蜈蚣、白花蛇舌草等。

第四节　疗效评价

一、评价标准

1. 主要症状疗效评价标准

主要症状（胃脘痛及痞满）的记录与评价。症状改善百分率=（治疗前总积分－治疗后总积分）/治疗前总积分×100%，计算主要症状改善百分率。

痊愈：症状消失。

显效：症状改善百分率≥80%。

改善：50%≤症状改善百分率<80%。

无效：症状改善百分率<50%。

恶化：症状改善百分率为负值。

2. 证候疗效评定标准

采用尼莫地平法计算，疗效指数=（治疗前积分－治疗后积分）/治疗前积分×100%。

临床痊愈：症状、体征消失或基本消失，疗效指数≥95%。

显效：症状、体征明显改善，70%≤疗效指数<95%。

有效：症状、体征明显好转，30%≤疗效指数<70%。

无效：症状，体征无明显改善，甚或加重，疗效指数<30%。

3. 内镜下胃黏膜疗效评定

分别对胃镜下红斑、糜烂、出血、胆汁反流，花斑、苍白、血管显露、黏膜结节等情况加以统计，计算各个镜下表现的改善等级及总积分改善程度。

痊愈：胃黏膜恢复正常。

显效：胃黏膜病变积分减少2级以上。

有效：胃黏膜病变积分减少1级。

无效：胃黏膜病变无改变或加重。

4. 胃黏膜组织学疗效评定

分别对病理组织学中慢性炎症、活动性、肠上皮化生、异型增生的情况加以统计，计算各个病理表现的改善等级或总积分改善程度，或比较异型增生消失率。

痊愈：胃黏膜病理恢复正常。

显效：胃黏膜病理积分减少 2 级。

有效：胃黏膜病理积分减少 1 级。

无效：胃黏膜炎症程度无改变或加重。

5. 量表评价标准

以所采用量表（如 SF-36、PRO 量表）的总积分及各领域积分前后变化进行直接比较判定。

二、评价方法

1. 初次就诊时进行症状、中医证候学、生活质量、胃镜、病理组织学评价。

2. 治疗过程中每月对主要症状、中医证候学进行定期评价。

3. 治疗结束时对所有患者进行主要症状、中医证候学、生活质量评价，根据需要和实际情况进行胃镜、病理组织学评价。

第三章　胃脘痛（慢性胃炎）中西医诊疗方案

第一节　诊断

一、疾病诊断

（一）中医诊断标准

参照慢性胃炎中医诊疗专家共识意见（中华中医药学会脾胃病分会，2017 年）及中药新药临床研究指导原则（2002 年）制定。

主要症状：不同程度和性质的胃脘部疼痛。

次要症状：可兼有胃脘部胀闷、嗳气、吐酸、纳呆、胁胀、腹胀等。

本病可见于任何年龄段，以中老年多见，常反复发作。

（二）西医诊断标准

参考中国慢性胃炎共识意见（中华医学会消化病学分会，2017 年）。

慢性胃炎常见上腹部疼痛，腹胀，早饱，食欲减低，饮食减少，或伴有烧心泛酸等。症状缺乏特异性，确诊依赖于胃镜及内镜下病理。

1. 内镜诊断

内镜下将慢性胃炎分为慢性非萎缩性胃炎（即旧称的慢性浅表性胃炎）和慢性萎缩性胃炎两大基本类型。如同时存在平坦或隆起糜烂、出血、粗大黏膜皱襞或胆汁反流等征象，则可诊断为慢性非萎缩性胃炎（浅表性胃炎）或慢性萎缩性胃炎伴糜烂、胆汁反流等。

2. 病理诊断

活检应根据病变情况和需要，取 2 块或更多，内镜医师应向病理医师提供取材部位、内镜所见和简要病史等资料，活检重点部位应位于胃窦、胃角、胃体小弯侧以及可疑病灶处。

各种病因所致的胃黏膜炎症称为胃炎。以慢性炎性细胞（单个核细胞，主要是淋巴细胞、浆细胞）浸润为主时称为慢性胃炎，当胃黏膜在慢性炎性细胞浸润的同时见到急性炎性细胞浸润时称为慢性活动性胃炎或慢性胃炎伴活动。病理医师应报告每1块活检标本的组织学变化，对HP、慢性炎症、活动性炎症、萎缩、肠上皮化生和异型增生应予以分级。

慢性胃炎活检显示有固有腺体的萎缩，即可诊断为萎缩性胃炎，不必考虑活检标本的萎缩块数与程度，临床医师可结合病理结果和内镜所见，判断病变范围与程度。

二、证候诊断

参照国家中医药管理局"十一五"重点专科协作组胃脘痛（慢性胃炎）诊疗方案、慢性胃炎中医诊疗专家共识意见（中华中医药学会脾胃病分会，2017年）及胃脘痛（慢性胃炎）诊疗方案（国家中医药管理局医政司，2010年）制定。

1. 肝胃不和证

胃脘堵闷胀痛，胸胁满闷，嗳气，喜太息，口苦，胃脘不适症状随情绪波动。舌暗红，苔黄腻，脉弦滑。

2. 浊毒内蕴证

胃脘灼热疼痛，或伴痞闷、嘈杂，或口干喜冷饮，口臭，或牙龈肿痛，口舌生疮，或心烦不寐，大便秘结或黏腻不爽，排便不畅，小便短赤，舌暗红，苔黄厚腻或薄黄腻，脉滑或滑数、弦滑。

3. 脾胃虚弱证

胃痛隐隐，或伴胃脘胀满，餐后明显，饮食不慎后易加重或发作，纳呆，疲倦乏力，少气懒言，四肢不温，大便溏薄，舌淡或有齿痕，苔白，脉弱。

4. 胃络瘀阻证

胃脘痞满或痛有定处，胃痛拒按，黑便，面色暗滞，舌质暗红或有瘀点、瘀斑，脉弦涩。

第二节 治疗方案

一、中医治疗

（一）辨证选择口服中药汤剂及中成药

1. 肝胃不和证

治法：疏肝和胃。

药物：胃宁1号加减。选用柴胡、陈皮、香附、广木香、枳实、白芍、黄芩、川芎等。

中成药：枳术宽中胶囊、气滞胃痛颗粒、荜铃胃痛颗粒、舒肝颗粒、舒肝快胃丸等。

院内自制药：茵连和胃颗粒、芍药和胃颗粒、十味百合颗粒、三仙消食颗粒。

2. 浊毒内蕴证

治法：化浊解毒。

药物：胃宁2号加减。选用石菖蒲、郁金、豆蔻、砂仁、黄芩、黄连、茵陈、苦参、蒲公英、全蝎等。

中成药：达立通颗粒、摩罗丹、胃康胶囊等。

院内自制药：茵连和胃颗粒、十味百合颗粒、葛根清肠颗粒、三仙消食颗粒。

3. 脾胃虚弱证

治法：健脾益胃。

药物：胃宁3号加减。选用党参、白术、茯苓、陈皮、木香、甘草、黄芪、白芍等。

中成药：参苓白术胶囊、小建中胶囊、补中益气颗粒等。

院内自制药：茵连和胃颗粒、芍药和胃颗粒、十味百合颗粒。

4. 胃络瘀阻证

治法：活血通络。

药物：胃宁4号加减，选用丹参、砂仁、莪术、三七粉（冲服）、延胡索、川芎、当归等。

中成药：摩罗丹、胃复春、舒肝颗粒等。

院内自制药：茵连和胃颗粒、十味百合颗粒。

　　以上诸证型，临证时有可能为单一证型，亦可为两到三个证型相互兼夹为病，可据辩证情况临证加减应用。

　　胃宁 1、2、3、4 号方为国医大师李佃贵教授根据自身经验自创的方剂，在临床上有良好的效果。

（二）针剂辨证用药

1. 清热解毒

蟾酥注射液、莪术油注射液、痰热清注射液、热毒宁注射液、炎琥宁注射液、喜炎平注射液等。

2. 活血通络

红花黄氯化钠注射液、杏芎氯化钠注射液、参芎葡萄糖注射液、血塞通注射液、丹参川芎嗪注射液、丹红注射液等。

3. 益气养阴

注射用益气复脉注射液、参麦注射液、参附注射液。

（三）中医特色外治法

　　根据病情需要可选用 2 ～ 4 种中医特色外治疗法。如针刺治疗、穴位注射、穴位埋线、埋针疗法、拔罐、中药封包治疗、中药热硬膏疗法、中药穴位贴敷、中药涂擦或熏洗、子午流注治疗仪、隔物灸、中药 TDP 离子导入、手指点穴、刮痧、药罐、耳针、灸法、姜疗、胃肠动力治疗仪等。

1. 穴位注射

取穴：足三里、内关。

药物：甲氧氯普胺，维生素 B_6。

功能：降逆止呕，调畅气机。

主治：痞满、嗳气、恶心、呕吐等。

用法：盐酸甲氧氯普胺 10mg 或维生素 B_6 100mg，单侧足三里或内关封闭，每日 1 ～ 2 次。

禁忌：孕妇、对本药过敏及肝性脑病等危重患者禁用。

2. 穴位贴敷

取穴：脾俞、胃俞、中脘、天枢、气海。

药物：大黄、丁香。

功能：化浊解毒和胃。

主治：浊毒犯胃所致的痞满、胃痛、腹痛、呕吐、嗳气等。

用法：研末醋调，敷于上述穴位，12 小时后去除，每日 1 次，5 次为一个疗程。

禁忌：孕妇及对本药过敏者禁用。

3. 中药涂擦或熏洗

药物：红花、艾叶等。

功能：和胃通络。

主治：胃失和降引起的胃痛、腹痛、痞满、嗳气等。

用法：每日 1 次，足浴或足部涂擦。

禁忌：孕妇及对本药过敏者禁用。

4. 针刺

常分虚实进行辨证取穴。实证足厥阴肝经、足阳明胃经穴位为主，以毫针刺，采用泻法，常取足三里、天枢、中脘、内关等。虚证常取背腧穴，任脉、足太阴脾经、足阳明胃经穴为主，毫针刺采用补法，常用脾俞、胃俞、中脘、内关、足三里等，并可配合灸法。

5. 耳针

主穴为脾、胃、交感、神门，并根据中医辨证及探针选取配穴。

6. 子午流注治疗仪、隔物灸

应用现代中医治疗设备，常选用脾俞、胃俞、中脘、内关、足三里等穴，实证、热证多用子午流注治疗仪治疗，虚证、寒证多采取隔物灸法。

7. 中药热硬膏敷贴

在辨证论治的基础上，开出适宜处方（总重量不小于300g），将中药打粉以姜汁、醋、麻油调和成泥，用纱布包裹成饼，用微波炉将中药泥加热 3～5 分钟备用。待人体感觉中药硬膏温度适宜后，将其摊涂于病灶处、阿是穴（疼痛处），以电灸灯加热，30分钟后，取下中药硬膏。

二、西医治疗

1. 一般治疗

去除各种可能的致病因素，如戒烟、酒，避免使用对胃黏膜有损害的药物，控制口腔、咽部慢性感染。此外，规律、清淡易消化饮食也是治疗慢性胃炎必不可少的措施，避免暴饮暴食，避免过硬、过酸、过于辛辣和过热饮食。进食宜细嚼慢咽，定时定量。

2. 对症治疗

有反酸或胃出血者，可给予制酸剂如 H2 受体拮抗药；有腹胀、恶心呕吐者，可给胃动力药如甲氧氯普胺、多潘立酮；有胃痉挛痛者，可用解痉剂等。

3. 营养、保护胃黏膜

予养胃冲剂、维酶素，伴恶性贫血者应给予维生素 B_{12} 和叶酸。有糜烂者可加用黏膜保护剂如枸橼酸铋钾、麦滋林 –S 等。

4. 清除 Hp 感染

目前推荐四联杀菌：PPI 标准剂量 + 铋剂 + 两种抗生素（阿莫西林 1.0g，克林霉素 0.5g，甲硝唑 0.4g，呋喃唑酮 0.1g）。疗程 14 天。

三、护理

根据不同证型进行辨证饮食、情志调摄及健康教育等。

1. 饮食调护

关于饮食行为与慢性胃炎的关系研究显示，进餐无定时、进食过快、暴饮暴食、喜食热烫食、烧烤、口味偏咸、饮酒等为慢性胃炎的危险因素。慢性胃炎患者应尽量避免服用对胃黏膜有刺激或损伤的食物（如辛辣食物、含亚硝酸盐食物等）等。

2. 心理调护

慢性胃炎患者应保持心情舒畅，避免不良情绪的刺激，必要时可向心理医师咨询。

3. 健康教育

纠正不良的饮食习惯及生活习惯；生活起居宜顺应自然规律；要注意生活环境的清洁；要适当运动；避免使用一切可能引起胃黏膜刺激的药物，如抗生素、非甾体抗炎药等。

第三节　难点分析

一、治疗难点

1. 复发率高

慢性胃炎的致病因素较多，其中与生活、饮食习惯及情志有较大的关系，患者在病情好转后，往往恢复原有的生活习惯，导致病情的复发，所以本病长期疗效差，复发率高。

2. 根除 Hp 效果不理想

Hp 是慢性胃炎和胃癌发生的重要致病因子，西药根除 Hp 虽有较好的疗效，但随着抗生素的广泛应用，耐药菌株在逐年增加，而且副作用大，患者依从性差。单纯依靠中药治疗 Hp 感染疗效还不够理想。

3. 关于胃癌前病变的问题

胃癌前病变癌变概率增加，目前尚缺乏公认有效的干预手段，是中西医共同关注的临床热点和难点问题。

4. 治疗难度大

胃脘痛患者伴见顽固性不寐的治疗难度大。

5. 伴见情绪问题

胃脘痛患者情绪不畅后发病，多表现为肝胃不和证，由于症状反复发作，治疗时间长，所以容易导致患者出现抑郁、焦虑和紧张情绪，影响慢性胃炎治疗的疗效。

二、解决的思路和措施

1. 针对慢性胃炎复发率高的难点

我们拟根据中医治未病的理论，一方面采用宣教的办法及编写慢性胃炎的中医防病手册，让患者清楚地认识本病的病因及预防措施，从而改善不良生活、饮食习惯，调节情志，降低本病的复发率。另一方面探讨运用食疗及养生方法减少本病的复发，如间歇期的药膳辅助治疗及研发简便的袋泡药茶康复保健，加强胃脘痛未病先防和既病防变、预后防复的综合研究。

2. 加强抗 Hp 中医药研究

在今后的研究中加大中医药治疗 Hp 感染的研究力度，通过开展针对 Hp 耐药患者的中西药结合治疗，探索出降低 Hp 耐药率的中医治疗方案。

3. 重视胃癌癌前病变的随访和治疗

对胃癌前病变尤其异型增生患者进行重点随访监测。

4. 胃脘痛伴见顽固性不寐，治疗应从脾胃着手。

对于气血不足、心失所养而致不寐者，治疗以健脾益胃、养血安神为主，可于健脾方中，加入养血安神药物，如酸枣仁、龙眼肉等。对于邪滞日久，热扰心神而致不寐者，需区别邪气性质，以理气、活血、消食、解毒方药中，加入适量镇潜安神类药物，如牡蛎、龙骨。

5. 胃肠道的运动和分泌功能

胃肠道主要受神经内分泌系统调节，消化、内分泌系统中枢与情感中枢的皮层下整合中心同处于丘脑下部，因此胃肠道运动和分泌功能易受内、外环境以及情绪因素影响。应突出健康心理教育，心理疏导，中医治疗从肝论治，重点应用疏肝解郁药物，同时配合西医抗焦虑抑郁药物。

第四节 疗效评价

一、评价标准

1. 主要症状疗效评价标准

主要症状（胃脘痛及痞满）的记录与评价。症状改善百分率＝（治疗前总积分－治疗后总积分）/ 治疗前总积分 ×100%，根据公式计算主要症状改善百分率。

痊愈：症状消失。

显效：症状改善百分率≥ 80%。

进步：50% ≤症状改善百分率＜ 80%。

无效：症状改善百分率＜ 50%。

恶化：症状改善百分率负值。

痊愈和显效病例数计算总有效率。

2. 证候疗效评定标准

采用尼莫地平法计算，疗效指数＝（治疗前积分－治疗后积分）/ 治疗前积分 ×100%。

临床痊愈：症状、体征消失或基本消失，疗效指数≥ 95%。

显效：症状、体征明显改善，70% ≤疗效指数＜ 95%。

有效：症状、体征明显好转，30% ≤疗效指数＜ 70%。

无效：症状，体征无明显改善，甚或加重，疗效指数＜ 30%。

3. 内镜下胃黏膜疗效评定

分别对胃镜下红斑、糜烂、出血、胆汁反流，花斑、苍白、血管显露、黏膜结节等情况加以统计，计算各个镜下表现的改善等级及总积分改善程度。

痊愈：胃黏膜恢复正常。

显效：胃黏膜病变积分减少 2 级以上。

有效：胃黏膜病变积分减少 1 级。

无效：胃黏膜病变无改变或加重。

4. 胃黏膜组织学疗效评定

分别对病理状态下慢性炎症、活动性、肠上皮化生、异型增生的情况加以统计，计算各个病理表现的改善等级及总积分改善程度。

痊愈：胃黏膜病理恢复正常。

显效：胃黏膜病理积分减少 2 级。

有效：胃黏膜病理积分减少 1 级。

无效：胃黏膜炎症程度无改变或加重。

5. 量表评价标准

以所采用量表（如 SF-36、PRO 量表）的总积分及各领域积分前后变化进行直接比较判定。

二、评价方法

1. 入院时的诊断与评价

在入院 1 ～ 7 天内完成。内容包括评价标准的各项内容。

2. 治疗过程中的评价

对中医证候学内容进行定期评价，每周进行 1 次。

3. 出院时的评价

对所有患者进行"中医证候学"和"生活质量"评价，根据需要和实际情况进行胃镜、病理组织学评价。

第四章 胃疡（消化性溃疡）中医诊疗方案

第一节 诊断

一、疾病诊断

（一）中医诊断标准

参照中华中医药学会脾胃病分会消化性溃疡中医诊疗共识意见（2017年）。

主要症状：胃脘痛（胀痛、刺痛、隐痛、剧痛及喜按、拒按），脘腹胀满，嘈杂泛酸，善叹息，嗳气频繁，纳呆食少，口干口苦，大便干燥。

次要症状：性急易怒，畏寒肢冷，头晕或肢倦，泛吐清水，便溏腹泻，烦躁易怒，便秘，喜冷饮，失眠多梦，手足心热、小便淡黄。

具备主证2项加次证1项，或主证第1项加次证2项即可诊断。

（二）西医诊断标准

参照消化性溃疡病诊断与治疗规范建议（2013年）。

1. 慢性病程、周期性发作、节律性中上腹痛伴反酸者。

2. 伴有上消化道出血、穿孔史或现症者。

3. 胃镜证明消化性溃疡。

4. X线钡餐检查证明是消化性溃疡。

二、疾病分期

A1期：溃疡呈圆形或椭圆形，中心覆盖厚白苔，可伴有渗出或血痂，周围潮红，充血水肿明显。

A2期：溃疡覆盖黄色或白色苔，无出血，周围充血水肿减轻。

H1 期：溃疡处于愈合中期，周围充血、水肿消失，溃疡苔变薄、消退，伴有新生毛细血管。

H2 期：溃疡继续变浅、变小，周围黏膜皱襞向溃疡集中。

S1 期：溃疡白苔消失，呈现红色新生黏膜，称红色瘢痕期。

S2 期：溃疡的新生黏膜由红色转为白色，有时不易与周围黏膜区别，称白色瘢痕期。

三、证候诊断

1. 浊毒内蕴证

胃脘灼痛，口干口苦，渴不欲饮，或牙龈肿痛，口舌生疮，或心烦不寐，大便干燥，小便黄，舌暗红，苔黄厚或腻，脉弦滑或数。

2. 肝胃不和证

胃脘胀痛，窜及两胁；善叹息，遇情志不遂胃痛加重；嗳气频繁；口苦；性急易怒；嘈杂泛酸；舌质淡红，苔薄白或薄黄；脉弦。

3. 胃络瘀阻证

胃脘疼痛，状如针刺或刀割，痛有定处而拒按；病程日久，胃痛反复发作而不愈；呕血、便血之后，面色晦暗无华，唇暗；女子月经愆期，色暗；舌暗有瘀斑；脉涩。

4. 脾胃虚弱证

胃脘隐痛，喜暖喜按；空腹痛重，得食痛减；纳呆食少；畏寒肢冷；头晕或肢倦；泛吐清水；便溏腹泻；舌质胖，边有齿痕，苔薄白；脉沉细或迟。

5. 胃阴不足证

胃脘隐痛或灼痛；似饥而不欲食，口干不欲饮；口干舌燥；纳呆干呕；失眠多梦；手足心热；大便干燥；脉细数；舌红少津裂纹、少苔、无苔或剥苔。

第二节　治疗方案

一、中医治疗

（一）辨证选择口服中药汤剂、中成药

1. 浊毒内蕴证

治法：化浊解毒。

药物：胃疡 1 号方加减。以黄芩、黄连清热解毒，清上、中焦之火；半夏、石菖蒲、薏苡仁健脾化湿；瓜蒌清热化痰，利气宽胸，散结消痈。诸药共用，奏化浊解毒之功。

中成药：茵连和胃颗粒（院内制剂）、阿拉坦五味丸、仁青芒觉丸等。

西药：PPI 类、H2RA 类、维生素类。如合并幽门螺杆菌感染，可予四联杀 HP 药物治疗。

2. 肝胃不和证

治法：疏肝和胃。

药物：胃疡 2 号方加减。以柴胡、枳壳、香附、佛手疏肝解郁，理气消胀；陈皮、白芍、麦芽、延胡索健脾养胃，缓中止痛；三七粉、海螵蛸制酸，止血，敛疮；甘草调和诸药兼培补中气。诸药合用，奏疏肝和胃之功。

中成药：十味百合颗粒（院内制剂）、气滞胃痛冲剂、健胃愈疡胶囊、舒肝快胃丸等。

西药：PPI 类、H2RA 类、维生素类。如合并幽门螺杆菌感染，可予四联杀 HP 药物治疗。

3. 胃络瘀阻证

治法：理气活血、化瘀止痛。

药物：胃疡 3 号方加减。以蒲黄止血、化瘀；五灵脂、丹参活血散瘀；乌药、砂仁行气止痛、温脾开胃。诸药合用，启理气活血、化瘀止痛之效。

中成药：茵连和胃颗粒（院内制剂）、蒲元和胃胶囊、摩罗丹等。

西药：PPI 类、H2RA 类、维生素类。如合并幽门螺杆菌感染，可予四联杀 HP 药物治疗。

4. 脾胃虚弱证

治法：健脾益气。

药物：胃疡 4 号方加减。黄芪、党参、白术、陈皮、茯苓补气健脾；白芍柔肝止痛；干姜温中回阳；三七粉、白及止血化瘀，敛血止疮；大枣、饴糖、甘草补益脾胃，调和药性。诸药共启健脾益气之效。

中成药：小建中胶囊、补中益气颗粒、温胃舒颗粒等。

西药：PPI 类、H2RA 类、维生素类。如合并幽门螺杆菌感染，可予四联杀 Hp 药物治疗。

5. 胃阴不足证

治法：养阴益胃。

药物：胃疡 5 号方加减。沙参、麦冬、玉竹、生地黄益胃生津，滋阴益气；白及、三七粉止血敛疮；佛手、白芍、百合柔肝和胃，理气止痛；甘草调和诸药。

中成药：康复新液、胃舒软胶囊、阴虚胃痛颗粒等。

西药：PPI 类、H2RA 类、维生素类。如合并幽门螺杆菌感染，可予四联杀 Hp 药物治疗。

以上诸证型，临证时有可能为单一证型，亦可为两到三个证型相互兼夹为病，可据辩证情况临证加减。

胃痞 1、2、3、4、5 号方为国医大师李佃贵教授根据自身经验自创的方剂，在临床上有良好的效果。

（二）辨证应用静脉滴注中成药

根据中医辨证，选择清热解毒类药物，如苦参碱注射液、喜炎平注射液、炎琥宁注射液等；活血化瘀类药物，如红花黄色素注射液、丹红注射液、丹参川芎嗪注射液、血塞通注射液等；益气扶正类药物，如益气复脉注射液、参麦注射液等。

（三）其他中医特色疗法

1. 中药硬膏热贴敷 + 中药热奄包

将具有温通经络、行气止痛、化浊解毒等功效的中药（根据患者辨证分型有 4 种，分别对应 1～4 证型）制成膏剂，敷于肚脐之上（涵盖神阙、气海、天枢、中脘、建里等人体重要穴位），以红外线照射或中药热奄包覆盖膏药之上，以加强药物渗透，从而发挥药穴合二为一的双重作用，针对本病病机，起到促进经络疏通、气血运行的作用，以达到消胀理气、激发人体元气、通利血脉、养血生肌的目的。

2. 耳穴埋豆

选用具有通行经络的王不留行籽在耳部相应穴位实施刺激。本病患者胃肠功能失调，可伴有失眠、焦虑精神障碍，耳针治疗对精神疾病、胃肠功能失调，神经功能紊乱，内分泌失调疾病具有重要治疗作用，针对本病取穴：脾、胃、交感、胰胆、肝、肾上腺、神门等。耳穴埋豆通经和胃止痛，缓解胀满、疼痛、嗳气等不适症状，同时调节精神，改善睡眠，具有良好效果。

3. 足部中药熏蒸

中药熏蒸技术是借用中药热力及药理作用熏蒸患处的一种外治技术。以中药蒸气为载体，辅以温度、湿度、力度的作用，促进局部的血液及淋巴的循环，有利于局部水肿及炎症的吸收，消除局部肌纤维的紧张和痉挛。人的双足有 100 多个穴位，涉及 6 对经络，通过中药熏洗将药力作用渗透于穴位及经络。方用红花、鸡血藤、当归、川芎、牛膝等以活血通络，缓解、肝胃不和及瘀血阻络所致的胃痛、腹痛、痞满、嗳气、呃逆等。

4. 子午流注开穴

子午流注开穴是针对中医时间医学设定的一种中医操作治疗方法，不同时间开不同的穴就犹如打开人体气血经络之门，再根据病情配合其他用穴达到事半功倍的治疗效果。这种治疗方法更科学更有效，源于天人相应的思想，因时、因病、因地、准确有效地调理患者脏腑气血阴阳，恢复患者气血运行的正常时间规律以治疗疾病，是一种有效的治疗方法。开穴后配合脾胃经常用穴位如足三里、内关、公孙、手三里、梁门等。

5. 药物罐、闪罐、游走罐

河北省中医院脾胃病科开展了"药物罐循经走罐"的特色新疗法，临床根据患者体质及辨证，制成4种类型药酒（具有疏通经络、畅通血脉、祛风散寒等功效），根据患者病情选择膀胱经、督脉，下肢胃经、胆经、脾经、肝经等，涂以药酒后按其循行方向走罐，以疏通经络，刺激穴位。适用于感冒、咳嗽、哮喘等肺系疾病，颈肩腰腿痛等关节肌肉疼痛，对于胃痛、便秘等胃肠道功能紊乱，同样起到良好的治疗作用。

循经走罐同样也是疾病诊断重要手段，病灶会以瘀斑、结节等形式在后背相应脏腑腧穴或特定位置表现出来，从而提示脏腑疾病及其性质，在病灶上进一步选择针刺、放血、艾灸等方法以加强治疗，是有效的外治手段，临床疗效满意度高。

6. 灸法

灸法是用艾叶制成的艾灸材料燃烧产生的艾热刺激体表穴位或特定部位，通过激发经气的活动来调整人体紊乱的生理生化功能，从而达到防病治病目的的一种治疗方法，具有调节免疫、温经散寒、行气通络、扶阳固脱、升阳举陷功效。选取足三里、中脘、关元、三阴交等穴位及督脉部位，选择电子隔物灸、悬灸、隔盐灸、龙骨灸等多项灸法。适合脾胃虚弱，阳虚体质、正气不足、神经功能紊乱的胃疡患者。

二、护理

根据不同证型进行情志、生活指导及饮食调摄。

1. 情志调摄

疾病治疗过程中，使患者处于一种和谐、积极、乐观的健康心理状态。

2. 生活起居

日常生活嘱患者要慎起居，适寒温，防六淫，适当锻炼，增强体质。

3. 饮食指导

要注意饮食的调护，以清淡易消化的食物为主，避免辛辣刺激、煎炸之品。

第三节　难点分析

一、治疗难点

如何有效预防胃疡的复发是目前治疗的难点。

二、解决的思路和措施

西药如 H2 受体阻滞剂或质子泵抑制剂，治愈溃疡的疗效非常显著而且快捷方便，但是不少患者停药后又复发。近 10 多年来发现胃疡的复发与幽门螺杆菌（Hp）感染有关，经根除 Hp 治疗后，其复发率明显降低。但临床上有不少患者 Hp 为阴性时仍出现溃疡的复发。所以说，根除幽门螺杆菌（Hp）并不是根治胃疡的唯一法宝，真正完全彻底的治愈消化性溃疡病仍是一大难题。我们解决的思路和措施如下。

1. 有效改善胃肠内环境达到抑杀幽门螺杆菌的作用

胃疡患者多数存在幽门螺杆菌（Hp）感染，有效杀死幽门螺杆菌可降低胃疡的复发率，而中药抑杀 Hp 的研究疗效不确切。我们通过临床观察发现，一些口服三联杀菌药物无效的 Hp 感染患者，辨证应用中药治疗后，随着症状的改善，Hp 数值也会随之下降，其机制可能与中药可改变宿主体内环境有关，但尚须进一步验证。

2. 健脾与益气活血相结合

我们通过临床观察发现，易复发的胃疡患者虽有寒、热、虚、实之不同，但究其病因病机多为脾胃虚弱，此类患者的舌质虽有红、淡之别，舌苔有白、黄之分，但舌体多胖大，有齿痕，甚至兼见易疲乏等脾胃虚弱诸症，故临床辨证用药的同时，酌加健脾类药物，往往取得较好的临床疗效，胃疡的复发率也有所下降。胃疡后期往往是在气滞的基础上又出现血瘀，瘀血不去，新血不生，又可致血虚，故在临床上常出现血瘀与血虚同时存在，此时溃疡多难愈合，且易于复发。药理研究证实，健脾益胃药可以增强胃黏膜保护因子，活血化瘀药物可促进胃黏膜血液循环及免疫功能、促进黏膜供血、改善胃的内环境，从而使溃疡得到彻底的治愈，二者合用减少了溃疡复发，同时提高了溃疡的愈合质量。

3. 化浊与解毒活血并用

胃属六腑之一，腑以通为顺，胃以降为和。不少胃疡患者在溃疡愈合后，仍有上腹胀感、餐后不适感。这表明有胃络瘀阻、毒热滞留之候，若不采用相关治疗，会使愈合的溃疡在受到饮食、情绪等外邪作用后，再次复发。我们认为，其病机无论是饮食、情志所伤，均可致脾失健运，胃失和降，气血运行失常，使体内的生理或病理产物不能及时排出，致浊毒之邪蕴积体内，凝滞气机，结滞脉络，胶着不去，胃络受损致病。化浊解毒活血药能使溃疡易发部位及其周围血液循环改善，使溃疡愈合后的瘢痕、纤维组织改善，这对防止溃疡瘢痕组织致十二指肠球部变形、影响胃内容物的正常排空将有一定作用。所以说化浊解毒活血法作为一种重要的治疗手段，在治疗溃疡及预防溃疡复发方面同样具有实用价值。临床上常选用蒲公英、黄连、蒲黄、三七、砂仁、白蔻仁等中药。

4. 心理疏导

随着人们的生活工作压力越来越大，胃溃疡的发病不仅仅是生理上的病变，也会发展成为心理上的疾患，临床上胃溃疡患者有抑郁焦虑的状况比比皆是，对患者的生活质量有极大的影响。如《黄帝内经》云："胃不和则卧不安。"正是对"身心一体"这一定则的阐释。因此在今后的研究中，医生不仅要关注患者的身体变化，更要重视患者心理上的问题，并运用适当的方式加以疏导，让患者以积极健康的心态面对病情，将医药治疗与情感疗法结合起来，以更好地防治胃溃疡。

第四节 疗效评价

参照中华中医药学会脾胃病分会消化性溃疡中医诊疗共识意见（2017年）和中药新药临床研究指导原则。

一、评价标准

1. 主要症状疗效评价标准

按症状轻重分为4级（0、Ⅰ、Ⅱ、Ⅲ），积分分别为0、1、2、3分。

主要症状的记录与评价。

评定标准：①临床痊愈：原有症状消失。②显效：原有症状改善2级者。③有效：原有症状改善1级者。④无效：原有症状无改善或原症状加重。

2. 证候疗效评定标准

采用尼莫地平法计算。疗效指数＝（治疗前积分－治疗后积分）/治疗前积分×100%。

（1）临床痊愈：主要症状、体征消失或基本消失，疗效指数≥95%。

（2）显效：主要症状、体征明显改善，70%≤疗效指数＜95%。

（3）有效：主要症状、体征明显好转，30%≤疗效指数＜70%。

（4）无效：主要症状，体征无明显改善，甚或加重，疗效指数＜30%。

3. 胃镜下疗效评定标准

（1）临床治愈：溃疡瘢痕愈合或无痕迹愈合。

（2）显效：溃疡达愈合期（H2期），或减轻2个级别。

（3）有效：溃疡达愈合期（H1期），或减轻1个级别。

（4）无效：内镜无好转者或溃疡面积缩小小于50%。

4. 量表评价标准

以所采用量表（如SF-36、PRO量表）的总积分及各领域积分前后变化进行直接比较评定。评价方法如下。

（1）入院时的诊断与评价：在入院1～7天完成。内容包括评价标准的各项内容。

（2）治疗过程中的评价：对中医证候学内容进行定期评价，每周进行1次。

（3）出院时的评价：对所有患者进行"中医证候学"和"生活质量"评价，根据需要和实际情况进行胃镜及病理组织学评价。

第五章　胆胀（胆石症）中西医诊疗方案

第一节　诊断

中医第一诊断为胆胀（ICD-10：BNG050）。

西医第一诊断为胆石症（ICD-10：K80.800X001）。

一、疾病诊断

（一）中医诊断标准

参照中华中医药学会发布的中医内科常见病诊疗指南（ZYYXH/T33-2008）。

右上腹不适、隐痛，食后上腹部饱胀等，并牵涉到腰背部、右下胸、右背、右肩或右肩胛区等部位。

（二）西医诊断标准

参照《临床诊疗指南－消化系统疾病分册》（中华医学会编著，人民卫生出版社），《实用内科学（第13版）》（复旦大学上海医学院编著，人民卫生出版社）。

在上腹痛发作的同时或其后出现发热和黄疸，并伴有血白细胞增多，ALP和γGT明显升高，则胆绞痛甚为可能。本病的确诊依赖于辅助检查。

1. 病史

患者常有右胁隐痛史、厌油、劳累或生气后常引起疼痛发作，有的患者有典型的胆绞痛史或黄疸史。

2. 体征

在慢性间歇期体征不明显，急性炎症期可有体温上升或黄疸，上腹部压痛明显，或有反跳痛，或可触到肿大之胆囊，墨菲征阳性，波阿征阳性。

3. 检查

①慢性间歇期：实验室检查变化不明显，急性发作期可见白细胞上升，中性升高，GPT、转肽酶、胆红素均升高，尤其是直接胆红素升高明显，提示梗阻性黄疸。②B型超声下胆道系统炎症可见到胆管壁或胆囊壁毛糙不光滑或增厚，正常胆囊壁厚度不超过0.4cm，若超过此限度往往表示有过慢性炎症。若B超见强光团并伴有声影者则表示该处为结石。③CT、MRI为胆道疾病的诊断提供了更为准确有效的信息，但多在与其他原因引起的胆道梗阻作鉴别时应用，不作为诊断胆石症的常规手段。

根据以上3项尤其是后2项的检查可作为确定诊断的根据。

二、证候诊断

1. 浊毒内蕴证

脘腹、胁肋胀满疼痛，痛引肩背，持续不止，胸腹满闷，或黄疸，便秘溲黄。舌质红，苔黄（厚）腻，脉弦细滑（数）。

2. 肝郁气滞证

右上腹绞痛阵作，疼痛向肩背放射，每因情志之变动加剧，饮食减少，或有口苦、嗳气、恶心、呕吐，可伴轻度发热恶寒。舌红苔腻，脉弦紧。

3. 湿热熏蒸证

持续性右上腹胀痛或绞痛，痛引肩背，发热畏寒发作，胸闷纳呆，泛恶呕逆，口苦咽干。舌苔黄腻，脉弦紧。

第二节　治疗方案

一、中医治疗

（一）辨证选择中药汤剂、中成药及中药注射液

1. 浊毒内蕴

治法：化浊解毒。

方药：胆胀1号方（基础方）。柴胡12g，清半夏9g，黄芩12g，黄连12g，郁金15g，鸡内金20g，金钱草20g，海金沙20g，党参12g，炙甘草9g，生姜4g，大枣9g。

中成药：大黄利胆胶囊。

2. 肝郁气滞

治法：疏肝利胆，行气止痛。

方药：胆胀 2 号方。基础方加当归、白芍、枳壳、木香、川芎。

中成药：胆石利通片、舒肝颗粒。

3. 湿热熏蒸

治法：清利肝胆，化湿排石。

方药：胆胀 3 号方。基础方加茵陈、炒栀子、酒大黄、青蒿、泽泻、茯苓、白术。

中成药：益胆片。

胆胀 1、2、3 号方为国医大师李佃贵教授根据自身经验自创的方剂，在临床上有良好的效果。

（二）中医特色疗法

1. 注射给药

取穴：肝俞、太冲等穴位辨证取穴。

功能：理气消胀。

主治：湿热内蕴，肝胃不和所致的胁胀、恶心、呕吐等。

用法：选用盐酸甲氧氯普胺或者维生素 B_6 穴位注射，每日 1 次，连用 1 周。

禁忌：对以上药物过敏者禁用。

2. 其他中医特色疗法

（1）荷叶封包疗法

组成：金钱草 30g，郁金 20g，白芷 30g，醋青皮 30g，虎杖 30g，醋乳香 20g，大黄 60g，玄明粉 60g，薄荷 10g，血竭粉 20g。

功能：化石散结。

主治：充满型胆结石或合并胰腺炎者。

用法：以中药研磨过筛后用醋少许调成糊状，均匀敷于大腹部，覆以荷叶及腹带，胶布固定，红外线照射 20 分钟。每日 1 次，贴敷 4 小时，20 日为一个疗程。

注意事项：皮肤破溃处禁止贴敷。

禁忌：对本药过敏者，孕妇，严重心脑血管疾病，精神患者及脐周皮肤有破损者禁用。

（2）穴位贴敷

取穴：肝俞、期门、日月、足三里、阳陵泉、胆囊等穴。

药物：金钱草 30g，郁金 20g，白芷 30g，醋青皮 30g，虎杖 30g，醋乳香 20g，大黄 60g，玄明粉 60g，薄荷 10g，血竭粉 20g。

每日 1 剂，穴位贴敷，红外线照射促进药物吸收，每日 1 次。

功能：利胆化石。

主治：胆结石。

用法：以中药研磨过筛后用醋少许调成糊状治疗贴敷于上述穴位，4～6小时后去除，每日1次，15次为一个疗程。

禁忌：孕妇及对本药过敏者禁用。

3. 中药直肠滴入

处方：柴胡10g，生黄芩10g，生白芍10g，麸炒枳实10g，厚朴10g，生大黄10g，玄明粉50g，木香10g。

功能：通腑化石。

主治：胆胀表现为腹胀、大便秘结，舌苔黄腻。

用法：每日1次，连用1周。

禁忌：对以上药物过敏者禁用。

4. 耳针

取穴：肝、胆、内分泌、神门、交感、皮质下、耳背肝等辨证取穴。

功能：疏肝利胆。

主治：肝胆不和所致的右胁疼痛、腹胀不适等。

用法：治疗贴敷于上述穴位，不时按摩，1日后去除，7次为一个疗程。

禁忌：孕妇及对本药、胶布过敏者禁用。

5. 子午流注开穴

子午流注开穴法把人的脏腑与12个时辰中的兴衰联系起来，根据不同时间开不同穴位，同时配合低频脉冲电治疗，因时、因病、因人、因地，从而有效地调整患者气血，调理脏腑气血阴阳，恢复患者气血运行的正常时间规律，以达到治疗疾病的目的。

适应证：各型胆结石患者。

用法：按说明操作，1次/天，每次20～30分钟，连用6周为1个疗程。取日月、期门、肝俞、胆俞、阳陵泉、阴陵泉、胆囊、太冲、中脘、三阴交、足三里等穴，并配合仪器操作时所开穴位。

本节内容依据和参考《临床诊疗指南－消化系统疾病分册》（中华医学会编著，人民卫生出版社），《实用内科学（第13版）》（复旦大学上海医学院编著，人民卫生出版社）。

（三）健康指导

1. 生活起居

（1）注意平时有规律的生活起居。

（2）急性发作时宜卧床休息。

2. 饮食指导

（1）浊毒内蕴证：宜食清热泻火的食品，如冬瓜、苦瓜、菊花泡茶饮等。

（2）肝胆瘀滞证：宜食疏肝利胆的食品，如苦瓜、芹菜、白菜、丝瓜等。忌食壅阻气机的食物，如豆类、红薯、南瓜等。

（3）肝胆湿热证：宜食清热利湿的食品，如薏苡仁、黄瓜、芹菜、冬瓜等。

3. 情志调理

（1）经常对患者进行心理疏导，嘱患者开阔心胸，消除恐惧。

（2）通过安慰、鼓励等方式振奋患者精神、稳定情绪，减少不良的精神刺激。

（3）鼓励患者适当锻炼，保持正气充足。

二、西医治疗

胆石症的西医治疗目的在于缓解症状，减少复发，消除结石，避免并发症的发生。急性发作期宜先行非手术治疗，待症状控制后，进一步检查，明确诊断；如病情严重、非手术治疗无效，应在初步诊断的基础上及时进行手术治疗。

（一）非手术疗法

主要适应人群为初次发作的青年患者；经非手术治疗症状迅速缓解者；临床症状不典型者；发病已逾3天，无紧急手术指征，且在非手术治疗下症状有消退者。

常用的非手术疗法主要包括卧床休息、禁饮食或低脂饮食、输液、纠正水电解质和酸碱平衡紊乱、抗感染、解痉止痛和支持对症处理。有休克者应加强抗休克治疗，如吸氧、维持血容量、及时使用升压药物等。

1. 控制饮食

脂肪类食物可促进缩胆囊素（cholecystokinin）的释放而引起胆囊的收缩，促进胆汁的排泄。为了能够使胆囊及胆道得到适当的休息，在急性发作期，应禁食脂肪类食物，而采用高糖流汁饮食。富含胆固醇的食物，如脑、肝、肾、鱼卵、蛋黄等，不论在胆石症的发作期还是静止期，均以少食为宜。无胆总管梗阻或在胆石静止期，植物油脂有利胆作用，可不必限制。

2. 缓解疼痛

轻度疼痛可经控制饮食、休息、肛门排气等治疗而缓解症状，严重病例除禁食外，应插鼻胃管行胃肠减压，以吸出胃及十二指肠内容物、气体，减少胃、十二指肠内容物对胆汁分泌的刺激，有利于胆汁的引流及排出，亦可以消除或减少因缩胆囊素引起的胆囊收缩作用，从而减少胆绞痛的发作频率和减轻疼痛的程度。此外，还可以应用解痉止痛药与镇静药。镇痛药以盐酸哌替啶（度冷丁）或布桂嗪（强痛定）50～100mg 肌内注射，效果较好。上述镇痛药与解痉药合用，可以加强止痛效果。但吗啡能引起 Oddi 括约肌痉挛，故属禁忌。

3. 利胆及抗感染治疗

抗生素的选择应考虑其抗菌药谱、药物在胆汁中的浓度及其不良反应，常选用广谱抗生素，尤其是对革兰阴性杆菌敏感的抗生素和抗厌氧菌的药物（如甲硝唑等），最好按照细菌培养结果来选择。若细菌感染的种类不明时，则应优先选择在胆汁中浓度最高的抗生素。必要时在加强抗生素的情况下，使用激素治疗，以减轻炎症反应、增强机体应激能力。

4. 慢性病例的治疗

可采用利胆剂，如去氧胆酸等，同时注意饮食调节，多能控制发作。采用熊去氧胆酸（UDCA）行溶石治疗，可使部分胆囊结石缩小或消失，但用药时间长（一般需半年～1 年半），大量应用会损害肝脏，停药后结石又可复发，故对合适病例可选用。

（二）溶石疗法

口服胆酸溶石，熊去氧胆酸（UDCA）效果优于 CDCA，且基本没有副作用，每日剂量 8～13mg/kg，疗程一般为半年至两年。主要用于结石直径 < 1.5cm 的胆固醇结石。孕妇、肥胖病、肝病及糖尿病患者不宜应用。

（三）内镜下治疗

经内镜的胆石治疗可通过各种胆道镜，十二指肠镜进行置管溶石、碎石、取石。

（四）手术治疗

1. 适应证

（1）胆管结石伴严重梗阻、感染、中毒性休克或有肝脏并发症者。

（2）长期反复发作的梗阻和感染，经非手术治疗无效者。

（3）X 线造影发现胆道有机械性梗阻（狭窄或结石嵌顿）者。

（4）伴有下列严重胆囊病变者：较大胆囊结石，症状发作频繁，胆囊管结石嵌顿造成积水积脓，急性化脓性及坏疽性胆囊炎，或穿孔伴有弥漫性腹膜炎等。

2. 手术方法

（1）胆囊切除术：胆囊切除术是胆囊结石，急、慢性胆囊炎的主要外科治疗方法，可彻底消除病灶，手术效果满意。手术方法有两种，由胆囊底开始的逆行法和自胆囊颈开始的顺行法胆囊切除术，多采用前者。此法可避免胆管误伤，而后者出血少，但如胆囊周围炎症水肿严重时，手术常有困难。对适合病例，可采用腹腔镜胆囊切除术。

（2）胆总管探查引流术：胆总管探查引流术是治疗胆管结石的基本方法。胆石症通过积极的治疗预后良好，当合并胆囊穿孔、急性化脓性胆管炎、肝脓肿或急性出血坏死性胰腺炎等严重并发症时预后较差。

三、常见症状施护

（一）右胁疼痛

1. 观察疼痛的部位、性质、程度、持续时间、诱发及缓解因素，与饮食、体位、睡眠的关系。若疼痛剧烈，可能有出血或出现休克现象者，立即报告医生。

2. 急性发作时宜卧床休息，给予精神安慰。禁饮食，密切观察病情变化。

3. 遵医嘱穴位贴敷，取胆囊、章门、期门等穴；遵医嘱穴位按摩，取右侧肝俞、右侧胆俞、太冲、侠溪等穴；遵医嘱耳穴贴压，取肝、胆、交感、神门等穴。遵医嘱穴位注射，取胆囊等穴；遵医嘱肝病治疗仪治疗（未开展）。

（二）右胁胀满不适

1. 观察胀满的部位、性质、程度、时间、诱发因素及伴随症状。

2. 鼓励患者饭后适当运动，保持大便通畅。

3. 在腹部行顺时针方向按摩。

4. 遵医嘱穴位贴敷，取脾俞、胃俞、神阙、中脘等穴；遵医嘱穴位注射，取足三里、胆囊等穴；遵医嘱耳穴贴压，取肝、胆、大肠、交感等穴；遵医嘱穴位按摩，取胆囊、天枢等穴。

（三）嗳气、恶心、呕吐

1. 观察嗳气、恶心、呕吐的频率、程度与饮食的关系。

2. 指导患者饭后不宜立即平卧。

3. 呕吐患者宜少量频服汤药，服药前取生姜汁数滴滴于舌面或将姜片含于舌下，以减轻呕吐。

4. 遵医嘱穴位贴敷，取肝俞、胆俞、足三里、中脘等穴；遵医嘱穴位注射，取双侧足三里、胆囊等穴；遵医嘱耳穴贴压，取胆囊、胃、内分泌、交感、神门等穴；遵医嘱穴位按摩，取合谷、中脘、胆囊等穴；遵医嘱艾灸，取脾俞、胃俞、足三里、中脘等穴。

（四）纳呆

1. 观察患者饮食情况、口腔气味及舌质、舌苔的变化，保持口腔清洁。

2. 遵医嘱穴位按摩，取脾俞、胃俞、中脘、阳陵泉等穴；遵医嘱耳穴贴压，取脾、胃、小肠、大肠、神门等穴；遵医嘱穴位贴敷，取中脘、胃俞、足三里等穴。

（五）发热

1. 观察体温变化。

2. 保持皮肤清洁，汗出后及时擦干皮肤，更换衣被，忌汗出当风。

3. 遵医嘱穴位注射，取曲池等穴。

第三节　难点分析

一、治疗难点

胆胀病机复杂，多有兼症。患者入院时多伴有腹痛（剑突下绞痛）、寒战、高热和黄疸，病情危笃，单一疗法难以有效。单纯予以中医药治疗，轻者贻误治疗，重者危及生命，故必须急则治标，予以西药控制病情后，可考虑中医药治疗。

二、解决的思路和措施

中西医结合治疗：静止期一般以中医疏肝健脾、利胆排石为主；急性发作或并发感染时，则应积极抗感染、对症治疗，配合中药清利肝胆湿热、排石退黄等治疗。若发生中毒性休克或严重并发症时，要以西医治疗为主，抗感染、抗休克及手术治疗。

第四节　疗效评价

参照《中药新药临床研究指导原则》制定。

（1）临床治愈：症状和体征消失。影像学检查（B超、PTC、ERCP、胆道静脉或口服造影，必须有其中2种检查方法）结石消失。

（2）显效：症状和体征明显减轻，影像学检查结石明显减少达 1/2 以上，或结石变小在 1/2 以上者。

（3）有效：症状和体征有减轻。影像学检查结石较治疗前减少或变小者。

（4）无效：症状和体征有减轻或无变化。影像学检查结石无改变者。

第六章　胁痛（肝功能异常）中西医诊疗方案

第一节　诊断

一、疾病诊断

（一）中医诊断标准

参照中华人民共和国国家标准《中医临床诊疗术语·疾病部分》（GB/T 16751.1–1997）和《中药新药临床研究指导原则》（中国医药科技出版社，2002 年）以及中华中医药学会内科肝胆病专业委员会制订的诊断标准（2002 年），以及中华中医药学会发布《中医内科常见病诊疗指南》（ZYYXH/T34–2008）。

1. 主症为一侧或两侧胁肋疼痛，疼痛性质可表现为刺痛、胀痛、隐痛、闷痛、灼痛或窜痛。常见胁痛、乏力、纳差、腰膝酸软、目黄、尿黄等症状，部分患者可见蜘蛛痣及肝掌，脾脏一般无明显肿大。

2. 本病多因正气不足，感受湿热疫毒之邪，侵入血分，内伏于肝，影响脏腑功能，损伤气血，导致肝脏气血郁滞，着而不行。病情的发生发展可与饮食不洁（节）、思虑劳欲过度有关。本病病程多久，缠绵难愈。

（二）西医诊断标准

参照《临床诊疗指南–消化系统疾病分册》（中华医学会编著，人民卫生出版社），《实用内科学（第 13 版）》（复旦大学上海医学院编著，人民卫生出版社），中华医学会肝病学分会、中华医学会消化病学分会联合制订的《肝脏生化试验的分析与监测共识》（第九次全国消化系统疾病学术会）。

血清肝功能持续或反复异常，或肝组织学检查有肝炎病变。

相关检查：肝功能、乙肝五项定量、HBV–DNA、凝血五项、血常规（血小板计数是门脉高压的替代指标）、肿瘤筛查以及腹部彩超或肝穿活检评估肝脏纤维化程度。

（三）证候诊断

1. 浊毒内蕴证

胁肋隐痛不适，面色晦暗，乏力，伴或不伴腹胀、纳差，可见朱砂掌、蜘蛛痣或毛细血管扩张，舌暗，苔黄腻，脉弦细滑。

2. 肝郁气滞证

胁肋胀痛，走窜不定，甚则引及胸背肩臂，疼痛因情志变化而增减，胸闷腹胀，嗳气频作，得嗳气而胀痛稍舒，纳少，口干口苦，舌苔薄白，脉弦。

3. 肝胆湿热证

胁肋胀痛或灼热疼痛，口苦口黏，胸闷纳呆，恶心呕吐，小便黄赤，大便黏滞不爽，或兼有身热恶寒，身目发黄，舌苔黄腻，脉弦滑或滑数。

第二节 治疗方案

一、中医治疗

（一）辨证选择中药汤剂、中成药及中药注射液

1. 浊毒内蕴证

治法：化浊解毒。

方药：胁痛1号方加减。柴胡、黄芩、黄连、清半夏、陈皮、木香等。

注射液：苦参碱、舒肝宁注射液。

中成药：茵连清肝颗粒、苦参素片等。

2. 肝郁气滞证

治法：疏肝理气。

方药：胁痛2号方加减。柴胡、香附、枳壳、陈皮、白芍、木香等。

注射液：丁二磺酸腺苷蛋氨酸注射液。

中成药：舒肝颗粒。

3. 肝胆湿热证

治法：清热利湿。

方药：胁痛3号方加减。龙胆草、栀子、黄芩、枳壳、延胡索、泽泻、车前子等。

注射液：苦参碱注射液、舒肝宁注射液。

中成药：茵连和胃颗粒、茵莲清肝颗粒、苦参素片、水飞蓟宾胶囊。

胁痛1、2、3号方为国医大师李佃贵教授根据自身经验自创的方剂，在临床上有良好的效果。

（二）其他中医特色疗法

1. 穴位贴敷

组方1：醋延胡索15g，白芷15g，厚朴10g，生白芍10g，冰片3g。

功能：行气止痛。

主治：胁肋胀满、疼痛。

用法：以中药研磨过筛后用醋、蜂蜜少许调成糊状，均匀敷于神阙穴或右胁肋处，覆以纱布，胶布固定，红外线照射20分钟。每日1次，贴敷2～4小时，20日为一个疗程。

注意事项：皮肤破溃处禁止贴敷，贴敷时间不宜过长，应有间隔。

禁忌：对本药过敏者、孕妇、严重心脑血管疾病患者禁用。

组方2：炒麦芽30g，厚朴10g，神曲10g，白芍10g。

功能：健脾消食。

主治：脘腹胀满，纳谷不馨。

用法：以中药研磨过筛后用醋、蜂蜜少许调成糊状，均匀敷于神阙穴，覆以纱布，胶布固定，红外线照射20分钟。每日1次，贴敷2～4小时，20日为一个疗程。

注意事项：皮肤破溃处禁止贴敷，贴敷时间不宜过长，应有间隔。

禁忌：对本药过敏者；孕妇、严重心脑血管疾病患者禁用。

2. 红外线

取穴：脐周17穴，包括神阙、中脘、气海、关元等。

功能：疏肝理气止痛。

主治：肝郁气滞引起的胁痛、腹痛。

用法：红外线照射1～2照，每日1次，15次为一个疗程。

禁忌：孕妇及对本药过敏者禁用。

3. 穴位注射

取穴：期门、太冲、支沟、阳陵泉等穴位辨证取穴。

功能：行气止痛。

主治：肝郁气滞所致的胁肋疼痛等。

用法：选用丁二磺酸腺苷蛋氨酸注射液或者维生素 B_6 穴位注射，每日1次，连用1周。

禁忌：对以上药物过敏者禁用。

4. 耳针治疗

取穴：肝、胃、内分泌、神门、交感等辨证取穴。

功能：疏肝和胃安神。

主治：肝胃不和，心神失养所致的失眠、心烦、右胁疼痛、胃脘不适等。

用法：治疗贴敷于上述穴位，不时按摩，3 日后去除，5 次为一个疗程。

禁忌：孕妇及对本药、胶布过敏者禁用。

5. 子午流注开穴

子午流注开穴法把人的脏腑与 12 个时辰的盛衰联系起来，根据不同时间开不同穴位，同时配合低频脉冲电治疗，因时、因病、因人、因地，从而有效地调整患者气血，调理脏腑气血阴阳，恢复患者气血运行的正常时间规律，以达到治疗疾病的目的。

适应证：各型各期的病毒性肝炎、脂肪肝、酒精肝及各种原因引起的胁肋胀满或疼痛。

用法：按说明操作，1 次/天，每次 20～30 分钟，连用 6 周为 1 个疗程。取章门、期门、肝俞、太冲、中脘、关元、三阴交、足三里、血海等穴，并配合仪器操作时所开穴位。

二、西医治疗

（一）一般治疗

适当休息、不宜过，戒酒、停用有损肝功的药物。如 ALT 明显增高，甚至出现黄疸，则应尽量卧床休息。高蛋白、低脂肪、高维生素饮食。

（二）药物治疗

药物治疗包括对因治疗、减轻肝细胞炎症、改善和恢复肝功能及减轻肝纤维化。

1. 对因治疗：根据患者的具体情况，选择病因治疗。

2. 保肝降黄：甘草酸类制剂、还原型谷胱甘肽。

3. 免疫调节：脾多肽、小牛脾提取物注射液。

4. 适当活血治疗：灯盏花、丹参制剂。

5. 利胆退黄：丁二磺酸腺苷蛋氨酸等。

三、常见症状施护

（一）胁痛

1.观察疼痛的部位、性质、程度、发作时间、伴随症状以及与气候、饮食、情志、劳倦的关系，避免疼痛的诱发因素。

2.病室宜安静，减少外界不良刺激，疼痛发作时卧床休息。

3.遵医嘱局部中药穴位贴敷。

4.遵医嘱隔物灸疼痛部位。湿热内阻证不宜此法。

5.遵医嘱穴位贴敷，取肝俞、阳陵泉等穴。

6.遵医嘱子午流注治疗仪治疗。

（二）腹胀

1.观察腹胀的部位、性质、程度、时间、诱发因素，及伴随症状，观察腹胀发作的规律，定期测量腹围及体重。避免腹胀发作的诱因，如饮食过饱、低钾等。

2.保持大便通畅，予腹部按摩，顺时针方向环形按摩，每次 15～20 分钟，每日 2～3 次，便秘者遵医嘱保留灌肠。

3.遵医嘱穴位贴敷，取神阙穴。

4.遵医嘱隔物灸腹部。湿热内阻证不宜此法。

5.遵医嘱子午流注开穴法，取足三里、天枢等穴。湿热内阻、肝肾阴虚发热者忌用此法。

6.遵医嘱耳穴贴压，取肝、胃、大肠等穴。

（三）黄疸

1.密切观察黄疸伴随症状，加强巡视。如果患者出现黄疸迅速加深，伴高热、腹水、神志恍惚、烦躁等急黄证，及时报告医师，积极配合抢救。

2.保持大便通畅，便秘者遵医嘱口服通便药物，禁止使用碱性液体灌肠。

3.并发皮肤瘙痒时，指导患者穿着棉质宽松透气衣裤，保持个人卫生，避免用力抓挠，防止皮肤破溃，洗澡时禁用肥皂或浴液等碱性用品。

4.遵医嘱中药保留灌肠。

5.遵医嘱中药熏洗。

（四）纳呆

1. 观察患者饮食情况、口腔气味、口中感觉、伴随症状及舌质舌苔的变化，保持口腔清洁。

2. 保持病室空气新鲜，及时清除呕吐物、排泄物，避免不良气味刺激。

3. 遵医嘱穴位按摩，取足三里、脾俞、中脘等穴。

4. 遵医嘱艾灸，取脾俞、中脘、足三里等穴。

第四节 难点分析

一、治疗难点

胁痛的临床治疗宜疏肝柔肝并举，肝为刚脏，体阴而用阳，临床用药宜柔肝不宜伐肝。疏肝理气药物多辛温香燥，久用或配伍不当，宜耗伤肝阴，甚至助热化火，缠绵难愈。因此，临床疏肝理气同时，相应地调整治法方药，兼顾柔肝养阴，以固护肝阴，以利肝体，是临床治疗的关键及难点。

解决的思路和措施：对于情志不舒的患者，加强心理疏导与语言沟通，减轻患者压力，并充分发挥中医优势，在辨证时紧抓主症，突出主要矛盾，强调辨证施治为基础，注重调理脏腑，选用轻灵平和、柔肝养阴之品。医者应广泛阅读中医古籍，从中搜寻有效验方及外治法，以期最大程度地减轻患者的痛苦，提高其生存质量。

二、护理难点

（一）服药的依从性差

解决思路：

1. 向患者及家属讲解综合治疗的必要性，强调自行停药、减量后对身体的危害。

2. 定期门诊复查及追踪回访，督促患者坚持治疗。

3. 根据患者情况，选择合适的药物。

（二）不良生活习惯及饮食习惯难以纠正

解决思路：

1. 加强健康教育，宣传饮酒、熬夜等不良生活方式的危害，督促患者自觉戒除，逐步养成良好生活习惯。

2. 介绍饮食调护方法，鼓励患者养成良好的饮食习惯；专业营养师给予康复治疗与指导，帮助患者制定食谱，并督促执行。

3. 定期追踪回访，督促患者坚持健康的生活方式和饮食调护。

4. 必要时对嗜酒患者进行强制戒酒。

第五节　疗效评价

一、评价标准

1. 中医证候疗效

显效：中医临床症状、体征明显改善，证候积分减少 ≥ 70%。

有效：中医临床症状、体征均有好转，证候积分减少 ≥ 30%。

无效：中医临床症状、体征无明显改善，甚或加重，证候积分减少 < 30%。

2. 肝功能疗效评价标准（3 个月疗程）

显效：ALT、AST、总胆红素降低 80%，停药 3 个月 ALT 反跳 < 50%。

有效：ALT、AST、总胆红素降低 50%，停药 3 个月 ALT 反跳 < 80%。

无效：ALT、AST、总胆红素无变化。

二、评价方法

1. 中医证候疗效

每 2 周评价 1 次，采用尼莫地平法。

积分减少（%）=（疗前积分 – 疗后积分）/ 疗前积分 ×100%

总有效率 =（临床痊愈 + 显效 + 有效）例数 / 总例数 ×100%

2. 实验室指标评价

采用检测肝功能、凝血五项、肝纤维化五项、病原学检查等指标变化的方法进行评价，影像学指标评价采用 CT 或 B 超检查肝脾前后变化情况的方法进行评价。